1 Grundlagen — ab S. 11

2 EKG-Befunde — ab S. 36

3 EKG-Beispiele — ab S. 153

4 EKG-Quiz — ab S. 261

5 EKG-Übungen — ab S. 333

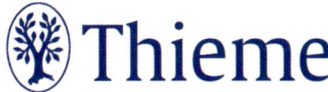

EKG-Kurs für Isabel

Hans-Joachim Trappe
Hans-Peter Schuster

9., überarbeitete und erweiterte Auflage

400 Abbildungen

Georg Thieme Verlag
Stuttgart · New York

Bibliografische Information der Deutschen Nationalbibliothek
Die Deutsche Nationalbibliothek verzeichnet diese Publikation in der Deutschen Nationalbibliografie; detaillierte bibliografische Daten sind im Internet über http://dnb.d-nb.de abrufbar.

Deine Meinung ist uns wichtig! Bitte schreibe uns unter: www.thieme.de/service/feedback.html

Dieses und andere Bücher bequem im Thieme Webshop kaufen.

Prof. Dr. med. Hans-Joachim Trappe
ehem. Direktor Medizinische Klinik II
Universitätsklinik Marien Hospital
Ruhr-Universität Bochum
Hölkeskampring 40
44625 Herne

Prof. Dr. med. Hans-Peter Schuster
ehem. Klinikum Hildesheim
Lehrkrankenhaus der Med. Hochschule Hannover
Trockener Kamp 86
31139 Hildesheim

1. Auflage 1997
2. Auflage 1999
3. Auflage 2001
4. Auflage 2005
5. Auflage 2009
6. Auflage 2013
7. Auflage 2017
8. Auflage 2020

1. französische Auflage 2004
2. französische Auflage 2011

© 2024. Thieme. All rights reserved.
Georg Thieme Verlag KG
Rüdigerstraße 14, 70469 Stuttgart, Germany
www.thieme.com

Printed in Germany

Zeichnungen: Karin Baum, Paphos, Zypern;
Kitty Hormann, Stuttgart
Layout: Ulrike Holzwarth, Stuttgart
Covergestaltung: © Thieme
Bildnachweis Cover: © HeGraDe/stock.adobe.com – Edited by Thieme
Satz: Druckhaus Götz GmbH, Ludwigsburg
Druck: Westermann Druck Zwickau GmbH, Zwickau

DOI 10.1055/b000000871

ISBN 978-3-13-245452-1   1 2 3 4 5 6
eISBN (PDF) 978-3-13-245453-8
eISBN (ePub) 978-3-13-245454-5

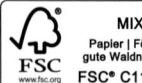

Wichtiger Hinweis: Wie jede Wissenschaft ist die Medizin ständigen Entwicklungen unterworfen. Forschung und klinische Erfahrung erweitern unsere Erkenntnisse, insbesondere was Behandlung und medikamentöse Therapie anbelangt. Soweit in diesem Werk eine Dosierung oder eine Applikation erwähnt wird, dürfen die Lesenden zwar darauf vertrauen, dass Autor*innen, Herausgeber*innen und Verlag große Sorgfalt darauf verwandt haben, dass diese Angabe dem Wissensstand bei Fertigstellung des Werkes entspricht. Für Angaben über Dosierungsanweisungen und Applikationsformen kann vom Verlag jedoch keine Gewähr übernommen werden. Jede*r Benutzende ist angehalten, durch sorgfältige Prüfung der Beipackzettel der verwendeten Präparate und gegebenenfalls nach Konsultation eines/r Spezialist*in festzustellen, ob die dort gegebene Empfehlung für Dosierungen oder die Beachtung von Kontraindikationen gegenüber der Angabe in diesem Buch abweicht. Eine solche Prüfung ist besonders wichtig bei selten verwendeten Präparaten oder solchen, die neu auf den Markt gebracht worden sind. **Jede Dosierung oder Applikation erfolgt auf eigene Gefahr des Benutzenden.** Autor*innen und Verlag appellieren an alle Benutzenden, ihnen etwa auffallende Ungenauigkeiten dem Verlag mitzuteilen.

Marken, geschäftliche Bezeichnungen oder Handelsnamen werden nicht in jedem Fall besonders kenntlich gemacht. Aus dem Fehlen eines solchen Hinweises kann nicht geschlossen werden, dass es sich um einen freien Handelsnamen handelt.

Das Werk, einschließlich aller seiner Teile, ist urheberrechtlich geschützt. Jede Verwendung außerhalb der engen Grenzen des Urheberrechtsgesetzes ist ohne Zustimmung des Verlages unzulässig und strafbar. Das gilt insbesondere für Vervielfältigung und Verbreitung in gedruckter Form, Übersetzung, Übertragung und Bearbeitung in andere Sprachen oder Fassungen sowie die Einspeicherung und Verbreitung in elektronischen Medienformen (z.B. CD-Rom, DVD, USB-Speicher, Datenbank, cloud-basierter Dienst, e-book und sonstige Formen des electronic publishing) und auch öffentlicher Zugänglichmachung (z.B. Internet, Intranet oder andere leitungsgebundene oder -ungebundene Datennetze), u.a. durch Wiedergabe auf stationären oder mobilen Empfangsgeräten, Monitoren, Smartphones, Tablets oder sonstigen Empfangsgeräten per Download (z.B. PDF, ePub, App) oder Abruf in sonstiger Form etc.

Wo datenschutzrechtlich erforderlich, wurden die Namen und weitere Daten von Personen redaktionell verändert (Tarnnamen). Dies ist grundsätzlich der Fall bei Patient*innen, ihren Angehörigen und Freund*innen, z.T. auch bei weiteren Personen, die z.B. in die Behandlung von Patient*innen eingebunden sind.

Thieme Publikationen streben nach einer fachlich korrekten und unmissverständlichen Sprache. Dabei lehnt Thieme jeden Sprachgebrauch ab, der Menschen beleidigt oder diskriminiert, beispielsweise aufgrund einer Herkunft, Behinderung oder eines Geschlechts. Thieme wendet sich zudem gleichermaßen an Menschen jeder Geschlechtsidentität. Die Thieme Rechtschreibkonvention nennt Autor*innen mittlerweile konkrete Beispiele, wie sie alle Lesenden gleichberechtigt ansprechen können. Die Ansprache aller Menschen ist ausdrücklich auch dort intendiert, wo im Text (etwa aus Gründen der Leseleichtigkeit, des Text-Umfangs oder des situativen Stil-Empfindens) z.B. nur ein generisches Maskulinum verwendet wird.

Vorwort

Liebe Leserinnen und Leser,

die Elektrokardiografie steht der Medizin seit über 100 Jahren zur Verfügung und ist fest mit dem Namen Willem Einthoven (1860–1927) verbunden. Seit seinen initial bahnbrechenden Arbeiten zum „Saitengalvanometer" und der ersten elektrografischen Aufzeichnung im Jahr 1903 hat sich die Elektrokardiografie zu einer diagnostischen Methode in der Medizin entwickelt, die bei zahlreichen kardialen und extrakardialen Erkrankungen wichtige Informationen liefert und dadurch eine zielgerichtete Behandlung ermöglicht. Vor allem bei Patienten mit akutem Koronarsyndrom oder Herzrhythmusstörungen ist der Stellenwert der 12-Kanal-Elektrokardiografie (EKG) aus dem medizinischen Alltag nicht wegzudenken und von ganz besonderer Bedeutung. Allerdings ist eine richtige EKG-Interpretation nur möglich, wenn entsprechende Grundkenntnisse zum EKG vorliegen und die Befundung eines 12-Kanal-EKGs systematisch und mit großer Sorgfalt durchgeführt wird. Es gilt, wie auch für andere Verfahren in der Medizin, ein Satz des Maastrichter Kardiologen Prof. Dr. H.J.J. Wellens (1935–2020): „Was man nicht kennt, erkennt man nicht."

Wir dürfen Ihnen nunmehr die 9. Auflage unseres Buches „EKG-Kurs für Isabel" vorlegen. Seit der 1. Auflage im Jahr 1997 sind inzwischen 27 Jahre vergangen, in denen zahlreiche Studierende mit unserem EKG-Buch gelernt und geübt haben und mit diesem Wissen in den Alltag einer Praxis und/oder Klinik gegangen sind.

In den fast 3 Dekaden seit der Erstauflage des Buches hat die Kardiologie immense Fortschritte in Diagnostik und Therapie gemacht – um nur einige Neuerungen aufzuführen: Es wurden z.B. neue Erkenntnisse zur koronaren Herzkrankheit und zum akuten Koronarsyndrom vorgelegt, Anatomie und Elektrophysiologie von Vorhofflattern, Vorhofflimmern und akzessorischen Leitungsbahnen geklärt und verschiedene Ionenkanalerkrankungen vorgestellt. In all diesen Jahren hat auch die 12-Kanal-EKG-Diagnostik entsprechend neue Befunde beschrieben, die wir immer in den jeweils neuesten Auflagen des EKG-Kurses vorgestellt und besprochen haben. So haben wir auch in der 9. Auflage alle Texte und Abbildungen sorgfältig durchgesehen, korrigiert und ergänzt. Es wurde wieder großer Wert auf eine „praxisnahe" Besprechung der EKGs gelegt, einschließlich der bewährten Grafiken und Schemazeichnungen, die aus didaktischen Gründen ganz bewusst so „reduziert" und „einfach" wie möglich konzipiert wurden.

Zwei neue Lektionen beschäftigen sich mit EKG-Befunden bei „kurzem QT-Syndrom (SQTS)" und mit einem ebenfalls wichtigen Thema, das im Alltag von großer Bedeutung ist: „Typische Fehler bei der EKG-Befundung". Auf Wunsch vieler Leserinnen und Leser wurden die MC-Fragen im Quiz-Teil des Buches erweitert. Im Online-Lernprogramm wurden 50 neue Übungs-EKGs ergänzt, sodass dort nun insgesamt 200 EKGs zum Befunden und zur Interpretation zur Verfügung stehen.

Auch wenn sich die Technik der EKG-Aufzeichnung und -Auswertung immer mehr in Richtung Digitalisierung bewegt und der Papierausdruck durch Monitore/Displays mit entsprechender Auswerte-Software ersetzt werden sollte, bleiben grundlegende Erkenntnisse der Elektrokardiografie weiterhin unerlässlich. „Automatische Algorithmen" der EKG-Auswertung werden zwar immer besser, eine sorgfältige Validierung und exakte Interpretation jedes Elektrokardiogramms bleiben aber notwendig, um Fehlinterpretationen und mögliche falsche Behandlungen zu vermeiden. In unserem Online-Lernprogramm lernen Sie mit Monitor und elektronischen Hilfsmitteln, EKGs im Detail zu befunden, und sind damit bestens für ein „digitalisiertes EKG-Zeitalter" vorbereitet.

Wir möchten uns erneut bei den zahlreichen Leserinnen und Lesern bedanken, die uns über viele Jahre begleitet und mit wertvollen Hinweisen, Korrekturvorschlägen und Anregungen zum Erfolg dieses Buches beigetragen haben. Auch für diese 9. Auflage wünschen wir uns kritische Leserinnen und Leser und möchten Sie einladen, uns zu schreiben, wenn Sie Verbesserungsvorschläge haben und/oder Unklarheiten oder Fehler entdeckt haben. Jede Rückmeldung, Anregung und neue Idee ist willkommen!

Wir würden uns sehr freuen, wenn wir Ihre Erwartungen erfüllen können und Sie nach der Lektüre dieses EKG-Kurses zu dem Schluss kommen: „Es hat mir Spaß gemacht, dieses Buch zu lesen, und ich bin für den Alltag als Ärztin/Arzt gut gerüstet." Oder wie eine Studentin uns einmal schrieb: „Nach dem Lesen dieses Buches ist es eine Leichtigkeit, EKGs zu verstehen und deuten zu lernen." Sie unterschrieb diesen Satz mit: „eine der vielen Isabels" – es hat uns sehr gefreut!

Unser Dank gilt den Mitarbeiterinnen und Mitarbeitern des Georg Thieme Verlags Stuttgart, die alle mit viel Begeisterung und großartigem Einsatz bei der Erstellung dieser 9. Auflage geholfen haben. Ein ganz besonders herzlicher Dank gilt Frau Dr. Claudia Kirst, die mit großem Engagement, vielen guten Ideen, profunder kardiologischer Expertise und ausgezeichneten Vorstellungen zu Inhalt und Form des EKG-Kurses immer ansprechbar gewesen ist, uns mit Rat und Tat zur Seite stand und das Buch redaktionell überarbeitet hat. Ein großer Dank gilt Herrn Dr. Jochen Neuberger für eine sehr harmonische und erfolgreiche Zusammenarbeit über nunmehr fast 30 Jahre! Herr Dr. Neuberger hat diesen „EKG-Kurs" immer mit ausgezeichneten, wohl durchdachten Überlegungen begleitet und war jederzeit ein kompetenter und zuverlässiger Ansprechpartner.

Allen, die bei der Erstellung dieser 9. Auflage mitgeholfen und uns unterstützt haben, sei ganz herzlich „Danke" gesagt!

Viel Freude und Erfolg mit dem Buch wünschen

Hans Joachim Trappe, Herne
Hans-Peter Schuster, Hildesheim

Vorwort zur 1. Auflage

Isabel ist eine Medizinstudentin. Sie hat, wie viele Studentinnen und Studenten der Medizin, Schwierigkeiten mit der Befundung und Deutung von Elektrokardiogrammen. Dies ist durchaus verständlich, denn so einfach die Methode sich technisch darstellt, so schwierig ist eine exakte Interpretation des EKG. Sie zählt zu den schwierigsten Methoden der Inneren Medizin überhaupt. Die Frage wird zum ersten Mal zum echten Problem, als Isabel im praktischen Jahr die Verantwortung für Patienten übernimmt, und sie macht sich zunehmend Sorgen, wenn sie an die Zeit als Ärztin im Praktikum denkt.

Eines Tages haben wir beschlossen, ihr zu helfen, und wir haben für sie einen EKG-Kurs in 27 Lektionen geschrieben. Wir haben uns überlegt, was wir in die Lektionen hineinschreiben sollen. Eine Darstellung nur der sogenannten einfachen Grundlagen des EKG wird ihr nicht helfen, denn Patienten halten sich selten an die einfachen Grundlagen. Eine Darstellung aller komplizierten Feinheiten und komplexen Zusammenhänge der Elektrophysiologie wird ihr ebenfalls wenig nützen, denn sie wird nie Zeit haben, dies zu lesen und zu lernen. So haben wir versucht, für sie die Lektionen zu schreiben, die sie brauchen wird, um zu einer systematischen Deutung und einer verständnisvollen Befundung von Elektrokardiogrammen zu gelangen, von Elektrokardiogrammen, wie sie sie dann täglich sehen und beurteilen wird. Was Isabel helfen wird, sollte auch allen anderen Medizinstudentinnen und -studenten sinnvoll und hilfreich sein. So entstand dieses Buch.

Wir gehen von der Erfahrung aus, daß
- die richtige Beurteilung eines Elektrokardiogramms eine systematische Analyse der EKG-Aufzeichnung voraussetzt und eine solche systematische Analyse lehrbar und trainierbar ist,
- eine richtige Beurteilung eines EKGs die Grundkenntnis der elektrophysiologischen Abläufe am Herzen voraussetzt, derart, daß der Befunder versteht, welche Vorgänge die einzelnen EKG-Abschnitte repräsentieren,
- eine für die Diagnostik und Therapie sinnvolle Beurteilung eines EKGs zu einem Verständnis der zugrundeliegenden Störungen am Herzen, also zu einer Vorstellung der tatsächlichen morphologischen oder funktionellen Veränderungen des Herzens als Ursache bestimmter pathologischer EKG-Befunde führen muß.

Der EKG-Kurs baut auf typischen Problemen auf, die durch Elektrokardiographie erkennbar und deutbar sind. Dynamik und Zielsetzung sind nicht die elektrophysiologische Analyse der einzelnen EKG-Abschnitte von der P-Zacke bis zur T-Welle, sondern einerseits die zum Verständnis der einzelnen Erkrankungen führende *Erkennung klinischer Probleme* (z.B. Hypertrophie, Infarkt, Erregungsleitungsstörungen) und andererseits der klinischen *Deutung typischer elektrokardiographischer Konstellationen* (z.B. überdrehter Linkstyp, Störungen der R-Progression, Vorhofleitungsstörung, ST-Streckensenkungen). Folglich strebt der Kurs auch nicht eine vollständige Darstellung aller elektrophysiologischen Phänomene an. Wir haben ausgewählt, was uns klinisch wichtig erscheint, uns dabei aber nicht vor der Einbeziehung auch komplizierter Phänomene gescheut.

Eine Voraussetzung und auch eine Rechtfertigung für den neuen EKG-Kurs scheinen uns die hohe Zahl und die didaktische Aufbereitung der Abbildungen. Ein ganz besonderer Dank gilt dem Verlag für die Realisierung dieser Vorstellung.

Ein Kurs muß mit einem Übungsteil zur Selbstkontrolle des Erlernten abschließen. Hierfür finden sich im letzten Teil des Buches eine Reihe von Original-Elektrokardiogrammen, die der Leser nach der von uns vorgeschlagenen Systematik befunden und beurteilen sollte. Unsere eigenen Befunde haben wir auf den letzten Seiten niedergelegt.

Unser beider Wunsch bleibt eine große Zahl von kritischen Lesern.

Hildesheim und Herne *Hans-Peter Schuster*
Hans-Joachim Trappe

Inhalt

1 Grundlagen

Lektion 1 Die Bedeutung der einzelnen EKG-Zacken..........12

Lektion 2 Ableitung des EKG..........14

Lektion 3 Analyse der einzelnen EKG-Zacken: Vorhoferregung und AV-Überleitung..........18

Lektion 4 Analyse der einzelnen EKG-Zacken: Kammererregung und Erregungsrückbildung..........22

Lektion 5 Bestimmung des Lagetyps..........25

Lektion 6 Die Bedeutung des Lagetyps..........29

Lektion 7 Bestimmung von Herzrhythmus und Herzfrequenz..........34

2 EKG-Befunde

Lektion 8 Erkennung eines Sinusrhythmus..........38

Lektion 9 Sinuatriale Überleitungsstörungen (SA-Block) und Syndrom des kranken Sinusknotens..........39

Lektion 10 Atrioventrikuläre Überleitungsstörungen (AV-Block)..........43

Lektion 11 Der AV-junktionale Rhythmus..........46

Lektion 12 Vorhofleitungsstörungen – P-dextroatriale, P-sinistroatriale, P-biatriale..........49

Lektion 13 Intraventrikuläre Leitungsstörungen – Rechtsschenkelblock, Linksschenkelblock, myokardiale Schädigung..........51

Lektion 14 Intraventrikuläre Leitungsstörungen – faszikuläre Blockierungen: linksanteriorer Hemiblock, linksposteriorer Hemiblock..........54

Lektion 15 Störungen der R-Progression und S-Persistenz..........57

Lektion 16 Intraventrikuläre Erregungsrückbildungsstörungen – Veränderungen von ST-Strecke und T-Welle..........59

Lektion 17 Verlängerung der QT-Zeit, langes QT-Syndrom..........66

Lektion 18 Hypertrophie-Zeichen..........69

Lektion 19 EKG bei ST-Strecken-Hebungs-Myokardinfarkt: Diagnose und Stadieneinteilung..........75

Lektion 20 EKG bei Myokardinfarkt: Infarktlokalisation..........82

Lektion 21 EKG bei Lungenarterien-Embolie..........90

Lektion 22 EKG bei entzündlichen Erkrankungen des Herzens: Perikarditis und Myokarditis..........91

Lektion 23 EKG bei Elektrolytstörungen..........95

Lektion 24 Supraventrikuläre Extrasystolen, supraventrikuläre Tachykardien....97

Lektion 25 Vorhofflimmern und Vorhofflattern..........103

Lektion 26	Ventrikuläre Rhythmusstörungen ... 108	Lektion 34	Befundung des Elektrokardiogramms ... 137
Lektion 27	Brugada-Syndrom ... 113	Lektion 35	Befundung des Elektrokardiogramms bei Rhythmusstörungen: Tipps und Tricks zur richtigen Diagnose ... 139
Lektion 28	Kurzes QT-Syndrom (SQTS) ... 117		
Lektion 29	Arrhythmogene rechtsventrikuläre Dysplasie/Kardiomyopathie (ARVD/C) ... 118		
		Lektion 36	Richtige technische EKG-Aufzeichnung und -Auswertung ... 143
Lektion 30	Schrittmacher-EKG ... 121		
Lektion 31	Monitor-EKG ... 127	Lektion 37	EKG-Artefakte und ihre Vermeidung ... 147
Lektion 32	EKG bei Situs inversus cordis ... 129	Lektion 38	Typische Fehler bei der EKG-Befundung ... 148
Lektion 33	EKG-Besonderheiten bei Kindern und Jugendlichen ... 131		

3   EKG-Beispiele

Einführung ... **154**		EKG-Beispiel 13:	Kompletter Linksschenkelblock ... 180
EKG-Beispiel 1:	Normaler Sinusrhythmus ... 156		
EKG-Beispiel 2:	Respiratorische Arrhythmie 158	EKG-Beispiel 14:	Myokardiale Schädigung ... 182
EKG-Beispiel 3:	Sinustachykardie ... 160	EKG-Beispiel 15:	Linksanteriorer Hemiblock .. 184
EKG-Beispiel 4:	Sinusbradyarrhythmie ... 162	EKG-Beispiel 16:	Bifaszikulärer Block ... 186
EKG-Beispiel 5:	AV-Block I° ... 164	EKG-Beispiel 17:	Gestörte R-Progression ... 188
EKG-Beispiel 6:	AV-Block II° (höhergradiger AV-Block II°) vom Typ II (Mobitz) ... 166	EKG-Beispiel 18:	S-Persistenz ... 190
		EKG-Beispiel 19:	Präterminale T-Negativierung ... 192
EKG-Beispiel 7:	AV-Block III° (totaler AV-Block) ... 168	EKG-Beispiel 20:	Terminale T-Negativierung ... 194
EKG-Beispiel 8:	AV-junktionaler Ersatzrhythmus ... 170	EKG-Beispiel 21:	Digitaliseinwirkung ... 196
		EKG-Beispiel 22:	Langes QT-Syndrom ... 198
EKG-Beispiel 9:	P-sinistroatriale ... 172	EKG-Beispiel 23:	Linksherzhypertrophie ... 200
EKG-Beispiel 10:	P-biatriale ... 174	EKG-Beispiel 24:	Rechtsherzhypertrophie ... 202
EKG-Beispiel 11:	Inkompletter Rechtsschenkelblock ... 176	EKG-Beispiel 25:	Akuter inferiorer Infarkt (STEMI) ... 204
EKG-Beispiel 12:	Kompletter Rechtsschenkelblock ... 178	EKG-Beispiel 26:	Akuter Vorderwandinfarkt (anteriorer STEMI) ... 206

EKG-Beispiel 27: Akuter inferiorer Infarkt (STEMI) ... 208

EKG-Beispiel 28: Vorderwandinfarkt im Zwischenstadium ... 210

EKG-Beispiel 29: Inferiorer Infarkt im Folgestadium ... 212

EKG-Beispiel 30: Vorderwandinfarkt im Endstadium ... 214

EKG-Beispiel 31: Lungenarterien-Embolie ... 216

EKG-Beispiel 32: Akute Perikarditis ... 218

EKG-Beispiel 33: Hyperkaliämie ... 220

EKG-Beispiel 34: Supraventrikuläre Extrasystolie ... 222

EKG-Beispiel 35: AV-Knoten-(Reentry-)Tachykardie ... 224

EKG-Beispiel 36: WPW-Syndrom ... 226

EKG-Beispiel 37: Ektop atriale Tachykardie ... 228

EKG-Beispiel 38: Vorhofflimmern ... 230

EKG-Beispiel 39: Leitungsaberranz bei Vorhofflimmern ... 232

EKG-Beispiel 40: Vorhofflattern ... 234

EKG-Beispiel 41: Ventrikuläre Extrasystolie ... 236

EKG-Beispiel 42: Kammertachykardie ... 238

EKG-Beispiel 43: Brugada-Syndrom ... 240

EKG-Beispiel 44: VVI-Schrittmacher ... 242

EKG-Beispiel 45: AAI-Schrittmacher ... 244

EKG-Beispiel 46: DDD-Schrittmacher ... 246

EKG-Beispiel 47: VDD-Schrittmacher ... 248

EKG-Beispiel 48: Monitor-EKG ... 250

EKG-Beispiel 49: Situs inversus cordis ... 252

EKG-Beispiel 50: Vertauschte EKG-Ableitungen ... 254

EKG-Beispiel 51: Wechselstrom-Überlagerung ... 256

EKG-Beispiel 52: Muskelartefakte ... 258

4 EKG-Quiz

Einführung ... 262
Multiple-Choice-Fragen (MC) ... 264

Lösungen und Deutungen der Multiple-Choice (MC)-Fragen ... 322

5 EKG-Übungen

Einführung ... 335
Übungs-EKGs ... 336

Befunde zu den Übungs-EKGs ... 366

Formblatt EKG-Diagnostik ... 370

Sachverzeichnis ... 371

1 Grundlagen

Lektionen

1 Die Bedeutung der einzelnen EKG-Zacken 12

2 Ableitung des EKG 14

3 Analyse der einzelnen EKG-Zacken: Vorhoferregung und AV-Überleitung 18

4 Analyse der einzelnen EKG-Zacken: Kammererregung und Erregungsrückbildung 22

5 Bestimmung des Lagetyps 25

6 Die Bedeutung des Lagetyps 29

7 Bestimmung von Herzrhythmus und Herzfrequenz 34

Lektion 1

Die Bedeutung der einzelnen EKG-Zacken

Die elektrischen Impulse des Herzens entstehen normalerweise im Sinusknoten, der damit der natürliche Impulsgenerator ist. Der im Sinusknoten gebildete Impuls wird auf die Vorhofmuskulatur übergeleitet (**s**inu**a**triale Überleitung = **SA-Überleitung**) und breitet sich zunächst im Vorhof aus (**intraatriale Erregungsausbreitung** = Vorhoferregung = Vorhofleitung). Die elektrische Erregung erreicht dann über den AV-Knoten und das His-Bündel das Kammermyokard (**a**trio**v**entrikuläre Überleitung = **AV-Überleitung**). Die Erregung der Kammermuskulatur erfolgt schließlich nach Weiterleitung des elektrischen Impulses über die beiden intraventrikulären Reizleitungsschenkel und das Purkinje-Faser-System (**intraventrikuläre Erregungsausbreitung** = Kammererregung).

Das **spezifische Reizleitungssystem** des Herzens besteht aus AV-Knoten, His-Bündel, dem rechten (Leitung zum rechtsventrikulären Myokard) und linken Reizleitungsschenkel (Leitung zum linksventrikulären Myokard), der sich in einen linksanterioren und einen linksposterioren Faszikel aufteilt. Der Begriff Reizleitungssystem ist klinisch sehr gebräuchlich. Physiologisch exakter ist der Begriff Erregungsleitungssystem. Der Ablauf von **Reizbildung** (Erregungsbildung) und **Erregungsleitung** wird vereinfacht in **Abb. 1.1** dargestellt. Anatomisch lassen sich auch im Vorhofmyokard Leitungsbahnen identifizieren. Diese spielen jedoch für klinische Belange keine Rolle.

Während die Erregung auf die Kammern übergeleitet wird, bildet sie sich im Vorhofmyokard bereits wieder zurück (**intraatriale Erregungsrückbildung**). Nach vollständiger Erregungsausbreitung im Kammermyokard folgt auch hier die Erregungsrückbildung (**intraventrikuläre Erregungsrückbildung**).

Jeder Teilvorgang der elektrischen Phänomene von Erregungsausbreitung und Erregungsrückbildung ist im Elektrokardiogramm repräsentiert. Die Elektrokardiografie steht der Medizin seit über 100 Jahren zur Verfügung und ist fest mit dem Namen Willem Einthoven (1860–1927) verbunden. In dem von der Körperoberfläche abgeleiteten EKG (**Oberflächen-EKG**) sind folgende elektrische Vorgänge **nicht sichtbar**:

1. **Sinusknotentätigkeit** (Erregungsbildung im Sinusknoten) und **sinuatriale Erregungsüberleitung**. Zwar können wir aus dem Oberflächen-EKG Rückschlüsse auf die Sinusknotenfunktion und die sinuatriale Überleitung ableiten, zur exakten Beurteilung von Sinusknotenfunktion und sinuatrialer Leitung sind jedoch invasive

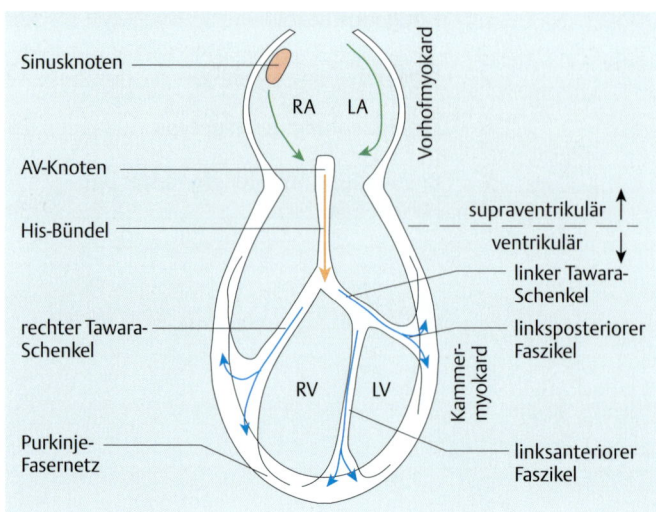

Abb. 1.1 Vereinfachte Darstellung des Ablaufs von Reizbildung und Erregungsleitung.

elektrophysiologische Untersuchungstechniken heranzuziehen.
2. **Erregungsrückbildung im Vorhof**. Als Ursache dafür, dass sie im EKG nicht erkennbar ist, werden zwei Faktoren postuliert: Die Vorhöfe werden zu unorganisiert/zu diffus repolarisiert und die durch die Ventrikeldepolarisation hervorgerufenen, zeitgleichen Potenzialänderungen sind wesentlich stärker.

Den elektrischen Phänomenen von Erregungsausbreitung und Erregungsrückbildung können im Oberflächen-EKG einzelne **„Zacken"** oder **„Wellen"** zugeordnet werden, die eine exakte Analyse der komplexen elektrischen Vorgänge erlauben (**Tab. 1.1** und **Abb. 1.2**).

P repräsentiert die Vorhofdepolarisation. Der QRS-Komplex repräsentiert die Kammerdepolarisation. Als R-Zacken werden positive, als Q- und S-Zacken negative Zacken bezeichnet. Eine Q-Zacke liegt vor R, eine S-Zacke folgt R. QRS ist eine allgemeine Bezeichnung; die genaue Form bezeichnet man mit Groß- und Kleinbuchstaben. Diese beschreiben die relative Größe der Einzelkomponenten; d.h., hohe Ausschläge werden durch Verwendung großer Buchstaben klassifiziert und nied-

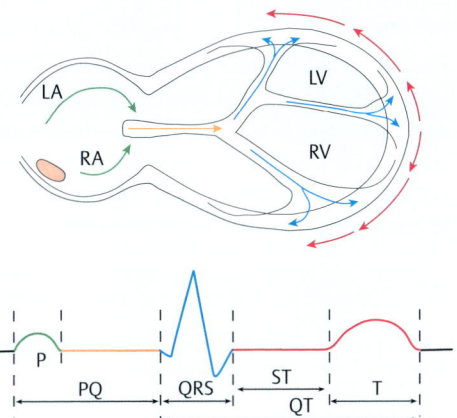

Abb. 1.2 Schematische Darstellung von Erregungsausbreitung und Erregungsrückbildung in Relation zu den „Zacken" des Oberflächen-Elektrokardiogramms.

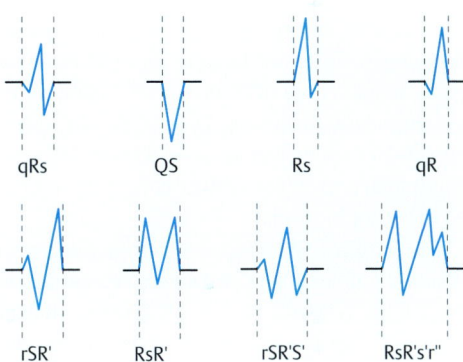

Abb. 1.3 Kennzeichnung einiger möglicher Konfigurationen des QRS-Komplexes.

rige Zacken werden mit kleinen Buchstaben gekennzeichnet (**Abb. 1.3**). Folgt einer S-Zacke innerhalb des QRS-Komplexes eine weitere positive Zacke, so wird von einer R′-Zacke gesprochen, bei einer weiteren negativen Zacke von einer S′-Zacke; weitere Zacken werden entsprechend als R″- bzw. S″-Zacken klassifiziert. ST-T repräsentiert die Kammerrepolarisation. In der Praxis wendet man derart komplexe Bezeichnungen wie „RsR′s′r″" jedoch kaum an, sondern man spricht von einem „gespaltenen Kammerkomplex" oder „gespaltenem QRS-Komplex".

Tab. 1.1 Zuordnung der verschiedenen EKG-Elemente zum Verlauf der Erregung.

EKG-Element	Beschreibung
P-Welle	intraatriale Erregungsausbreitung
PQ-Zeit (oder **AV**-Intervall)	atrioventrikuläre Erregungsüberleitung
QRS-Komplex	intraventrikuläre Erregungsausbreitung
ST-Strecke	intraventrikuläre Erregungsrückbildung (Beginn der Erregungsrückbildung)
T-Welle	intraventrikuläre Erregungsrückbildung (Ende der Erregungsrückbildung)
QT-Zeit	Gesamte intraventrikuläre Erregungsdauer (diese ist abhängig von der Herzfrequenz). Die QT-Zeit wird zunächst als **absolute** QT-Zeit gemessen (Normalwert: bis maximal 550 msek) und in Relation zur Herzfrequenz als **relative** QT-Zeit in % der Norm angegeben.

> **Merke**
>
> Das Oberflächen-Elektrokardiogramm repräsentiert die **intrakardiale Ausbreitung und Rückbildung elektrischer Impulse**, die vom Sinusknoten gebildet, über Vorhöfe, AV-Knoten und His-Bündel auf die Kammern übergeleitet werden und sich in den Kammern über Reizleitungsschenkel und Purkinje-Faser-System ausbreiten (**Abb. 1.1**). Jeder elektrische Teilvorgang ist im Elektrokardiogramm direkt repräsentiert, mit Ausnahme der Impulsbildung im Sinusknoten, der sinuatrialen Erregungsüberleitung sowie der Erregungsrückbildung im Vorhof.

Lektion 2

Ableitung des EKG

Das Elektrokardiogramm wird über Elektroden, die auf die Haut aufgesetzt werden, abgeleitet, wobei Elektroden mit entgegengesetzter Polarität **bipolare Ableitungen** darstellen. Eine positive Elektrode mit einem indifferenten Referenzpunkt repräsentiert eine **unipolare Ableitung**. Die Größe der einzelnen Zacken oder Wellen ist dabei von der Höhe der Ladungsdifferenz in der Vektorrichtung der jeweiligen Ableitung bestimmt.

Das Standard-Oberflächen-Elektrokardiogramm umfasst 12 Ableitungen: **6 Extremitätenableitungen** (I, II, III, aVR, aVL, aVF) und **6 Brustwandableitungen** (V_1–V_6). Die Extremitätenableitungen gliedern sich in die *Einthoven*-Ableitungen I, II, III (diese werden **bipolar** abgeleitet = bipolare Extremitätenableitungen) und die *Goldberger*-Ableitungen aVR, aVL, aVF (diese werden **unipolar** abgeleitet = unipolare Extremitätenableitungen).

Die Ableitungen nach *Nehb* werden heute kaum noch verwendet und spielen in der Kardiologie und Elektrophysiologie praktisch keine Rolle. Bei den *Nehb*-Ableitungen handelt es sich um bipolare Brustwandableitungen des EKGs mit Ableitungspunkten über der 2. Rippe rechts parasternal, dem Herzspitzenstoß und der hinteren Axillarlinie links.

Die **Extremitätenableitungen** projizieren die elektrischen Vorgänge am Herzen auf die **Frontalebene** des Körpers (**Abb. 2.1a**, **b**):

- Die Achse der **Ableitung I** reicht von einem Arm zum anderen; die negative Elektrode liegt am rechten Arm, die positive Elektrode am linken Arm, sodass die elektrische Erregung von rechts nach links verläuft.
- Die Achse der **Ableitung II** reicht vom rechten Arm zum linken Bein; die negative Elektrode liegt am rechten Arm, die positive Elektrode am linken Bein, sodass die Erregung vom rechten Arm zum linken Bein verläuft.

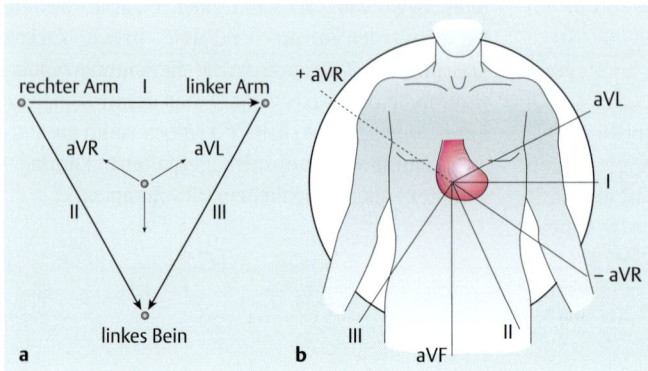

Abb. 2.1 a Elektrodenanlegepunkte und Vektorrichtungen der Extremitätenableitungen im Einthoven-Dreieck.
b Projektion der Extremitätenableitungen auf die Frontalebene des Körpers.

- Die Achse von **Ableitung III** reicht vom linken Arm zum linken Bein; die negative Elektrode liegt am linken Arm, die positive Elektrode am linken Bein, sodass die Erregung vom linken Arm zum linken Bein verläuft.
- Wird eine der beiden Armelektroden und die Elektrode vom linken Bein durch einen zentralen Punkt über einen Widerstand von 5000 Ω verbunden, so nimmt man an, dass die Potenzialsumme gleich null ist. Die positiven Elektroden können mit diesem indifferenten Referenzpunkt verbunden werden und man erhält die unipolaren **Ableitungen aVR, aVL und aVF**.

Die **Brustwandableitungen** nach *Wilson* zeigen dagegen die Projektion der elektrischen Abläufe am Herzen (elektrische Vektoren) in der **Horizontalebene** (Abb. 2.2). Elektrophysikalisch stellen die Brustwandableitungen ebenfalls unipolare Ableitungen dar.

Die EKG-Elektroden müssen sorgfältig angelegt werden, um technisch einwandfreie Registrierungen zu erhalten. Zunächst befestigt man die 4 Extremitätenkabel nach der **„Ampel-Regel"**: rechtes Bein: schwarzes Kabel, rechter Arm: rotes Kabel, linker Arm: gelbes Kabel, linkes Bein: grünes Kabel (Beginn: rechtes Bein mit „schwarz", dann: „rot-gelb-grün"), **Abb. 2.3**.

Die Auswertung des Elektrokardiogramms erfolgt auf **kalibriertem EKG-Papier**. Spannungsdifferenzen werden in der Vertikalachse aufgezeichnet, wobei von der 0-Linie aus betrachtet Ausschläge nach oben als positive Zacken, Ausschläge nach unten als negative Zacken bezeichnet werden. Die übliche Kalibrierung entspricht 10 mm = 1 mVolt (mV). Die Zeitintervalle werden in der Horizontalachse gemessen, Lektion 36 (S. 143). Der **Papiervorschub** beträgt in Deutschland üblicherweise 50 mm/sek. In diesem Fall repräsentiert jedes kleine Quadrat des EKG-Papiers, 1 mm lang, ein Zeitintervall von 0,02 sek (20 msek), **Abb. 2.4**.

Bei den Brustwandableitungen unterscheidet man die vorderen (V_1–V_2), die mittleren (V_3–V_4) und die seitlichen (V_5–V_6) Ableitungen. Diese Differenzierung trägt zu einer exakten Zuordnung von pathologischen EKG-Veränderungen und anatomischen Lokalisationen des Herzens bei, z. B. bei der Lokalisation von Herzinfarkten, Lektion 20 (S. 82).

Für bestimmte Fragestellungen, die noch besprochen werden, können die an sich üblichen 6 Brustwandableitungen ergänzt werden:

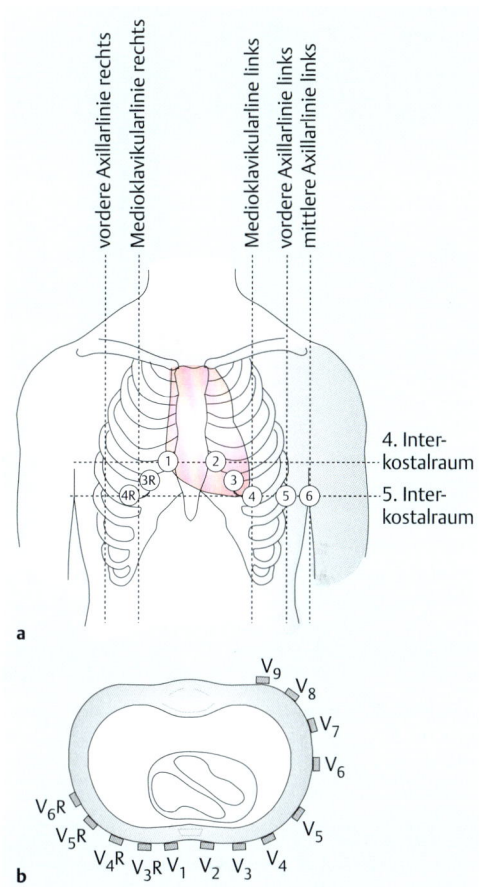

Abb. 2.2 a Projektion der Brustwandableitungen auf die Horizontalebene der Ventrikel.
b Die Ableitungsstellen der unipolaren Ableitungen (V_1–V_6 Wilson-Ableitungen, V_7–V_9 sogenannte dorsale Brustwandableitungen, V_3R–V_6R rechtsthorakale Ableitungen).

- nach linksdorsal durch die Ableitungen V_7, V_8 und V_9
- nach rechtsthorakal durch die Ableitungen V_3R, V_4R, V_5R und V_6R

Es ist besonders wichtig, sich klarzumachen, welche Anteile des Herzens in welchen einzelnen Ableitungen dargestellt werden:

- Die Ableitungen **II**, **III** und **aVF** repräsentieren die Hinterwand des linken Ventrikels, genauer gesagt den inferioren (oder diaphragmalen) Anteil der Herzhinterwand **(inferiore oder diaphragmale Ableitungen)**, Abb. 2.1b. Für die posterioren Abschnitte der Hinterwand existieren im üblichen Ableitungsprogramm keine direkten Ableitungen (**Abb. 2.5**).

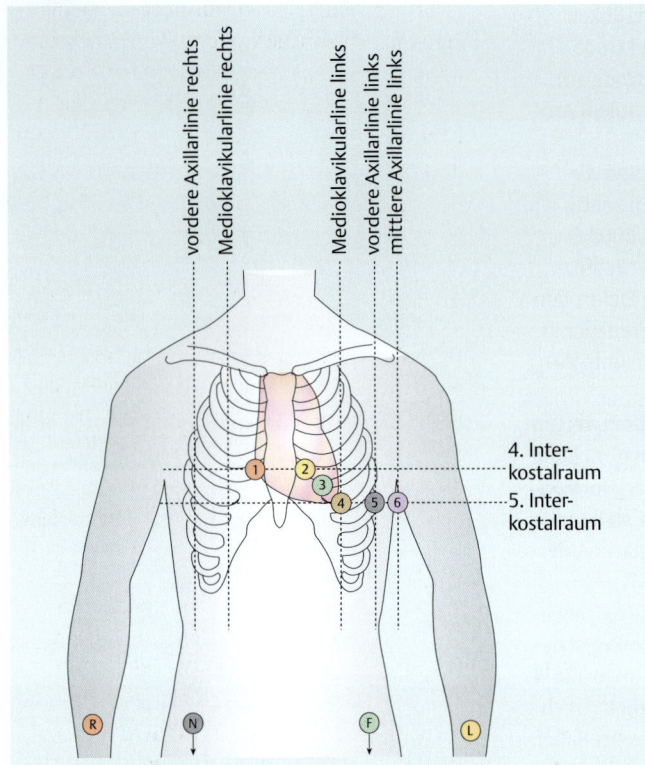

Abb. 2.3 Position der EKG-Elektroden:
- V_1: 4. ICR rechts parasternal
- V_2: 4. ICR links parasternal
- V_3: 5. Rippe zwischen V_2 und V_4
- V_4: 5. ICR links medioklavikulär
- V_5: vordere Axillarlinie in einer horizontal durch V_4 gezogenen Linie
- V_6: mittlere Axillarlinie in einer horizontal durch V_4 gezogenen Linie
- R: rechter Arm
- N: rechtes Bein
- F: linkes Bein
- L: linker Arm.

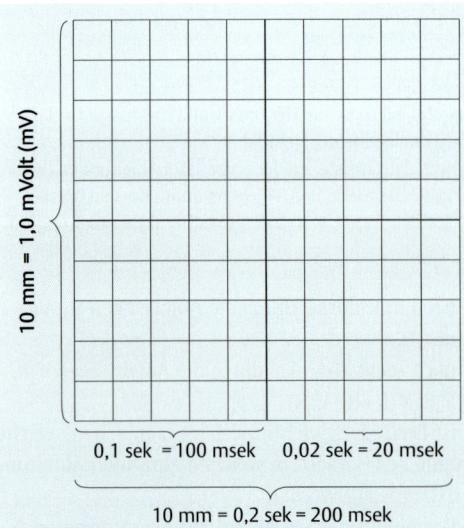

Abb. 2.4 Kalibrierung des EKG-Papiers bei 50 mm/sek Papiervorschub (stark vergrößerte Darstellung).

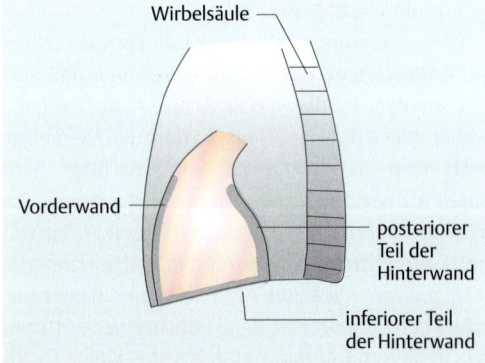

Abb. 2.5 Anatomische Skizze des Herzens in seitlicher Position: Unterscheidung von Vorderwand, posteriorem und inferiorem Anteil der Hinterwand.

- Ableitung **I** repräsentiert die Seitenwand des linken Ventrikels, **aVL** die hohe Seitenwand des linken Ventrikels **(I und aVL = laterale Extremitätenableitungen)**, Abb. 2.1b.

Die diaphragmalen Ableitungen II, III und aVF und die lateralen Ableitungen I und aVL liegen sich dabei annähernd gegenüber. Das EKG kann sich in beiden Ableitgruppen entsprechend **spiegelbildlich** verhalten (reziprok). Dieses ist für die Diagnose eines Myokardinfarktes wichtig: Ein akuter inferiorer Infarkt mit ST-Strecken-Hebungen in II, III und aVF zeigt in

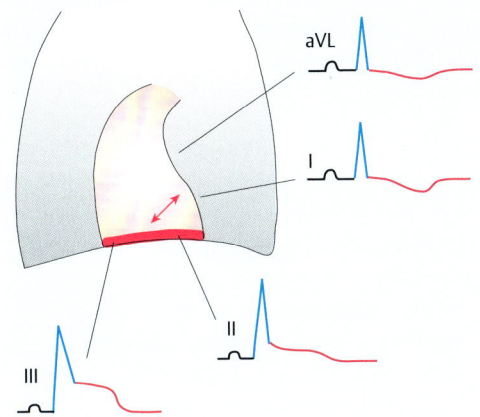

Abb. 2.6 Verhalten von Extremitätenableitungen in anteroposteriorer Projektion des Herzens: Reziprokes Verhalten von ST-Strecken-Senkung (bzw. ST-Strecken-Hebung) in den Ableitungen II, III (und aVF) bzw. I und aVL. Der Pfeil weist auf das reziproke Verhalten von I/aVL gegenüber III hin.

den Ableitungen I und aVL reziproke (spiegelbildliche) ST-Strecken-Senkungen (**Abb. 2.6**).

- V_1 und V_2 repräsentieren die Vorderwand der Ventrikel **(vordere oder anteriore Brustwandableitungen** bzw. **rechtspräkordiale Ableitungen)** (**Abb. 2.2**). Diese Ableitungen sagen jedoch normalerweise wenig über das Verhalten des rechten Ventrikels aus: Will man über Veränderungen des rechten Ventrikels, vor allem über einen rechtsventrikulären Infarkt (oder die rechtsventrikuläre Beteiligung bei einem inferioren Infarkt), genauere Informationen haben, so muss man die Ableitungen V_3R und V_4R zusätzlich ableiten. Nur wenn der rechte Ventrikel in pathologischer Weise vergrößert oder überlastet ist, erhalten V_1 und V_2 Repräsentanz für den rechten Ventrikel. Dieses ist dadurch erklärt, dass sich das Herz bei Rechtsbelastung um eine annähernde Vertikalachse dreht, so dass der rechte Ventrikel weiter nach anterior gelangt.
- V_3 und V_4 repräsentieren die Vorderwand des Herzens im Bereich des linken Ventrikels mit Ansatz des Kammerseptums **(mittlere Brustwandableitungen** bzw. **anteroseptale Ableitungen)**.
- V_5 und V_6 repräsentieren die Seitenwand des linken Ventrikels im Bereich der tiefen Seitenwand und der Herzspitze **(laterale Brustwandableitungen)**.
- V_7, V_8 und V_9 repräsentieren die **Hinterwand** des Herzens im Bereich des linken Ventrikels (strikt posteriore Hinterwand). Da sie aus technischen Gründen nur ausnahmsweise abgeleitet werden, wird erneut deutlich, dass wir im Routineprogramm des 12-Kanal-EKGs keine direkten dorsalen Ableitungen haben.

In der Horizontalebene der Brustwandableitungen verhalten sich die vorderen Brustwandableitungen V_1 und V_2 reziprok zu den dorsalen Brustwandableitungen V_7, V_8 und V_9. Dies ist ebenfalls wichtig für die Infarktdiagnostik: Ein akuter Infarkt an der

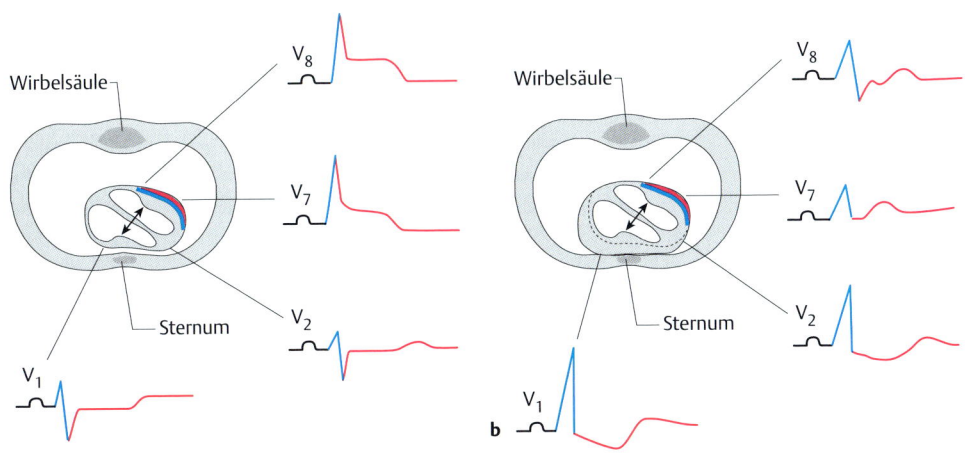

Abb. 2.7 a Verhalten der vorderen (V_1 und V_2) und der hinteren (V_7 und V_8) Brustwandableitungen: Reziprokes Verhalten von ST-Strecken-Hebung und ST-Strecken-Senkung.
b Situation bei Rechtsherzhypertrophie. Die vorderen Brustwandableitungen (V_1, V_2) repräsentieren den rechten Ventrikel, die hinteren Brustwandableitungen (V_7, V_8) verhalten sich dazu reziprok.

posterioren Hinterwand (ST-Strecken-Hebung in V_7 und V_8) zeigt sich spiegelbildlich als ST-Strecken-Senkung in den routinemäßig aufgezeichneten vorderen Brustwandableitungen V_1 und V_2 (**Abb. 2.7a**). So diagnostiziert man praktisch entweder die Mitbeteiligung der posterioren Hinterwand an einem Hinterwandinfarkt oder aber einen strikt posterioren Infarkt (= Infarkt im Bereich der posterioren Hinterwand).

> **Merke**
>
> Für die richtige Beurteilung des Elektrokardiogramms ist eine **regelrechte und vollständige Ableitung** mit 6 Extremitäten- und 6 Brustwandableitungen auf **kalibriertem EKG-Papier** notwendig. Die EKG-Schreibgeschwindigkeit beträgt in Deutschland in der Regel 50 mm/sek. Die standardisierte EKG-Registrierung erlaubt eine **Ausmessung von Zeitintervallen** (in sek oder msek) und **Potenzialen** einzelner EKG-Abschnitte (in mV oder V). Jede EKG-Ableitung **repräsentiert** typische Abschnitte des Herzens:
> - inferiore Ableitungen: II, III, aVF
> - anteriore (anteroseptale) Ableitungen: V_1–V_4
> - laterale Ableitungen: I, aVL (hohe Seitenwand); V_5, V_6 (tiefe Seitenwand-Herzspitze).
>
> Die dorsale (strikt posteriore) Region ist in den Routineableitungen nicht direkt repräsentiert. Diese Region kann bei speziellen Fragestellungen direkt abgeleitet werden durch V_7, V_8, V_9.

Lektion 3

Analyse der einzelnen EKG-Zacken: Vorhoferregung und AV-Überleitung

Ein normales EKG liegt vor, wenn sich alle Abschnitte des Elektrokardiogramms nach **Form** und **Zeit** regelrecht verhalten und ein regelmäßiger und normofrequenter **Sinusrhythmus** besteht. Das normale Verhalten der EKG-Zacken wird in dieser und in Lektion 4 (S. 22), der normale Sinusrhythmus in Lektion 7 (S. 34) beschrieben.

P-Welle

Die P-Welle repräsentiert die Erregungsausbreitung in den Vorhöfen. Kennzeichen der normalen **Vorhoferregung** (intraatriale Erregungsleitung) ist eine halbrunde (konvexbogige), glatte, positive **P-Welle**, deren Dauer 0,05–0,10 Sekunden (50–100 msek) und Amplitude bis 0,25 mV betragen. Von dieser Form sind zwei Ausnahmen bekannt, die als physiologische Varianten aufzufassen sind:
- eine positive/**negative** P-Welle in V_1
- eine negative P-Welle in einer Extremitätenableitung, in der auch der zugehörige QRS-Komplex überwiegend negativ ist (**konkordant negatives P**, Abb. 3.1); trifft in Ableitung aVR regelhaft zu.

Pathologische Befunde der P-Welle betreffen Abweichung von Form und/oder Zeitintervallen.

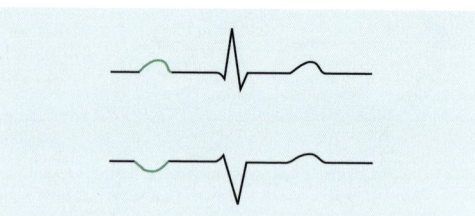

Abb. 3.1 Darstellung normaler Befunde der Vorhoferregung. Die P-Welle ist in der Regel positiv (obere EKG-Ableitung), kann aber physiologisch in V_1 negativ sein oder konkordant negativ, wenn der QRS-Komplex in der entsprechenden Extremitätenableitung ebenfalls negativ ist (untere EKG-Ableitung).

Dabei sind drei Ursachen pathologischer P-Wellen bekannt:

- Es besteht ein Sinusrhythmus, das Vorhofmyokard ist jedoch erkrankt (ischämisch oder entzündlich geschädigt, hypertrophiert, dilatiert). Diese pathologischen Veränderungen führen zu **Vorhofleitungsstörungen** oder **intraatrialen Erregungsausbreitungsstörungen** (Abb. 3.2b). In dem erkrankten Vorhofmyokard verläuft die Erregung abnorm: Abnorm konfigurierte und meist verlängerte P-Welle.
- Die Erregung entsteht **ektop** (außerhalb des Sinusknotens an einem abnormen Ort des Vorhofmyokards); in dieser Situation wird die Erregung logischerweise auch anders als normal über den Vorhof geleitet, folglich ist die P-Welle abnorm konfiguriert (**Abb. 3.2c**).
- Die Erregung entsteht überhaupt nicht im Vorhof, sondern im AV-Knoten, im His-Bündel, in den Tawara-Schenkeln oder in der Kammer: Die Erregung wird retrograd auf den Vorhof übergeleitet, es kommt also zu einer **retrograden Vorhoferregung**. Auch hierbei muss die P-Welle logischerweise abnorm konfiguriert sein. Außerdem ist die P-Welle verspätet, denn die Erregung läuft von ihrem Ursprungsort antegrad in die Kammern und erst „rückwärts" in den Vorhof. Die P-Welle fällt in den QRS-Komplex oder erscheint am Ende bzw. nach dem QRS-Komplex (**Abb. 3.2d**).

Am besten beurteilen lässt sich die P-Welle in **Ableitung II**. Wichtig ist auch die Beurteilung von positiven und negativen Anteilen der P-Welle in **Ableitung V_1**: Die Fläche des zweiten, negativen Anteils der P-Welle sollte dort nicht größer sein als der erste positive Anteil.

PQ-Zeit

Die **PQ-Zeit** repräsentiert im Oberflächen-EKG die Zeit der atrioventrikulären Überleitung. Gängige Begriffe sind auch PQ-Intervall oder AV-Intervall. Die PQ-Zeit entspricht dem Zeitintervall vom Beginn der P-Welle bis zum Beginn des QRS-Kom-

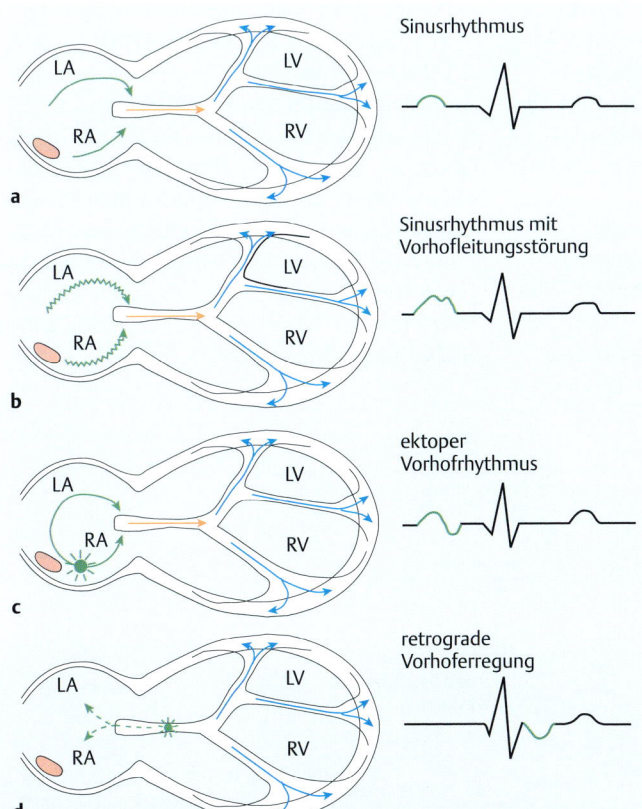

Abb. 3.2 **a** Normalbefund.
b Verlängerte P-Dauer bei intraatrialer Leitungsstörung.
c Pathologische P-Wellen-Konfiguration bei ektoper atrialer Depolarisation. Entstehung der atrialen Depolarisation im rechten oder linken Vorhof.
d Pathologische P-Wellen-Konfiguration durch retrograde Vorhoferregung (z. B. bei abnormer Depolarisation in AV-Knoten-, His-Bündel, Tawara-Schenkeln oder Kammermuskulatur).

plexes und beträgt normalerweise 0,12–0,20 sek (120–200 msek).

Die PQ-Zeit ist physiologischerweise frequenzabhängig: Je höher die Herzfrequenz, desto kürzer das PQ-Intervall. Ist die PQ-Zeit verlängert (> 200 msek), spricht man von einer verlängerten PQ-Dauer oder einem verlängerten AV-Intervall. Dies bedeutet, dass die Erregungsleitung vom Vorhof auf die Kammern pathologisch verlängert ist: Dies wird als **AV-Block I°** bezeichnet. Verantwortlich ist hierfür eine Leitungsverzögerung im AV-Knoten. Höhergradige Leitungsstörungen sind im AV-Knoten (intranodal) bzw. weiter distal im Reizleitungssystem (subnodal) lokalisiert. Beim **AV-Block II°** ist die Überleitung der Impulse von den Vorhöfen auf die Kammern partiell, beim **AV-Block III°** komplett unterbrochen. AV-Blockierungen werden detailliert in Lektion 10 (S. 43) vorgestellt.

Ist die AV-Überleitung verkürzt (< 120 msek), so ist dieses ebenfalls pathologisch. Hierfür sind mehrere Mechanismen bekannt:

- Ein sogenannter **„schnell leitender AV-Knoten"**: Es ist physiologisch, dass der AV-Knoten die Überleitung vom Vorhof zur Kammer bremst. Ist die Leitungsgeschwindigkeit der intranodalen Fasern oder des gesamten atrioventrikulären Erregungsleitungssystems abnorm schnell, wird die AV-Überleitung weniger stark gebremst, d. h., die Überleitungsdauer ist kürzer als normal (**Abb. 3.3 a, b**).
- Ein **abnormes Erregungsleitungsbündel**, das aus Leitungsfasern besteht, die im Vorhof entspringen und in die distalen Abschnitte des AV-Knotens inserieren. Auch hier ist ein Teil der „Bremse" des AV-Knotens weggefallen und die AV-Überleitung ist schneller als normalerweise. Eine solche zusätzliche Bahn (verkürzte PQ-Strecke ohne sogenannte Delta-Welle, s. u.) ist als **James-Bündel** bekannt (**Abb. 3.4 a**). Auf der Grundlage dieser anatomischen Gegebenheiten entwickeln sich häufig Tachykardien, die der Gruppe der Präexzitationssyndrome, Lektion 24 (S. 97), zuzuordnen sind und deren Mechanismen durch elektrophysiologische Untersuchungstechniken zweifelsfrei geklärt werden können.
- Ein **akzessorisches muskuläres Leitungsbündel** zwischen Vorhof und Kammer führt zu einer vorzeitigen Kammererregung. Diese akzessorische Bahn „umgeht" den AV-Knoten (Präexzitation der Kammern). Die abnorme, vorzeitige Depolarisation der Kammern führt zu einer abnormen Welle im QRS-Komplex, die man als **Delta-Welle** bezeichnet (**Abb. 3.4 b**). Das als **Kent-Bündel** bezeichnete akzessorische Verbindungskabel kann zu kreisförmigen Tachykardien (Circus-movement-Tachykardien) führen. Nach den Erstbeschreibern *Wolff, Parkinson* und *White* spricht man von einem **WPW**-Syndrom, wenn im EKG charakteristische Befunde wie verkürzte PQ-Zeit, Delta-Welle und Veränderungen der ST-Strecke vorhanden sind. Das **WPW**-Syndrom gehört ebenfalls zur Gruppe der Präexzitationssyndrome, Lektion 24 (S. 97).

Es gibt noch andere, seltene Formen der Präexzitation, die aufgrund verschiedenster „Kurzschlussverbindungen" zwischen Vorhöfen und Kammern zustande kommen. Alle Präexzitationssyndrome können zu Tachykardien führen; die exakte Diagnose bzw. Beurteilung der zugrunde liegenden Mechanismen lässt sich durch eine elektrophysiologische Untersuchung klären.

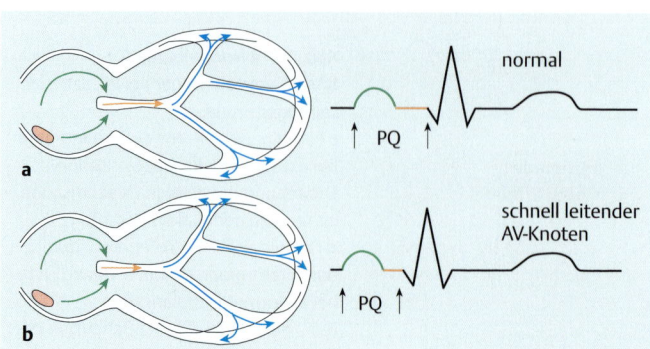

Abb. 3.3 a, b Verkürzung der PQ-Zeit (< 0,12 sek) als Ausdruck eines schnell leitenden AV-Knotens.

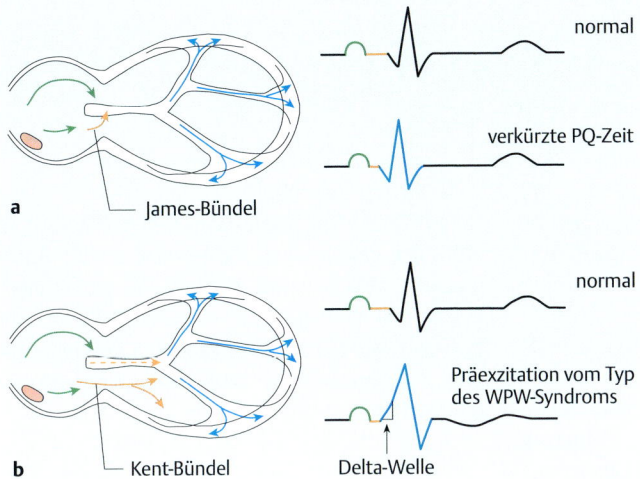

Abb. 3.4 a, b Verkürzung der PQ-Zeit (< 0,12 sek) als Ausdruck zusätzlicher Leitungsbahnen (z. B. **(a)** James-Bündel bzw. **(b)** Kent-Bündel). Beide elektrophysiologischen Phänomene gehören zur Gruppe der Präexzitationssyndrome.

Achtung: Die exakte Messung der PQ-Zeit ist sehr wichtig: Man wählt immer die Ableitung mit der besten Abgrenzung von P-Welle und der längsten PQ-Zeit; in der Regel ist die PQ-Zeit am besten in **Ableitung II** auswertbar (**Abb. 3.5**).

> **Merke**
>
> Die Vorhoferregung wird durch die **P-Welle** repräsentiert. Pathologische Befunde der P-Welle sind durch Abweichungen von Form und/oder Zeitintervallen charakterisiert. Die normale P-Welle ist positiv (Ausnahme in V_1), ihre Dauer beträgt 0,05–0,10 sek (50–100 msek). Die **PQ-Zeit** repräsentiert die Überleitungszeit vom Vorhof auf die Kammer (Beginn P-Welle bis Beginn QRS-Komplex) und beträgt normalerweise 0,12–0,20 sek (120–200 msek). Abnorme atrioventrikuläre Erregungsüberleitungszeiten (Verkürzung der PQ-Zeit) entstehen typischerweise bei zusätzlichen Erregungsleitungsbündeln, die unter der Gruppe der „Präexzitationssyndrome" zusammengefasst werden.

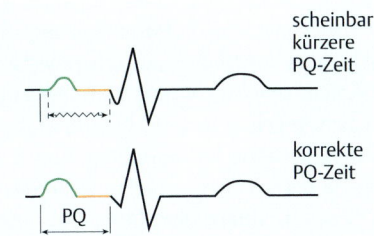

Abb. 3.5 Schematische Darstellung der exakten Messung der PQ-Zeit in der Ableitung mit der am besten abgrenzbaren PQ-Zeit. In der oberen Ableitung verläuft P initial isoelektrisch, was eine scheinbar kürzere PQ-Dauer vortäuscht. Die untere Ableitung zeigt die tatsächliche PQ-Zeit.

Analyse der einzelnen EKG-Zacken: Kammererregung und Erregungsrückbildung

Der QRS-Komplex repräsentiert die Erregungsausbreitung in den Kammern (intraventrikuläre Erregungsausbreitung).

Q-Zacke

Q **(initiale Kammererregung)** ist normalerweise eine kleine, spitze, negative Zacke, ≤ 0,03 sek (30 msek) breit (**Abb. 4.1**). Q kann physiologischerweise in allen Extremitätenableitungen sowie in V_5 und V_6 vorkommen. In diesen Ableitungen ist ein **pathologisches Q** nur anzunehmen, wenn es abnorm breit (> 0,03 sek, 30 msek) oder abnorm tief (mehr als ¼ der folgenden R-Zacke) ist. Diese Kriterien wurden von *Pardee* beschrieben. Treffen beide Kriterien zu, spricht man daher auch von einem **Pardee-Q** (**Abb. 4.2**). In V_1–V_4 besteht normalerweise kein Q, hier ist das Auftreten von Q-Zacken immer pathologisch.

Ein pathologisches Q ist für die Erkennung eines abgelaufenen Myokardinfarktes im Bereich der inferioren Wand (Hinterwandinfarkt; Ableitungen II, III, aVF), der Lateralwand (Seitenwandinfarkt; Ableitungen I, aVL) oder der Vorderwand (Ableitungen V_1–V_6) von praktischer Bedeutung. Pathologische Q-Zacken werden auch bei Patienten mit hypertropher Kardiomyopathie beobachtet (pathologische Q-Zacken in V_1–V_3).

R- und S-Zacke

R und S erfüllen normalerweise folgende Bedingungen (**Abb. 4.3**):
- R und S sind schmale, schlanke, spitze Zacken.
- In den Brustwandableitungen nimmt R von V_2–V_5 an Höhe kontinuierlich zu. Dieses Phänomen bezeichnet man als R-Aufbau = **R-Progression** = R-Entwicklung. Parallel dazu nimmt S von V_2–V_5 an Tiefe ab. Den Bereich, in dem R größer wird als S, bezeichnet man als **Umschlagzone**. Diese Umschlagzone liegt normalerweise zwischen V_2 und V_3 oder zwischen V_3 und V_4. Ist dieses Kriterium nicht gegeben, so spricht man von gestörter oder **mangelhafter R-Progression** (**Abb. 4.4**). Bleibt ein tiefes S bis V_6 erhalten, so bezeichnet man dieses als **S-Persistenz** (**Abb. 4.4**). Gestörter R-Aufbau und S-Persistenz können verschiedene Ursachen haben, die in Lektion 15 (S. 57) besprochen werden.

Der **normale QRS-Komplex** erfüllt die besprochenen Kriterien der Morphologie von Q, R und S; er hat eine Breite von 0,06–0,10 sek (60–100 msek).

Ist die intraventrikuläre Erregungsausbreitung (= QRS-Komplex) gestört, so zeigt sich dieses in zweierlei Hinsicht (**Abb. 4.5**):
- Verlängerung der QRS-Dauer
- Deformierung des QRS-Komplexes

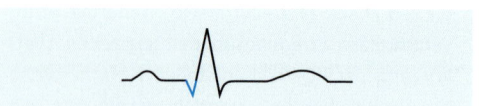

Abb. 4.1 Schematische Darstellung der Q-Zacke im Elektrokardiogramm.

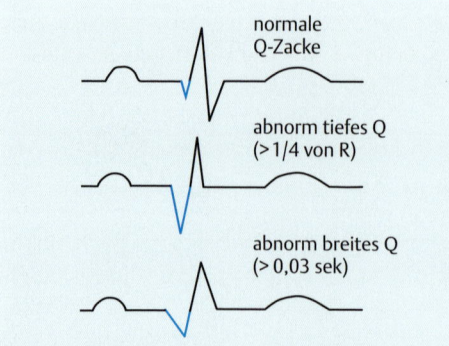

Abb. 4.2 Darstellung normaler und pathologischer Q-Zacken (abnorm tiefes oder abnorm breites Q) im Elektrokardiogramm.

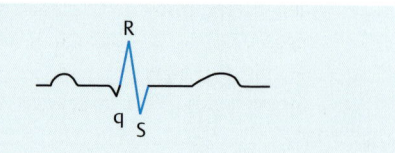

Abb. 4.3 Schematische Darstellung von RS im Elektrokardiogramm.

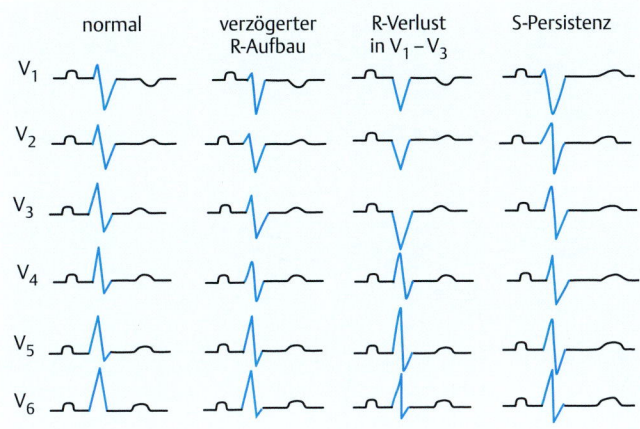

Abb. 4.4 Normale und pathologische Befunde von R- und S-Zacken im Elektrokardiogramm: Verzögerter R-Aufbau, R-Verlust bzw. S-Persistenz.

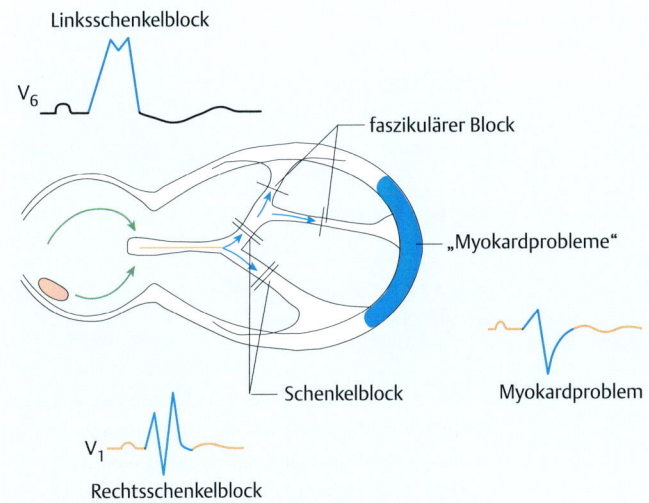

Abb. 4.5 Ursachen von Schenkelblockierungen und faszikulären Blockierungen („Kabelprobleme") im Vergleich zu Störungen der Erregungsausbreitung/-rückbildung durch intramyokardiale Störungen („Myokardprobleme").

Für die gestörte intraventrikuläre Erregungsausbreitung sind verschiedene elektrophysiologische Phänomene verantwortlich (**Abb. 4.5**):
- eine Störung der Erregungsausbreitung in den Reizleitungsschenkeln (Schenkelblock) oder in den Faszikeln (faszikulärer Block), also ein „**Kabelproblem**"
- eine Störung im Bereich des Purkinje-Fasersystems und der Herzmuskelzellen selbst, also ein „**Myokardproblem**" (immer Ausdruck einer tiefgreifenden subendokardialen Schädigung)

Die Störungen der intraventrikulären Erregungsausbreitung mit Verlängerung und Deformierung des QRS-Komplexes werden in Lektion 13 (S. 51) besprochen.

ST-Strecke und T-Welle

ST und T repräsentieren die Erregungsrückbildung in den Kammern (Kammerrepolarisation, intraventrikuläre Erregungsrückbildung).

Die **ST-Strecke**, die den Beginn der intraventrikulären Erregungsrückbildung widerspiegelt, verläuft im Anschluss an den QRS-Komplex als mehr oder weniger geradlinige, isoelektrische Linie (**Abb. 4.6**). Den Übergang der S-Zacke des QRS-Komplexes in die ST-Strecke (bei fehlendem S der Übergang des absteigenden R-Schenkels in die ST-Strecke) bezeichnet man als **J-Punkt**. Hier kann sich manchmal eine zusätzliche kleine Welle ausbilden, die entsprechend als **J-Welle** bezeichnet wird (**Abb. 4.6**).

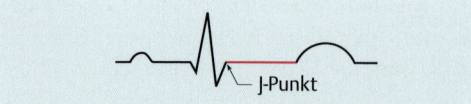

Abb. 4.6 Darstellung der ST-Strecke mit Markierung des J-Punktes.

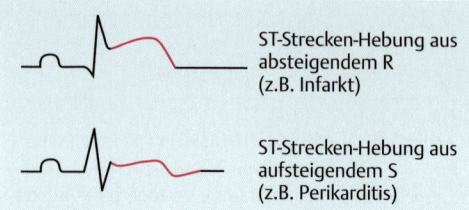

Abb. 4.7 Schematische Darstellung von zwei pathologischen ST-Strecken-Hebungen: ST-Strecken-Hebung aus dem absteigenden R als Zeichen eines akuten Infarktes bzw. aus dem aufsteigenden S als Zeichen einer akuten Perikarditis.

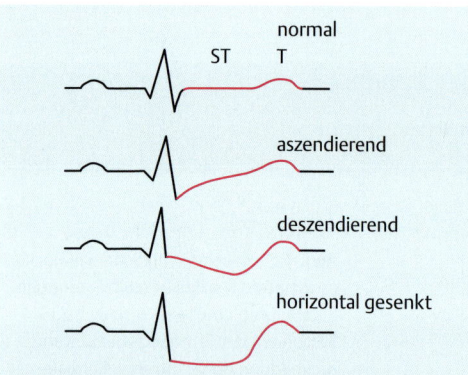

Abb. 4.8 Formen von ST-Strecken-Senkungen im Elektrokardiogramm.

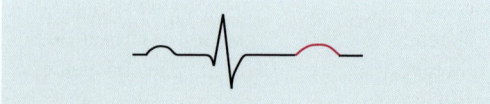

Abb. 4.9 Darstellung der T-Welle im Elektrokardiogramm.

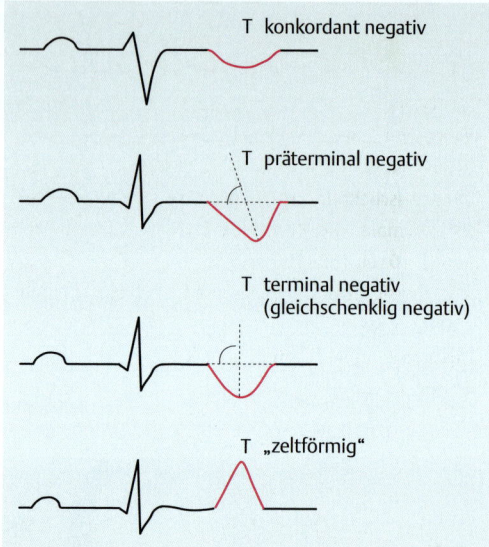

Abb. 4.10 Formen von T-Wellen-Veränderungen im Elektrokardiogramm.

Pathologische Veränderungen im Bereich der ST-Strecke können sich als ST-Hebung (genauer: ST-Strecken-Hebung) oder ST-Senkung (genauer: ST-Strecken-Senkung) darstellen. Bei der **ST-Strecken-Hebung** ist zu unterscheiden, ob das angehobene ST-Segment aus dem absteigenden R-Schenkel (eher typisch für Myokardinfarkt) – Lektion 19 (S. 75) – oder dem aufsteigenden S-Schenkel (eher typisch für Perikarditis) – Lektion 22 (S. 91) – abgeht (**Abb. 4.7**).

Bei der **ST-Strecken-Senkung** unterscheidet man nach deren Form (Verlauf) eine aszendierende, eine deszendierende und eine horizontale ST-Strecken-Senkung (**Abb. 4.8**).

Die **T-Welle**, die die Terminalphase der intraventrikulären Erregungsrückbildung ausdrückt, ist normalerweise eine halbrunde, glatte, positive Welle, die im Vergleich zur Amplitude der R-Zacke eine Höhe von ⅙ bis ⅔ R hat (**Abb. 4.9**).

Folgende **physiologische Ausnahmen** können vorkommen:
- In V_1 darf die T-Welle negativ sein.
- Wenn der zur T-Welle zugehörige QRS-Komplex überwiegend negativ ist, muss eine gleichzeitige negative T-Welle nicht sicher pathologisch sein („konkordant negatives T" = Konkordanz zwischen Hauptvektor von QRS und T-Welle, **Abb. 4.10**).
- In V_1–V_3 darf die T-Welle höher als ⅔ R sein.

Folgende typische **pathologische Veränderungen** der T-Welle werden unterschieden (**Abb. 4.10**):
- **T-Abflachung**, im Extremfall isoelektrisches T
- **T-Negativierung:** Die exakte Beurteilung wird unter Zuhilfenahme des Winkels bestimmt, der durch den absteigenden und aufsteigenden Schenkel des negativen Anteils von T gebildet

wird. Durch diesen Winkel wird die Winkelhalbierende gelegt. Steht diese senkrecht zur Horizontalen (zur isoelektrischen Linie), handelt es sich um eine terminal negative T-Welle (auch das Ende der T-Welle ist negativ); ist sie geneigt zu dieser („spitzer Winkel"), um eine präterminal negative T-Welle.

- **Überhöhte T-Welle:** Auffallend hohe T-Welle bei starkem vegetativem Tonus („vegetatives T")
- **Zeltförmige T-Welle:** T ist hoch und spitz; Vorkommen beim frischen Myokardinfarkt, Lektion 20 (S. 82), und bei Hyperkaliämie, Lektion 23 (S. 95)

> **Merke**
>
> Der **QRS-Komplex** repräsentiert die intraventrikuläre Erregungsausbreitung (Kammerdepolarisation), **ST-Strecke** und **T-Welle** entsprechen der Erregungsrückbildung (Kammerrepolarisation). Der normale QRS-Komplex hat eine Dauer von 0,06–0,10 sek (60–100 msek). Eine kleine Q-Zacke kann physiologischerweise in den Extremitätenableitungen sowie in V_5 und V_6 vorkommen. In den Brustwandableitungen nimmt R von V_2–V_5 normalerweise an Höhe zu (R-Progression), S an Tiefe ab; die Umschlagzone von R > S liegt zwischen V_2 und V_3 oder V_3 und V_4. Die ST-Strecke verläuft isoelektrisch, die T-Welle ist positiv. Typische pathologische Veränderungen der ST-Strecke sind ST-Strecken-Senkungen (deszendierend oder horizontal) und ST-Strecken-Hebungen. Typische pathologische Veränderungen vom T sind T-Abflachung, präterminale oder terminale T-Negativierung sowie überhöhte T-Wellen.

Lektion 5

Bestimmung des Lagetyps

Als Lagetyp bezeichnet man elektrokardiografisch die Lage des Hauptvektors der intraventrikulären Erregungsausbreitung in Projektion auf die Frontalebene. Dies bedeutet:

- Der Lagetyp eines Elektrokardiogramms entspricht dem Hauptvektor der intraventrikulären Erregungsausbreitung und wird somit durch den **Hauptvektor von QRS** bestimmt.
- Der Lagetyp liegt in Projektion auf die Frontalebene und wird somit aus den **Extremitätenableitungen** I, II, III, aVR, aVL und aVF bestimmt.

Naturgemäß hat auch die Erregungsausbreitung im Vorhof einen Hauptvektor (Vektor der P-Welle), und ebenso die Erregungsrückbildung in den Kammern (Vektor der T-Welle). Diese Vektoren werden bei bestimmten Fragestellungen berücksichtigt, werden aber für die Routine-Auswertung von Elektrokardiogrammen in der Regel nicht bestimmt. Spricht man vom Lagetyp des Elektrokardiogramms, ist definitionsgemäß der QRS-Hauptvektor in der Frontalebene gemeint.

Der Hauptvektor von QRS (der „Lagetyp") wird auch als **elektrische Herzachse** bezeichnet. Er hat zunächst mit der morphologisch definierten anatomischen Herzachse nichts zu tun, obwohl natürlich morphologische und topografische Veränderungen des Herzens den elektrischen Hauptvektor beeinflussen können, z. B. Narben, Herzmuskelhypertrophie oder eine veränderte Thoraxkonfiguration. Dies wird in Lektion 6 (S. 29) besprochen.

In der frontalen Projektionsebene der elektrischen Vorgänge am Herzen haben wir als Fixpunkte die Extremitätenableitungen nach *Einthoven* (I, II, III) und nach *Goldberger* (aVR, aVL, aVF) kennengelernt (**Abb. 2.1**). Diese Ableitungen sind im sogenannten **Cabrera-Kreis** zusammengefasst. Den Ableitungen werden dabei bestimmte Winkelgrade zugeordnet (**Abb. 5.1**), die allerdings in der praktischen klinischen Elektrokardiografie keine größere Rolle spielen, sondern eher bei wissenschaftlichen Fragestellungen bestimmt werden.

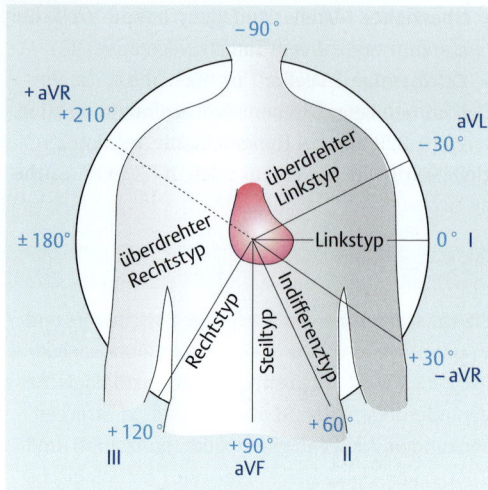

Abb. 5.1 Darstellung der Lagetypen im Oberflächen-Elektrokardiogramm mit Zuordnung der Winkelgrade.

In diesem aus den fixen Ableitungsachsen gebildeten Bezugsschema unterscheidet man folgende **Felder der Lagetypen**:
- überdrehter Rechtstyp
- Rechtstyp
- Steiltyp
- Indifferenztyp
- Linkstyp
- überdrehter Linkstyp

Liegt beispielsweise der aktuelle QRS-Hauptvektor (elektrische Herzachse) in dem Feld, das von den Ableitungen II und aVF eingefasst wird (zwischen +60° und +90°), so bezeichnet man dieses EKG als „EKG vom Steiltyp" (exakt formuliert „Steillagetyp"). Entsprechendes gilt für die anderen Lagefelder. Da das Feld „Linkstyp" relativ groß ist, unterscheidet man auch Linkstyp (–aVR bis I: +30 bis 0°) und ausgeprägten Linkstyp (I bis aVL: 0° bis –30°). Das Feld jenseits von aVL (also –30° und mehr) wird als überdrehter Linkstyp bezeichnet.

Die Bestimmung des Lagetyps in einem vorliegenden EKG gelingt nach folgenden Regeln:
1. Weist der tatsächliche Hauptvektor **genau auf eine Ableitungsachse**, so wird die entsprechende Ableitung im EKG rein positiv (R).
2. Weist der tatsächliche Hauptvektor **genau entgegengesetzt** einer Ableitungsachse, so wird die entsprechende Ableitung im EKG negativ (S).
3. Liegt der tatsächliche Hauptvektor **genau senkrecht** zu einer Ableitungsachse, so wird die entsprechende Ableitung im EKG zu gleichen Teilen positiv bzw. negativ (R = S).
4. Weicht der tatsächliche Hauptvektor von einer Ableitungsachse ab, aber **nicht mehr als 90°**, so wird die entsprechende Ableitung positiv/negativ mit überwiegend positivem Ausschlag (R > S). Bei 90° wäre dann R = S (entsprechend Punkt 3).
5. Weicht der tatsächliche Hauptvektor von einer Ableitungsachse **mehr als 90°** ab, so wird die entsprechende Ableitung positiv/negativ mit überwiegend negativem Ausschlag (R < S). Bei 180° wird dann ein reines S beobachtet (entsprechend Punkt 2).

In der Praxis geht man folgendermaßen vor: Eine „Blickdiagnose" des Lagetyps ergibt sich bereits durch systematische Betrachtung der Extremitätenableitungen. Die Bestimmung des Lagetyps aus einer einzigen Ableitung oder über eine Blickdiagnose ist jedoch nie ganz sicher! Für eine elektrokardiografisch exakte und sichere Bestimmung des Lagetyps gelten folgende Regeln:
- Der wahre Hauptvektor liegt in der Region des **höchsten R-Ausschlages**.
- Man trennt die **Nachbarfelder** dieser Region voneinander ab, indem man diejenige Ableitung im EKG analysiert, die **auf der Trennlinie** der beiden in Frage kommenden Felder **senkrecht** steht (**Abb. 5.2a, b**). Dieser scheinbar komplizierte Schritt ist der entscheidende Trick zur Bestimmung der Lagetypen.

Im folgenden Elektrokardiogramm soll der Lagetyp an einem **Beispiel** systematisch analysiert werden (**Abb. 5.2a**). Dabei müssen folgende Fragen beantwortet werden:
- In welcher Ableitung findet man das höchste R? Ableitung II. Dieses würde für einen Indifferenz- oder Steiltyp sprechen.
- Indifferenz- oder Steiltyp? Trennlinie der beiden Felder ist Ableitung II. Welche Ableitung steht darauf senkrecht? aVL. Die R-Zacke in aVL ist überwiegend positiv. Wenn es ein Steiltyp wäre, müsste aVL aber überwiegend negativ sein (denn bei tatsächlicher Herzachse im Steiltypfeld stünde diese ja mehr als 90° von aVL entfernt). Also? Es handelt sich um einen Indifferenztyp.

Ein Flussdiagramm zur vereinfachten Lagetypbestimmung ist in **Abb. 5.3** dargestellt.

Verwirrspiel –aVR/+aVR: Ordnet man die Extremitätenableitungen entsprechend der Anatomie des Herzens, so fügt sich im Cabrera-Kreis zwischen I und II die Ableitung –aVR ein (**Abb. 5.2**a): aVL, I, –aVR, II, aVF, III. Tatsächlich wird aber in den meisten Kliniken und EKG-Labors in traditioneller Weise +aVR abgeleitet. Wir haben uns in diesem Buch für die traditionelle Aufzeichnung mit +aVR entschieden: I, II, III, aVR, aVL, aVF. Alle EKG-Beispiele sind in dieser Form aufgezeichnet.

Zwei besondere Lagetypen sollen noch separat vorgestellt werden:

1. S_I, S_{II}, S_{III}-Typ und Sagittaltyp

Es gibt Elektrokardiogramme, bei denen in allen Extremitätenableitungen ein R und ein S vorhanden sind und damit der Lagetyp nicht eindeutig bestimmbar ist. Man bezeichnet diese Situation als S_I, S_{II}, S_{III}-Typ (**Abb. 5.4a**). Eine Sonderform stellt ein EKG dar, in dem nicht nur alle Extremitätenableitungen ein R und ein S zeigen, sondern R und S etwa gleich groß sind. In einem solchen EKG gibt es theoretisch nur eine Achse, die auf allen Ableitungen der Frontalebene senkrecht steht: die Sagittalachse. Man bezeichnet diesen Sondertyp daher als **Sagittaltyp** (**Abb. 5.4b**).

Ein S_I, S_{II}, S_{III}-Typ und Sagittaltyp kommen vor:
- bei Rechtsherzbelastung
- bei abnormer Thoraxkonfiguration

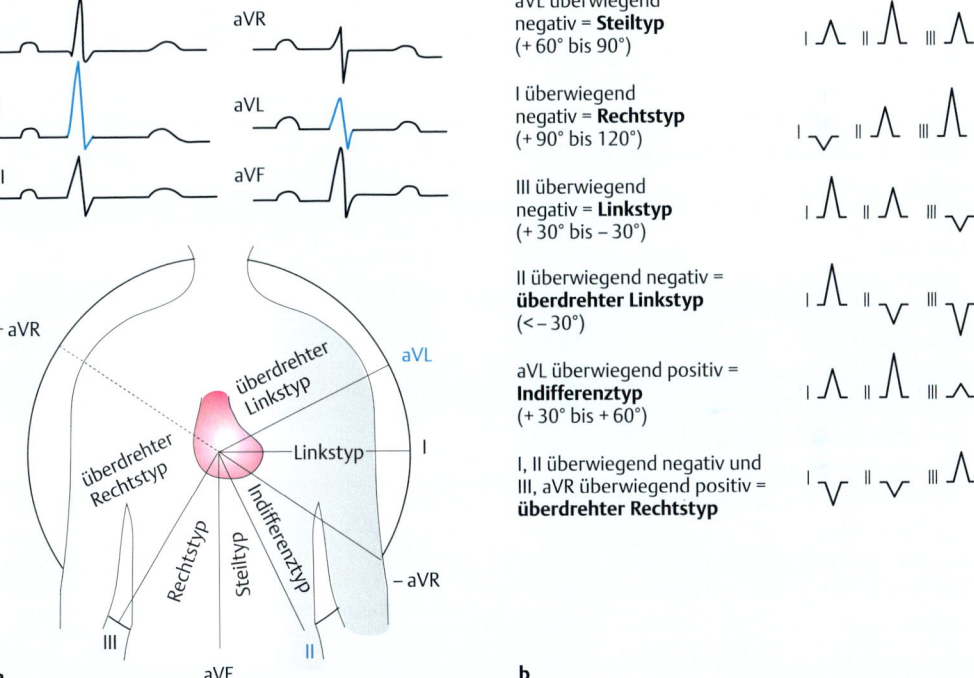

Abb. 5.2 **a** Bestimmung der elektrischen Herzachse aus 2 charakteristischen Ableitungen (praktisches Vorgehen anhand eines Fall-Beispiels, Erklärung im Text). **b** Bestimmung der verschiedenen Lagetypen im Elektrokardiogramm.

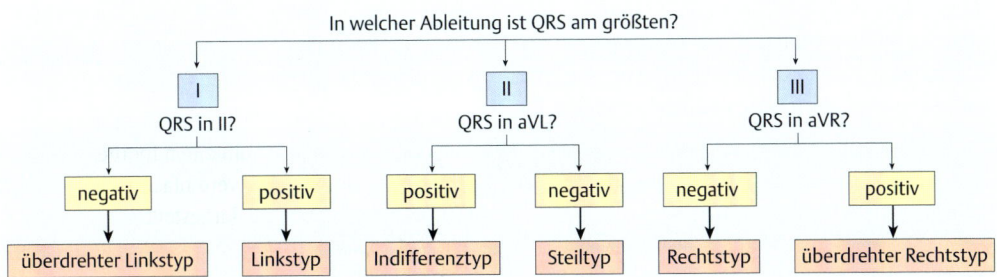

Abb. 5.3 Flussdiagramm zur Bestimmung des Lagetyps.

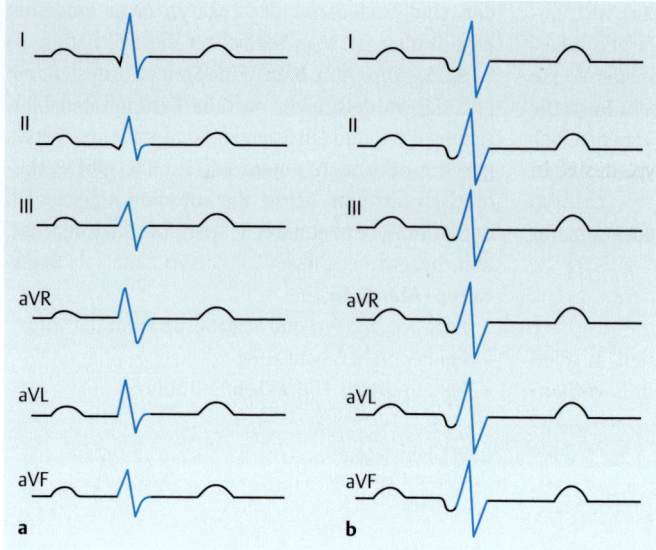

Abb. 5.4 Besonderheiten in der Lagetyp-Bestimmung: R- und S-Zacken in allen Extremitätenableitungen, **(a)** = S_I-, S_{II}-, S_{III}-Typ, **(b)** = Sagittaltyp.

- konstitutionell (ohne pathologischen Hintergrund)

2. S_I-Q_{III}-Typ

In Ableitung III findet sich ein auffällig betontes (oder nach den *Pardee*-Kriterien pathologisches) Q, jedoch **ohne** Q in den Ableitungen II und aVF (also den diaphragmalen Nachbarableitungen bei gleichzeitiger S-Zacke in Ableitung I). Diese Situation bezeichnet man als **S_I-Q_{III}-Typ** (Abb. 5.5).

Ein S_I-Q_{III}-Typ kommt vor:
- bei Rechtsbelastung des Herzens (z. B. bei Lungenembolie)
- bei abnormer Thoraxkonfiguration
- konstitutionell (ohne pathologischen Hintergrund)

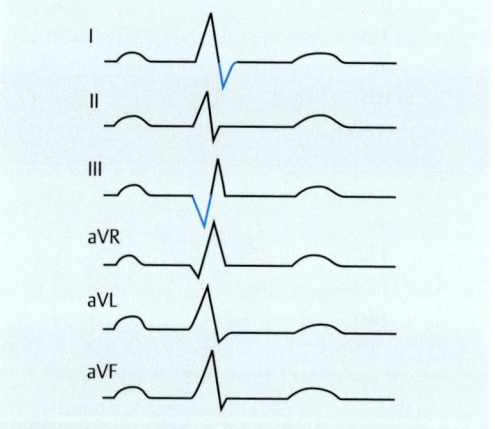

Abb. 5.5 Besonderheiten in der Lagetyp-Bestimmung: S_I-Q_{III}-Typ.

Merke

Der **Lagetyp** entspricht elektrokardiografisch dem Hauptvektor der intraventrikulären Erregungsausbreitung in Projektion auf die Frontalebene. Die Bestimmung erfolgt dementsprechend aus den QRS-Komplexen der 6 Extremitätenableitungen. Zu unterscheiden sind überdrehter Linkstyp, Linkstyp, Indifferenztyp, Steiltyp, Rechtstyp, überdrehter Rechtstyp. Besondere Lagetypen sind der S_I, S_{II}, S_{III}-Typ und Sagittaltyp, sowie der S_I-Q_{III}-Typ.

Lektion 6
Die Bedeutung des Lagetyps

Zunächst muss man sich bei der Analyse des Elektrokardiogramms klarmachen, dass der Lagetyp (d.h. die Lage der elektrischen Herzachse) etwas anderes ist als die anatomische Herzachse bzw. die topografische Lage des Herzens im Thorax, obwohl der Lagetyp von der Morphologie und Topografie mitgeprägt wird. Störungen der Erregungsausbreitung, z.B. bei Schenkelblock oder Faszikelblock, verändern die elektrische Herzachse ganz unabhängig von der Anatomie und Topografie des Herzens. So ist, mit zwei Ausnahmen, keiner der Lagetypen per se absolut normal oder absolut pathologisch. Die Ausnahmen sind: Der überdrehte Rechtstyp und der Rechtstyp; beide Formen sind beim Erwachsenen immer pathologisch.

- Ein **Steiltyp** ist bei jüngeren Erwachsenen, besonders bei schlankem Körperbau, häufig physiologisch. Je älter allerdings ein Patient ist, desto eher hat auch der Steiltyp pathologische Bedeutung.
- **Indifferenztyp** und **Linkstyp** sind beim Erwachsenen meistens normal, allerdings kann beim jüngeren Erwachsenen der Linkstyp schon auf eine krankhafte Veränderung hinweisen.
- Der **überdrehte Linkstyp** ist in der Regel pathologisch, nur ausnahmsweise hat der herzgesunde Erwachsene konstitutionell (ohne krankhafte Veränderungen) einen überdrehten Linkstyp.

Typische Ursachen für eine Abweichung der elektrischen Herzachse „nach rechts" und damit für einen Steil- bis Rechtstyp sind (**Abb. 6.1**):
- besondere Thoraxkonfiguration: Emphysem-Thorax und Kyphoskoliose
- Rechtsherzbelastung und Rechtsherzhypertrophie.
- Seitenwandinfarkt oder Infarktnarbe (infarktbedingter Rechtstyp)
- linksposteriorer Hemiblock (überdrehter Rechtstyp)

Typische Ursachen für eine Abweichung der elektrischen Herzachse „nach links" und damit für einen Links- und überdrehten Linkstyp sind (**Abb. 6.1**):
- besondere Thoraxkonfiguration: Adipositas
- Linksherzbelastung und Linksherzhypertrophie

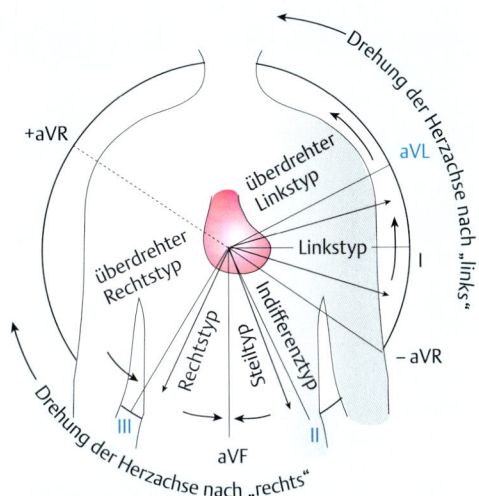

Abb. 6.1 Achsenabweichung der elektrischen Herzachse „nach rechts" oder „nach links".

- Hinterwandinfarkt oder Infarktnarbe (infarktbedingter Linkstyp)
- linksanteriorer Hemiblock (überdrehter Linkstyp).

Der **Sagittaltyp** kann beim Erwachsenen durchaus physiologisch sein. Der Sagittaltyp entsteht aus **pathologischen Gründen**, ähnlich wie die Achsenabweichung nach rechts, bei:
- besonderer Thoraxkonfiguration: Emphysem-Thorax oder Kyphoskoliose
- Rechtsherzbelastung.

Einige klinische Befunde gehen mit typischen Lagetypen einher:
- **Emphysem-Thorax, Kyphoskoliose:** Drehung der elektrischen Achse nach rechts (Steiltyp, Rechtstyp)
- **Rechtsherzbelastung:** Rotation des rechten Ventrikels nach vorn und Drehung der elektrischen Achse nach rechts (Steiltyp, Rechtstyp)
- **Linksherzbelastung:** Drehung der elektrischen Achse nach links (ausgeprägter Linkstyp, überdrehter Linkstyp)
- **Adipositas:** Drehung der elektrischen Achse nach links (Linkstyp, ausgeprägter Linkstyp)

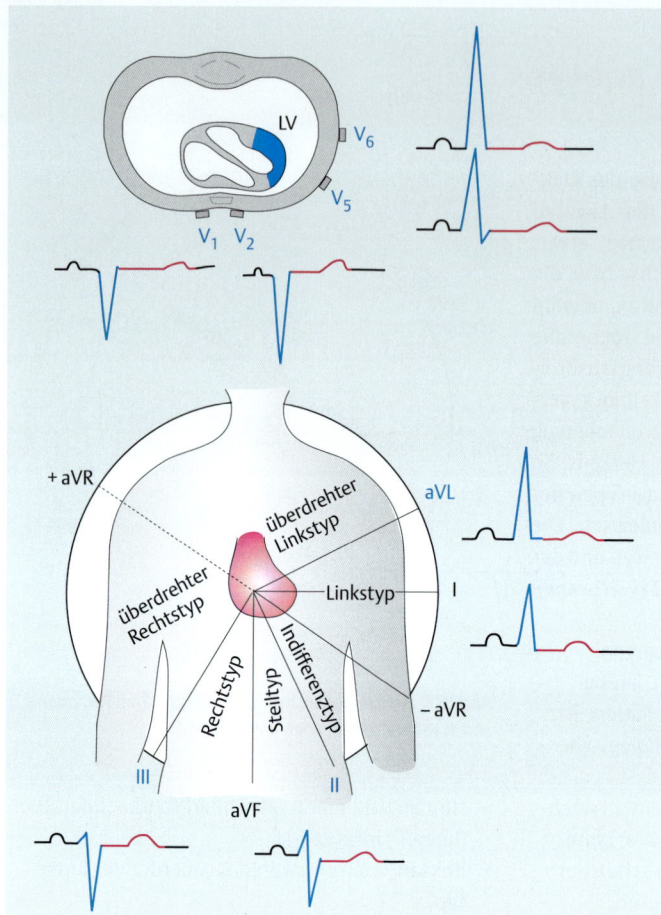

Abb. 6.2 Einflüsse der linksventrikulären Hypertrophie auf die elektrische Herzachse. Überdrehter Linkstyp.

Von besonderem Einfluss auf den Lagetyp des Herzens sind die nachfolgend beschriebenen morphologischen Veränderungen der Hypertrophie des Herzens und der Infarktnarbe sowie die faszikulären Erregungsleitungsstörungen.

Einflüsse von Hypertrophie auf den Lagetyp des Herzens

Linksherzhypertrophie und Rechtsherzhypertrophie beeinflussen den Lagetyp in folgender Weise:
- Als einfache Faustregel kann gelten: Je mehr Muskelmasse vorhanden ist, desto mehr positives Potenzial (= R-Zackenhöhe) wird im Elektrokardiogramm sichtbar und umgekehrt.
- Ein **hypertrophierter linker Ventrikel** lenkt die elektrische Achse somit nach links und überhöht das R-Potenzial in den Ableitungen I, aVL, V_5 und V_6 (**Abb. 6.2**).
- Ein **hypertrophierter rechter Ventrikel** lenkt die elektrische Achse nach rechts und verursacht ein hohes R-Potenzial in den Ableitungen V_1 und V_2 (**Abb. 6.3**).

Einflüsse von Myokardinfarkt und Infarktnarbe auf den Lagetyp des Herzens

Der Einfluss eines Myokardinfarktes auf den Lagetyp des Herzens stellt gleichsam das Gegenstück zu der Beeinflussung durch Hypertrophie dar. Dies ist morphologisch begründet. Hypertrophie bedeutet eine Zunahme der Muskelmasse, Myokardinfarkt bedeutet einen Verlust an Muskelmasse (Myokardnekrose, Myokardnarbe).

Ein **diaphragmaler** (inferiorer) **Hinterwandinfarkt** (Verlust an vitaler Muskelmasse durch Nekrose bzw. Narbenbildung im inferioren Anteil des

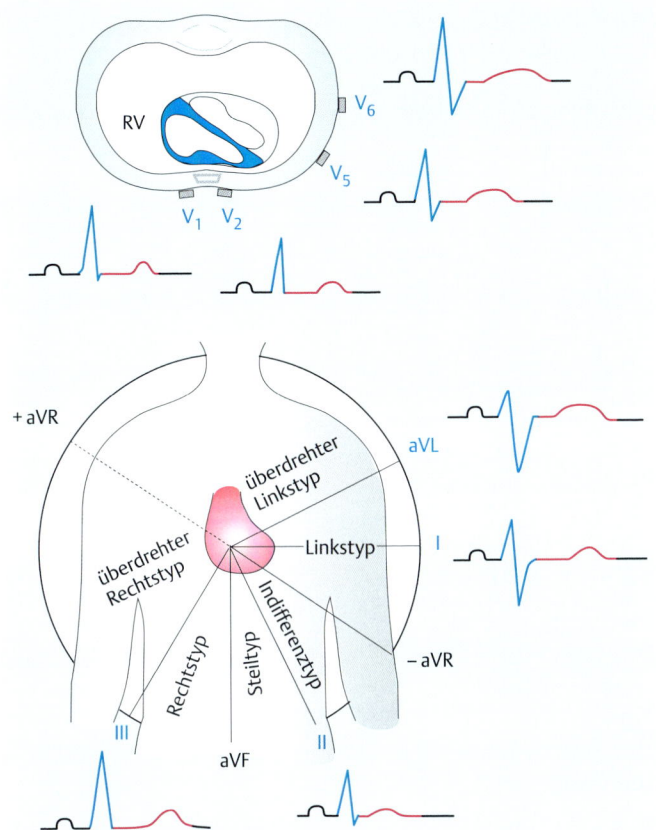

Abb. 6.3 Einflüsse der rechtsventrikulären Hypertrophie auf die elektrische Herzachse. Rechtstyp.

linken Ventrikels) führt zum Linkstyp oder überdrehten Linkstyp. Dies wird verursacht durch den Verlust von R-Potenzial in II, III und aVF und Abweichung der elektrischen Achse in Richtung des nicht infarzierten Herzmuskelanteils (I und aVL) = infarktbedingter Linkstyp oder überdrehter Linkstyp (**Abb. 6.4**).

Das genaue Gegenteil, klinisch allerdings wesentlich seltener zu beobachten, ist ein **hoher Seitenwandinfarkt** (Verlust an vitaler Muskelmasse an der hohen Seitenwand des linken Ventrikels). Dies führt zum Rechtstyp durch Verlust an R-Potenzialen in I, aVL und bedingt eine Abweichung der elektrischen Achse in Richtung des nicht infarzierten Herzmuskelanteils (II, III, aVF) = infarktbedingter Rechtstyp oder überdrehter Rechtstyp (**Abb. 6.5**).

Einflüsse intraventrikulärer Erregungsleitungsstörungen auf den Lagetyp des Herzens

Auch die intraventrikulären Erregungsleitungsstörungen nehmen Einfluss auf den Lagetyp. Wichtige Beispiele sind der linksanteriore Hemiblock und der linksposteriore Hemiblock:

Bei einer Leitungsunterbrechung des linken vorderen Leitungsfaszikels **(LAH = linksanteriorer Hemiblock)** entsteht ein überdrehter Linkstyp. Im EKG finden sich ferner ein kleines Q in I und aVL, ein S in V_5 und V_6, und eine verzögerte R-Progression in den Brustwandableitungen. Diese elektrokardiografischen Zeichen erlauben die Differenzierung zum überdrehten Linkstyp ohne linksanteriorer Hemiblock, Lektion 14 (S. 54).

Bei einer Leitungsunterbrechung im linken hinteren Faszikel **(LPH = linksposteriorer Hemiblock)**

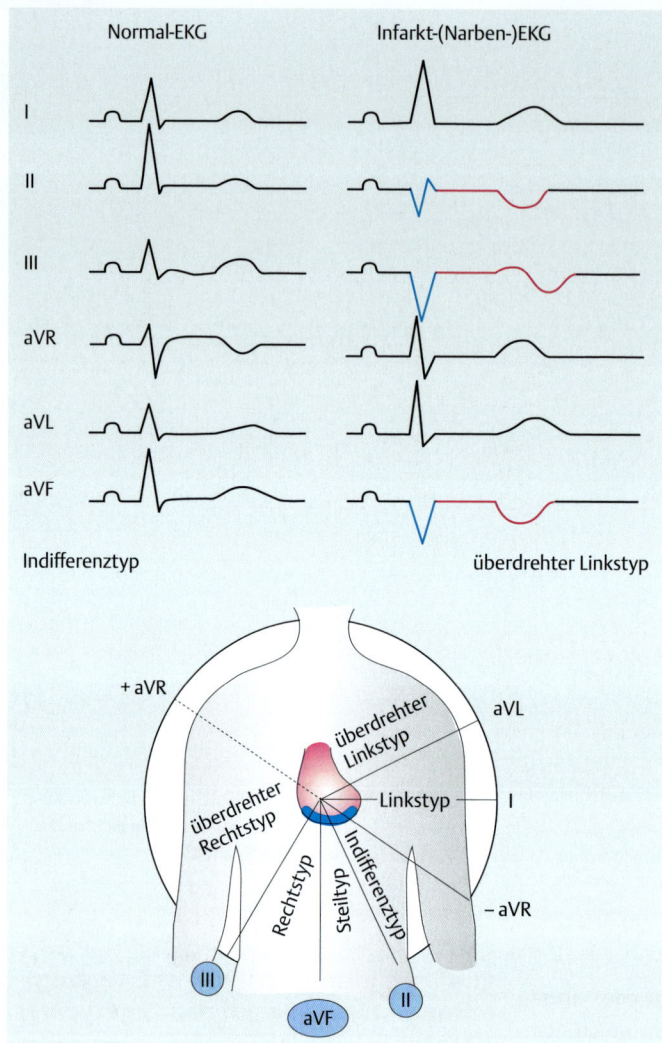

Abb. 6.4 Einflüsse eines inferioren Myokardinfarktes auf die elektrische Herzachse (Drehung nach links).

entsteht ein überdrehter Rechtstyp (mit rein positivem +aVR).

Ein überdrehter Linkstyp kann recht unterschiedliche Ursachen haben. Jeder linksanteriore Hemiblock zeigt einen überdrehten Linkstyp, aber nicht jeder überdrehte Linkstyp ist ein linksanteriorer Hemiblock! Folgende Ursachen für einen überdrehten Linkstyp sind bekannt:

- linksanteriorer Hemiblock (weitere EKG-Kriterien notwendig!)
- Linksherzhypertrophie
- Hinterwandinfarkt
- konstitutionell oder durch Adipositas bedingt

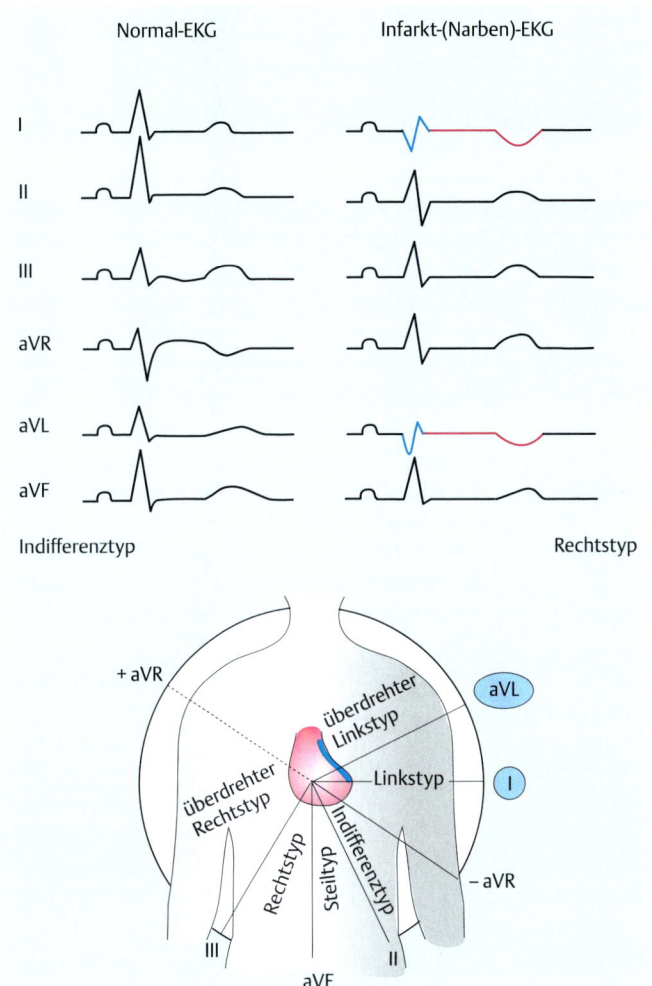

Abb. 6.5 Einflüsse eines Seitenwandinfarktes auf die elektrische Herzachse (Drehung nach rechts).

Merke

Die Bestimmung der elektrischen Achse ist nicht nur von akademischem Interesse, sondern hat praktische Bedeutung für die klinische Medizin. Abweichungen der elektrischen Achse können erste Hinweise auf Erkrankungen des Herzens sein. **Normale Lagetypen** des Erwachsenen sind Linkstyp, Indifferenztyp, teilweise auch Steiltyp. **Meist pathologische** Lagetypen sind überdrehter Linkstyp, Sagittaltyp, S_I-Q_{III}-Typ. **Stets pathologische** Lagetypen sind beim Erwachsenen Rechtstyp und überdrehter Rechtstyp. Typische Ursachen für eine pathologische Änderung des Lagetyps sind Hypertrophie, Infarkt, Faszikelblock, abnorme Thoraxkonfiguration.

Lektion 7
Bestimmung von Herzrhythmus und Herzfrequenz

Jedes Elektrokardiogramm ist ein originales Dokument, das vermessen und interpretiert werden muss, ohne dass in den EKGs herumgeschrieben oder herumgezeichnet wird! Als erster Schritt in der Befundung eines Elektrokardiogramms ist zu überprüfen, ob ein **Sinusrhythmus** vorliegt oder nicht, Lektion 8 (S. 38). Dazu müssen folgende fünf Fragen beantwortet werden:

- Sind P-Wellen abgrenzbar?
- Wenn ja, haben sie annähernd einen normalen P-Wellen-Vektor und eine normale Konfiguration?
- Sind die Intervalle zwischen den P-Wellen regelmäßig?
- Sind alle P-Wellen von einem QRS-Komplex gefolgt?
- Ist das PQ-Intervall normal?

Wenn alle Fragen mit Ja beantwortet werden, liegt ein **reiner Sinusrhythmus** vor. Ist dieser auch normofrequent (Frequenz 50–100/min), so handelt es sich um einen völlig **regulären** Sinusrhythmus. Wenn nur eine der Fragen mit Nein beantwortet wird, besteht in irgendeiner Form ein abnormer Rhythmus. Bei der Besprechung des Sinusrhythmus, Lektion 8 (S. 38), wird eine Situation vorgestellt, bei der zwar ein Sinusrhythmus vorliegt, dieser aber nicht völlig regelmäßig ist. Man bezeichnet dies als Sinusarrhythmie, wobei es sich hierbei, insbesondere bei der respiratorischen Arrhythmie, in der Regel um eine physiologische Variante handelt. Dagegen sind die Sinusbradykardie und die Sinusbradyarrhythmie häufig pathologisch und, vor allem bei älteren Menschen, Ausdruck einer Sinusknotenfunktionsstörung, Lektion 9 (S. 39).

Der Sinusarrhythmie muss man folgende pathologische Befunde gegenüberstellen, bei denen eine Leitungsstörung bei regelrechter Impulsbildung im Sinusknoten vorliegt: Den AV-Block, Lektion 10 (S. 43), den SA-Block, Lektion 9 (S. 39), und die supraventrikulären und ventrikulären Extrasystolien, Lektion 24 (S. 97) und Lektion 26 (S. 108).

Die **Herzfrequenz**, angegeben in Aktionen/Minute, kann man mit dem EKG-Lineal ausmessen. Streng genommen müsste man bei jeder EKG-Befundung die Frequenz der Vorhöfe und die Frequenz der Kammern festhalten. Da bei Sinusrhythmus mit einer 1:1 Überleitung auf die Kammern beide Frequenzen (Vorhof- und Kammerfrequenz) völlig identisch sein müssen, gibt man in der Regel auch nur eine Grundfrequenz an. In allen anderen Fällen muss man beide Frequenzen ausmessen und ausdrücklich beschreiben, worauf sich die einzelnen Angaben beziehen – z.B. bei totalem AV-Block (S. 168), EKG-Beispiel Nr. 7: Vorhof- (Sinusknoten-) Frequenz 100/min und Kammerfrequenz 43/min. Bei der Bestimmung der Herzfrequenz mit einem **EKG-Lineal** („Kardiometer") wird ein markierter Pfeil auf die Spitze der R-Zacke des EKGs gelegt und die Frequenz, je nach Linealtyp, unter der nachfolgenden zweiten oder dritten R-Zacke abgelesen (**Abb. 36.3b**).

Bei Vorhofflimmern oder Vorhofflattern ist die Bestimmung der Herzfrequenz schwieriger, da in der Regel keine konstanten RR-Intervalle vorliegen. Hier empfiehlt sich das Aufzeichnen eines EKG-Streifens von 30 cm entsprechend 6 Sekunden: Die Frequenz kann als **mittlere Frequenz** abgeschätzt werden, indem die Anzahl der QRS-Komplexe in diesem Streifen gezählt und mit 10 multipliziert wird.

Eine andere Art, die Herzfrequenz zu bestimmen, besteht darin, dass man bei regelmäßigem Rhythmus (und einer Papiergeschwindigkeit von **50 mm/sek**) die großen Quadrate mit 10 mm Kantenbreite (**Abb. 7.1**) zwischen den R-Zacken abzählt und **300** durch die Anzahl dieser großen Quadrate dividiert. Liegen z.B. zwischen 2 R-Zacken 5 große Quadrate, beträgt die Herzfrequenz 60/min (300 : 5 = 60; **Abb. 7.2a**). Bei einer Schreibgeschwindigkeit von **25 mm/sek** bestimmt man die Anzahl der großen Quadrate zwischen 2 R-Zacken und dividiert **150** durch die Zahl dieser großen Quadrate (z.B. 2,5 große Quadrate: 150 : 2,5 → Frequenz = 60/min; **Abb. 7.2b**).

Bestimmung von Herzrhythmus und Herzfrequenz — Lektion 7

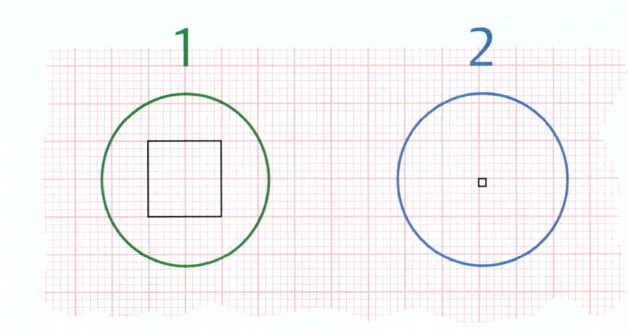

Abb. 7.1 Millimeterpapier. **1** Großes Kästchen bzw. Quadrat (Kantenbreite = 1 cm bzw. 10 mm). **2** Kleines Kästchen (Kantenbreite 1 mm ≙ 20 msek bei Schreibgeschwindigkeit von 50 mm/sek).

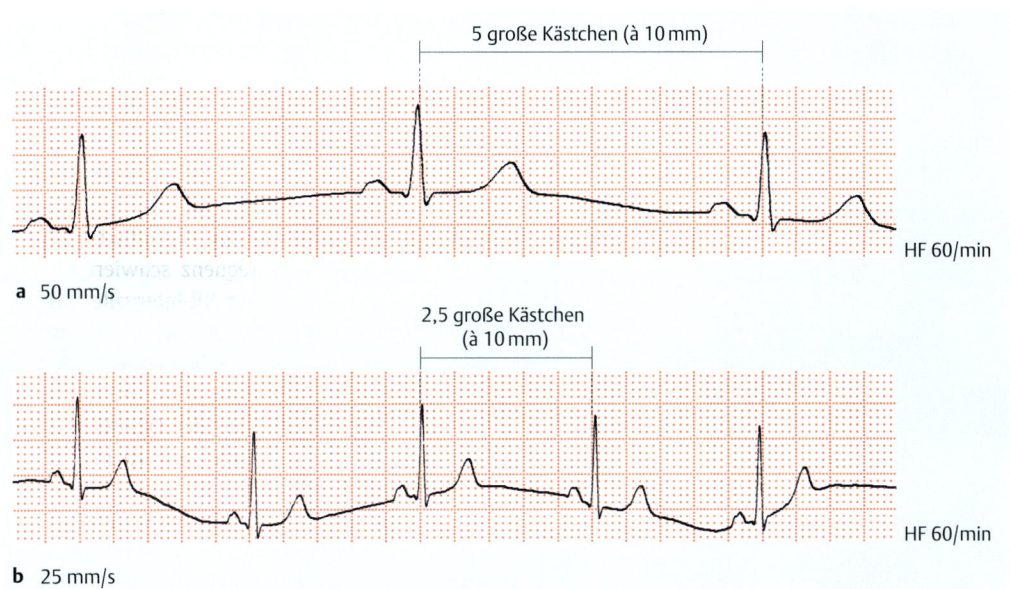

Abb. 7.2 Bestimmung der Herzfrequenz. **a** Papiervorschub 50 mm/sek. **b** Papiervorschub 25 mm/sek.

Merke

Die **Bestimmung von Herzrhythmus und Herzfrequenz** ist der erste Schritt in der Befundung eines Elektrokardiogramms. Am einfachsten wird die Herzfrequenz mit einem Kardiometer **(EKG-Lineal)** ermittelt. Die Herzfrequenz kann aber auch ohne dieses Hilfsmittel bestimmt werden. Bei einer Schreibgeschwindigkeit von 50 mm/sek: Anzahl der großen Quadrate (mit 10 mm Kantenbreite) zwischen zwei R-Zacken zählen und 300 durch die Anzahl der Quadrate dividieren; Schreibgeschwindigkeit von 25 mm/sek: 150 durch die Anzahl der Quadrate dividieren. Es gehört sich nicht, in EKGs herumzuschreiben oder herumzumalen, da es sich um originale Dokumente handelt!

2 EKG-Befunde

Lektionen

8 Erkennung eines Sinusrhythmus 38

9 Sinuatriale Überleitungsstörungen (SA-Block) und Syndrom des kranken Sinusknotens 39

10 Atrioventrikuläre Überleitungsstörungen (AV-Block) 43

11 Der AV-junktionale Rhythmus 46

12 Vorhofleitungsstörungen 49

13 Intraventrikuläre Leitungsstörungen 51

14 Intraventrikuläre Leitungsstörungen 54

15 Störungen der R-Progression und S-Persistenz 57

16 Intraventrikuläre Erregungsrückbildungsstörungen 59

17 Verlängerung der QT-Zeit, langes QT-Syndrom 66

18 Hypertrophie-Zeichen 69

19 EKG bei Myokardinfarkt: Diagnose und Stadieneinteilung 75

20	EKG bei Myokardinfarkt: Infarktlokalisation	82
21	EKG bei Lungenarterien-Embolie	90
22	EKG bei entzündlichen Erkrankungen des Herzens	91
23	EKG bei Elektrolytstörungen	95
24	Supraventrikuläre Extrasystolen, supraventrikuläre Tachykardien	97
25	Vorhofflimmern und Vorhofflattern	103
26	Ventrikuläre Rhythmusstörugen	108
27	Brugada-Syndrom	113
28	Kurzes QT-Syndrom (SQTS)	117
29	Arrhythmogene rechtsventrikuläre Dysplasie/Cardiomyopathie (ARVD/C)	118
30	Schrittmacher-EKG	121
31	Monitor-EKG	127
32	EKG bei Situs inversus cordis	129
33	EKG-Besonderheiten bei Kindern und Jugendlichen	131
34	Befundung des Elektrokardiogramms	137
35	Befundung des Elektrokardiogramms bei Rhythmusstörungen: Tipps und Tricks zur richtigen Diagnose	139
36	Richtige technische EKG-Aufzeichnung und -Auswertung	143
37	EKG-Artefakte und ihre Vermeidung	147
38	Typische Fehler bei der EKG-Befundung	148

Lektion 8

Erkennung eines Sinusrhythmus

Der normale Rhythmus des Herzens ist der **Sinusrhythmus**, d.h., die Erregung des Herzens wird im Sinusknoten gebildet und auf regulärem Weg über die Vorhöfe und das Reizleitungssystem auf die Kammern übergeleitet (**Abb. 1.1** und **Abb. 1.2**).

Den **Sinusrhythmus** erkennt man an folgenden Kriterien (**Abb. 8.1**):
- regelmäßige P-Wellen
- normal konfigurierte P-Wellen mit normalem Vorhof-Vektor, also mehr oder weniger halbrunde, positive P-Wellen (die in Ableitung aVR auch negativ sein können), Lektion 3 (S. 18)
- konstante PP-Intervalle
- Beantwortung jeder P-Welle durch einen QRS-Komplex

Die elektrokardiografischen Kriterien regelmäßiger und normal konfigurierter P-Wellen sind Ausdruck dafür, dass die Erregung im Sinusknoten gebildet und regulär auf die Vorhöfe übergeleitet wird. Konstante PP-Intervalle mit regelmäßigen QRS-Komplexen sind Ausdruck einer regulären Überleitung von den Vorhöfen auf die Kammern (**Abb. 8.1**).

Als **regulärer** Sinusrhythmus wird der **regelmäßige** und **normofrequente** Sinusrhythmus ohne zusätzliche Störungen bezeichnet. Die **normale Herzfrequenz** beträgt beim Erwachsenen **≥ 50/min** und **≤ 100/min**.

Variationen des Sinusrhythmus stellen die einfachsten Formen von Herzrhythmusstörungen dar:

- **Sinustachykardie:** regelmäßiger Sinusrhythmus, Frequenz > 100/min
- **Sinusbradykardie:** regelmäßiger Sinusrhythmus, Frequenz < 50/min
- **Sinusarrhythmie:** Unregelmäßiger Sinusrhythmus, bei dem die Länge der Zyklen variiert, sodass der Unterschied zwischen dem kürzesten und dem längsten PP-Intervall mehr als 0,12 sek (120 msek) beträgt. Folgende Untergruppen lassen sich definieren:
  - **normofrequente Sinusarrhythmie**
  - **Sinusbradyarrhythmie** = unregelmäßiger Sinusrhythmus, mittlere Frequenz < 50/min
  - **Sinustachyarrhythmie** = unregelmäßiger Sinusrhythmus, mittlere Frequenz > 100/min

Es ist wichtig, das Kriterium „Unterschied von mehr als 120 msek" zu beachten, da eine geringe Variation der PP- (oder RR-) Intervalle physiologischerweise stets vorhanden ist. Man nennt dies „physiologische Herzfrequenzvariabilität". Ein Verlust dieser physiologischen Variation („Herzfrequenzstarre") ist ein Zeichen für die Schädigung des autonomen Nervensystems (autonome Neuropathie).

Eine Sonderform der Sinusarrhythmie ist die **respiratorische Arrhythmie** (**Abb. 8.2**): Hierbei kommt es in Abhängigkeit von Inspiration und Exspiration zur Beschleunigung und Verlangsamung der Herzfrequenz. Die **Inspiration** geht in der Regel mit einer **Zunahme** der Herzfrequenz einher, die **Exspiration**

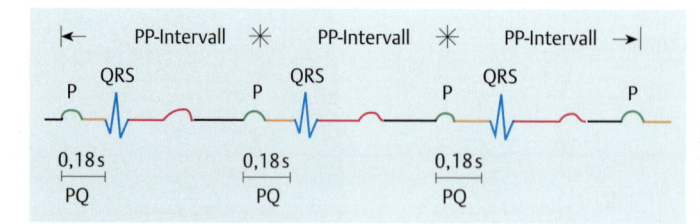

Abb. 8.1 Charakterisierung des Sinusrhythmus: reguläre P-Wellen, konstante PP-Intervalle, konstante Relation P-Welle: QRS-Komplex.

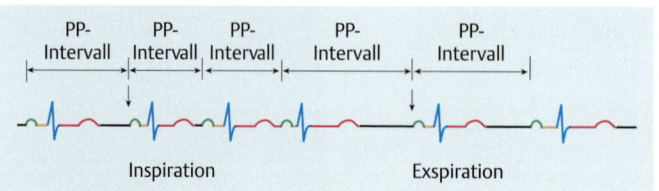

Abb. 8.2 Respiratorische Arrhythmie: Zunahme der Herzfrequenz bei Inspiration, Abnahme der Herzfrequenz bei Exspiration.

dagegen mit einer **Abnahme** der Herzfrequenz. Sie kann auf eine allgemeine Steigerung des vegetativen Tonus hinweisen (Zeichen der sogenannten „vegetativen Dystonie"). Häufig findet man eine respiratorische Arrhythmie bei Kindern und jungen Erwachsenen.

> **Merke**
>
> Der normale Rhythmus des Herzens ist der **Sinusrhythmus** mit Frequenzen von 50–100/min: Die Impulse werden im Sinusknoten gebildet, auf die Vorhöfe übergeleitet und jeder P-Welle folgt ein QRS-Komplex. Die **Sinusbradykardie** ist ein regelmäßiger Sinusrhythmus mit Frequenzen < 50/min, die **Sinustachykardie** ein regelmäßiger Sinusrhythmus mit Frequenzen > 100/min. Die **Sinusarrhythmie** ist ein unregelmäßiger Sinusrhythmus, bei dem die Länge der Zyklen stärker variiert, sodass der Unterschied zwischen dem kürzesten und dem längsten PP-Intervall mehr als 0,12 sek (120 msek) beträgt. Eine Sonderform der Sinusarrhythmie ist die respiratorische Arrhythmie.

> **EKG-Beispiele**
>
> 1: normaler Sinusrhythmus (S. 156)
> 2: respiratorische Arrhythmie (S. 158)
> 3: Sinustachykardie (S. 160)
> 4: Sinusbradyarrhythmie (S. 162)

Lektion 9

Sinuatriale Überleitungsstörungen (SA-Block) und Syndrom des kranken Sinusknotens

Störungen der Erregungsüberleitung können neben den in Lektion 10 (S. 43) besprochenen atrioventrikulären Leitungsstörungen im Bereich des AV-Knotens, des His-Bündels und der Leitungsschenkel und Faszikel auch im Bereich des Sinusknotens vorliegen. Störungen der Überleitung der im Sinusknoten gebildeten Impulse auf die umgebende Vorhofmuskulatur sind als **sinuatriale = SA-Überleitungsstörungen** bekannt (**Abb. 9.1**). Diese werden analog dem AV-Block in 3 Grade unterteilt, von denen jedoch nur der SA-Block II° direkt elektrokardiografisch erkennbar wird. Der SA-Block I° kann im Oberflächen-Elektrokardiogramm nicht diagnostiziert werden, beim SA-Block III° wird die Erregung nach Blockierung im Vorhof von einem Ersatzzentrum übernommen.

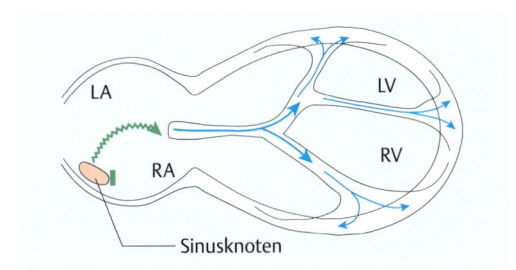

Abb. 9.1 Schematische Darstellung der sinuatrialen Überleitung und der pathophysiologischen Phänomene bei sinuatrialen Überleitungsstörungen (Leitungsverzögerungen, partielle oder komplette Überleitungsblockade, Sinusarrest).

SA-Block I°

Beim **SA-Block I°** ist die Überleitung der Impulse vom Sinusknoten auf das umgebende Vorhofmyokard verzögert (**Abb. 9.2**). Da die Sinusknotenaktivität selbst im EKG nicht abgebildet ist (die EKG-Kurve beginnt mit der Ausbreitung der Erregung in den Vorhöfen = P-Welle), kann auch die Überleitungsverzögerung nicht erkannt werden. Ein SA-Block I° ist daher im Oberflächen-EKG **nicht** zu diagnostizieren, die Diagnose kann nur durch eine elektrophysiologische Untersuchung (intrakardiale Ableitungen) verifiziert werden.

SA-Block II°

Der **SA-Block II°** wird, wie der AV-Block II°, in zwei verschiedene Typen unterteilt: Beim SA-Block II°, **Typ I**, kommt es zu einer *Wenckebach*-Periodik, also zu einer zunehmenden Verzögerung der sinuatrialen Überleitung. Die sinuatriale Überleitungszeit nimmt von Impuls zu Impuls zu, bis ein Sinusimpuls überhaupt nicht mehr übergeleitet wird und dann die Periodik neu beginnt. Der **Zuwachs** der Verzögerung nimmt dabei von Impuls zu Impuls ab, dadurch erklärt sich, dass sich die PP-Intervalle zunehmend verkürzen (**Abb. 9.3**). Obwohl im Oberflächen-EKG der Sinusknotenimpuls nicht sichtbar ist, finden sich jedoch folgende typische elektrokardiografische Kriterien, welche die Diagnosestellung erlauben:
- zunehmende Verkürzung der PP- (oder RR-) Intervalle, gefolgt von einer
- Pause, die kürzer ist als die beiden vorangegangenen PP- (oder RR-) Intervalle zusammen

Beim SA-Block II°, **Typ II**, kommt es, entsprechend dem AV-Block II° Typ *Mobitz*, gelegentlich zu einem Ausfallen der Impulsüberleitung vom Sinusknoten auf den Vorhof (**Abb. 9.4**). Im EKG findet man folgende charakteristische Befunde:

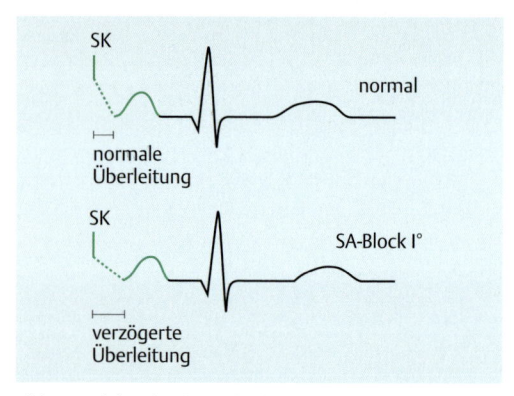

Abb. 9.2 Elektrokardiografische Kriterien zur Diagnose SA-Block I°. Man beachte, dass die Diagnose SA-Block I° im Oberflächen-EKG nicht zu stellen ist.

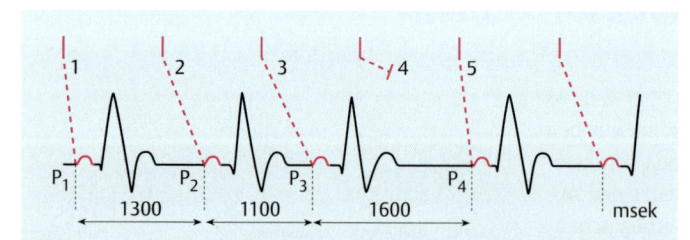

Abb. 9.3 SA-Block II°, Typ *Wenckebach* (Typ I). Zunehmende Verlängerung der sinuatrialen Überleitungszeit bei gleichzeitiger Verkürzung der PP-Intervalle: P1P2 > P2P3, P3P4 < 2 PP-Intervalle.
(1) normale sinuatriale Überleitungszeit: 100 msek, **(2)** um 300 msek verzögerte sinuatriale Überleitungszeit: 400 msek. 300 msek Leitungszuwachs gegenüber der Norm von 100 msek, **(3)** um 400 msek verzögerte sinuatriale Überleitungszeit: 500 msek. 100 msek Leitungszuwachs gegenüber der vorangegangenen SA-Überleitung von 400 msek, **(4)** nicht übergeleiteter Impuls, **(5)** Beginn der neuen Periodik mit normaler sinuatrialer Überleitungszeit.

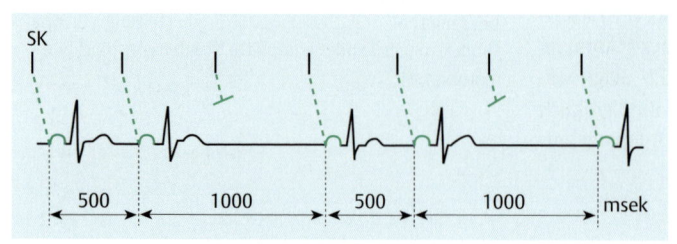

Abb. 9.4 SA-Block II°, Typ *Mobitz* (Typ II). Ausfall der P-Welle bei sonst regelmäßigen PP-Intervallen.

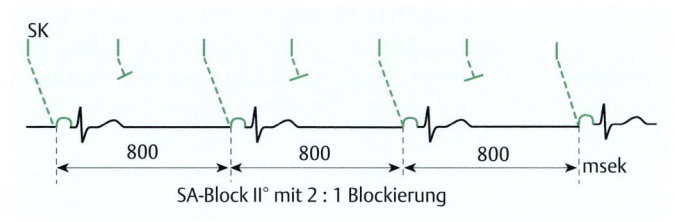

Abb. 9.5 SA-Block II° mit 2:1 Blockierung.

- gelegentliches Auftreten einer Phase mit einem PP- (oder RR-) Intervall entsprechend dem Doppelten oder einem Vielfachen der PP-Intervalle des Grundrhythmus
- Beim fortgeschrittenen SA-Block mit 2:1, 3:1 usw. Überleitung kommt es entsprechend dem fortgeschrittenen AV-Block in regelmäßigen Intervallen zu Sinusknotenimpulsen, deren Überleitung auf die Vorhöfe blockiert ist (**Abb. 9.5**). Praktisch kann man dieses nur erkennen, wenn man den Beginn der Störung erfasst hat oder eine entsprechende Vor-EKG-Registrierung zum Vergleich vorliegt; sonst kann man im Oberflächen-EKG den 2:1, 3:1 SA-Block von einer Sinusbradykardie nicht unterscheiden. Im EKG zeigt sich ein Sinusrhythmus mit PP- (RR-) Intervallen, die dem Doppelten oder einem Vielfachen der PP- (RR-) Intervalle des Grundrhythmus entsprechen.

SA-Block III°

Beim **SA-Block III°** ist die Überleitung des Sinusknotenimpulses auf das umgebende Vorhofmyokard gänzlich unterbrochen. Auch dieses ist im Oberflächen-EKG nicht direkt beweisbar. Man kann nur feststellen, dass keine vom Sinusknoten ausgehenden Vorhoferregungen vorhanden sind, d. h., es sind keine regulären Vorhoferregungen erkennbar und nach einer Pause folgt ein **Ersatzrhythmus**. Damit das Herz überhaupt weiterschlagen kann, muss wie beim totalen AV-Block distal der Blockierungsstelle ein Ersatzzentrum aktiviert werden (**Abb. 9.6**). Dieses etabliert sich meistens im Bereich der AV-junktionalen Region im Sinne eines sekundären Automatiezentrums. Man bezeichnet dies als **AV-Ersatzrhythmus**. Ob und in welcher Form dann eine Vorhoferregung stattfindet, die elektrokardiografisch als P-Welle sichtbar wird, hängt davon ab, inwieweit die im Bereich der AV-junktionalen Region ersatzweise gebildeten Impulse retrograd auf die Vorhöfe geleitet werden.

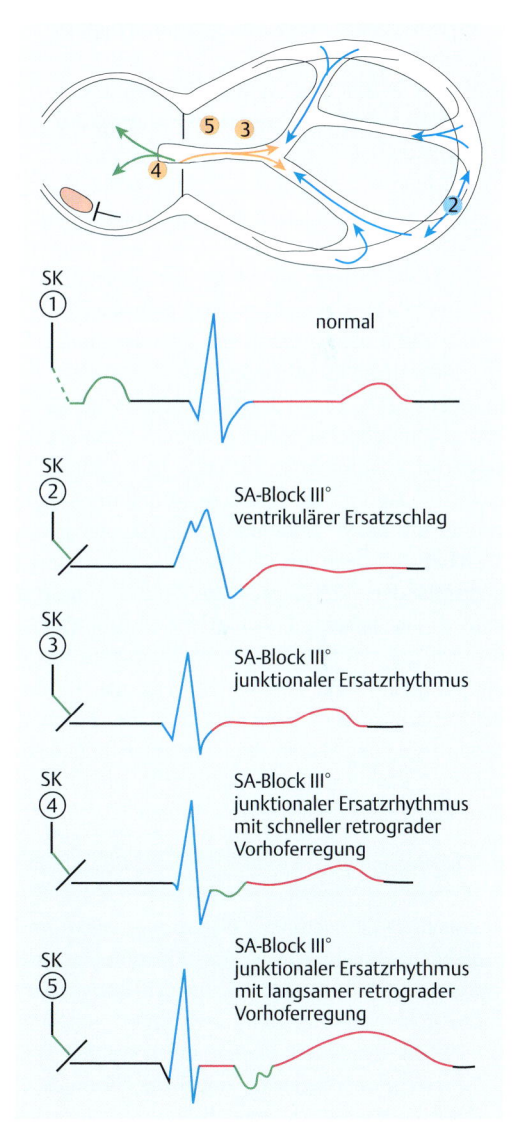

Abb. 9.6 Schematische Darstellung des SA-Blocks III° mit den verschiedenen Möglichkeiten sekundärer oder tertiärer Automatiezentren und der elektrokardiografischen Phänomene bei SA-Block III°. Zu den Erregungsverläufen im Einzelnen vgl. auch **Abb. 11.1** und **Abb. 11.2**.

Beim SA-Block III° findet man folgende verschiedene EKG-Befunde (**Abb. 9.6**):
- Totaler SA-Block (SA-Block III°) **ohne AV-Ersatzrhythmus**: Im EKG komplette Asystolie (komplett = Vorhof- und Kammerasystolie). Nach einer Zeit dann schließlich Kammerersatzrhythmus („tief gelegenes" Automatiezentrum).
- Totaler SA-Block mit **AV-junktionalem Ersatzrhythmus ohne retrograde Vorhoferregung**: keine P-Welle sichtbar.
- Totaler SA-Block mit **AV-junktionalem Ersatzrhythmus und retrograder Vorhoferregung**:
  1. Die Vorhoferregung erfolgt rasch („oberer" Knotenersatzrhythmus): deformierte P-Welle, die in oder kurz nach dem QRS-Komplex einfällt.
  2. Die Vorhoferregung erfolgt verzögert („unterer" Knotenersatzrhythmus): deformierte P-Welle, die weit nach dem QRS-Komplex oder in die ST-Strecke einfällt.

In seltenen Fällen kann der Sinusknoten seine Tätigkeit als Impulsgeber völlig einstellen = **Sinusknotenarrest** (Sinusknotenstillstand). Wie beim SA-Block III° sind keine regulären Vorhoferregungen erkennbar. Beide Situationen (Sinusknotenarrest, SA-Block III°) sind im Oberflächen-EKG nicht zu unterscheiden. Allerdings ist der Sinusknotenarrest klinisch viel seltener. Eine extreme Sinusbradykardie, bei der das AV-junktionale sekundäre Automatiezentrum eine höhere Frequenz hat als der verlangsamte Sinusknoten (als primäres Automatiezentrum) und daher zum führenden Impulsgeber wird, kann mit einem SA-Block III° oder einem Sinusknotenarrest verwechselt werden.

Die SA-Blockierungen werden gemeinsam mit einer inadäquaten Sinusbradykardie oder Sinusbradyarrhythmie als **Sinusknotenfunktionsstörungen** zusammengefasst. Eine inadäquate Sinusbradykardie besteht dann, wenn die langsame Sinusfrequenz nicht physiologische Folge eines guten Trainingszustandes ist, sondern in krankhafter Weise auftritt. Einen guten Hinweis hierfür bietet das Verhalten der Sinusknotenfrequenz unter körperlicher Belastung. Bei physiologischer Sinusbradykardie nimmt mit Belastung die Herzfrequenz adäquat zu. Bei pathologischer Sinusbradykardie steigt mit körperlicher Belastung die Herzfrequenz nicht oder nur inadäquat an („chronotrope Inkompetenz").

Führt eine Sinusknotenfunktionsstörung zu krankhaften, klinisch manifesten Symptomen, so diagnostiziert man dies als **Sinusknotensyndrom** oder Syndrom des kranken Sinusknotens oder Sick-Sinus-Syndrom (SSS). Dabei wechselt sich eine pathologische Bradykardie, vor allem infolge eines höhergradigen SA-Blockes, nicht selten mit Phasen supraventrikulärer Tachyarrhythmien oder Vorhofflimmern mit rascher Überleitung auf die Kammern ab. Diese Form des kranken Sinusknotens bezeichnet man als **Bradykardie-Tachykardie-Syndrom**.

Ein Syndrom des kranken Sinusknotens kann somit elektrophysiologisch unter verschiedenen Manifestationen auftreten:
- permanente Sinusbradykardie
- Sinusbradyarrhythmie
- SA-Block
- Bradykardie-Tachykardie-Syndrom

> **Merke**
>
> Sinuatriale Blockierungen (SA-Blockierungen) sind dadurch gekennzeichnet, dass Sinusimpulse entstehen, die jedoch nicht alle übergeleitet werden: Dies führt intermittierend zum Fehlen regulärer P-Wellen. Sinuatriale Blockierungen werden in 3 Schweregrade eingeteilt, wobei der **SA-Block I°** elektrokardiografisch nicht diagnostiziert werden kann. Der **SA-Block II°** wird in einen SA-Block II°, Typ I *(Wenckebach)* und in einen SA-Block II°, Typ II *(Mobitz)*, unterteilt: Beim SA-Block II°, **Typ I**, kommt es zu einer progredienten Verzögerung der sinuatrialen Überleitung, bis eine Vorhoferregung ausfällt, während beim SA-Block II°, **Typ II**, ein Fehlen von P-Wellen ohne vorangegangene Überleitungsverzögerung besteht. Ein **SA-Block III°** ist durch eine gänzlich aufgehobene Überleitung von Sinusknotenimpulsen auf das Vorhofmyokard charakterisiert. Typisch für den SA-Block III° ist das Auftreten sekundärer oder tertiärer Automatiezentren mit verbreiterten QRS-Komplexen. Als **Syndrom des kranken Sinusknotens** (Sick-Sinus-Syndrom, SSS) bezeichnet man eine symptomatische Sinusknotenfunktionsstörung (permanente Sinusbradykardie/Sinusbradyarrhythmie oder SA-Block höheren Grades). Kommt es dabei intermittierend zu tachykarden Phasen (supraventrikuläre Tachyarrhythmien/Vorhofflimmern mit rascher Überleitung auf die Kammern), so bezeichnet man diese Sonderform als Bradykardie-Tachykardie-Syndrom („Brady-Tachy-Syndrom").

Lektion 10
Atrioventrikuläre Überleitungsstörungen (AV-Block)

Störungen der Erregungsüberleitung von den Vorhöfen (atrial) auf die Kammern (ventrikulär) entstehen typischerweise im AV-Knoten oder im His-Bündel-Bereich und werden als atrioventrikuläre Überleitungsstörungen **(AV-Blockierungen)** bezeichnet. Nach dem Ausmaß der Überleitungsstörung (der Blockierung) unterscheidet man drei Schweregrade:

AV-Block I°

Die AV-Überleitung ist abnorm lang **(verzögert)**, die PQ-Zeit (das AV-Intervall) bei AV-Block I° beträgt > 0,20 sek (> 200 msek). Jedoch wird **jede** Vorhoferregung auf die Kammern übergeleitet, jede P-Welle ist damit von einem QRS-Komplex gefolgt (1:1 Überleitung, **Abb. 10.1**).

AV-Block II°

Die AV-Überleitung ist **teilweise**, aber nicht vollständig **unterbrochen**. Eine AV-Überleitung ist durchaus noch gegeben = partieller AV-Block; jedoch ist nicht jede P-Welle von einem QRS-Komplex gefolgt. Es werden verschiedene Typen der AV-Überleitungsstörung zweiten Grades unterschieden:
- Typ I des AV-Blocks II° (*Wenckebach*-Periodik)
- Typ II des AV-Blocks II° (*Mobitz*-Block)

Beim AV-Block II°, **Typ I (Wenckebach)** nimmt die AV-Überleitungszeit von Aktion zu Aktion zu, bis eine Vorhoferregung blockiert ist, also überhaupt nicht mehr übergeleitet wird. Danach beginnt die Periodik von neuem mit einer kurzen Überleitungszeit. Elektrokardiografisch wird die PQ-Dauer von Aktion zu Aktion länger, bis die P-Welle nicht mehr von einem QRS-Komplex gefolgt wird (**Abb. 10.2**).

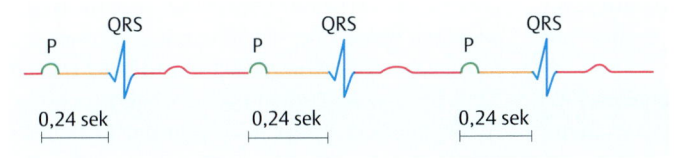

Abb. 10.1 Elektrokardiografische Befunde bei AV-Block I°: Verlängerung der PQ-Zeit bei konstanter Relation P-Welle: QRS-Komplex.

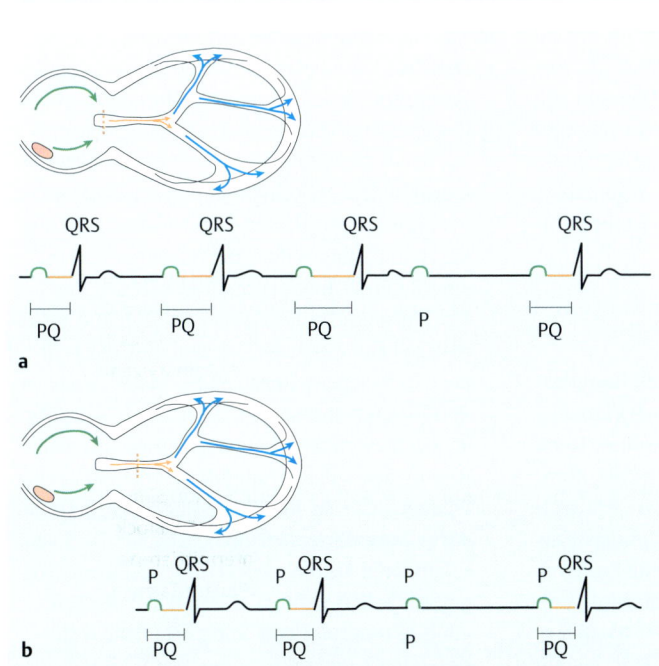

Abb. 10.2 a, b Schematische Darstellung der Pathophysiologie und der elektrokardiografischen Befunde bei AV-Block II°. Differenzierung der AV-Blockierungen II° in einen Typ I *(Wenckebach)* **(a)** und in einen Typ II *(Mobitz)* **(b)**.

Der AV-Block II°, Typ *Wenckebach*, ist meistens im AV-Knoten selbst lokalisiert.

Beim AV-Block II°, **Typ II (*Mobitz*)** wird eine Vorhoferregung plötzlich und unerwartet blockiert, ohne dass sich das PQ-Intervall zuvor verlängert hat. Das heißt, eine oder auch mehrere Vorhoferregungen (P-Wellen) werden, bei vorausgehend normaler (oder konstant verlängerter) PQ-Zeit, nicht von einem QRS-Komplex gefolgt (**Abb. 10.2b**). Diese Blockform ist gewöhnlich im His-Bündel lokalisiert oder aber im Bereich der Verzweigungen, also in den Leitungsschenkeln. Die AV-Blockierung II°, Typ *Mobitz*, ist vor allem distal lokalisiert (**Abb. 10.2b**). Die Gefahr des Übergangs in einen totalen AV-Block ist größer als beim Typ *Wenckebach* und die Prognose damit ungünstiger. Sitzt die Überleitungsstörung im His-Bündel, so ist der QRS-Komplex relativ schlank und wenig deformiert. Ist die Störung weiter distal lokalisiert, so können die QRS-Komplexe der übergeleiteten Erregung verbreitert und deformiert (Schenkelblockmuster) sein. Diese Form der plötzlich blockierten Überleitung mit verbreiteten Kammerkomplexen wurde von *Mobitz* ursprünglich beschrieben und hat als distale Leitungsstörung von den hier besprochenen Formen die ungünstigste Prognose.

Ein **fortgeschrittener (oder höhergradiger) AV-Block II°** liegt vor, wenn regelmäßig nur jede zweite, jede dritte usw. Vorhoferregung auf die Kammern übergeleitet wird (P von einem QRS-Komplex gefolgt). Man spricht von einem 2:1-Block (2 Vorhof-Impulse mit nur einer Kammer-Überleitung), 3:1-Block (3 Vorhof-Impulse mit nur einer Kammerüberleitung) usw. Ist dieses Überleitungsverhalten konstant, so ist die Kammerfrequenz regelmäßig. Wechselt das Überleitungsverhalten, so ist die Kammeraktion unregelmäßig.

AV-Block III°

Die AV-Überleitung ist beim AV-Block III° **komplett unterbrochen** = totaler AV-Block. Keine Vorhoferregung wird auf die Kammern übergeleitet, keine P-Welle wird von einem übergeleiteten QRS-Komplex gefolgt. In diesem Fall kann das Herz nur weiterschlagen, wenn sich ein neues Reizbildungszentrum etabliert, von dem aus die elektrische Erregung auf das Myokard geleitet wird (**Ersatzzentrum**). Beim plötzlichen Auftreten eines totalen AV-Blocks bezeichnet man die Zeitdauer, die vergeht, bis ein neues Automatiezentrum einsetzt, als „präautomatische Phase".

Elektrokardiografische Kriterien eines totalen AV-Blocks sind:
- Vorhöfe und Kammern (P-Wellen und QRS-Komplexe) schlagen regelmäßig, aber unabhängig voneinander (vollständige AV-Dissoziation).
- Die Kammerfrequenz (Frequenz des QRS-Komplexes) ist niedriger als die Vorhoffrequenz (Frequenz der P-Wellen).

Eine totale Unterbrechung der AV-Überleitung kann an zwei Stellen des Reizleitungssystems eintreten:
- im AV-Knoten = **proximaler totaler AV-Block**
- im Bereich von His-Bündel, ventrikulären Erregungsleitungsschenkeln bzw. den beiden Faszikeln des linken Leitungsschenkels (**distaler totaler AV-Block**)

Wenn zugleich der rechte Leitungsschenkel (kompletter Rechtsschenkelblock), der linksanteriore Faszikel (linksanteriorer Hemiblock) und der linksposteriore Faszikel (linksposteriorer Hemiblock) blockiert sind, entsteht logischerweise ebenfalls ein totaler Block der AV-Erregungsüberleitung (RSB + LAH + LPH). Diese Form bezeichnet man als **trifaszikulären Block**. Über die Schenkelblockierung und faszikulären Blockierungen selbst wird in der Lektion 13 (S. 51) und der Lektion 14 (S. 54) berichtet.

Die Unterscheidung eines proximalen totalen AV-Blocks und eines peripheren (distalen) totalen AV-Blocks ist prognostisch bedeutungsvoll:
- Das Herz kann bei einer totalen Blockierung der Erregungsüberleitung von den Vorhöfen auf die Kammern nur dann weiterschlagen, wenn sich ein neues Reizbildungszentrum (**Automatiezentrum**) bildet. Das primäre Automatiezentrum ist der Sinusknoten, dessen Impulse aber nicht auf die Herzkammern übergeleitet werden, wenn ein totaler AV-Block vorhanden ist. Liegt der Blockierungsort im AV-Knoten selbst, also proximal, so kann das Automatiezentrum, das ja distal des Blockadeortes liegen muss, relativ „hoch" im Reizleitungszentrum eintreten, in der Nähe des atrioventrikulären Übergangs (AV-junktionale Region); ein solches Automatiezentrum hat eine Frequenz von ca. 40–60/min und wird als **sekundäres Automatiezentrum** bezeichnet. Da die im sekundären Automatiezentrum gebildeten Erregungen bald Anschluss an den normalen Erregungsleitungsweg gewinnen, sehen die resultierenden Kammerkomplexe relativ normal aus

Atrioventrikuläre Überleitungsstörungen (AV-Block) — Lektion 10

(schlank, QRS-Dauer nicht oder nur unwesentlich verlängert, kaum deformiert; **Abb. 10.3a**).
- Liegt der Blockadeort im His-Bündel oder noch weiter peripher im Sinne eines trifaszikulären Blockes, so liegt auch das neue Automatiezentrum sehr „tief" (ventrikulär). Es hat eine Frequenz von ca. 30–40/min. Die in einem solchen **tertiären Automatiezentrum** gebildeten Erregungen finden nur noch Anschluss an die periphere Erregungsausbreitung, d. h., die Kammerkomplexe (QRS) sind abnorm verbreitert und ausgesprochen deformiert (**Abb. 10.3b**).

Um die unterschiedliche **prognostische Bedeutung** eines proximalen (im AV-Knoten) und eines peripheren (im His-Bündel oder in den Leitungsschenkeln) lokalisierten totalen AV-Blocks zu verstehen, müssen wir ein weiteres elektrophysiologisches Phänomen heranziehen:

Je tiefer das Ersatzautomatiezentrum, desto langsamer die Frequenz und desto länger die präautomatische Phase, bis sich dieses Zentrum etabliert. Die präautomatische Phase bedeutet aber Asystolie der Kammern. Der distale AV-Block ist also schwerwiegender, weil
- die präautomatische (asystolische) Phase länger ist,
- die resultierende Ersatzfrequenz niedriger ist,
- die Gefahr eines Herzstillstandes größer ist,
- die sympathische/parasympathische Kontrolle des Ersatzzentrums entfällt.

Den **peripheren totalen AV-Block** (im Sonderfall als trifaszikulärer Block) erkennt man an folgenden charakteristischen Befunden (**Abb. 10.3b**):
- langsame Frequenz des Kammerersatzrhythmus (Frequenz < 40/min)
- breite und deformierte Kammerkomplexe
- in früheren EKGs vorangegangene Schenkel- oder faszikuläre Blockierungen

Den **proximalen totalen AV-Block** (Blockade im AV-Knoten) erkennt man an folgenden Befunden (**Abb. 10.3a**):
- relativ rascher Ersatzrhythmus (Frequenz ca. 40–60/min)
- relativ schmale und wenig deformierte Kammerkomplexe
- keine vorangegangenen Schenkel- oder faszikulären Blockbilder

Diese theoretischen Überlegungen können durch elektrophysiologische Untersuchungen mit Registrierungen von His-Bündelelektrogrammen verifiziert werden. Das **His-Bündel-EKG** ist eine Methode der intrakardialen EKG-Ableitung, das man durch Einführen eines Elektrodenkatheters in das Herz erhalten kann und bei dem verschiedene Elektroden am Kammerseptum und in der Gegend des His-Bündels plaziert werden. In dieser Region kann man elektrische Potenziale registrieren, die man zeitlich (im Vergleich mit Potenzialen aus dem rechten Vorhof und dem rechten Ventrikel) analysieren kann; somit lässt sich die Erregung, die das His-Bündel

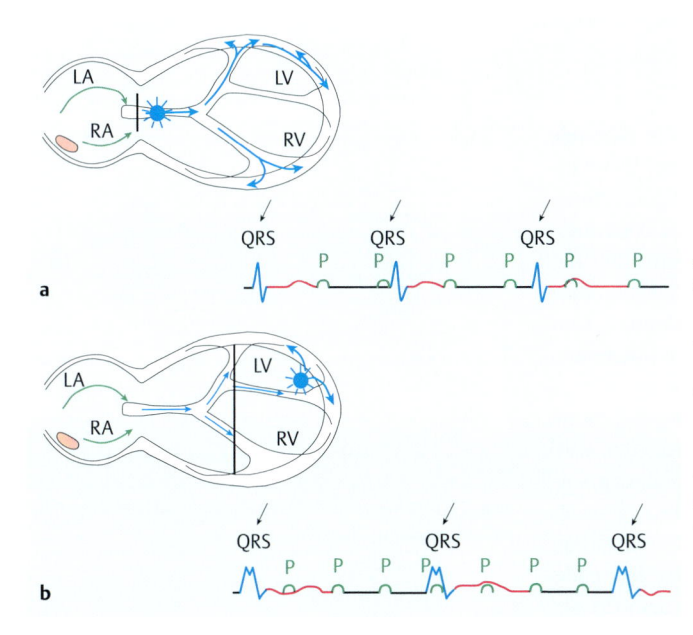

Abb. 10.3 a, b Schematische Darstellung und elektrokardiografische Befunde von sekundären und tertiären Automatiezentren bei AV-Blockierungen III°. **a** Sekundäres Automatiezentrum: Charakteristisch ist der komplette AV-Block mit kompletter AV-Dissoziation und QRS-Komplexen, die relativ normal (relativ schmal) konfiguriert sind.
b Tertiäres Automatiezentrum: Charakteristisch ist der komplette AV-Block mit kompletter AV-Dissoziation und QRS-Komplexen, die relativ breit konfiguriert und deformiert sind.

durchläuft, genau lokalisieren und klassifizieren. Auf nähere Einzelheiten der His-Bündel-Elektrokardiografie und der elektrophysiologischen Untersuchung soll aber nicht weiter eingegangen werden.

> **Merke**
>
> AV-Blockierungen werden unterteilt in Blockierungen ersten, zweiten und dritten Grades. Beim **AV-Block I°** werden alle Sinusimpulse verzögert übergeleitet. Beim **AV-Block II°** gibt es einen Typ I *(Wenckebach)* und einen Typ II *(Mobitz)*. Beim AV-Block II°, **Typ I**, verlängert sich das PQ-Intervall kontinuierlich, bis ein QRS-Komplex ausfällt. Das erste PQ-Intervall ist häufig bereits verlängert (> 0,20 sek). Beim AV-Block II°, **Typ II**, kommt es zu inkonstanten Ausfällen von QRS-Komplexen, die verbreitert und deformiert sein können. Eine weitere Form ist der fortgeschrittene AV-Block II° mit 2:1, 3:1, 4:1 usw. Überleitung. Der **AV-Block III°** ist durch eine komplette Blockierung der Überleitung von Vorhofimpulsen auf die Kammern charakterisiert. Elektrokardiografische Befunde sind regelmäßige P-Wellen, die keinerlei Beziehung zu den QRS-Komplexen haben (AV-Dissoziation). Beim proximalen AV-Block III° (Blockade im AV-Knoten) sind die QRS-Komplexe schmal und zeigen eine Frequenz von 40–60/min. Je distaler der Ort der Blockierung (His-Bündel, Leitungsschenkel, Faszikel) liegt, desto breiter, deformierter und niedrigfrequenter erscheinen die QRS-Komplexe. Die distalste Blockadeform ist der trifaszikuläre Block.

> **EKG-Beispiele**
>
> 5: AV-Block I° (S. 164)
> 6: AV-Block II° (Typ II Mobitz) (S. 166)
> 7: AV-Block III° (totaler AV-Block) (S. 168)

Lektion 11
Der AV-junktionale Rhythmus

Beim AV-junktionalen Rhythmus ist die führende Impulsgebung des Herzens im Vorhof-Kammer-Übergangsbereich, der sogenannten AV-junktionalen Region, lokalisiert (**Abb. 11.1**). Dieser Ursprungsort braucht keineswegs streng genommen der AV-Knoten selbst zu sein, wie man früher angenommen hat (daher der Name „AV-Knotenrhythmus"), sondern er kann in der Grenzregion des AV-Knotenbereichs entstehen („paranodale Lokalisation").

Der AV-junktionale Rhythmus entsteht, wenn kein Sinusimpuls gebildet oder übergeleitet wird und auch keine ektope atriale Impulsbildung vorhanden ist, sodass die AV-junktionale Region als Schrittmacher des Herzens ersatzweise einspringt (**AV-junktionaler Ersatzrhythmus** oder Knotenersatzrhythmus, **Abb. 11.2a–c**). Je nach dem Ort des

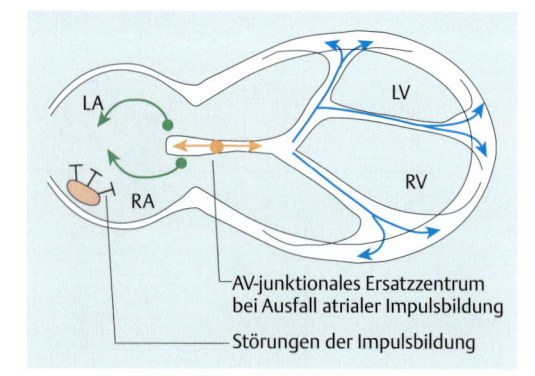

Abb. 11.1 Schematische Darstellung der Mechanismen bei AV-junktionalem Rhythmus.

Der AV-junktionale Rhythmus — Lektion 11

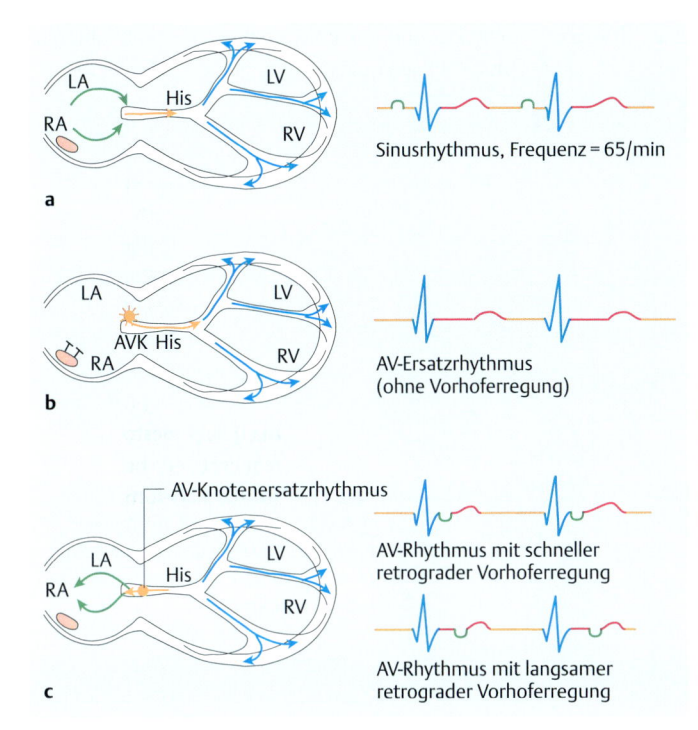

Abb. 11.2 a–c Darstellung der pathophysiologischen Vorgänge bei AV-junktionalem Ersatzrhythmus in Relation zum Oberflächen-Elektrokardiogramm.
a Normalbefund.
b AV-junktionaler Ersatzrhythmus ohne Vorhoferregung.
c AV-junktionaler Ersatzrhythmus mit retrograder Vorhoferregung. Darstellung der pathophysiologischen Vorgänge bei AV-junktionalem Rhythmus mit schneller bzw. langsamer retrograder Vorhoferregung.

AV-junktionalen Ersatzzentrums unterscheidet man einen **„oberen Knotenersatzrhythmus"** bei Lokalisation des Automatiezentrums im AV-Knoten und einen **„unteren Knotenersatzrhythmus"**, wenn das Automatiezentrum weiter distal liegt.

Als **Ursachen** eines solchen AV-junktionalen Rhythmus sind ein totaler SA-Block (III°) oder ein Sinusknotenarrest mit Ausfall sinuatrialer Erregungen bekannt, Lektion 9 (S. 39).

Eine weitere Möglichkeit eines AV-junktionalen Rhythmus besteht, wenn die AV-junktionale Reizbildung den Sinusknoten überholt, entweder weil der Sinusknoten zu langsam ist, oder aber weil eine beschleunigte AV-Automatie vorliegt **(AV-junktionale Tachykardie)**. Man spricht dann von einer **Frequenzdissoziation**. Ein solcher tachykarder AV-junktionaler Rhythmus stellt eine besondere Form supraventrikulärer Tachykardien, Lektion 24 (S. 97), dar.

Die elektrokardiografischen Befunde sind bei AV-junktionalen Ersatzrhythmen oder AV-junktionalen Tachykardien dadurch charakterisiert, dass man schmale QRS-Komplexe findet, da der elektrische Impuls über das spezifische Reizleitungssystem weiter auf die Kammern übergeleitet wird. Von entscheidender Bedeutung ist die Lokalisation und Form der P-Welle, die vom Ort des Ersatzzentrums und den Möglichkeiten einer retrograden Leitung auf die Vorhöfe bestimmt wird.

Bei AV-junktionalem Ersatzrhythmus finden sich folgende elektrokardiografische Befunde (**Abb. 11.3**):

- Findet **keine** retrograde Leitung auf die Vorhöfe statt, ist der QRS-Komplex schmal und P-Wellen sind nicht sichtbar.
- Handelt es sich um einen **„schnell"** leitenden retrograden elektrischen Impuls, findet sich eine P-Welle, die im Bereich des aufsteigenden Schenkels der S-Zacke zu sehen ist. Die P-Welle ist in jedem Fall abnorm konfiguriert (in der Regel negatives P in Ableitung II).
- Sind die Leitungseigenschaften der retrograden Leitungsbahn aber **„langsam"**, findet man eine fehlkonfigurierte P-Welle, die vom QRS-Komplex deutlich abgesetzt ist und hinter dem QRS-Komplex liegt (**Abb. 11.3**).

Die Befunde der AV-junktionalen Tachykardien, die den supraventrikulären Tachykardien zugerechnet werden, sind in Lektion 24 (S. 97) besprochen.

Lektion 11 — Der AV-junktionale Rhythmus

keine retrograde Vorhoferregung

retrograde P-Welle bei schneller Leitung auf die Vorhöfe

retrograde P-Welle bei langsamer Leitung auf die Vorhöfe

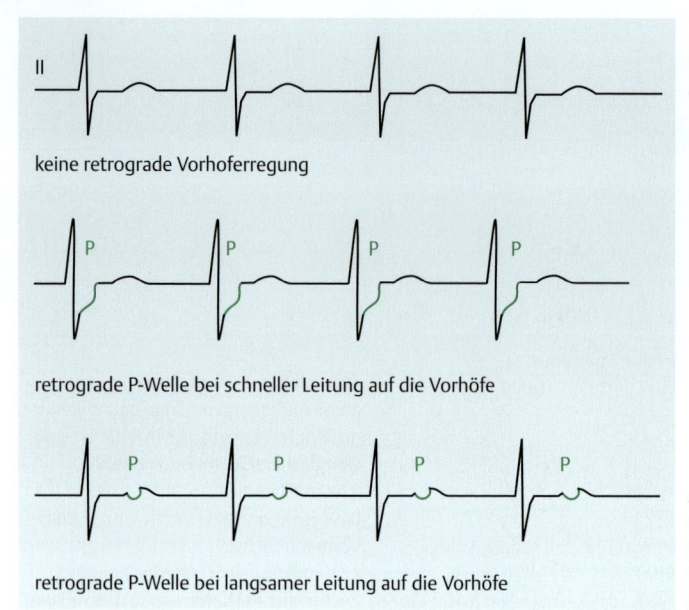

Abb. 11.3 Befunde im Oberflächen-Elektrokardiogramm bei AV-junktionalem Rhythmus: Die Bedeutung der P-Welle bei schneller oder langsamer retrograder Leitung zum Vorhof.

Merke

Der **AV-junktionale Ersatzrhythmus** entsteht beim Ausfall einer regulären Vorhoferregung durch den Sinusknoten. Am häufigsten kommt es zu AV-junktionalen Ersatzrhythmen bei SA-Blockierungen III° oder einem Sinusknotenstillstand. Elektrokardiografisch findet man schmale QRS-Komplexe mit P-Wellen, deren Form und zeitliches Auftreten von den retrograden Leitungseigenschaften auf die Vorhöfe abhängt. Es finden sich entweder keine P-Wellen, weil keine retrograde Überleitung auf die Vorhöfe stattfindet oder weil die P-Wellen im QRS-Komplex verborgen sind. In anderen Fällen finden sich P-Wellen am Ende des QRS-Komplexes oder nach dem QRS-Komplex, die retrograd auf die Vorhöfe geleitet werden.

EKG-Beispiele

8: AV-junktionaler Ersatzrhythmus (S. 170)

Lektion 12

Vorhofleitungsstörungen – P-dextroatriale, P-sinistroatriale, P-biatriale

Der elektrische Impuls, der vom Vorhof auf die Kammern über das spezifische Erregungsleitungssystem geleitet wird und zur Kontraktion des Herzens führt, entsteht normalerweise im Sinusknoten (Sinusknotenautomatie als primäres Automatiezentrum). Der Impuls wird vom Sinusknoten auf die Vorhofmuskulatur übergeleitet und breitet sich über beide Vorhöfe aus. Dabei wird zuerst der rechte Vorhof erregt (der Sinusknoten liegt im Bereich des oberen rechten Vorhofs), etwas später erreicht die Erregung den linken Vorhof und breitet sich auch über den linken Vorhof aus. Die Erregung erreicht dann mit dem AV-Knoten das spezifische Reizleitungssystem. Elektrokardiografisch wird die intraatriale Erregungsausbreitung durch Veränderungen der **P-Welle** erkennbar. Normalerweise verschmelzen rechts- und linksatriale Erregungsausbreitung zur normalen P-Welle, einer halbrunden, glattpositiven Welle. Der initiale Anteil der P-Welle wird durch den rechten Vorhof und der terminale Anteil der P-Welle wird durch den linken Vorhof geprägt (**Abb. 12.1**). Initialer und terminaler Teil der P-Welle sind allenfalls durch eine kleine Kerbe getrennt.

Die Dauer der P-Welle beträgt maximal 0,10 sek (100 msek), die Amplitude beträgt maximal 0,25 mV. Ist die intraatriale Erregungsausbreitung gestört, so wird die P-Welle abnorm: Die P-Welle ist dann, analog zu den intraventrikulären Erregungsausbreitungsstörungen, deformiert und möglicherweise verbreitert. Die Vorhofleitungsstörung kann den rechten Vorhof, den linken Vorhof oder beide Vorhöfe betreffen (je nach Art der zugrunde liegenden Herzerkrankung). Wenn man elektrokardiografisch den Ort der Störung lokalisieren kann, bezeichnet man diese (dann für einen Vorhof spezifische) Erregungsausbreitungsstörung als **spezifische Veränderung der P-Welle** und klassifiziert die Veränderungen als P-dextroatriale, P-sinistroatriale oder P-biatriale. Lässt sich eine offenkundig abnorme P-Welle nicht einem der beiden Vorhöfe zuordnen, so bezeichnet man dies als unspezifische Erregungsausbreitungsstörung der Vorhöfe.

P-dextroatriale

Das P-dextroatriale wird auch als P-dextrocardiale oder P-pulmonale bezeichnet. Die Bezeichnung P-pulmonale ist eher unglücklich, weil die Ursachen eines P-dextroatriale vielfältig sind und pulmonale Ursachen nur einen Grund für eine rechtsatriale Vorhofbelastung darstellen. Bei Vorliegen eines P-dextroatriale ist das rechte Vorhofmyokard belastet, hypertrophiert, dilatiert, ischämisch oder entzündlich geschädigt. Die elektrokardiografischen Befunde eines P-dextroatriale sind gekennzeichnet durch:

- Eine **Überhöhung der P-Amplitude** in II (> 0,25 mV) bei einer P-Dauer, die im Normbereich (≤ 0,10 sek) liegt (**Abb. 12.2**). P hat in V_1 und V_2 keinen oder nur einen angedeuteten terminal negativen Anteil.
- Da der initiale Anteil der P-Welle (als Ausdruck der rechtsatrialen Depolarisation) für die Verän-

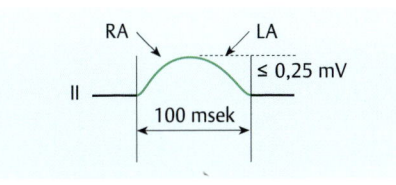

Abb. 12.1 Darstellung der Normalbefunde der P-Welle im Oberflächen-Elektrokardiogramm.

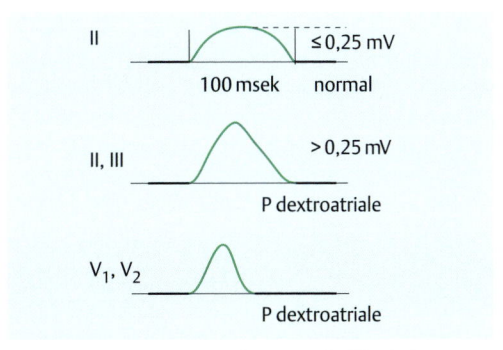

Abb. 12.2 Befunde beim P-dextroatriale: Überhöhung der P-Welle (> 0,25 mV) bei normalem Zeitintervall (≤ 100 msek).

derungen bei P-dextroatriale verantwortlich ist, kommt es **nicht zu einer Verbreiterung von P**.

P-sinistroatriale

Das **P-sinistroatriale** wird auch als P-sinistrocardiale oder P-mitrale bezeichnet, weil es unter anderem häufig bei Mitralklappenfehlern gefunden wird. Die Bezeichnung P-mitrale ist aber nicht glücklich, weil Mitralklappenfehler nur eine Ursache für eine linksatriale Erregungsausbreitungsstörung neben mehreren anderen sind. Beispielsweise ist ein P-sinistroatriale viel häufiger bei Linksherzhypertrophie durch arterielle Hypertonie, bei Aortenklappenfehlern, bei dilatativer Kardiomyopathie oder ischämischer Herzkrankheit zu finden. Das P-sinistroatriale weist auf ein belastetes, überdehntes, dilatiertes, hypertrophiertes, ischämisch oder entzündlich geschädigtes linkes Vorhofmyokard hin.

Beim P-sinistroatriale ist der zweite Anteil der P-Welle für die Deformierung verantwortlich. Es ist durch folgende elektrokardiografische Befunde gekennzeichnet:

- **P** zeigt sich **doppelgipfelig** in den Extremitätenableitungen, **biphasisch** mit breitem und tief negativem Anteil in V_1 und terminal negativem Anteil auch in V_2 (**Abb. 12.3**).
- Daneben findet man eine **Verbreiterung der P-Welle** (> 0,10 sek oder > 100 msek), am besten abgrenzbar in Ableitung II. Der linke Vorhof ist muskelstärker als der rechte (mittlerer Druck im linken Vorhof 4–10 mmHg, im rechten Vorhof 1–5 mmHg), daher führt eine Erregungsleitungsstörung auch vermehrt zu einer Verzögerung der Erregungsausbreitung und zur Verbreiterung der P-Welle.

P-biatriale

Beim **P-biatriale**, auch als P-cardiale bezeichnet, sind **beide** Anteile der P-Welle betroffen und es überlagern sich die Kriterien des P-dextroatriale und des P-sinistroatriale. In den Extremitätenableitungen findet man eine Überhöhung der P-Welle (> 0,25 mV). Die P-Welle ist doppelgipfelig und in den vorderen Brustwandableitungen V_1 und V_2 sieht man ein biphasisches P mit spitz positivem initialen Anteil in V_1 und terminal negativem Anteil in V_1 und auch in V_2. Daneben findet man eine Verbreiterung der P-Welle (> 0,10 sek bzw. > 100 msek), am besten abgrenzbar in Ableitung II.

Merke

Veränderungen der P-Wellen manifestieren sich in abnormer Form und Dauer. Eine Schädigung des rechten Vorhofs **(P-dextroatriale)** ist im Elektrokardiogramm an einer hohen, spitzen P-Welle, besonders in den Ableitungen II, III und aVF zu erkennen (Amplitude > 0,25 mV). Eine Schädigung des linken Vorhofs **(P-sinistroatriale)** geht mit einer Verbreiterung der P-Welle einher (> 0,10 sek) und zeigt in V_1 und V_2 eine tiefe, breite und negative Endschwankung. Ein P-sinistroatriale kann in III und aVF negativ sein. Eine Vergrößerung beider Vorhöfe **(P-biatriale)** ist im Elektrokardiogramm durch einen Summationseffekt zu erkennen, d. h. man findet kombiniert elektrokardiografische Zeichen des P-sinistroatriale und des P-dextroatriale.

EKG-Beispiele

9: P-sinistroatriale (S. 172)
10: P-biatriale (S. 174)

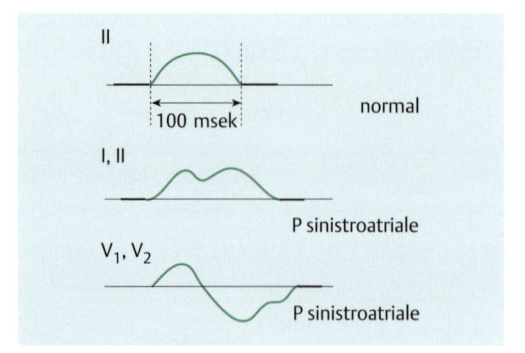

Abb. 12.3 Charakteristische Befunde beim P-sinistroatriale: regelrechte Amplitude der P-Welle (≤ 0,25 mV) bei Verbreiterung der P-Welle (> 100 msek).

Lektion 13

Intraventrikuläre Leitungsstörungen – Rechtsschenkelblock, Linksschenkelblock, myokardiale Schädigung

Der QRS-Komplex entspricht der intraventrikulären Erregungsausbreitung: Erregungsleitung in den Kammerschenkeln (rechter Schenkel, linker Schenkel), den Faszikeln (linksanteriores und linksposteriores Bündel), dem Purkinje-Fasersystem bis zur Erregung der quergestreiften Herzmuskelfasern des Arbeitsmyokards. Eine Veränderung der Breite des QRS-Komplexes entspricht also einer abnormen intraventrikulären Erregungsausbreitung (intraventrikuläre Erregungsausbreitungsstörung). Verläuft die intraventrikuläre Erregungsausbreitung abnorm, d. h. auf einem anderen Wege als den normalen Bahnen, so braucht sie logischerweise länger (QRS-Komplex **verbreitert**) und sie stellt sich im EKG anders als in der normalen Form dar (QRS-Komplex **deformiert**). Die Verzögerung der intraventrikulären Erregungsausbreitung durch abnormen Verlauf wird objektivierbar, wenn sie zu einer **Verbreiterung von QRS ≥ 110 msek** führt (Norm des QRS-Komplexes 0,06–0,10 sek), **Abb. 13.1**.

Es sollen in dieser Lektion die Störungen der intraventrikulären Erregungsausbreitung vorgestellt werden, die mit einer QRS-Komplexdauer von ≥ 0,11 sek (≥ 110 msek) einhergehen. Neben diesen intraventrikulären Ausbreitungsstörungen gibt es weniger ausgeprägte Befunde einer intraventrikulären Erregungsausbreitungsstörung (QRS-Komplex-Breite 0,10–0,11 sek, 100–110 msek), die meistens unspezifischer Natur sind und nicht unbedingt eine pathologische Bedeutung haben. Am häufigsten sind diese Formen als **Knotung** oder **Stufung** in einem der R- oder S-Schenkel des QRS-Komplexes oder als geringfügige **Verplumpung** von R oder S bekannt (**Abb. 13.2**); normalerweise sind R- und S-Zacken schmale, schlanke und spitze Zacken.

Betrachtet man das Grundschema der Erregungsausbreitung, so wird klar, dass die Erregungsausbreitung grundsätzlich auf zwei unterschiedlichen Ebenen gestört sein kann:

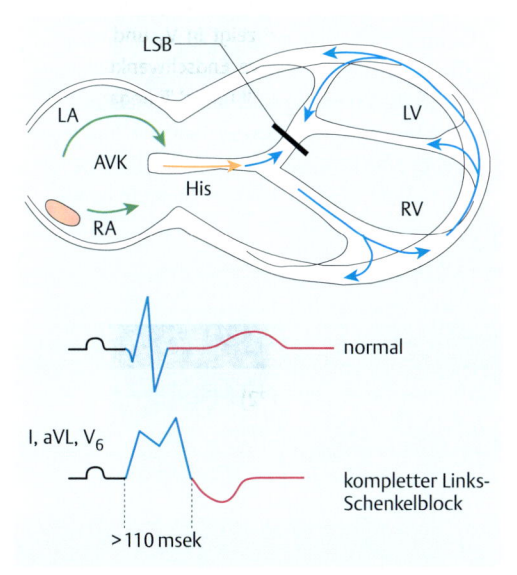

Abb. 13.1 Beispiel für eine spezifische intraventrikuläre Erregungsausbreitungsstörung durch Unterbrechung eines Tawara-Schenkels: kompletter Linksschenkelblock. Gegenüberstellung der anatomischen Grundlagen und der charakteristischen elektrokardiografischen Befunde.

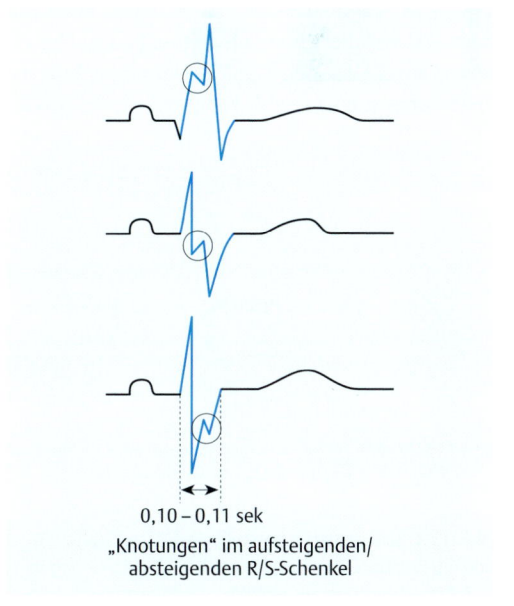

Abb. 13.2 „Knotungen" im aufsteigenden oder absteigenden Schenkel des QRS-Komplexes als Zeichen unspezifischer intraventrikulärer Erregungsausbreitungsstörungen bei einer QRS-Dauer von ≤ 110 msek.

- im Bereich der Kammerleitungsschenkel (der Tawara-Schenkel) und der Faszikel
- auf der Ebene des Kammermyokards selbst, also im Bereich von Purkinje-Fasersystem und Muskelfasern.

Eine Unterbrechung im Bereich der Kammerleitungsschenkel (der Tawara-Schenkel) bezeichnet man als **Schenkelblock** (Abb. 13.3). Ist die Leitung im rechten Schenkel komplett unterbrochen, so besteht ein **kompletter Rechtsschenkelblock**; ist die Leitung des linken Schenkels komplett unterbrochen, so besteht ein **kompletter Linksschenkelblock**. Im Bereich des linken Schenkels bestehen zwei Möglichkeiten der Blockierung: Die Blockade erfolgt proximal im gemeinsamen Schenkelstamm, oder sie erfolgt weiter distal (peripher) durch gleichzeitige Blockade beider Faszikel. Das Endergebnis ist identisch, es resultiert ein kompletter Linksschenkelblock. Wenn der Weg bis zum kompletten Linksschenkelblock über die Blockade der linken Faszikel geht, also ein linksanteriorer (LAH) und ein linksposteriorer (LPH) Hemiblock vorliegen, so bezeichnet man dieses als **bifaszikulären Linksschenkelblock** (LAH + LPH), Lektion 14 (S. 54). Diese Situation kann man im Oberflächen-EKG nur erkennen, wenn man die Entwicklung dahin kennt, also Vor-EKGs vorliegen, die einen LAH oder LPH zeigen, der dann zu einem bifaszikulären Block mit dem EKG-Resultat eines kompletten Linksschenkelblocks fortgeschritten ist. Die Unterscheidung ist keineswegs nur eine elektrophysiologische Spielerei, es gibt vielmehr ein Phänomen, das bereits bei der Besprechung des AV-Blocks vorgestellt wurde: Je weiter distal eine Störung liegt, desto ungünstiger ist die Prognose. So ist beim bifaszikulären Linksschenkelblock die Prognose ungünstiger als beim proximalen kompletten Linksschenkelblock; ebenso wie die Prognose beim proximalen totalen AV-Block günstiger ist als beim peripheren trifaszikulären Block, Lektion 10 (S. 43). Weiterhin hat eine tiefer (weiter distal) gelegene Schädigung im Bereich des Myokards eine schlechtere Prognose als die höher (weiter proximal) gelegene Störung im Bereich der Erregungsleitungs-Schenkel.

Im Falle einer kompletten Blockade der Erregungsausbreitung im Bereich der Tawara-Schenkel entsteht das typische Bild eines **kompletten Schenkelblocks**. Ein Schenkelblock ist elektrokardiografisch generell durch folgende Kriterien gekennzeichnet (Abb. 13.4):

- Der QRS-Komplex ist über die Norm **verbreitert**: ≥ 120 msek (in der Regel ≥ 140–160 msek).
- Der QRS-Komplex ist typisch **deformiert**: „Schenkelblock"-Konfiguration (sogenannte M-förmige Deformierung). Dadurch ist die endgültige Negativitätsbewegung erheblich verspätet, was auch zur Definition eines Schenkelblocks herangezogen wird.
- Aufgrund der pathologischen Depolarisation der Kammern ist auch die Repolarisation gestört, d.h., zum Bild eines kompletten Schenkelblocks gehört die **Erregungsrückbildungsstörung** (deszendierende ST-Strecke, negative und abgeflachte T-Welle), Lektion 16 (S. 59). Dies ist daher nicht Zeichen einer etwaigen Ischämie.

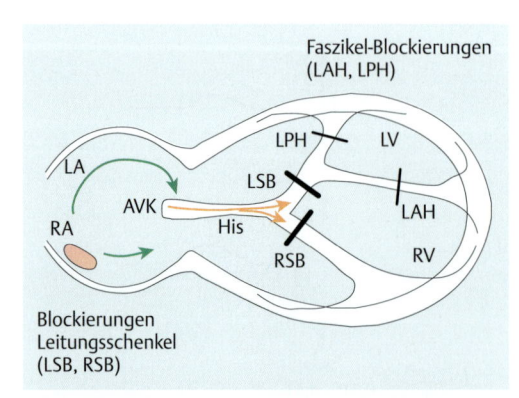

Abb. 13.3 Schematische Darstellung der Lokalisationen von intraventrikulären Erregungsausbreitungsstörungen. RSB: Unterbrechung des rechten Tawara-Schenkels (kompletter Rechtsschenkelblock); LSB: Unterbrechung des linken Tawara-Schenkels (kompletter Linksschenkelblock); LAH, LPH: Unterbrechung des linksanterioren (LAH) oder linksposterioren (LPH) Faszikels.

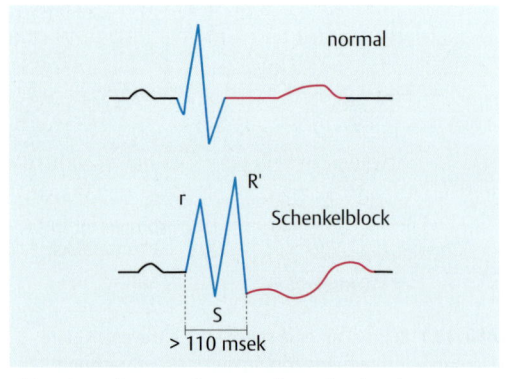

Abb. 13.4 Schematische Darstellung der charakteristischen elektrokardiografischen Befunde bei komplettem Schenkelblockbild.

Intraventrikuläre Leitungsstörungen – Rechtsschenkelblock, Linksschenkelblock, myokardiale Schädigung — Lektion 13

Ob der rechte (kompletter RSB) oder der linke (kompletter LSB) Tawara-Schenkel betroffen ist, erkennt man an den Ableitungen, in denen die typische sogenannte **M-förmige Deformierung** des QRS-Komplexes erkennbar wird:

Kompletter Rechtsschenkelblock (RSB)

Der komplette RSB ist durch eine Verbreiterung des QRS-Komplexes ≥ 120 msek mit einer M-förmigen Konfiguration in V_1 und V_2 charakterisiert (**Abb. 13.5**). In den Extremitätenableitungen spiegelt sich dies reziprok als breites plumpes S in I und aVL wider.

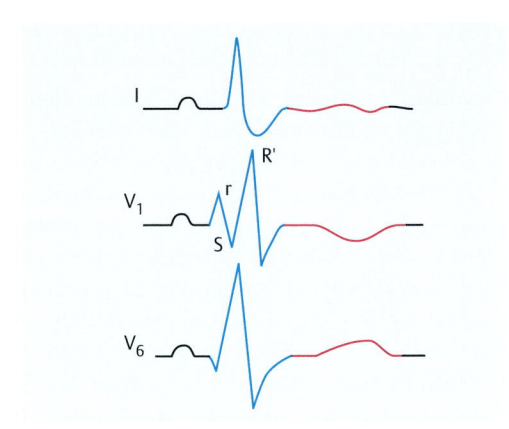

Abb. 13.5 Charakteristische Befunde im Elektrokardiogramm bei komplettem Rechtsschenkelblock.

Kompletter Linksschenkelblock (LSB)

Der komplette LSB ist charakterisiert durch eine Verbreiterung des QRS-Komplexes ≥ 120 msek mit einer M-förmigen Konfiguration in V_5 und V_6, I, aVL (**Abb. 13.6**). **Achtung:** Manchmal findet man die typische M-förmige Deformierung erst in den Ableitungen V_7 bis V_9, die gegebenenfalls speziell angefordert werden müssen! In diesen Fällen findet man aber eine plumpe Deformierung der R-Zacke in V_5 und V_6. Beim kompletten Linksschenkelblock erkennt man ferner in V_1 und V_2 eine rS- oder QS-Konfiguration (**Abb. 13.6**). Q-Zacken fehlen linkspräkordial.

Bei einer tiefer sitzenden **Schädigung des Myokards** ist der QRS-Komplex ebenfalls verbreitert, allerdings weniger stark, wobei die Breite des QRS-Komplexes meistens nicht über 120–140 msek hinausgeht. Im Elektrokardiogramm zeigt sich bei diesen intraventrikulären Leitungsschädigungen nicht die typische (mehr oder weniger ausgeprägte) M-förmige Deformierung des QRS-Komplexes, sondern vielmehr sind R und S plump verbreitert und nicht typisch schenkelblockartig deformiert (**Abb. 13.7**). Die Störungen des Myokards, die diesem elektrokardiografischen Phänomen zugrunde liegen, können entweder morphologisch (Narben, Dilatation, Muskelfaserdestruktionen) oder metabolisch-toxisch bedingt sein (vor allem Hypoxie, Überdosierung von Antiarrhythmika u. a.).

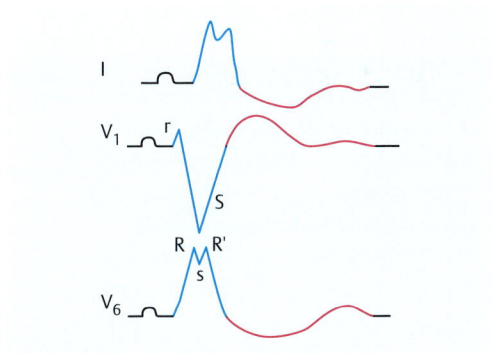

Abb. 13.6 Charakteristische Befunde im Elektrokardiogramm bei komplettem Linksschenkelblock.

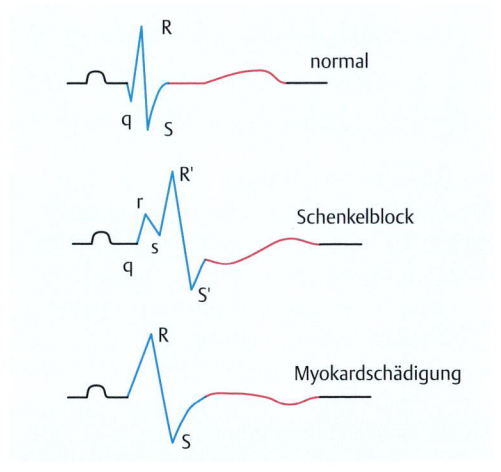

Abb. 13.7 Gegenüberstellung der typischen elektrokardiografischen Befunde bei Schenkelblockbild und myokardialer Schädigung im Vergleich zum Normalbefund.

Merke

Ein Block im Bereich der Tawara-Schenkel führt zu einem Rechtsschenkelblock (RSB) oder zu einem Linksschenkelblock (LSB). Das Auftreten von **Schenkelblöcken** ist dadurch charakterisiert, dass die Ventrikel nacheinander und nicht gleichzeitig erregt werden. Elektrokardiografisches Zeichen jeder Schenkelblockierung ist die Verbreiterung des QRS-Komplexes, die bei inkompletten Blockierungen 0,10–0,11 sek (100–110 msek) und bei kompletten Blockierungen ≥ 0,12 sek (≥ 120 msek) beträgt. Beim **RSB** werden Septum und linker Ventrikel normal aktiviert, der rechte Ventrikel wird später depolarisiert. Elektrokardiografisch findet man eine Verbreiterung des QRS-Komplexes ≥ 0,12 sek (≥ 120 msek), eine verspätete R'-Zacke (M-förmige Konfiguration des QRS-Komplexes mit klassischer rSR'-Form) in V_1 und eine tiefe S-Zacke in I, aVL und V_6. Ein **LSB** ist gekennzeichnet durch eine Depolarisation des Septums von rechts nach links und eine Aktivierung des linken Ventrikels vom rechten Ventrikel. Elektrokardiografisch findet man beim LSB eine Verbreiterung des QRS-Komplexes ≥ 0,12 sek (≥ 120 msek), ein breites plumpes Q in V_1 und eine breite, deformierte R-Zacke in V_6, wobei in den meisten Fällen eine annähernd M-förmige Deformierung in mindestens einer der Ableitungen I, aVL, V_5, V_6 erkennbar wird.

EKG-Beispiele

11: inkompletter Rechtsschenkelblock (S. 176)
12: kompletter Rechtsschenkelblock (S. 178)
13: kompletter Linksschenkelblock (S. 180)
14: myokardiale Schädigung (S. 182)

Lektion 14

Intraventrikuläre Leitungsstörungen – faszikuläre Blockierungen: linksanteriorer Hemiblock, linksposteriorer Hemiblock

Wir haben in den bisherigen Lektionen schon eine Reihe von Störungen der Erregungsleitung und Erregungsausbreitung am Herzen kennengelernt (Erregungsleitungs- oder Reizleitungsstörungen):
- Erregungsüberleitungsstörungen vom Sinusknoten auf die Vorhöfe (SA-Block)
- Erregungsausbreitungsstörungen in der Vorhofmuskulatur (intraatriale Erregungsausbreitungs- oder Vorhofleitungsstörungen)
- Erregungsüberleitungsstörungen von den Vorhöfen auf die Kammern (AV-Block)
- Erregungsleitungsstörungen in den Kammerschenkeln (Schenkelblock)
- Erregungsausbreitungsstörungen im Ventrikelmyokard (intraventrikuläre Erregungsausbreitungsstörungen)

Es gibt, wie das Schema zeigt, noch einen weiteren Bereich, in dem Störungen der Erregungsleitung klinisch vorkommen können: die Leitungsfaszikel (faszikulärer Block), **Abb. 14.1**.

Der Begriff **Leitungsfaszikel** gründet sich auf das morphologische Substrat im Bereich des linken Tawara-Schenkels: Der linke Leitungsschenkel teilt sich in ein vorderes Bündel **(linksanteriorer Faszikel)** und ein linkes hinteres Bündel **(linksposteriorer Faszikel)**. Ist die Leitung in einem dieser Faszikel blockiert, so besteht ein (mono-) faszikulärer

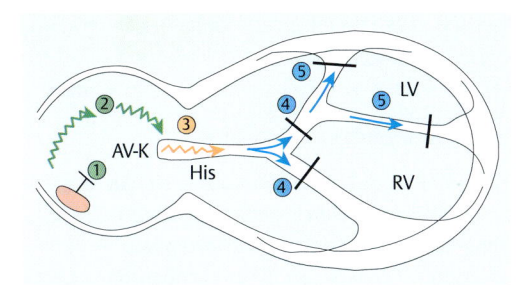

Abb. 14.1 Schematische Darstellung möglicher Blockierung der Erregungsleitung. **(1)** SA-Block, **(2)** Vorhofleitungsstörungen, **(3)** AV-Blockierung, **(4)** Schenkelblockierungen, **(5)** faszikuläre Blockierungen.

Block. Da die linke Leitungsbahn in diesem Fall nicht gänzlich (wie etwa beim kompletten Linksschenkelblock); Lektion 13 (S. 51), sondern nur zum Teil blockiert ist, spricht man von einem **Hemiblock**. Konsequenterweise gibt es dann einen **linksanterioren Hemiblock** (LAH) und einen **linksposterioren Hemiblock** (LPH). Der linksanteriore Hemiblock ist relativ häufig, da der linksanteriore Faszikel kleiner und schmaler ist, demgegenüber ist der linksposteriore Hemiblock viel seltener. Sind beide Faszikel gleichzeitig blockiert, so entsteht logischerweise das Bild eines kompletten Linksschenkelblocks (LSB), den man in diesem Fall als **bifaszikulären Block des linken Tawara-Schenkels** = LAH und LPH bezeichnet (**Abb. 14.2**). Auch wenn der rechte Leitungsschenkel (RSB) und einer der linken Faszikel blockiert ist, spricht man von einem bifaszikulären Block, z. B. RSB und LAH (**Abb. 14.2**).

Die Bedeutung des Begriffs **bifaszikulärer Block** liegt darin, dass zwar noch eine der drei Bahnen leitet, die Leitungsstörung aber relativ distal lokalisiert ist. Wenn auch die dritte noch verbleibende Leitungsbahn ausfällt, so entsteht ein **trifaszikulärer Block**. Damit ist die Überleitung von den Vorhöfen auf die Kammern **vollständig** unterbrochen, es resultiert ein **totaler AV-Block**, und zwar vom peripheren Typ mit allen Konsequenzen. Darüber ist schon in Lektion 10 (S. 43) berichtet worden.

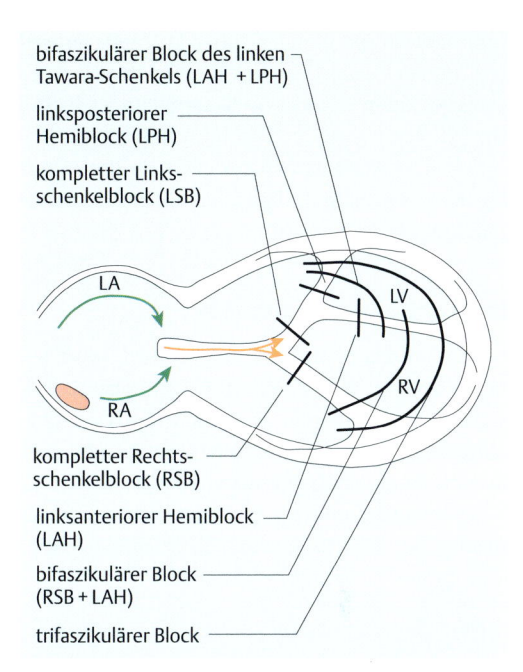

Abb. 14.2 Charakterisierung kompletter und faszikulärer Schenkelblockierungen.

> **Merke**
>
> Ein **proximaler totaler AV-Überleitungsblock (AV-Block III°)** liegt bei Unterbrechung der AV-Überleitung im AV-Knoten vor, ein **peripherer kompletter AV-Überleitungsblock** liegt dagegen bei Unterbrechung der Leitung in den drei Faszikeln vor: **RSB + LAH + LPH** = trifaszikulärer Block.

Erkennungsmerkmale des distalen (trifaszikulären) totalen AV-Blocks im EKG sind:
- relativ langsamer Kammerersatzrhythmus mit relativ breiten QRS-Komplexen, bedingt durch das distal gelegene tertiäre Automatiezentrum
- vorangegangener mono- oder bifaszikulärer Block, möglicherweise mit Wechsel der Lokalisation (diagnostizierbar in den Vor-EKGs)

Der QRS-Komplex ist bei **faszikulären Blockbildern** etwas verbreitert, meist aber noch im Normbereich, in der Regel nicht über 0,11 sek (110 msek). Daher kann man die leichte Zunahme der QRS-Dauer, bedingt durch den faszikulären Block, in der Regel nur erkennen, wenn man ein „Block-freies" Vor-EKG zum Vergleich hat. Die Blockade eines Faszikels reicht nicht aus, um die intraventrikuläre Erregungsausbreitung so zu verzögern (und so zu stören), dass der QRS-Komplex über 110 msek verbreitert (und deformiert) ist, wie dies bei der Blockade eines gesamten Schenkels (= Schenkelblock) der Fall ist.

Die elektrokardiografischen Befunde der Unterbrechung des linksanterioren und des linksposterioren Faszikels sind typisch:

Linksanteriorer Hemiblock

Ist der linksanteriore Faszikel blockiert, wird der linke Ventrikel über den posterioren Faszikel aktiviert. Der linksanteriore Hemiblock (LAH) ist charakterisiert durch einen überdrehten Linkstyp. In den Brustwandableitungen findet man tiefe S-Zacken in V_5 und V_6, es findet sich ein träger Anstieg der R-Zacken in den Brustwandableitungen und in den Ableitungen I und aVL ist eine kleine Q-Zacke zu sehen (**Abb. 14.3**).

Linksposteriorer Hemiblock

Beim linksposterioren Hemiblock ist der posteriore Fasikel des linken Schenkels blockiert. Die Erregung des linken Ventrikels erfolgt über den linksanterioren Faszikel. Der linksposteriore Hemiblock (LPH) ist im EKG schwieriger zu diagnostizieren. Er ist verbunden mit einem Rechts- oder überdrehten Rechtstyp, kleinen Q-Zacken in II, III, aVF und einem trägen Anstieg der R-Zacken in den Brustwandableitungen (**Abb. 14.4**). Die Abgrenzung des linksposterioren Hemiblocks muss vor allem gegenüber einer Rechtsherzbelastung und einem infarktbedingten Rechtstyp bei hohem Seitenwandinfarkt erfolgen.

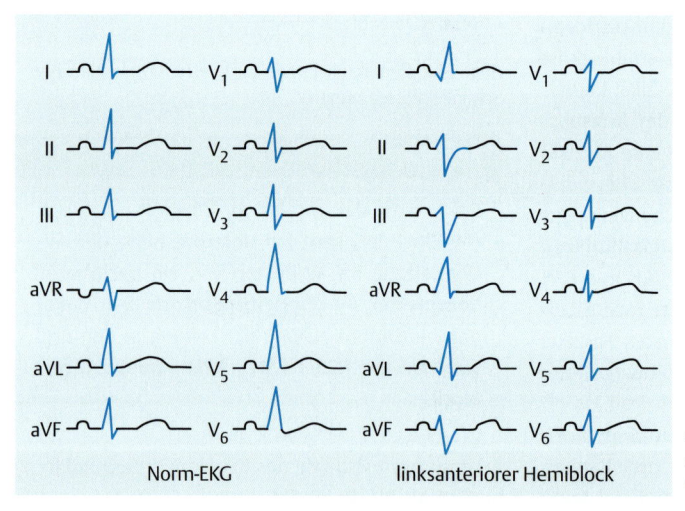

Abb. 14.3 Elektrokardiografische Befunde bei linksanteriorem Hemiblock im Vergleich zum Norm-EKG.

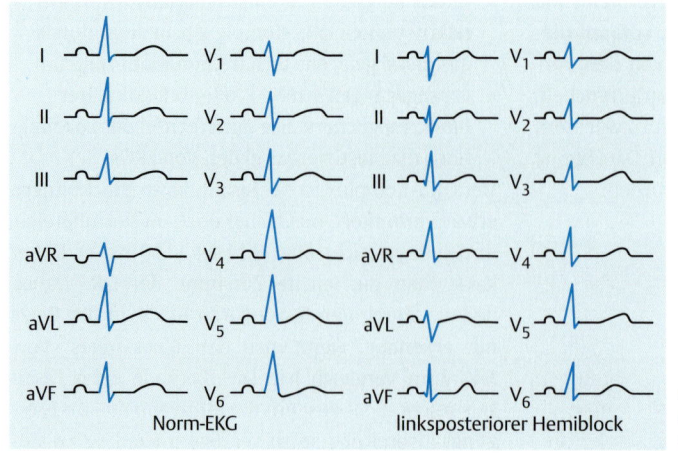

Abb. 14.4 Elektrokardiografische Befunde bei linksposteriorem Hemiblock im Vergleich zum Norm-EKG.

Merke

Ein **linksanteriorer Hemiblock** wird durch eine Blockierung des vorderen, oberen Faszikels des linken Schenkels hervorgerufen. Ist der anteriore Faszikel blockiert, wird der linke Ventrikel über den posterioren Faszikel aktiviert: Dies führt zu einer Achsenabweichung nach links. Elektrokardiografisch ist der linksanteriore Hemiblock gekennzeichnet durch ein Achsenabweichen nach links (überdrehter Linkstyp), eine Q-Zacke in I und aVL, eine langsame R-Progression von V_1–V_6 und tiefe S-Zacken in V_5–V_6. Der **linksposteriore Hemiblock** ist eine Blockierung des posterioren Faszikels des linken Schenkels. Ist der linksposteriore Faszikel blockiert, läuft die Erregung über den anterioren Faszikel; dies führt zu einer Achsenabweichung nach rechts. Elektrokardiografische Zeichen eines linksposterioren Hemiblocks sind die Achsenabweichung nach rechts (Rechtstyp oder „überdrehter" Rechtstyp), kleine Q-Zacken in II, III und aVF.

EKG-Beispiele

15: linksanteriorer Hemiblock (S. 184)
16: bifaszikulärer Block (S. 186)

Lektion 15

Störungen der R-Progression und S-Persistenz

Die Phänomene einer gestörten R-Progression und einer S-Persistenz sind Zeichen ventrikulärer Erregungsausbreitungsstörungen; beide manifestieren sich in den Brustwandableitungen, kommen ziemlich häufig vor und treten oft auch gemeinsam auf, weil sie z.T. die gleichen Ursachen haben.

Normalerweise zeigen R- und S-Zacken folgendes Verhalten (**Abb. 15.1**):
- R und S sind schmale, glatte und spitze Zacken.
- In den Brustwandableitungen nimmt R von V_2 bis V_5 an Höhe zu (R-Progression). Gleichzeitig nimmt S von V_2 bis V_5 an Tiefe ab, sodass zwischen V_2 und V_3 oder zwischen V_3 und V_4 das R größer wird als S (sogenannte „R/S-Umschlagszone").
- In V_6 findet man in der Regel nur noch ein kleines S oder gar kein S mehr.

Wenn R in den Ableitungen V_2 bis V_5 **nicht** wie normal an Größe zunimmt, spricht man von einer **gestörten R-Progression** (gestörter R-Aufbau, gestörte R-Entwicklung), **Abb. 15.1**. Dabei kann der R-Aufbau verzögert sein oder durch **R-Verlust** in den vorderen und mittleren Brustwandableitungen völlig fehlen (**Abb. 15.2**). Wenn bis Ableitung V_6 ein deutlich tiefes S ausgeprägt ist, spricht man von einer **S-Persistenz** (**Abb. 15.2**).

Hauptursachen für verzögerte R-Progression und/oder S-Persistenz:

verzögerte R-Progression:
- Vorderwandinfarkt
- Linksherzhypertrophie
- linksanteriorer Hemiblock: Lektion 14 (S. 54), EKG-Beispiel 15 (S. 184)
- abnorme Thoraxkonstellation (Adipositas, breiter Emphysemthorax)

S-Persistenz:
- Rechtsherzbelastung
- linksanteriorer Hemiblock
- abnorme Thoraxkonfiguration (Emphysem, Kyphoskoliose, Adipositas)

Beide Phänomene können **gleichzeitig** bei einer abnormen Thoraxkonfiguration und einem linksanterioren Hemiblock vorkommen. Sie können auch einmal konstitutionell bedingt sein – also bei völlig gesunden Probanden auftreten – und sie können durch einen nicht exakten Elektrodensitz vorge-

Lektion 15 — Störungen der R-Progression und S-Persistenz

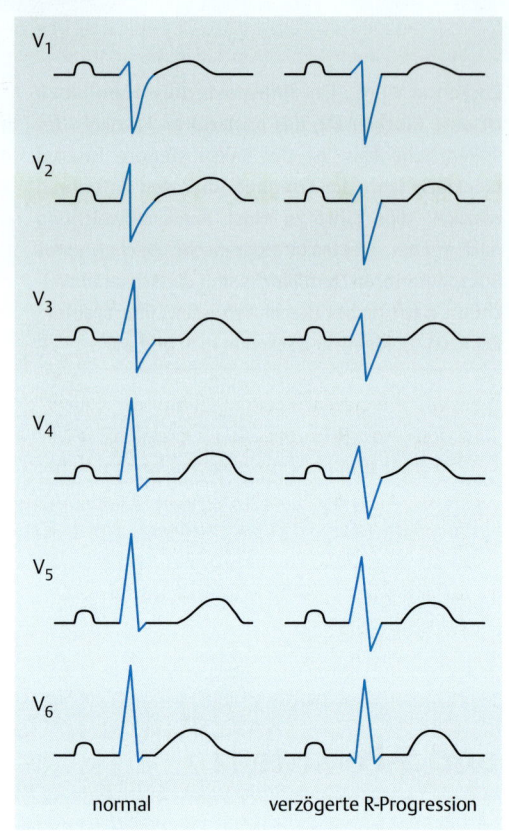

Abb. 15.1 Elektrokardiografische Befunde einer verzögerten R-Progression.

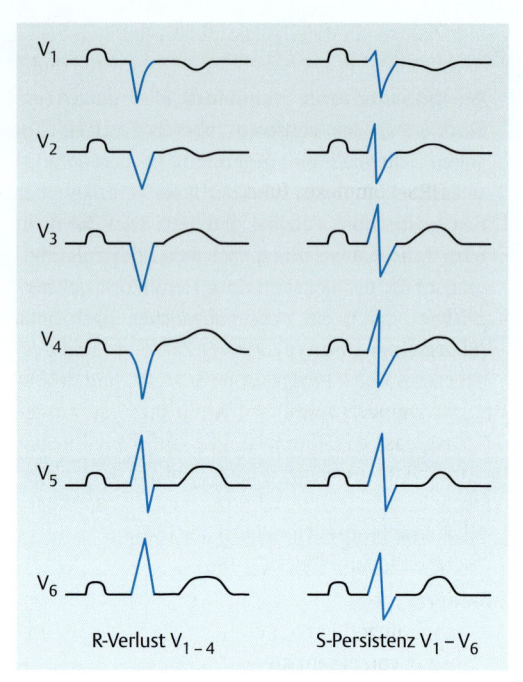

Abb. 15.2 Elektrokardiografische Befunde eines R-Verlustes von V_1–V_4 und einer S-Persistenz bis V_6.

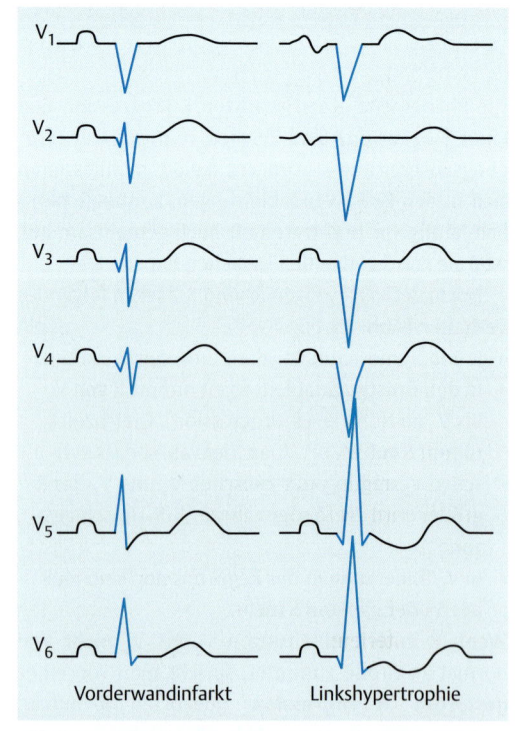

Abb. 15.3 Elektrokardiografische Befunde einer verzögerten R-Progression bei Vorderwandinfarkt und linksventrikulärer Hypertrophie.

täuscht werden: Liegen die Thoraxwandelektroden nicht exakt an den vorgeschriebenen Stellen, so wird das abgeleitete EKG naturgemäß „abnorm".

Bei einer **gestörten R-Progression** ist die wichtigste Frage, ob es sich um einen abgelaufenen **Vorderwandinfarkt** handelt. Hierfür sind einige zusätzliche Befunde bedeutsam:

1. Ein abgelaufener Vorderwandinfarkt ist **sicher**, wenn der gestörte R-Aufbau mit Q-Zacken in den vorderen und mittleren Brustwandableitungen einhergeht (**Abb. 15.3**).
2. Ein abgelaufener Vorderwandinfarkt ist **wahrscheinlich**, wenn ein R in den vorderen (und mittleren) Brustwandableitungen fehlt, also eine QS-Konfiguration besteht.
3. **Hinweisend** auf einen Vorderwandinfarkt ist auch der Befund einer Störung der intraventrikulären Erregungsausbreitung in der Übergangsableitung (das ist die Brustwandableitung am Rand der Infarktzone). Man findet dann eine **Knotung** im Bereich der R- oder S-Zacken: Man kann

sich dies so vorstellen, dass die Erregung in der Myokardregion zwischen Narbe (R-Verlust) und gesundem Myokard (normaler QRS-Komplex) nicht „glatt", sondern etwas „gestört" verläuft und dadurch zu einer veränderten Morphologie des QRS-Komplexes führt.

Ein Vorderwandinfarkt ist eher **unwahrscheinlich**, dennoch nicht ausgeschlossen, wenn der R-Aufbau zwar verzögert, sonst aber in sich „harmonisch" verläuft. Hier liegt dann eher eine andere Ursache für die verzögerte R-Progression vor.

Eine **gestörte R-Progression** kommt auch bei **Linksherzhypertrophie** vor, wenn diese so ausgeprägt ist, dass das Potenzial ganz auf die seitlichen Brustwandableitungen („nach links") hin abgelenkt wird. In diesem Fall findet man auch andere Zeichen der Linksherzhypertrophie, die in Lektion 18 (S. 69) besprochen werden. Weiterhin ist für Linksherzhypertrophie typisch, dass in den Brustwandableitungen von einer zur nächsten Ableitung ein Sprung von einem kleinen oder gar fehlenden R in ein überhöhtes R erfolgt (**Abb. 15.3**).

Bei einer **S-Persistenz** ist die wichtige Frage, ob eine Rechtsherzbelastung oder eine Rechtsherzhypertrophie vorliegt. Die Kriterien für Rechtsherzbelastung oder Rechtsherzhypertrophie werden in Lektion 18 (S. 69) besprochen. Häufig ist die S-Persistenz jedoch Ausdruck eines linksanterioren Hemiblocks, bedingt durch die Eigenart der Erregungsausbreitung bei dieser faszikulären Blockierung, Lektion 14 (S. 54).

> **Merke**
>
> Gestörte R-Progression bzw. S-Persistenz sind Zeichen einer ventrikulären Erregungsausbreitungsstörung: Beide manifestieren sich in den Brustwandableitungen V_1–V_6. Im Norm-EKG nimmt R von V_2–V_5 an Höhe zu, gleichzeitig nimmt S in diesen Ableitungen an Tiefe ab. **Störungen der R-Progression** weisen vor allem auf Infarkt und Hypertrophie hin, kommen aber häufig auch bei abnormer Thoraxwandkonfiguration vor. Es muss immer auf einen korrekten Sitz der EKG-Elektroden geachtet werden! Bei **S-Persistenz** ist stets an eine Rechtsherzbelastung zu denken.

> **EKG-Beispiele**
>
> 17: gestörte R-Progression (S. 188)
> 18: S-Persistenz (S. 190)

Lektion 16

Intraventrikuläre Erregungsrückbildungsstörungen – Veränderungen von ST-Strecke und T-Welle

ST-Strecke und T-Welle („Kammerendteil") sind Ausdruck der Erregungsrückbildung (Repolarisation) in den Kammern. Veränderungen von ST-Strecke und T-Welle muss man als Erregungsrückbildungsstörungen zunächst **beschreiben** und dann **deuten**. Für die Beschreibung von ST-Strecke und T-Welle gelten folgende Kriterien:

Form (Art oder Gestalt)

ST-Strecken-Hebung (Abb. 16.1)
- ST-Strecken-Hebung aus dem absteigenden R-Schenkel
- ST-Strecken-Hebung aus dem aufsteigenden S-Schenkel

ST-Strecken-Senkung (Abb. 16.1)
- aszendierend
- deszendierend
- horizontal

Lektion 16 — Intraventrikuläre Erregungsrückbildungsstörungen – Veränderungen von ST-Strecke und T-Welle

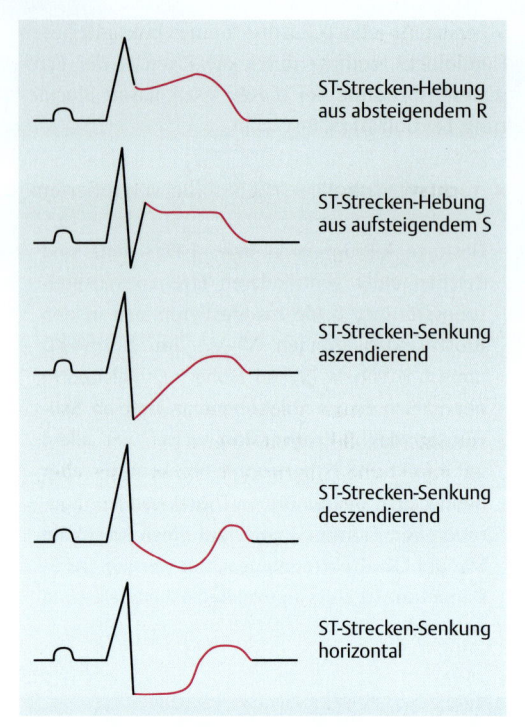

Abb. 16.1 Differenzierung verschiedener Formen von ST-Strecken-Hebung oder ST-Strecken-Senkung.

(Formen: ST-Strecken-Hebung aus absteigendem R; ST-Strecken-Hebung aus aufsteigendem S; ST-Strecken-Senkung aszendierend; ST-Strecken-Senkung deszendierend; ST-Strecken-Senkung horizontal)

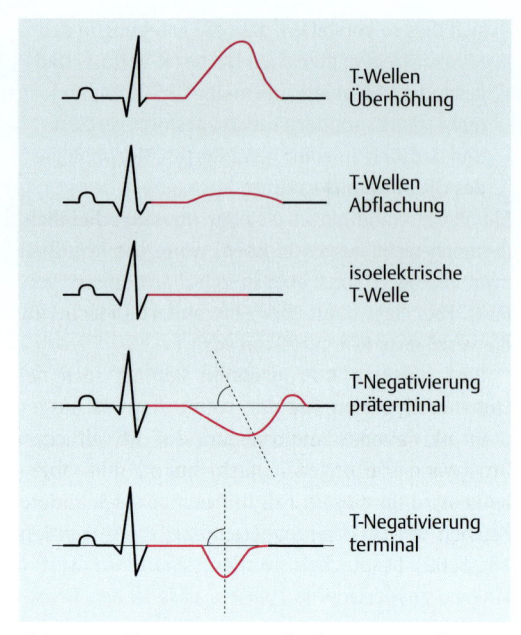

Abb. 16.2 Differenzierung verschiedener Formen der T-Wellen-Morphologie.

(Formen: T-Wellen Überhöhung; T-Wellen Abflachung; isoelektrische T-Welle; T-Negativierung präterminal; T-Negativierung terminal)

T-Welle (Abb. 16.2)
- T-Wellen-Überhöhung
- T-Wellen-Abflachung
- isoelektrisches T
- T-Negativierung
- präterminale T-Negativierung (der letzte Teil von T ist nicht mehr negativ; ungleichschenkelige = präterminal negative Form)
- terminale T-Negativierung (auch das Ende vom T ist noch negativ; gleichschenkelige = terminal negative Form, **Abb. 16.2**)

Ausmaß (Quantifizierung)

ST-Strecken-Hebung oder -Senkung: Angaben in mV (mm) über/unter der isoelektrischen Linie. Referenzpunkt 80 msek (4 mm) nach dem J-Punkt (J-Punkt = Übergang von S in ST oder – wenn kein S vorliegt – von R in ST), **Abb. 16.3**. Die Ausmessung erfolgt in der Regel in der Ableitung mit der maximalen Abweichung der ST-Strecke und wird entsprechend angegeben: z.B. „ST-Strecken-Hebung/Senkung bis maximal … mV in Ableitung …" (**Abb. 16.3**).

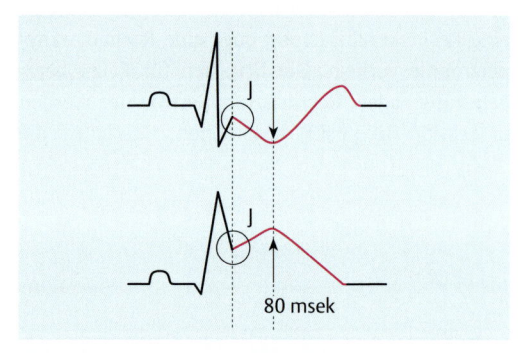

Abb. 16.3 Beurteilungskriterien (Messpunkte) der ST-Strecke bei nachgewiesener ST-Strecken-Hebung: Bestimmung des J-Punktes und Messung der ST-Strecke nach einer Latenz von 80 msek.

T-Wellen-Amplitude: Angaben in mV (mm) über/unter der isoelektrischen Linie (**Abb. 16.4**). Referenz: T-Gipfel oder T-Tiefpunkt. Die T-Welle wird allerdings in der klinischen Routine nur selten quantitativ ausgemessen. Wichtig ist neben der absoluten Höhe der T-Welle auch deren Relation zur R-Zacke, Lektion 4 (S. 22).

Verteilung (betroffene Ableitungen)

Bei der Analyse der ST-Strecken-Veränderungen oder der T-Wellen-Veränderungen werden nach

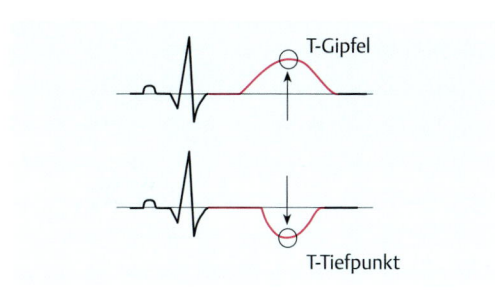

Abb. 16.4 Beurteilungskriterien (Messpunkte) der T-Welle. Bestimmung von T-Gipfel bzw. T-Tiefpunkt.

- ubiquitär oder diffus = mehr oder weniger in allen Ableitungen nachweisbar
- regional: **anterior** = V_2–V_4; **inferior** = II, III, aVF; **lateral** = I, aVL, V_5–V_6 (**Abb. 16.5**)
- **linksventrikulär** = I, aVL, V_4–V_6 (**Abb. 16.6**)
- **rechtsventrikulär** = V_3R, V_4R (bei vergrößertem rechten Ventrikel auch in V_1, V_2, III, aVR), **Abb. 16.6**.

Beurteilung von Form und Ausmaß die Ableitungen angegeben, die von der entsprechenden Veränderung betroffen sind. Daraus lassen sich Hinweise auf die regionale Zuordnung der Veränderungen ableiten, Lektion 2 (S. 14):

Veränderungen der ST-Strecke

In der Deutung von ST-Strecken-Veränderungen unterscheidet man spezifische und unspezifische Erregungsrückbildungsstörungen:

- **Erregungsrückbildungsstörungen** lassen elektrokardiografisch auf keine spezielle Ursache zurückschließen, sie sind **vieldeutig** (eine Vielzahl von Ursachen ist möglich): Morphologische

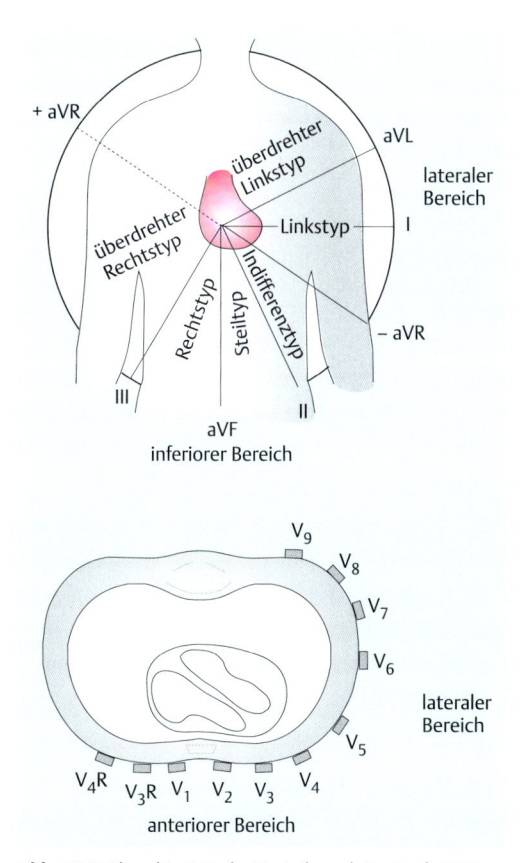

Abb. 16.5 Charakteristische Verteilungskriterien bei ST-Strecken-Veränderungen. Regionale Verteilungsmuster in den Ableitungen V_2–V_4 (im anterioren Bereich), II, III und aVF (im inferioren Bereich) und I, aVL, V_5, V_6 (im lateralen Bereich).

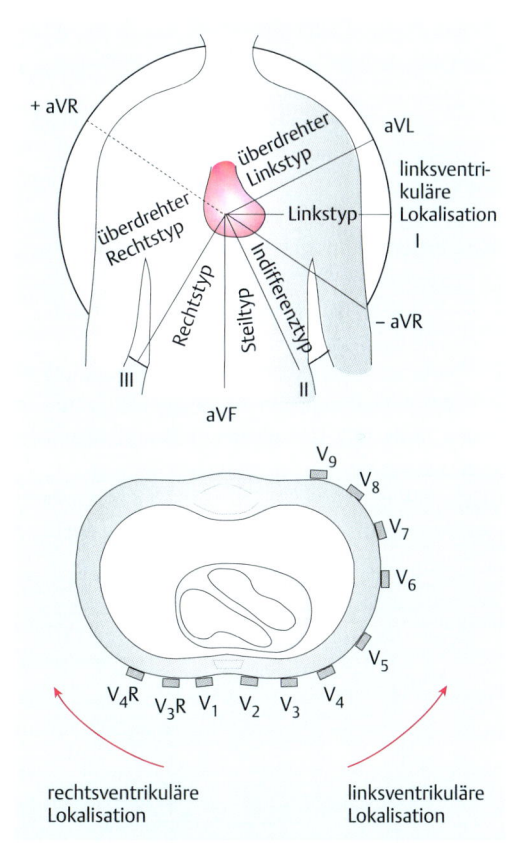

Abb. 16.6 Charakteristische Verteilungskriterien bei ST-Strecken-Veränderungen. Regionale Verteilungsmuster in den Ableitungen I, aVL, V_4–V_6 (V_{7-9}) bei linkspräkordialer Lokalisation und V_3R, V_4R (V_1) bei rechtspräkordialer Lokalisation.

Veränderungen jeder Art, metabolische Störungen, medikamentöse Einflüsse, sogar tageszeitliche Schwankungen im vegetativen Tonus können die Ursache sein.
- **Spezifische Erregungsrückbildungsstörungen** sind für bestimmte Ursachen so charakteristisch, dass man vom EKG her die spezielle Ursache als **wahrscheinlich** annehmen kann.

Im Folgenden werden die wichtigsten und häufigsten **spezifischen** Erregungsrückbildungsstörungen besprochen:

ST-Strecken-Hebungen bei myokardialer Ischämie und akutem Myokardinfarkt

Charakteristische Befunde – Lektion 19 (S. 75) – sind:
- ST-Strecken-Hebung und Abgang der ST-Strecke aus dem absteigenden R-Schenkel in den hauptsächlich betroffenen Ableitungen als Ausdruck einer transmuralen Schädigung – nach der aktuellen Nomenklatur ein ST-Strecken-Hebungs-Infarkt (STEMI), **Abb. 16.7**.
- regionales Verteilungsmuster (vom betroffenen Koronargefäß und dessen Versorgungsgebiet abhängig).

ST-Strecken-Hebungen bei akuter Perikarditis

Charakteristische Befunde sind, Lektion 22 (S. 91):
- ST-Strecken-Hebung mit Abgang aus dem aufsteigenden S-Schenkel
- Diffuse ubiquitäre Verteilung (die Entzündung ist nicht an ein Koronarversorgungsgebiet gebunden), **Abb. 16.7**. Im Falle der Perikarditis handelt es sich um eine Außenschichtschädigung.

Es ist auffällig, dass bei ST-Strecken-Hebungs-Infarkt und Perikarditis jeweils eine ST-Strecken-Hebung

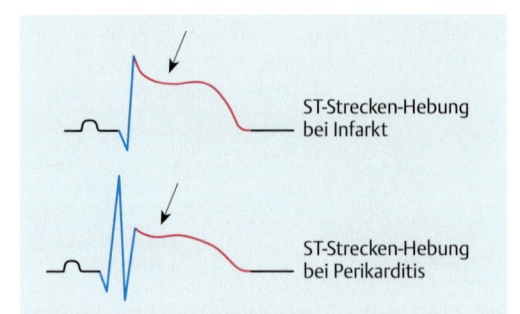

Abb. 16.7 Differenzialdiagnose von ST-Strecken-Hebungen: ST-Strecken-Hebung aus dem absteigenden Schenkel der R-Zacke bei ST-Strecken-Hebungs-Infarkt (STEMI) und aus dem aufsteigenden Schenkel der S-Zacke bei Perikarditis.

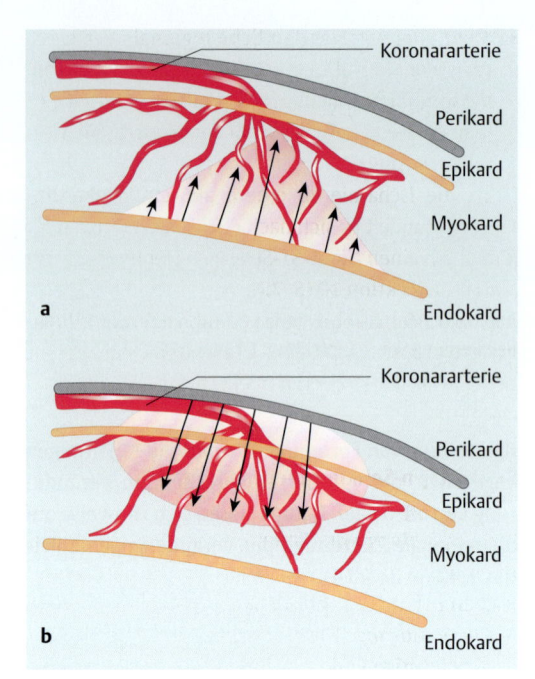

Abb. 16.8 a, b Pathophysiologische Mechanismen der ST-Strecken-Hebung **(a)** bei Ischämie und **(b)** bei Perikarditis. Die Pfeile bezeichnen die Entwicklungsrichtung des pathologischen Komplexes.

vorliegt. In beiden Fällen ist die **subepikardiale** Myokardregion betroffen, also die **Außenschicht**.

Eine **Ischämie** beginnt immer **von der Innenschicht** des Myokards (also subendokardial), weil hier die Gefäßversorgung am kritischsten ist. Die Ischämie reicht von der Innen- zur Außenschicht des Myokards. Die **Entzündung** greift dagegen **vom Perikard** von außen auf das Myokard über, ergreift also primär die Außenschicht (**Abb. 16.8a, b**).

> **Merke**
>
> Das unterschiedliche Verhalten des Abgangs einer überhöhten ST-Strecke ist zwar ein typisches, aber kein zuverlässiges Merkmal der Differenzialdiagnose.

ST-Strecken-Senkungen bei Innenschichtischämie

Die ST-Strecken-Senkung infolge Ischämie ist im Elektrokardiogramm mit folgenden Charakteristika verbunden:
- ST-Senkung vom deszendierenden oder horizontalen Typ

Intraventrikuläre Erregungsrückbildungsstörungen – Veränderungen von ST-Strecke und T-Welle — Lektion 16

- Mehr oder weniger deutliche regionale Verteilung (vom betroffenen Koronargefäß und dessen Versorgungsregion abhängig); allerdings gibt es je nach der zugrunde liegenden Störung auch diffus verteilte Ischämien.

Führt die Ischämie zu einem akuten Myokardinfarkt, so handelt es sich nach der aktuellen Nomenklatur um einen Nicht-ST-Strecken-Hebungs-Infarkt (NSTEMI), Lektion 19 (S. 75).

In der Mehrzahl der Fälle sind ST-Strecken-Senkungen jedoch unspezifischer Art und erlauben aus dem EKG keinen sicheren Rückschluss auf ihre Ursache.

ST-Strecken-Senkungen unter Digitalis-Einwirkung

Die Behandlung von Patienten mit Digitalis-Präparaten führt zu charakteristischen elektrokardiografischen Befunden (**Abb. 16.9**):
- muldenförmige ST-Strecken-Senkung
- gleichzeitige Verkürzung der QT-Dauer
- diffuse (nicht dem Muster der Koronarversorgung folgende) Verteilung der Veränderungen

Digitalis kann aber auch ganz unspezifische Erregungsrückbildungsstörungen hervorrufen. In der Regel kann man nur vermuten, dass die gefundenen Störungen durch Digitalis bedingt sind, wenn der Patient bekanntermaßen ein Digitalis-Präparat eingenommen hat – oder unter einer Digitalis-Therapie stand, die zwischenzeitlich zwar abgesetzt ist, deren Wirkspiegel aber noch nicht abgeklungen ist. Beweisend ist letztlich nur die Normalisierung nach Abklingen der Digitalis-Wirkung.

Erregungsrückbildungsstörungen bei Hypertrophie

Die charakteristischen Befunde von links-, rechts- und biventrikulärer Hypertrophie werden im Detail in Lektion 18 (S. 69) besprochen. An dieser Stelle soll aber bereits zu einigen charakteristischen Ver-

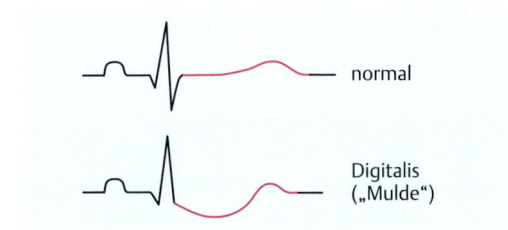

Abb. 16.9 Typische ST-Strecken-Senkung unter Digitalis-Therapie im Vergleich zum Normalbefund.

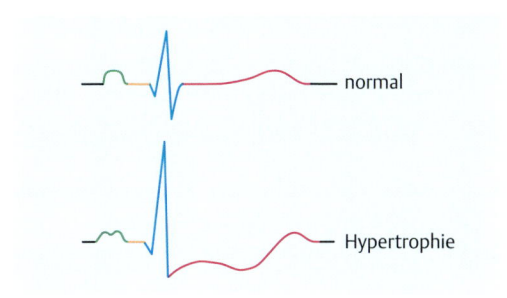

Abb. 16.10 Typische ST-Strecken-Senkung (konvexbogig gesenkter Verlauf) bei Hypertrophie im Vergleich zum Normalbefund.

änderungen der ST-Strecke und der T-Welle Stellung genommen werden, die bei Hypertrophie zu beobachten sind.
- Bei der Hypertrophie des linken und/oder rechten Ventrikels findet man ST-Strecken-Senkungen vom deszendierenden oder auch horizontalen Typ mit Übergang in präterminal negative, abgeflachte T-Wellen (**Abb. 16.10**).
- Regionale Verteilungen der betroffenen EKG-Ableitungen entsprechen den zugeordneten Ableitungen des betroffenen hypertrophierten Ventrikels: Bei Linkshypertrophie sind ST-T-Veränderungen in den Ableitungen I, aVL, V_5–V_6 zu finden, während bei Rechtshypertrophie die Ableitungen V_1–V_2, eventuell auch III und aVR betroffen sind.

Die Erregungsrückbildungsstörungen bei Hypertrophie zeigen an, dass es bereits zu einer Schädigung des hypertrophierten Ventrikels gekommen ist, also bei Linksherzhypertrophie zur Linksherzschädigung oder bei Rechtsherzhypertrophie zur Rechtsherzschädigung. Die Schädigung des hypertrophierten Ventrikels, an der eine Ischämie infolge der Hypertrophie pathogenetisch beteiligt ist, beginnt subendokardial; daher findet man eine ST-Strecken-Senkung als elektrokardiografisches Korrelat.

Dazu gibt es eine wichtige **Differenzialdiagnose**: den sogenannten **Halbseiteneffekt von Digitalis**. Wenn ein Patient mit einer Linksherzhypertrophie Digitalis erhält, dann werden die Digitaliswirkungen zuerst in der hypertrophierten Muskelmasse wirksam; die digitalisbedingten ST-Strecken-Senkungen zeigen sich zuerst in den linksventrikulären Ableitungen. Sie **erscheinen regional** und täuschen eine Linksherzschädigung vor. Dies kann zu einer Fehlbeurteilung des Stadiums der Erkrankung führen. Es gibt nur eine Beweisführung, welche beim digi-

Lektion 16 — Intraventrikuläre Erregungsrückbildungsstörungen – Veränderungen von ST-Strecke und T-Welle

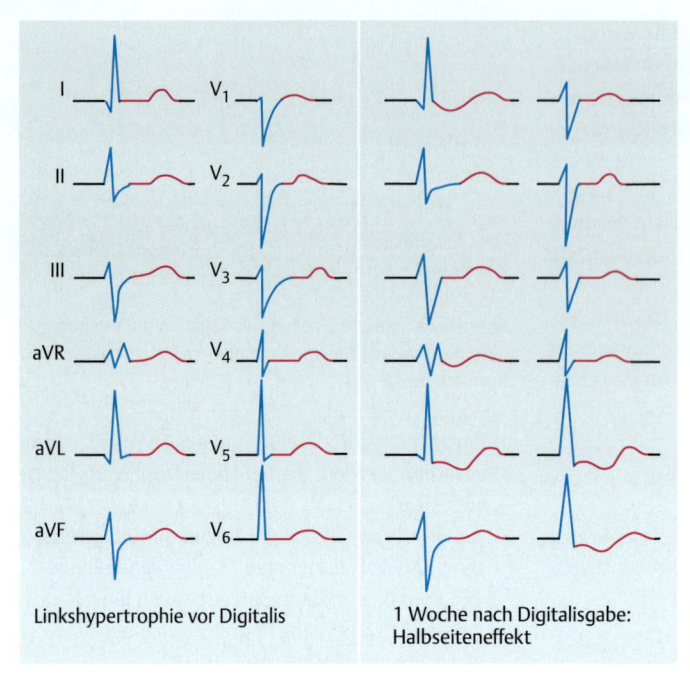

Abb. 16.11 Charakteristische elektrokardiografische Befunde unter Digitalis-Therapie: Halbseiteneffekt von Digitalis.

(Linkshypertrophie vor Digitalis — 1 Woche nach Digitalisgabe: Halbseiteneffekt)

talisierten Patienten mit Hypertrophie elektrokardiografisch eine Linksherzschädigung vom Digitalis-Halbseiteneffekt unterscheiden lässt: Digitalis absetzen und ein Kontroll-EKG schreiben (**Abb. 16.11**).

Erregungsrückbildungsstörungen bei Schenkelblock

Es wurde bereits in Lektion 13 (S. 51) darauf hingewiesen, dass eine pathologische Depolarisation bei Schenkelblockbild zwangsläufig zu einer pathologischen Repolarisation führen muss. Eine ST-Strecken-Senkung ist beim Patienten mit bestehendem Schenkelblockbild ein charakteristischer Befund, diese ST-Strecken-Senkung darf **nicht** als Zeichen einer Ischämie gewertet werden. Bei Patienten mit Schenkelblockbild finden sich folgende charakteristische Befunde der ST-Strecke:

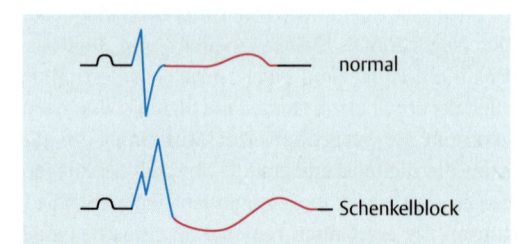

Abb. 16.12 Typische ST-Strecken-Senkung vom deszendierenden Typ bei Schenkelblock im Vergleich zum Normalbefund.

- ST-Strecken-Senkungen vom deszendierenden Typ mit Übergang in präterminal negative, abgeflachte T-Wellen (**Abb. 16.12**)
- Auftreten der ST-Strecken-Senkungen in I, aVL und V_5–V_6 bei Linksschenkelblockbild und in den Ableitungen V_1 und V_2 bei Rechtsschenkelblockbild

Erregungsrückbildungsstörungen bei Präexzitationssyndrom

Die Mechanismen von Präexzitationssyndromen werden in Lektion 24 (S. 97) vorgestellt. Ein charakteristischer Befund aller Präexzitationssyndrome ist die **vorzeitige** Depolarisation des Kammermyokards, die bei der klassischen Form des *Wolff-Parkinson-White*-Syndroms mit einer typischen Δ-Welle (neben einer Verkürzung der PQ-Zeit) im Oberflächen-Elektrokardiogramm einhergeht. Als Folge der veränderten Depolarisation kommt es auch zu einer veränderten Repolarisation, was sich in charakteristischer Weise als ST-Strecken-Senkung manifestiert. Solche ST-Strecken-Senkungen sind bei Patienten mit Präexzitationssyndromen Ausdruck der elektrophysiologischen Phänomene und **nicht** Zeichen ischämischer Vorgänge. In diesem Zusammenhang sei darauf hingewiesen, dass zur Abklärung von ST-Strecken-Veränderungen bei Präexzitationssyndromen ein Belastungs-EKG nicht sinnvoll ist.

Spezifische Veränderungen der T-Welle

Auch die T-Wellen-Veränderungen können spezifischer Natur sein und Rückschlüsse auf bestimmte pathologische Situationen zulassen. Es finden sich im Elektrokardiogramm folgende typische Veränderungen der T-Welle (**Abb. 16.13**):

- hohes, spitzes („zeltförmiges") T bei Hyperkaliämie
- überhöhte T-Welle bei ausgeprägtem Vagotonus („vegetatives" T)
- terminal negative T-Welle nach Myokardinfarkt (Folgestadium) mit regionaler Verteilung entsprechend Infarktbezirk
- Bei Patienten mit stattgehabtem Infarkt finden sich zudem Zeichen des abgelaufenen Infarktes am QRS-Komplex (pathologische Q-Zacke, R-Reduktion oder R-Verlust).
- negative T-Welle nach Perikarditis mit folgenden Charakteristika: alle Formen der T-Negativierung (auch Vorkommen biphasischer T-Wellen), keine Veränderungen des QRS-Komplexes, kein der Gefäßversorgung entsprechendes Verteilungsmuster
- negative T-Wellen in V_1, V_2 bei arrhythmogener rechtsventrikulärer Erkrankung, ARVD/C; Lektion 29 (S. 118)

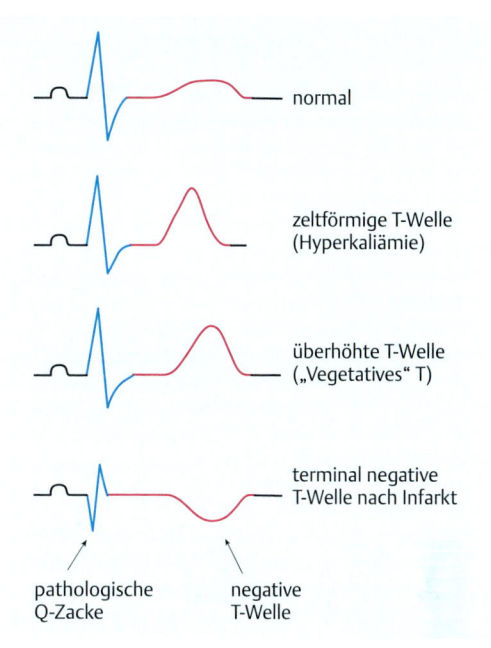

Abb. 16.13 Differenzialdiagnose von Veränderungen der T-Welle mit Darstellung charakteristischer positiver und negativer T-Wellen.

- Klinik, Anamnese und Vor-EKG sind auch hier bei der Deutung der T-Wellen-Befunde hilfreich.

Merke

ST-Strecke und T-Welle sind Ausdruck der Erregungsrückbildung in den Kammern. Für die Interpretation des Elektrokardiogramms ist eine qualitative und quantitative Analyse notwendig sowie eine regionale Beschreibung, welche EKG-Ableitungen betroffen sind. **ST-Strecken-Hebungen** kommen bei einem ST-Strecken-Hebungs-Infarkt (STEMI) vor, wobei die ST-Strecke typischerweise aus dem absteigenden Schenkel der R-Zacke hervorgeht. ST-Strecken-Hebungen bei Infarkt und Ischämie finden sich in den Ableitungen, die das vom betroffenen Koronargefäß versorgte Myokardareal repräsentieren. Eine ST-Strecken-Hebung ist auch bei akuter Perikarditis zu beobachten: Hier finden sich ST-Strecken-Hebungen, die typischerweise aus dem aufsteigenden S des QRS-Komplexes hervorgehen und die in der Regel ubiquitär zu beobachten (zumindest keinem bestimmten Koronarareal zuzuordnen) sind. Dieses Unterscheidungsmerkmal ist zwar typisch, aber nicht absolut zuverlässig.

ST-Strecken-Senkungen verlaufen aszendierend, deszendierend, muldenförmig oder horizontal und können vielfältige Ursachen haben (Ischämie, Hypertrophie, Schenkelblock, medikamentös bedingt, unspezifisch). Zur Quantifizierung der ST-Strecken-Abweichung erfolgt die Messung im Vergleich zur Isoelektrischen (Referenzlinie) 80 msek nach dem J-Punkt (Referenzzeitpunkt). Veränderungen der **T-Welle** sind ebenfalls nur z. T. spezifisch. Häufig ist die T-Welle bei vagotoner Kreislauflage hoch positiv. T-Negativierungen finden sich im Folgestadium eines Myokardinfarktes und als Endstadium einer Peri-/Myokarditis sowie bei Kammerhypertrophie. Auch T-Negativierungen können vielfältige, unspezifische Ursachen haben. Bei Veränderungen von ST-Strecke und T-Welle ist stets an Digitalis als mögliche Ursache zu denken. Anders ausgedrückt sind ST-T-Veränderungen beim digitalisierten Patienten häufig nicht sicher zu beurteilen.

EKG-Beispiele

19: präterminale T-Negativierung (S. 192)
20: terminale T-Negativierung (S. 194)
21: Digitaliseinwirkung (S. 196)

Lektion 17
Verlängerung der QT-Zeit, langes QT-Syndrom

Die QT-Zeit repräsentiert die gesamte intraventrikuläre Erregungsdauer, die von der Herzfrequenz abhängig ist. Die QT-Zeit wird zunächst als **absolute** QT-Zeit vom frühesten Punkt des QRS-Komplexes bis zum Ende der T-Welle gemessen (**Abb. 17.1**).

Als Normalwert der QT-Zeit wird ein Intervall bis maximal 550 msek angesehen. Wegen der Abhängigkeit von der Herzfrequenz kann die QT-Dauer darüber hinaus auch in Relation zur Herzfrequenz als **relative** QT-Zeit in % der Norm angegeben werden (Normalwert 80–120 %), Lektion 1 (S. 12). Von den zahlreichen Formeln, die zur Korrektur des Einflusses der Herzfrequenz auf die QT-Zeit (QT-Intervall, c = corrected for heart rate) vorgeschlagen wurden, hat sich nur die *Bazett*-Formel durchgesetzt. Deren Normalwert QTc beträgt für Männer 0,39 sek (± 15 %) und für Frauen 0,44 sek (± 15 %). Es besteht also ein geringfügiger Unterschied zwischen den Geschlechtern.

Bazett-Formel:

$$QT_c = \frac{QT(sek)}{\sqrt{RR - Intervall(sek)}}$$

Im klinischen Alltag spielt diese Formel allerdings keine Rolle.

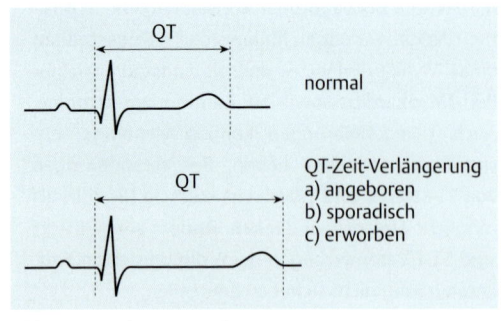

Abb. 17.1 Verlängerung der QT-Zeit.

Verlängerungen der QT-Zeit führen zum klinischen Bild des **„langen QT-Syndroms"** (LQTS). Sie können angeboren oder erworben sein aber auch sporadisch auftreten. In manchen Fällen bleiben Verlängerungen der QT-Zeit asymptomatisch (QT-Zeit-Verlängerung); in anderen (langes QT-Syndrom) gehen sie mit Schwindel, Präsynkopen, Synkopen oder akutem Kreislaufstillstand einher, der einer sofortigen Reanimation bedarf. Plötzliche Todesfälle durch Torsade-de-pointes-Tachykardien oder Kammerflimmern sind bei Patienten mit QT-Zeit-Verlängerungen gefürchtet. Auslösend für die klinische Symptomatik können seelische oder körperliche Belastungen sein; die Anfallsdauer variiert zwischen Sekunden und Minuten.

Angeborene Syndrome mit verlängerter QT-Zeit („congenital long QT-syndrome")

Seit 1957 ist ein nach *Jervell* und *Lange-Nielsen* benanntes Syndrom bekannt, das durch eine abnorme Verlängerung der QT-Zeit, oft verbunden mit tödlichen Synkopen und Innenohrschwerhörigkeit, charakterisiert ist **(„Jervell-Lange-Nielsen-Syndrom")**. Bei dem autosomal-rezessiv vererbten Syndrom sind die heterozygoten Merkmalsträger entweder klinisch unauffällig oder zeigen nur geringfügige Veränderungen der QT-Zeit.

Romano und *Ward* berichteten 1963 und 1964 über QT-Zeit-Verlängerungen ohne Innenohrschwerhörigkeit **(„Romano-Ward-Syndrom")**. Diese Form des QT-Syndroms wird autosomal-dominant vererbt. Klinisch auffällig werden Patienten mit angeborenem QT-Syndrom vor allem durch synkopale Anfälle, die am häufigsten in der frühen Kindheit beginnen. In manchen Fällen ist die Symptomatik weniger deutlich und es werden lediglich Phasen von Schwindel oder Palpitationen beobachtet. Ursache dieser Symptomatik sind in der Regel ventrikuläre Tachykardien, die als **„Torsade-de-pointes-Tachykardien"** („Spitzenumkehr-Tachykardien") bezeichnet werden und eine charakteristische Morphologie haben (s. u.).

Erworbene Syndrome mit verlängerter QT-Zeit („acquired long QT-syndrome")

Neben den seltenen angeborenen QT-Syndromen wird eine Verlängerung der QT-Zeit vor allem als erworbene Form beobachtet. Die Ursache von QT-Zeit-Verlängerungen sind vielfältig und häufig iatrogen. Hier spielen vor allem Antiarrhythmika der Klassen I und III nach Vaughan-Williams eine entscheidende Rolle. Andere Medikamente, welche die Repolarisation beeinflussen und zu einer Verlängerung der QT-Zeit führen, sind vor allem Psychopharmaka oder auch Antibiotika. Die Häufigkeit von Torsade-de-pointes-Tachykardien durch antiarrhythmisch medikamentös bedingte QT-Zeit-Verlängerung wird mit ca. 2–4 % angenommen. Aber auch Wirkstoffe, die eine Hypokaliämie induzieren (z. B. Diuretika, Laxanzien, Glycyrrhizin [Lakritzzubereitungen]) und dadurch zu QT-Zeit-Verlängerungen und Torsade-de-pointes-Tachykardien führen können, sind bekannt – und müssen als „klassische Vertreter" von medikamentös bedingten QT-Zeit-Verlängerungen angesehen werden. Kardiale und andere nichtkardiale Ursachen von QT-Zeit-Verlängerungen werden eher selten beobachtet. Sie sind im Folgenden zusammengestellt.

Häufigste Ursachen von erworbenen QT-Zeit-Verlängerungen:

Pharmaka
- Antiarrhythmika der Klasse I (Chinidin, Disopyramid, Flecainid)
- Antiarrhythmika der Klasse III (Sotalol, Amiodaron)
- Antidepressiva (tri- und tetrazyklisch)
- antimikrobielle Substanzen (Erythromycin, Cotrimoxazol)
- Phenothiazine
- Antihistaminika

Erkrankungen des ZNS
- Subarachnoidalblutung
- Ventrikeleinbruch

Kardiale Erkrankungen
- Myokardinfarkt – akutes Infarktstadium – Verlauf nach transmuralem Infarkt
- Mitralklappenprolaps
- Rhythmusstörungen
  - ausgeprägte Bradykardie
  - Sinusknoten-Syndrom
  - AV-Blockierungen (II°/III°)

Elektrolytstörungen
- Hypokaliämie
- Hypomagnesiämie
- Hypokalziämie
- während und nach neurochirurgischer Operation
- Enzephalitis
- schwere Hypothermie

Fehl- oder Mangelernährung
- Anorexia nervosa
- chronischer Alkoholabusus

Sporadisches QT-Syndrom

Eine Sonderform des QT-Syndroms, das nicht angeboren ist und ohne Innenohrschwerhörigkeit einhergeht, wird als „sporadisches QT-Syndrom" bezeichnet.

Torsade-de-pointes-Tachykardie bei langem QT-Syndrom

Unabhängig von der Ursache werden als elektrophysiologisches Korrelat der Synkopen bei QT-Zeit-Verlängerung ventrikuläre Tachykardien angesehen, die meistens in Form einer „Torsade-de-pointes-Tachykardie" auftreten („Spitzenumkehr-Tachykardien"); auch Kammerflimmern wurde bei Patienten mit angeborenen oder erworbenen QT-Syndromen nachgewiesen. Die Torsade-de-pointes-Tachykardie (TdP), die pathophysiologisch durch frühe Nachdepolarisationen bei einer abnormen Verlängerung der Aktionspotenzialdauer hervorgerufen wird, ist durch typische EKG-Kriterien charakterisiert (**Abb. 17.2**):

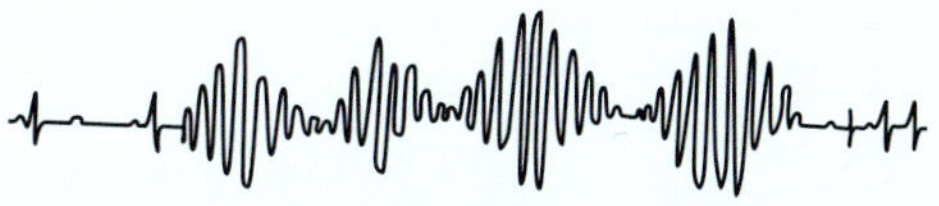

Abb. 17.2 Torsade-de-pointes-Tachykardie („Spitzenumkehr-Tachykardie") bei QT-Zeit-Verlängerung.

Lektion 17 — Verlängerung der QT-Zeit, langes QT-Syndrom

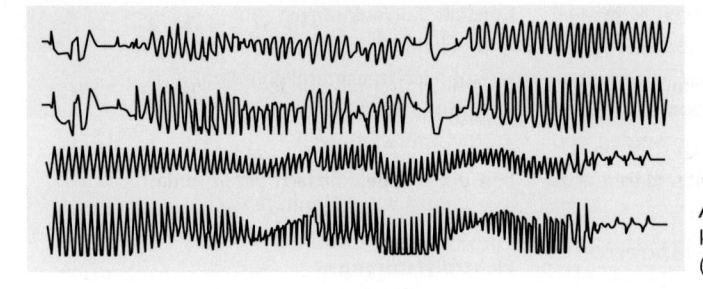

Abb. 17.3 Torsade-de-pointes-Tachykardie bei angeborenem QT-Syndrom („Romano-Ward"-Syndrom).

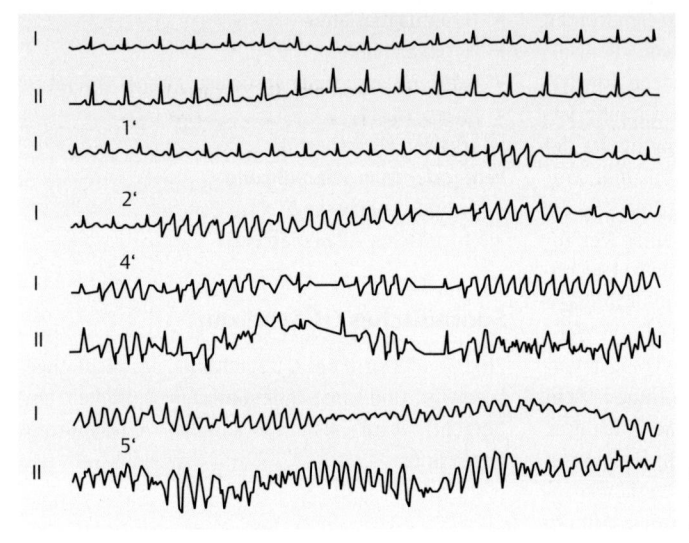

Abb. 17.4 Torsade-de-pointes-Tachykardie bei erworbenem QT-Syndrom (nach Applikation von Ajmalin).

- Verlängerung der absoluten QT-Zeit (> 550 msek) vor Beginn der TdP
- breiter QRS-Komplex (≥ 120 msek)
- wechselnde Undulationen der QRS-Komplex-Vektoren um die isoelektrische Linie
- Torsionsbewegungen der R-Zacken um die Grundlinie nach 5–10 Aktionen

Die Torsade-de-pointes-Tachykardie ist eine lebensgefährliche Rhythmusstörung, die bei Patienten mit QT-Syndromen gleichermaßen bei angeborenen oder erworbenen Formen zu beobachten ist (**Abb. 17.3**, **Abb. 17.4**). Sie kann spontan terminieren, aber auch persistieren und in Kammerflimmern degenerieren.

> **Merke**
>
> Die **QT-Zeit** repräsentiert die gesamte intraventrikuläre Erregungsdauer; sie ist von der Herzfrequenz abhängig. Messungen der QT-Zeit werden als absolute QT-Zeit, relative QT-Zeit und frequenzkorrigierte QT-Zeit QTc vorgenommen. **Normwerte** sind:
> - absolute QT-Zeit: maximal 550 msek
> - relative QT-Zeit: 80–120 % der Norm
> - frequenzkorrigierte QT-Zeit QTc:
>   - QTc Männer: 0,39 sek (± 15 %)
>   - QTc Frauen: 0,44 sek (± 15 %).
>
> Syndrome mit verlängerter QT-Zeit können angeboren oder erworben sein, aber auch sporadisch auftreten. **Angeborene** QT-Syndrome können ohne („Romano-Ward-Syndrom") oder mit Innenohrschwerhörigkeit („Jervell-Lange-Nielsen-Syndrom") einhergehen. **Erworbene** QT-Syndrome können kardiale oder extrakardiale Ursachen haben und werden vielfach durch Antiarrhythmika, Psychopharmaka oder Antibiotika hervorgerufen. Elektrokardiografische Befunde der für QT-Zeit-Verlängerung typischen **Torsade-de-pointes-Tachykardie** (TdP) sind:
> - Verlängerung der QT-Zeit (> 550 msek) vor Beginn der TdP
> - breiter QRS-Komplex (≥ 120 msek)
> - wechselnde Undulationen der QRS-Komplex-Vektoren um die isoelektrische Linie
> - Torsionsbewegungen der R-Zacken um die Grundlinie nach 5–10 Aktionen.

EKG-Beispiele

22: langes QT-Syndrom (S. 198)

Lektion 18

Hypertrophie-Zeichen

Unter chronischer Druck- oder Volumenbelastung kommt es zu einer **Hypertrophie** der Herzmuskulatur. Als Ursachen der **Druckbelastung** sind die arterielle Hypertonie (Druckbelastung im großen Kreislauf) und die pulmonale Hypertonie (Druckbelastung im kleinen Kreislauf, z. B. bei chronisch obstruktiver Lungenerkrankung) zu nennen. Demgegenüber sind Hypertrophien durch **Volumenbelastung** eher seltener; als Ursache sind hier vor allem die Insuffizienz von Aorten- oder Mitralklappe sowie arterio-venöse Shuntvitien zu nennen.

Auch wenn das EKG sicher nicht (mehr) die Methode der Wahl zur Beurteilung einer Hypertrophie ist (hier spielen vor allem echokardiografische Untersuchungstechniken eine besondere Rolle), sind aus dem Elektrokardiogramm wichtige Informationen zu Links-, Rechts- oder biventrikulärer Hypertrophie abzuleiten. Bei einer Hypertrophie des Herzens kommt es zu charakteristischen elektrokardiografischen Veränderungen, die von Art und Ausmaß sowie dem Ort der Hypertrophie abhängen:
- **charakteristischer Lagetyp** durch Abweichung der elektrischen Herzachse infolge Form- und Lageänderung des hypertrophierten Herzens und durch hypertrophiebedingte Massenzunahme der Herzmuskulatur
- **hohe R-Amplituden** durch Vermehrung der Muskelmasse
- Erregungsleitungsverzögerung und **Veränderungen der ST-Strecke** durch Zunahme der Wandstärke

Je nachdem, welche Kammer von der Mehrbelastung betroffen ist, unterscheidet man eine linksventrikuläre Hypertrophie, eine rechtsventrikuläre Hypertrophie und eine biventrikuläre Hypertrophie.

Linksventrikuläre Hypertrophie

Bei der linksventrikulären Hypertrophie kommt es zu einer Drehung der Herzachse nach links, sodass in der Regel ein **Linkstyp** oder **überdrehter Linkstyp** vorliegt; Abb. 18.1, Lektionen 5 (S. 25) und 6 (S. 29). Durch Zunahme linksventrikulärer Muskelmasse kommt es in den linksgerichteten Ableitungen I, aVL, V_5 und V_6 zu einer **Zunahme der R-Amplituden** (Abb. 18.1).

Demgegenüber kommt es zu einem reziproken Verhalten in den Ableitungen, die vom linken Ventrikel abgewendet sind: tiefe S-Zacken in V_1–V_3, III–aVF (**Abb. 18.1**, **Abb. 18.2**).

Basierend auf diesem Grundprinzip ist für die linksventrikuläre Hypertrophie eine Messgröße erarbeitet worden, die als **Sokolow-Lyon-Index** bezeichnet wird:

Es wird die größte R-Zacke in V_5 oder V_6 ausgemessen und die größte S-Zacke in V_1 oder V_2 bestimmt (**Abb. 18.3b**). Die Summe von S (V_1 oder V_2) + R (V_5 oder V_6) wird als Sokolow-Lyon-Index bezeichnet. Erreicht der Sokolow-Lyon-Index einen Wert ≥ 3,5 mV, so ist dies als Zeichen für eine linksventrikuläre Hypertrophie anzusehen.

Ein anderer Index, der als Hinweis für eine Hypertrophie angesehen wird, ist der **Lewis-Index**, der aus den Ableitungen der Frontalebene (Extremitätenableitungen) gebildet wird (**Abb. 18.3a**). Bei diesem Index werden die Amplituden von R- und S-Zacken nach folgender Formel addiert bzw. subtrahiert:

$$R_I + S_{III} - R_{III} - S_I$$

Ist dieser Wert ≥ 1,7 mV, kann eine linksventrikuläre Hypertrophie angenommen werden.

Weitere Zeichen der Linksherzhypertrophie sind eine Verzögerung des **oberen Umschlagpunktes**

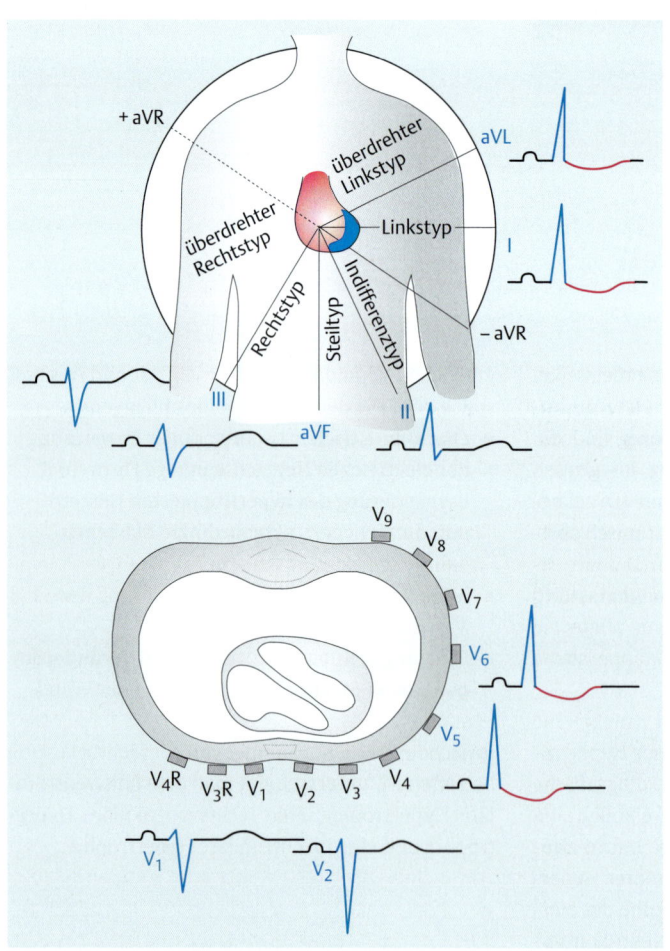

Abb. 18.1 Schematische Darstellung der morphologischen Veränderungen bei linksventrikulärer Hypertrophie in Relation zu Veränderungen der entsprechenden EKG-Ableitungen.

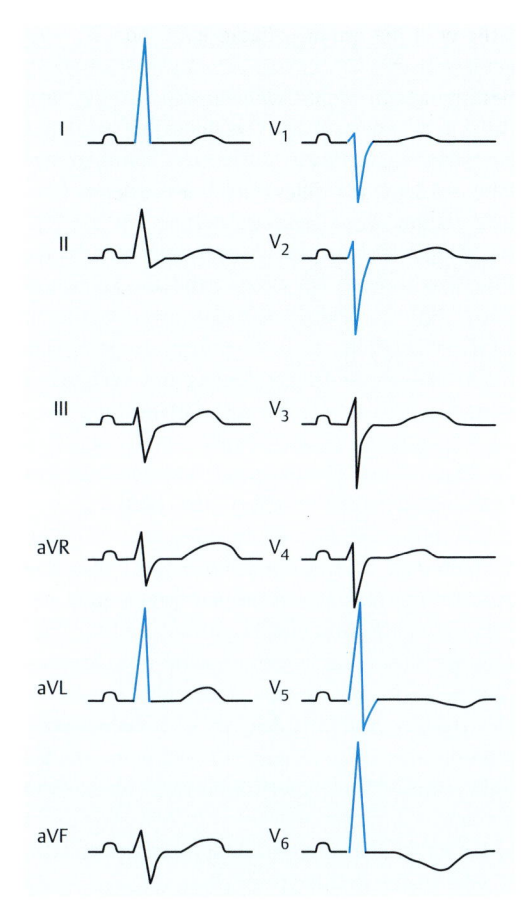

Abb. 18.2 Elektrokardiografische Befunde bei linksventrikulärer Hypertrophie.

a Lewis-Index *b* Sokolow-Lyon-Index

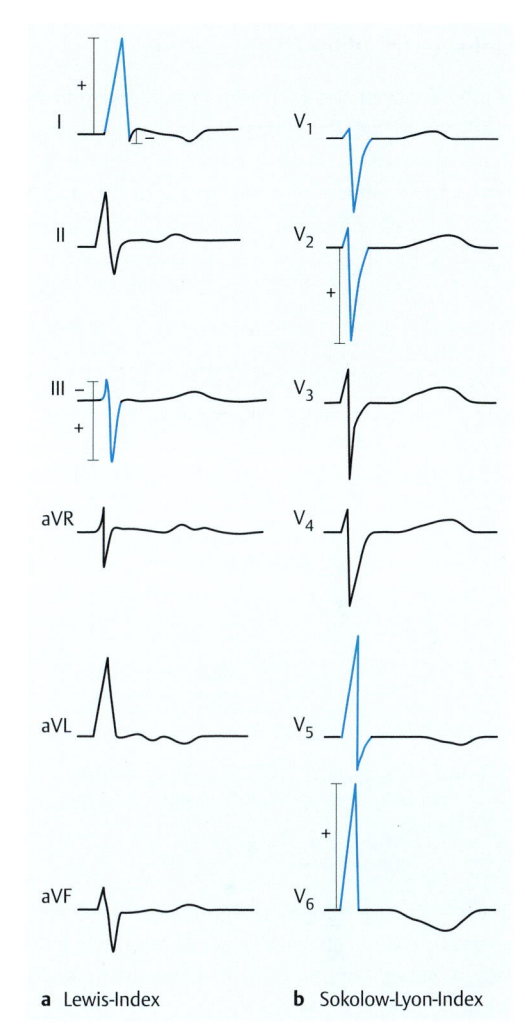

Abb. 18.3 a, b Bestimmung des Sokolow-Lyon-Index **(b)** und des Lewis-Index **(a)** bei linksventrikulärer Hypertrophie.

(OUP) in V_6 auf 0,06 sek oder mehr (gemessen vom Beginn des QRS-Komplexes bis zur Spitze von R) und eine nach oben konvexe ST-Senkung, die mit zunehmender Hypertrophie stärker ausgeprägt ist, EKG-Beispiel 23 (S. 200). Bei schweren Formen der linksventrikulären Hypertrophie kommt es zu zusätzlichen Zeichen der **„Linksschädigung"** in den nach links gerichteten Ableitungen (**Abb. 18.4**):

- ST-Strecken-Senkung (deszendierender Verlauf)
- T-Negativierung (zunächst präterminale T-Welle, dann terminale T-Welle)
- Zunahme der QRS-Dauer

Rechtsventrikuläre Hypertrophie

Bei der rechtsventrikulären Hypertrophie kommt es zu einer Drehung der Herzachse nach rechts, sodass je nach Hypertrophiestadium ein Steil-, Rechts- oder überdrehter Rechtstyp vorliegt (**Abb. 18.5**).

Durch Zunahme rechtsventrikulärer Muskelmasse kommt es zu einer **Zunahme der R-Amplituden** in den rechtsgerichteten Ableitungen III, aVF, V_1 und V_2 (**Abb. 18.6**).

Man findet ein reziprokes Verhalten in den Ableitungen, die vom rechten Ventrikel abgewendet sind mit tiefen S-Zacken in V_5 und V_6, I und aVL (**Abb. 18.6**).

Auch für die rechtsventrikuläre Hypertrophie ist eine Messgröße (Sokolow-Lyon-Index) erarbeitet worden, die folgende Bedingungen erfüllen muss (**Abb. 18.7**): Für den **Sokolow-Lyon-Index** werden wie bei der linksventrikulären Hypertrophie die Ableitungen V_1 und V_2 bzw. V_5 und V_6 analysiert.

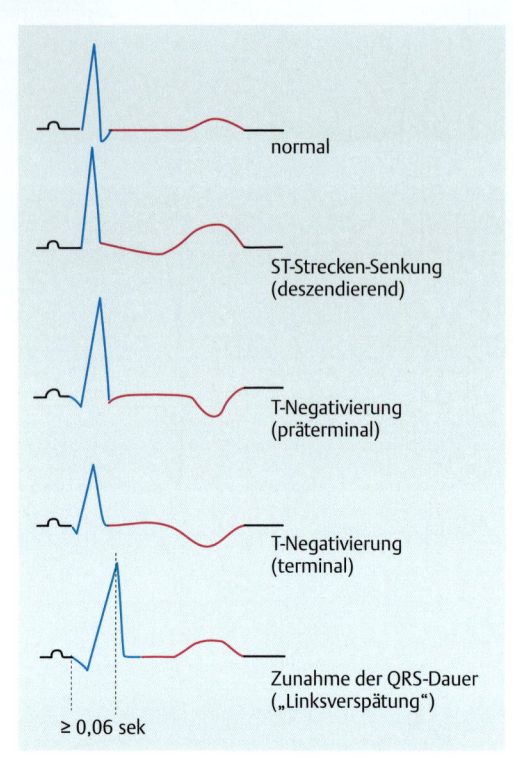

Abb. 18.4 Darstellung der elektrokardiografischen Befunde einer Linksherzschädigung bei linksventrikulärer Hypertrophie.

(Labels in figure, top to bottom: normal; ST-Strecken-Senkung (deszendierend); T-Negativierung (präterminal); T-Negativierung (terminal); Zunahme der QRS-Dauer („Linksverspätung"); ≥ 0,06 sek)

Der Sokolow-Lyon-Index spricht für eine Rechtshypertrophie, wenn die Summe der R-Amplitude in V_1 oder V_2 mit der Amplitude der S-Zacke in V_5 oder V_6 ≥ 1,05 mV beträgt.

Bei schweren Formen der rechtsventrikulären Hypertrophie können in den nach rechts gerichteten Ableitungen V_1 und V_2 die folgenden **zusätzlichen elektrokardiografischen Befunde** nachgewiesen werden (**Abb. 18.8**):

- ST-Strecken-Senkung (deszendierender Verlauf)
- T-Negativierung (zunächst präterminal, dann terminal)
- Intraventrikuläre Leitungsverzögerung mit Entwicklung einer Rechtsverspätung oder eines Rechtsschenkelblocks (rsR'-Komplex in V_1) Als Rechtsverspätung bezeichnet man dabei eine abnorme Verlängerung des Intervalls vom Beginn des QRS-Komplexes bis zum Beginn der endgültigen Negativitätsbewegung V_1 (0,04 sek bzw. 40 msek oder mehr).

Biventrikuläre Hypertrophie

Biventrikuläre Hypertrophien sind häufig Ausdruck schwerer kardialer Erkrankungen, bei denen es zunächst zur Hypertrophie einer Kammer und dann sekundär zur Hypertrophie der anderen Kammer kommt. Ein klassisches Beispiel für die Entwicklung einer biventrikulären Hypertrophie ist die Mitralinsuffizienz: Bei diesen Patienten kommt es durch die Volumenbelastung des linken Ventrikels zunächst zur linksventrikulären Hypertrophie, dann durch chronische Lungenstauung mit sekundärer pulmonaler Hypertension zur Entwicklung auch einer rechtsventrikulären Hypertrophie, sodass im Spätstadium der Erkrankung das Bild einer biventrikulären Hypertrophie vorliegt (**Abb. 18.9**).

Die elektrokardiografische Diagnose ist häufig schwierig, da sich die Befunde von links- bzw. rechtsventrikulärer Hypertrophie gegenseitig aufheben. Folglich kann eine biventrikuläre Hypertrophie im Elektrokardiogramm **ohne** charakteristische Befunde einhergehen. Häufig überwiegen die elektrokardiografischen Zeichen der **Linkshypertrophie**, die aber verbunden sind mit **Befunden, die bei linksventrikulärer Hypertrophie nicht beobachtet** werden:

- nicht typischer Lagetyp: Steiltyp, Rechtstyp oder überdrehter Rechtstyp
- hohe R-Amplituden in den Ableitungen V_1 und V_2
- R/S-Relation in V_1, V_2 > 1
- P-dextroatriale

Überwiegen die elektrokardiografischen Zeichen der **Rechtshypertrophie**, sind folgende Befunde für das Vorliegen einer **zusätzlichen Hypertrophie der linken Kammer** verdächtig:

- nicht typischer Lagetyp: Linkstyp oder überdrehter Linkstyp
- hohe R-Amplituden in V_5 und V_6 bei hohen R-Amplituden in V_1–V_4
- P-sinistroatriale

Hypertrophie-Zeichen **Lektion 18**

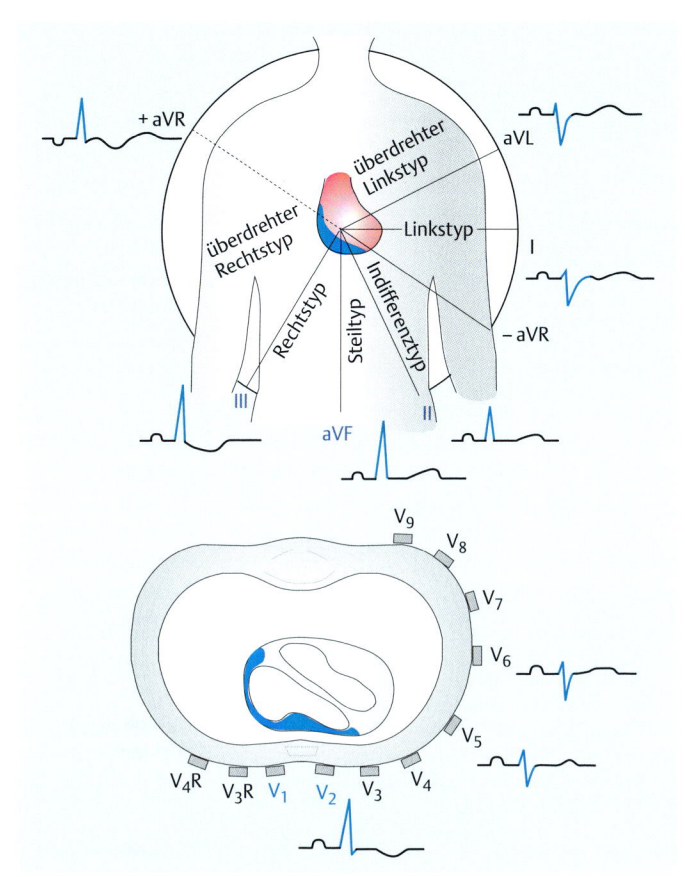

Abb. 18.5 Schematische Darstellung der morphologischen Veränderungen bei rechtsventrikulärer Hypertrophie in Relation zu Veränderungen der entsprechenden EKG-Ableitungen.

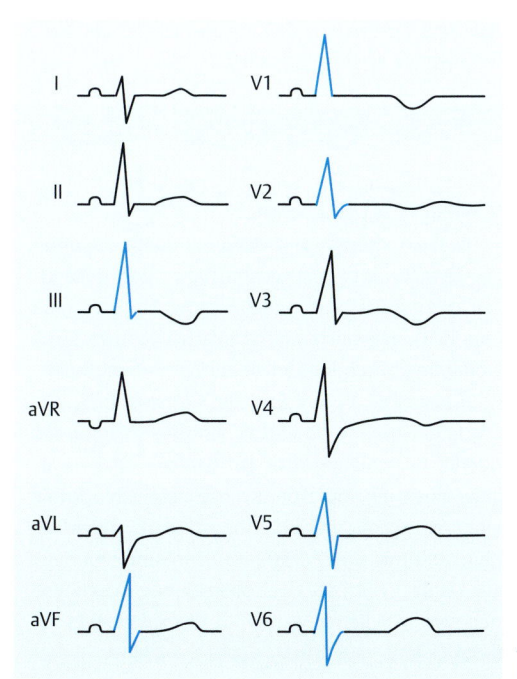

Abb. 18.6 Elektrokardiografische Befunde bei rechtsventrikulärer Hypertrophie.

Lektion 18 Hypertrophie-Zeichen

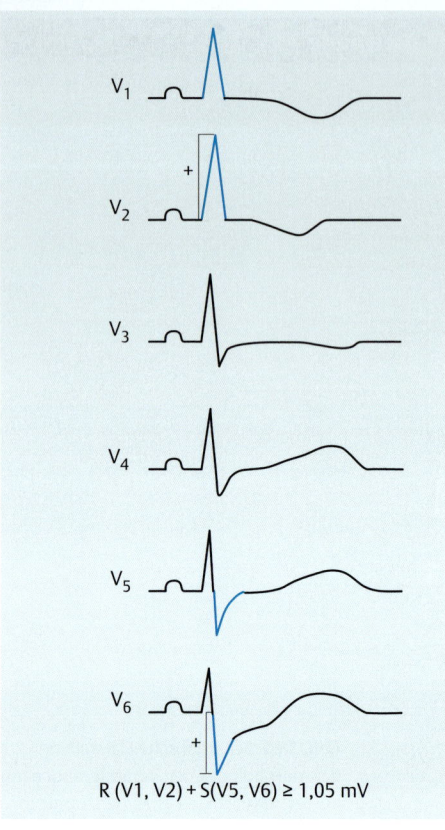

Abb. 18.7 Bestimmung des Sokolow-Lyon-Index bei rechtsventrikulärer Hypertrophie.

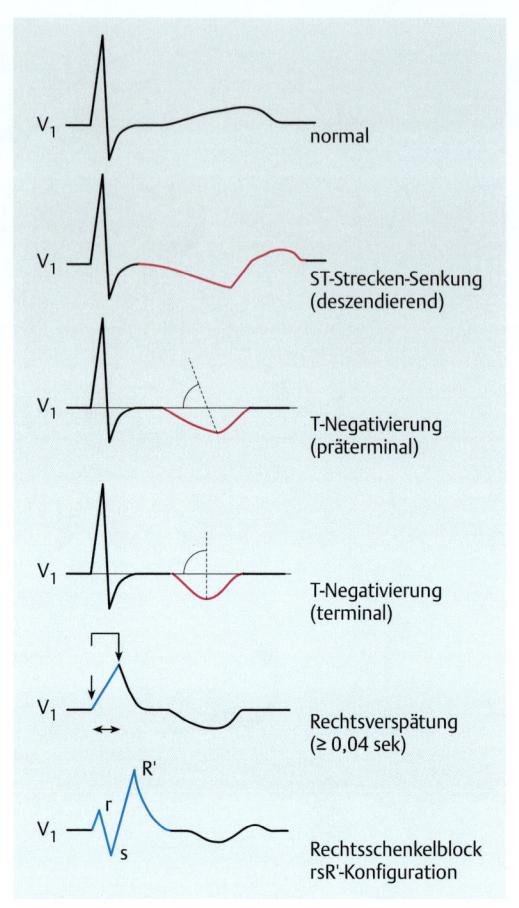

R (V1, V2) + S(V5, V6) ≥ 1,05 mV

Abb. 18.8 Elektrokardiografische Befunde bei schwerer rechtsventrikulärer Hypertrophie.

Merke

Hypertrophien von linkem und/oder rechtem Ventrikel gehen mit charakteristischen elektrokardiografischen Zeichen einher, die vor allem QRS-Komplex und/oder ST-Strecke betreffen. Bei der **Linksherzhypertrophie** ist die elektrische Herzachse zunächst normal, bei zunehmender Hypertrophie dreht sie gegen den Uhrzeigersinn nach links. Der QRS-Komplex zeigt hohe Amplituden in den linksventrikulären Ableitungen und tiefe S-Zacken in den rechtspräkordialen Ableitungen. Der obere Umschlagpunkt ist in V_6 auf 0,06 sek oder mehr verzögert (gemessen vom Beginn des QRS-Komplexes bis zur Spitze von R). Die ST-Strecke verändert sich mit zunehmender Hypertrophie, ist abgesenkt mit konvexer Seite nach oben. Oft findet man eine gleichzeitige Vergrößerung des linken Vorhofs mit P-sinistroatriale. Der Sokolow-Lyon-Index (S in V_1, V_2 + R in V_5, V_6) ist ≥ 3,5 mV.

Die **Rechtsherzhypertrophie** ist durch Zunahme der Muskelmasse des rechten Ventrikels gekennzeichnet, sodass mit zunehmender Hypertrophie eine Achsenabweichung nach rechts auftritt. Elektrokardiografisch kommt es zur Entstehung hoher R-Zacken in V_1, V_2 und zu tiefen S-Zacken in V_5, V_6. Oft findet man in V_1 und V_2 eine Verspätung des oberen Umschlagpunktes auf 0,04 sek oder mehr, bzw. einen inkompletten Rechtsschenkelblock mit einer rsR'-Konfiguration. Eine schwere Hypertrophie geht mit einer ST-Strecken-Senkung und Konvexität der ST-Strecke nach oben einher; man findet negative T-Wellen in V_1 und V_2. Der Sokolow-Lyon-Index (R in V_1, V_2 + S in V_5, V_6) ist ≥ 1,05 mV.

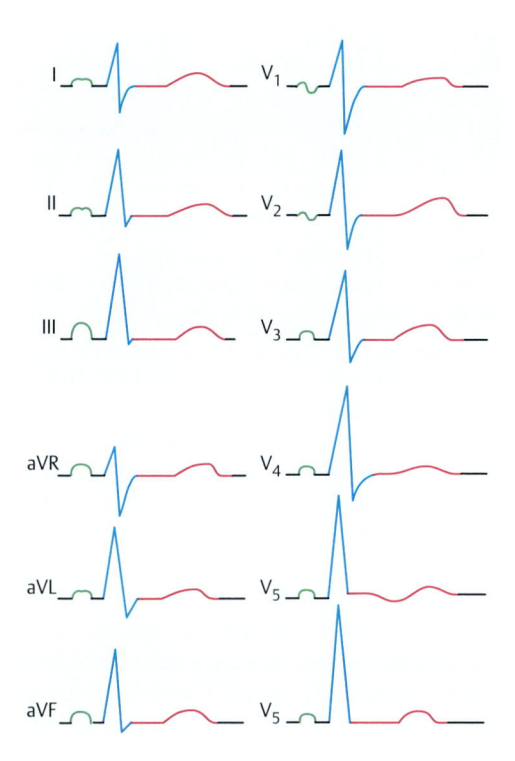

Abb. 18.9 Elektrokardiografische Befunde bei biventrikulärer Hypertrophie.

Lektion 19

EKG bei ST-Strecken-Hebungs-Myokardinfarkt: Diagnose und Stadieneinteilung

EKG-Beispiele

23: Linksherzhypertrophie (S. 200)
24: Rechtsherzhypertrophie (S. 202)

Die frühe elektrokardiografische Diagnose eines akuten Myokardinfarktes spielt heute eine besondere Rolle, da schnelle interventionelle Verfahren mit Rekanalisation verschlossener Koronargefäße bei rechtzeitiger Diagnosestellung für den Patienten von großem Nutzen sein können. Durch die breite Verfügbarkeit von Herzkatheterlabors und gut organisierter Rettungssysteme kommt vor allem der unverzüglichen und sicheren Diagnose eines Herzinfarktes große Bedeutung zu.

Die Nomenklatur des akuten Myokardinfarktes (MI) hat sich in den letzten Jahren unter den Möglichkeiten der Labordiagnostik (herzmuskelspezifische Troponine) verändert. Unter dem Oberbegriff des „akuten Koronarsyndroms" (ACS) werden vor allem der ST-Strecken-Hebungs-Infarkt (STEMI) und der Nicht-ST-Strecken-Hebungs-Infarkt (NSTEMI) voneinander abgegrenzt. Der akute **ST-Strecken-Hebungs-Infarkt** wird durch ST-Strecken-Hebungen diagnostiziert, während beim **Nicht-ST-Strecken-Hebungs-Infarkt** keine ST-Strecken-Hebungen vorliegen, das Troponin aber erhöht ist und somit die Infarktdiagnose erlaubt.

Da die therapeutischen Strategien für STEMI und NSTEMI unterschiedlich sind, kommt der EKG-Beurteilung und den vorliegenden EKG-Befunden eine entscheidende Rolle zu. Die EKG-Veränderungen liegen beim akuten ST-Strecken-Hebungs-Myokardinfarkt lange **vor jedem Enzymanstieg** vor, sodass bei korrekter EKG-Befundung (und erfolgter Diagnose) sehr viel Zeit bis zur revaskularisierenden Therapie gespart werden kann. In dieser Lektion zeigen wir die elektrokardiografischen Phänomene des klassischen akuten Myokardinfarktes mit ST-Strecken-Hebung und Ausbildung pathologischer Q-Zacken im Verlauf. Die Begriffspaare „transmuraler Myokardinfarkt" und „intramuraler Myokardinfarkt" sowie „Q-Wellen-Infarkt" und „Non-Q-Infarkt" kommen in dieser Nomenklatur **nicht** mehr vor. Die Gründe für diese Nomenklatur waren:

- die Möglichkeit der laborchemischen Bestimmung muskelspezifischer Enzyme (Troponine)
- die Erkenntnis, dass die elektrokardiografische Differenzierung von transmuralem und nicht-transmuralem Infarkt im Einzelfalle mit dem morphologischen Substrat nicht immer übereinstimmte
- neue Erkenntnisse zu prognostischen Implikationen der beiden neuen Myokardinfarktklassen

Neben der **Diagnose** eines akuten Myokardinfarktes erlaubt das Elektrokardiogramm eine Abschätzung von **Infarktstadium, Infarktgröße** und **Lokalisation des Infarktareals**. Die Beurteilung von Infarktlokalisation und Infarktgröße ist in Lektion 20 (S. 82) dargestellt. Das 12-Kanal-Elektrokardiogramm ermöglicht ein exaktes Abbild der Ausdehnung des Myokardinfarktes.

In dieser Lektion sind die elektrokardiografischen Veränderungen beim klassischen akuten Myokardinfarkt mit Ausbildung von ST-Strecken-Elevationen und pathologischen Q-Zacken beschrieben. Der weitere Ablauf, der postakut zu einer elektrokardiografischen Stadieneinteilung führt, hängt naturgemäß von der Ausgangssituation ab. Die Nomenklatur STEMI und NSTEMI ist eine ausgesprochene Nomenklatur der **Akutphase**.

Elektrokardiografische Befunde bei akutem ST-Strecken-Hebungs-Myokardinfarkt

Ein ST-Strecken-Hebungs-Myokardinfarkt (STEMI) verläuft in mehreren Stadien, die in **akutes Stadium** (Initialstadium), **Folgestadium** (Zwischenstadium) und **chronisches Stadium** (Endstadium) gegliedert werden können. Jedes Stadium geht mit charakteristischen elektrokardiografischen Befunden einher, die ST-Strecke, QRS-Komplex und T-Welle betreffen.

Initialstadium

Das früheste Stadium, das elektrokardiografisch im Ablauf eines Myokardinfarktes erfasst werden kann, ist im EKG durch ein **„Erstickungs-T"** (Ausdruck einer beträchtlichen subendokardialen Durchblutungsstörung) charakterisiert (**Abb. 19.1**). Das „Erstickungs-T" ist eine hochpositive, schmale T-Welle, die nur **sehr kurz** nachzuweisen ist und daher eher ausnahmsweise registriert wird. Sie ist bei Beseitigung der Ischämie völlig reversibel.

Das in der Regel im Initialstadium erste erfasste elektrokardiografische Zeichen des akuten ST-Strecken-Hebungs-Infarktes ist daher meistens nicht das „Erstickungs-T", sondern die **ST-Strecken-Hebung**, die mit einer positiven T-Welle (in sehr ausgeprägten Fällen in Form einer monophasischen Deformierung) verbunden ist. Die ST-Strecken-Hebung ist in den Ableitungen nachzuweisen, die das Infarktareal repräsentieren. Sie geht dabei typischerweise aus dem **absteigenden Schenkel der R-Zacke** hervor und zeigt fast immer eine nach oben verlaufende **konvexe** Form (**Abb. 19.2**). Die Hebungen sind bei einer Ausprägung in den Extremitätenableitungen ≥ 0,1 mV (1 mm) und in den Brustwandableitungen ≥ 0,2 mV (2 mm) diagnostisch wegweisend. Neueste Erkenntnisse belegen, dass aus dem 12-Kanal-Oberflächen-Elektrokardiogramm in mehr als 90 % der Fälle der Ort der Koronarläsion sicher festge-

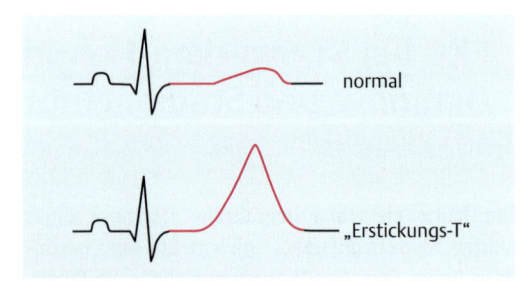

Abb. 19.1 Elektrokardiografische Befunde im akuten Infarktstadium: Erstickungs-T.

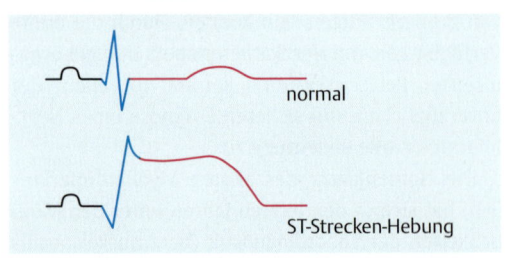

Abb. 19.2 Elektrokardiografische Befunde im akuten Infarktstadium: Hebung der ST-Strecke.

legt werden kann. Das ist besonders bei proximalen Koronargefäßverschlüssen von großer Bedeutung. Diese EKG-Interpretation ist allerdings komplex, erfordert umfassende EKG-Kenntnisse und soll deshalb an dieser Stelle nicht weiter besprochen werden. Dem Interessierten sei die weiterführende Literatur dazu empfohlen.

Die T-Welle ist während des akuten Infarktstadiums nicht immer nachweisbar bzw. von der ST-Strecken-Hebung abgrenzbar. Beim akuten ST-Strecken-Hebungs-Infarkt kommt es zwischen gesundem Gewebe und Infarktareal zu Potenzialdifferenzen und der **Vektor** der elektrischen Erregung ist **auf das Infarktgebiet** gerichtet (**Abb. 19.3**).

Alle Ableitungen, die über dem Infarktgebiet liegen, zeigen daher ST-Strecken-Hebungen, während die dem Infarktgebiet gegenüberliegenden Ableitungen **reziproke ST-Strecken-Senkungen** aufweisen (**Abb. 19.4**, **Abb. 19.5**).

Finden sich primär nur Senkungen der ST-Strecke, so entspricht dies bei gegebener Symptomatik und Labordiagnostik einem Non-ST-Strecken-Elevations-Infarkt (NSTEMI), nach alter Nomenklatur

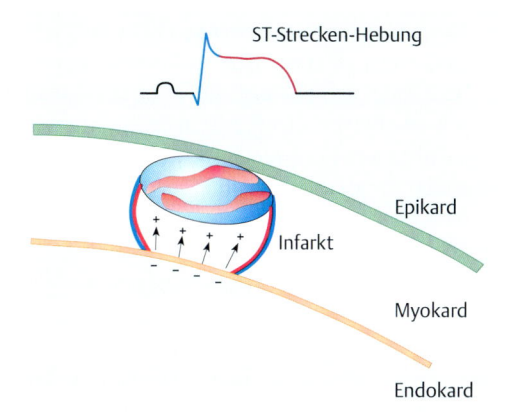

Abb. 19.3 Pathophysiologischer Mechanismus der ST-Strecken-Hebung im akuten Infarktstadium. Die Pfeile kennzeichnen den Vektor der elektrischen Erregung, der auf das Infarktgebiet gerichtet ist.

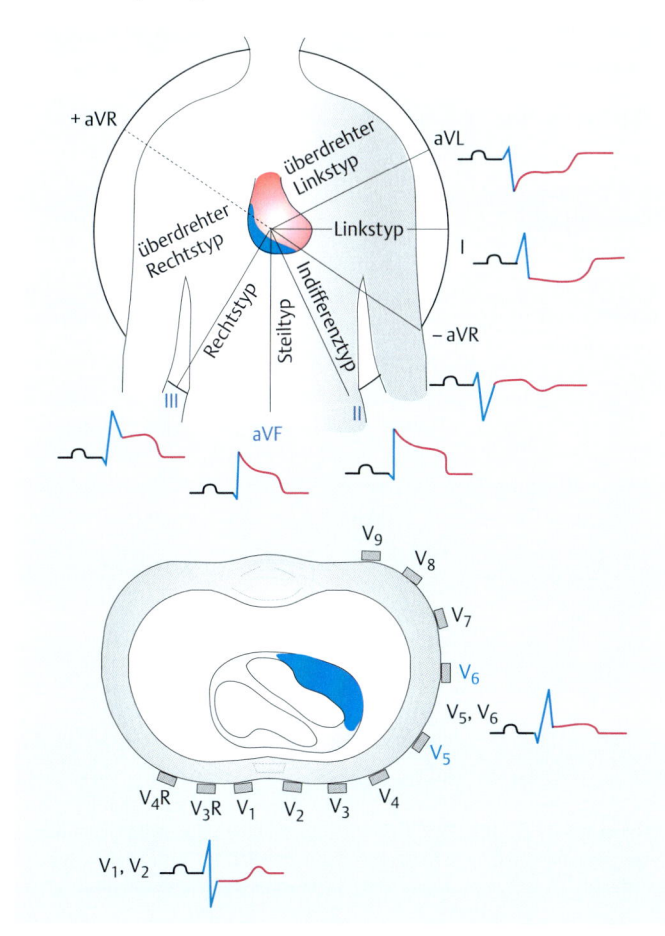

Abb. 19.4 Schematische Darstellung der charakteristischen Befunde bei inferolateralem ST-Strecken-Hebungs-Myokardinfarkt.

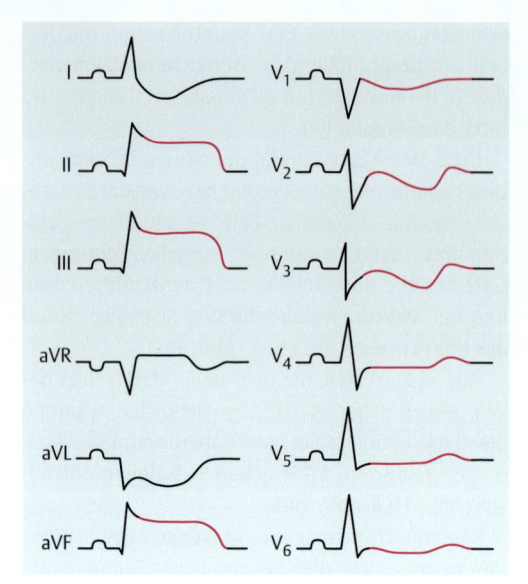

Abb. 19.5 Elektrokardiografische Befunde im akuten Infarktstadium (ST-Strecken-Hebung) bei inferiorem Myokardinfarkt.

einem nicht transmuralen (subendokardialen) Infarkt.

Zwischenstadium und Folgestadium

Das **Zwischenstadium** eines ST-Strecken-Hebungs-Myokardinfarktes beginnt – falls keine Intervention mit dem Ergebnis einer frühen Reperfusion durchgeführt wird – nach einigen Tagen und geht dann in das **Folgestadium** über, welches mehrere Wochen andauern kann. Dieses Stadium ist gekennzeichnet durch charakteristische elektrokardiografische Befunde, die in den Ableitungen zu beobachten sind, die dem Infarktareal zugeordnet werden können (**Abb. 19.6**):

- schrittweise Rückbildung der ST-Strecken-Hebung
- Zunehmende **T-Negativierung** mit Ausbildung einer zunächst präterminalen T-Negativierung. Diese kann sich zu einer spitz-negativen T-Welle weiterentwickeln, kann aber auch als präterminal negatives T mit vorangehender deszendierender ST-Strecken-Senkung längerfristig persistieren.
- **R-Verlust** (R-Reduktion)
- **Q-Zacken**-Bildung

Endstadium

Das Endstadium eines ST-Strecken-Hebungs-Myokardinfarktes geht mit der Konsolidierung der Infarktnarbe einher und ist im Elektrokardiogramm lebenslang nachzuweisen (elektrokardiografische Zeichen des „alten Infarktes"), **Abb. 19.7**.

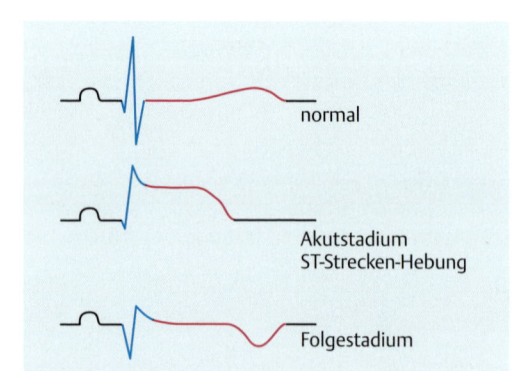

Abb. 19.6 Elektrokardiografische Befunde im Folgestadium eines ST-Strecken-Hebungs-Infarktes: Ausbildung einer pathologischen Q-Zacke mit R-Reduktion/Verlust und terminal negativer T-Welle.

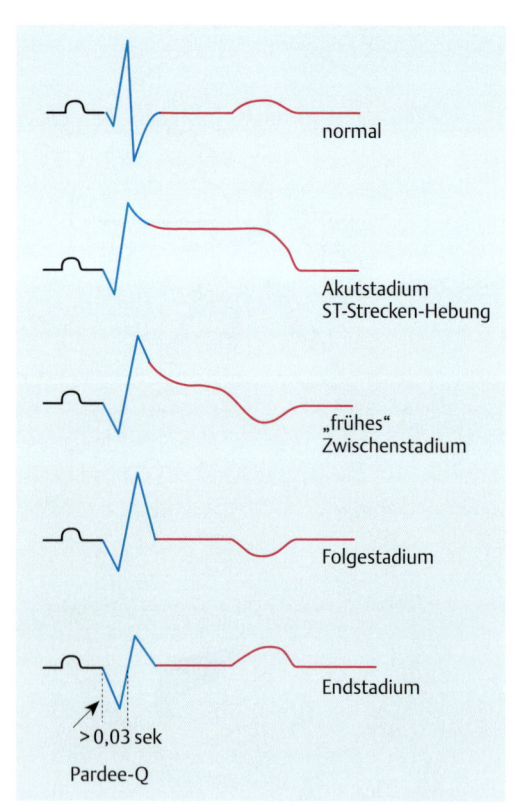

Abb. 19.7 Elektrokardiografische Befunde im Endstadium eines ST-Strecken-Hebungs-Infarktes: Ausbildung einer pathologischen Q-Zacke mit R-Reduktion und positiver T-Welle.

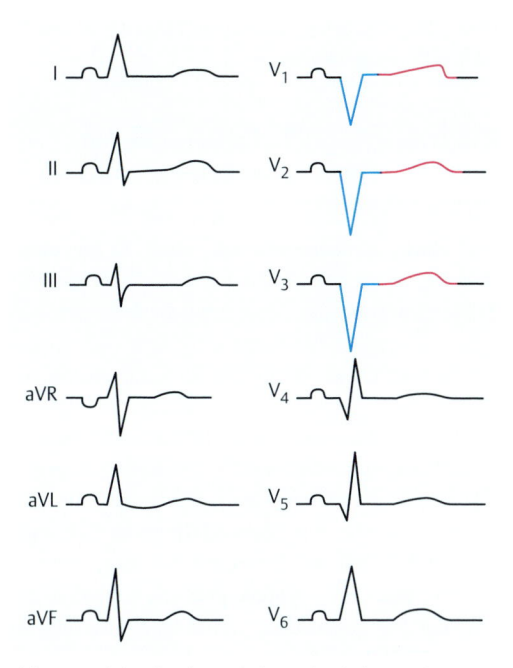

Abb. 19.8 Elektrokardiografische Befunde bei Vorderwandinfarkt: Endstadium (R-Verlust in V_1–V_3).

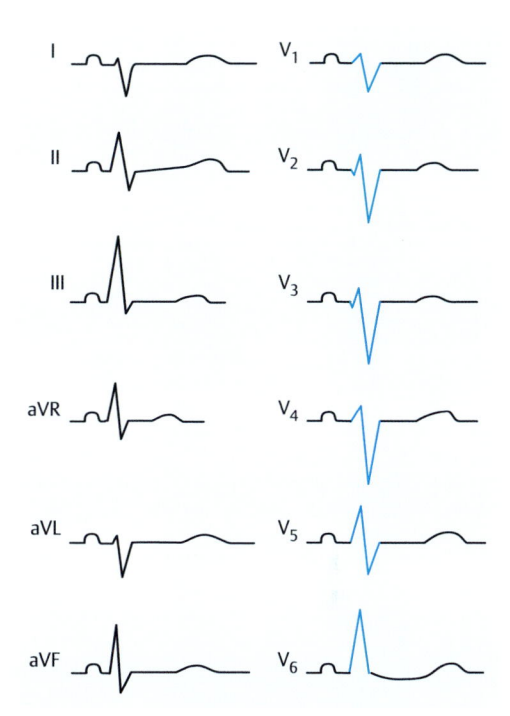

Abb. 19.9 Elektrokardiografische Befunde bei Vorderwandinfarkt im Endstadium: verzögerter R-Zuwachs und abnormer R/S-Umschlag sowie pathologische Q-Zacken in V_2, V_3 und infarktbedingter Rechtstyp.

Das Endstadium ist gekennzeichnet durch pathologische Befunde des **QRS-Komplexes** und fakultativ auch der **ST-Strecke** bzw. **T-Welle**.

1. Veränderungen von QRS
In den Ableitungen, die dem Infarktgebiet zuzuordnen sind, kommt es zur Ausbildung einer **pathologischen Q-Zacke**, die breit und tief ist. Diese Q-Zacke wird als infarktbedingt angesehen, wenn sie in den Standardableitungen > 0,03 sek breit ist und die Amplitude wenigstens ¼ bis ⅓ der Amplitude der folgenden R-Zacke aufweist; man spricht dann auch von einem *Pardee*-Q (Infarkt-Q), **Abb. 19.7**. Ein *Pardee*-Q wird bei inferioren Infarkten in den Ableitungen II, III und aVF beobachtet, Lektion 20 (S. 82). In den meisten Fällen ist in den betroffenen Ableitungen auch die R-Zacke gegenüber dem Status vor Infarkt kleiner. In den Brustwandableitungen ist als Zeichen eines alten Vorderwandinfarktes häufig eine **R-Reduktion** oder ein **R-Verlust** zu beobachten, Lektion 15 (S. 57): Dabei ist entweder ein QS-Komplex zu sehen (entstanden durch völligen Verlust eines R, **Abb. 19.8**) oder ein verzögerter R-Zuwachs mit Ausbildung kleiner Q-Zacken in den vorderen und mittleren Brustwandableitungen (**Abb. 19.9**).

2. Veränderungen der ST-Strecke
Die ST-Strecke ist im Endstadium in der Regel völlig normalisiert und liegt in der isoelektrischen Linie. Persistierende Hebungen der ST-Strecke im Sinne eines „persistierenden Zwischenstadiums" sind abnorm und müssen als Zeichen eines linksventrikulären Aneurysmas gewertet werden (**Abb. 19.10**).

3. Veränderungen der T-Welle
Während im Folgestadium eines ST-Strecken-Hebungs-Infarktes eine terminal negative T-Welle zu beobachten ist, ist die T-Welle im Endstadium wieder aufgerichtet und positiv (**Abb. 19.11**).

Die charakteristischen Befunde des Infarkt-EKGs im chronischen Stadium sind daher:
- breite und tiefe Q-Zacken in den Infarktableitungen (*Pardee*-Q)
- R-Reduktion (mit verzögertem R-Zuwachs in den Brustwandableitungen) oder R-Verlust in den Infarktableitungen
- isoelektrische ST-Strecke
- positive T-Welle

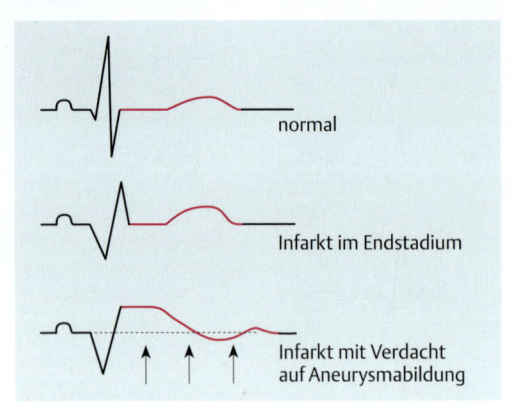

Abb. 19.10 Elektrokardiografische Befunde der ST-Strecke im Endstadium: Normalisierung der ST-Strecke (isoelektrische Linie) bei unkompliziertem Infarkt, persistierende ST-Strecken-Hebung mit Übergang in präterminal negatives T bei Verdacht auf Aneurysmabildung.

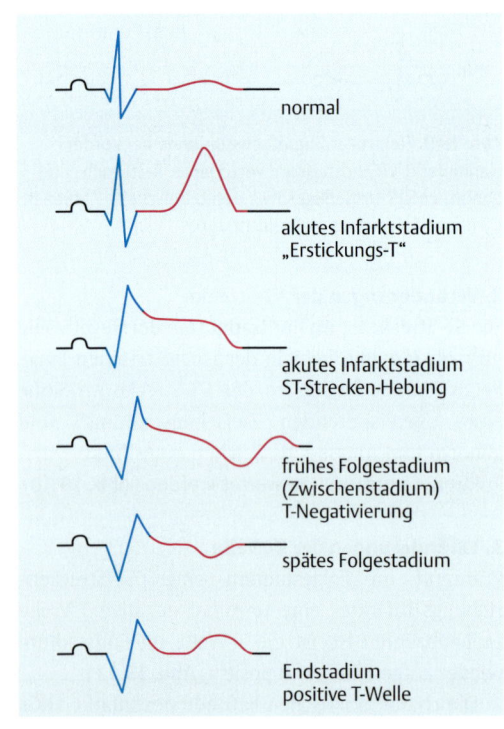

Abb. 19.11 Elektrokardiografische Befunde der T-Welle bei ST-Strecken-Hebungs-Myokardinfarkt.

Erschwert wird die EKG-Diagnostik eines STEMI bei Vorliegen von Zeichen eines Schenkelblocks (unabhängig davon, ob dieser vorbestehend oder infarktbedingt ist) oder im Falle einer Schrittmacherstimulation. Hier wird empfohlen, besondere Kriterien zu berücksichtigen (z.B. Sgarbossa-Kriterien bzw. deren überarbeitete Fassungen; Einzelheiten siehe weiterführende Literatur).

Elektrokardiografische Befunde bei akutem Nicht-ST-Strecken-Hebungs-Myokardinfarkt

Das **akute Koronarsyndrom ohne ST-Strecken-Hebung** ist gekennzeichnet durch Patienten mit Brustschmerzen, die persistierende oder dynamische ST-Strecken-Senkungen, T-Wellen-Abnormalitäten oder unspezifische EKG-Befunde zeigen. Bei diesen Patienten besteht die initiale Strategie in der Überwachung der Patienten mit serieller EKG-Schreibung und wiederholter Troponinmessungen. Nach Vorliegen der Troponinwerte werden die Patienten in solche mit **Nicht-ST-Strecken-Hebungs-Infarkt** (NSTEMI, bei **Troponinerhöhung**) und solche mit **instabiler Angina pectoris** (unauffälliges Troponin) unterschieden. Ein normales EKG schließt einen NSTEMI nicht aus!

> **Merke**
>
> Ein EKG ist **das** diagnostische Verfahren zur Erkennung eines **ST-Strecken-Hebungs-Myokardinfarktes** (STEMI). Neben qualitativen Befunden zur Diagnosesicherung erlaubt es, Ausdehnung und Alter des Infarktes festzulegen. Charakteristische Befunde des **akuten** STEMI sind pathologische Befunde von QRS-Komplex, ST-Strecke und T-Welle. Wegweisend sind **Hebungen der ST-Strecke** in den Extremitätenableitungen ≥ 0,1 mV (1 mm) und in den Brustwandableitungen ≥ 0,2 mV (2 mm). In den dem Infarkt abgewandten Ableitungen können **reziproke ST-Strecken-Senkungen** vorgefunden werden.
>
> Im **Zwischen- und Folgestadium** eines STEMI sind der Rückgang der ST-Strecken-Hebung zur isoelektrischen Linie, die Bildung einer Q-Zacke, ein R-Verlust und eine zunehmende T-Negativierung mit Ausbildung eines spitz negativen T charakteristisch. Im **Endstadium** eines STEMI ist die T-Welle wieder aufgerichtet, während eine pathologische Q-Zacke und eine R-Reduktion bzw. -Verlust persistieren können.
>
> Bei **Nicht-ST-Strecken-Hebungs-Infarkt** (NSTEMI) wird die Infarktdiagnose aus Symptomatik und Troponinerhöhung gestellt; ST-Strecken-Hebungen liegen nicht vor.

Exkurs: Elektrokardiografische Einteilung akuter Myokardinfarkte

Definition: Akuter Verschluss einer Koronararterie mit nachfolgender Myokardnekrose im entsprechenden Versorgungsgebiet des Koronargefäßes; meistens im Bereich des linken Ventrikels. Bei inferioren Infarkten Beteiligung des rechten Ventrikels bei circa 30 % der Patienten. Bisher war der Myokardinfarkt bzw. das Infarktareal als Nekrose der gesamten Myokardwand (transmuraler Infarkt) oder nur der subendokardialen Bereiche (nicht transmuraler Infarkt [„non-Q-wave-Infarkt"]) definiert. Nach der aktuellen Infarktklassifikation sind alle Manifestationsformen der akuten ischämischen Herzerkrankung unter dem Begriff **„akutes Koronarsyndrom"** (ACS) zusammengefasst. Die jetzige Nomenklatur definiert die **instabile Angina pectoris**, den **Non-ST-Strecken-Elevations-Myokardinfarkt** (NSTEMI: Troponinerhöhung, keine ST-Strecken-Hebung) und den **ST-Strecken-Elevations-Myokardinfarkt** (STEMI: ST-Strecken-Hebung mit Troponinerhöhung). Das akute Koronarsyndrom, das mit einer Häufigkeit von circa 20 % der häufigste Grund zur Alarmierung des Notarztes ist, umfasst also instabile Angina pectoris + NSTEMI + STEMI! Jeder Patient mit Troponin-positiver akuter Angina-pectoris-Symptomatik ist ein Infarkt-Patient!

Ätiologie:
- thrombotischer Verschluss einer Koronararterie auf dem Boden einer koronaren Herzkrankheit
- Koronargefäßspasmus
- Koronarembolie
- Koronararteriitis mit/ohne vorbestehende Stenose
- Trauma (Dissektion eines Koronargefäßes)

EKG-Befunde bei NSTEMI: Die Diagnose des NSTEMI wird bei erhöhtem Troponin **ohne** begleitende ST-Strecken-Hebungen gestellt. Im Zusammenhang mit der Definition dieser Infarktform ist es wichtig, dass diese nicht verbindlich an bestimmte EKG-Kriterien gebunden ist. Es können sowohl passagere als auch persistierende ST-Strecken-Veränderungen (bei etwa 33 % der Patienten ST-Strecken-Senkungen) und/oder T-Inversionen (Häufigkeit etwa 50 %) auftreten. EKG-Veränderungen können auch völlig fehlen (Häufigkeit circa 25 %).

EKG-Befunde bei STEMI: Im EKG imponiert der ST-Strecken-Elevations-Myokardinfarkt (STEMI) mit signifikanten ST-Strecken-Hebungen. Das komplett registrierte 12-Kanal-EKG liefert unverzichtbare Dienste. Bei Vorliegen eines typischen STEMI-EKGs mit ST-Strecken-Hebungen kann die Diagnose mit einer Spezifität von 91 % wahrscheinlich gemacht werden. Zur Sicherung der STEMI-Diagnose werden ST-Strecken-Hebungen in **mindestens 2** der 12 Standardableitungen gefordert. Diese Hebungen sollen – in Relation zur Höhe der R-Zacken – in den Extremitätenableitungen ≥ 0,1 mV (1 mm) und in den Brustwandableitungen ≥ 0,2 mV (2 mm) betragen.

Lektion 20
EKG bei Myokardinfarkt: Infarktlokalisation

Das Elektrokardiogramm erlaubt bei genauer Betrachtung der 12 Ableitungen eines Oberflächen-Elektrokardiogramms eine genaue Zuordnung und Abgrenzung des Infarktareals. In dieser Lektion werden die elektrokardiografischen Befunde der verschiedenen Infarktlokalisationen im Einzelnen vorgestellt. Die Regeln für Infarktlokalisation und Infarktgrößenbestimmung gelten für alle Infarktformen in prinzipiell gleicher Weise. Entscheidend sind vor allem vorliegende pathologische Veränderungen der QRS-Komplexe (pathologische Q-Zacken, R-Verluste).

Vorderwandinfarkt

Dies ist ein linksventrikulärer Infarkt, der in der Regel durch Verschlüsse des Ramus interventricularis anterior oder eines seiner Äste bedingt ist. Je nach der Lokalisation des Verschlusses (proximal = großer Vorderwandinfarkt, distal = kleiner Vorderwandspitzeninfarkt) kommt es zu verschiedenen elektrokardiografischen Bildern. Die Ausdehnung des Vorderwandinfarktes spiegelt sich in den **Brustwandableitungen** V_1–V_6 wider (**Abb. 20.1**).

Der R-Verlust und das Auftreten pathologischer Q-Zacken in den Brustwandableitungen gehen mit dem Ausmaß der Nekrosezone einher.

Ein umschriebener, distal lokalisierter Vorderwandinfarkt ist der **supraapikale Vorderwandinfarkt**. Direkte elektrokardiografische Veränderun-

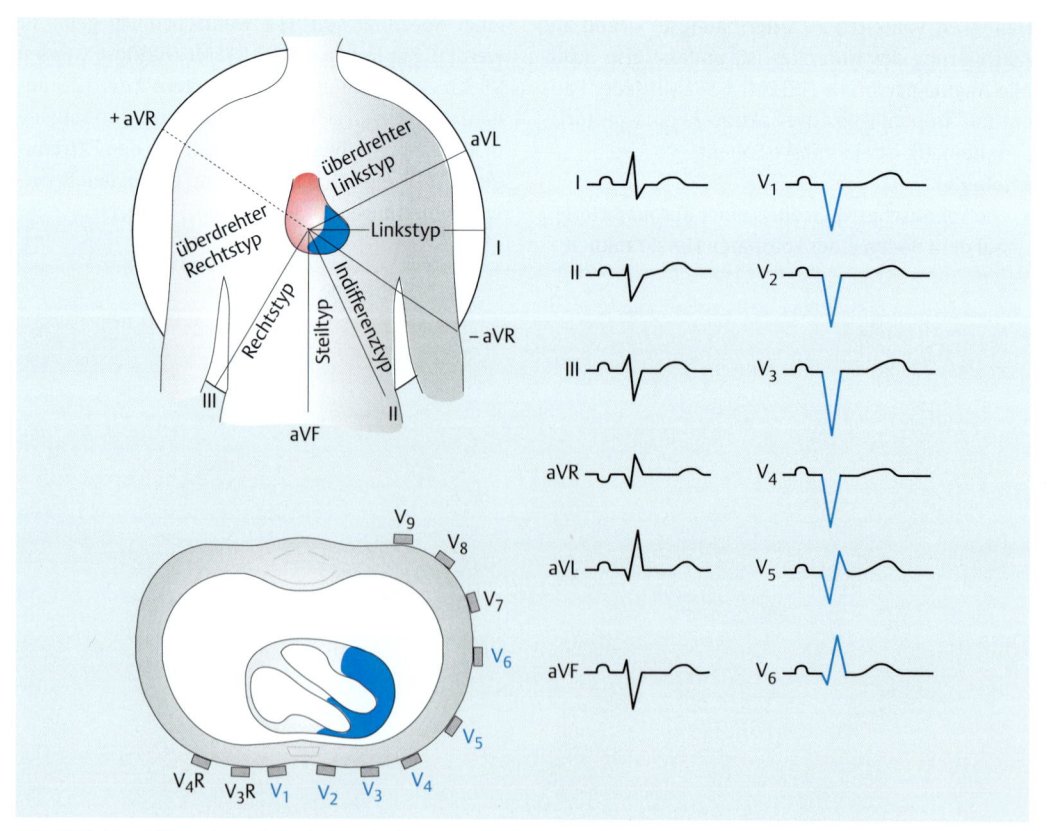

Abb. 20.1 Darstellung der pathologisch veränderten EKG-Ableitungen bei ausgedehntem Vorderwandinfarkt.

gen findet man in V_1–V_3. Die Extremitätenableitungen zeigen keine Veränderungen (**Abb. 20.2**). Der **anteroseptale Infarkt** ist etwas ausgedehnter und zeigt pathologische Veränderungen (R-Verlust/mangelnder R-Zuwachs, Q-Zacken) in den Ableitungen V_1–V_4 (**Abb. 20.3**).

Kommt es zusätzlich zur Beteiligung der Lateralwand (**anterolateraler** Infarkt), finden sich neben pathologischen EKG-Zeichen in V_1–V_4 auch elektrokardiografische Veränderungen in den Ableitungen I, aVL, V_5 und V_6 (**Abb. 20.4**).

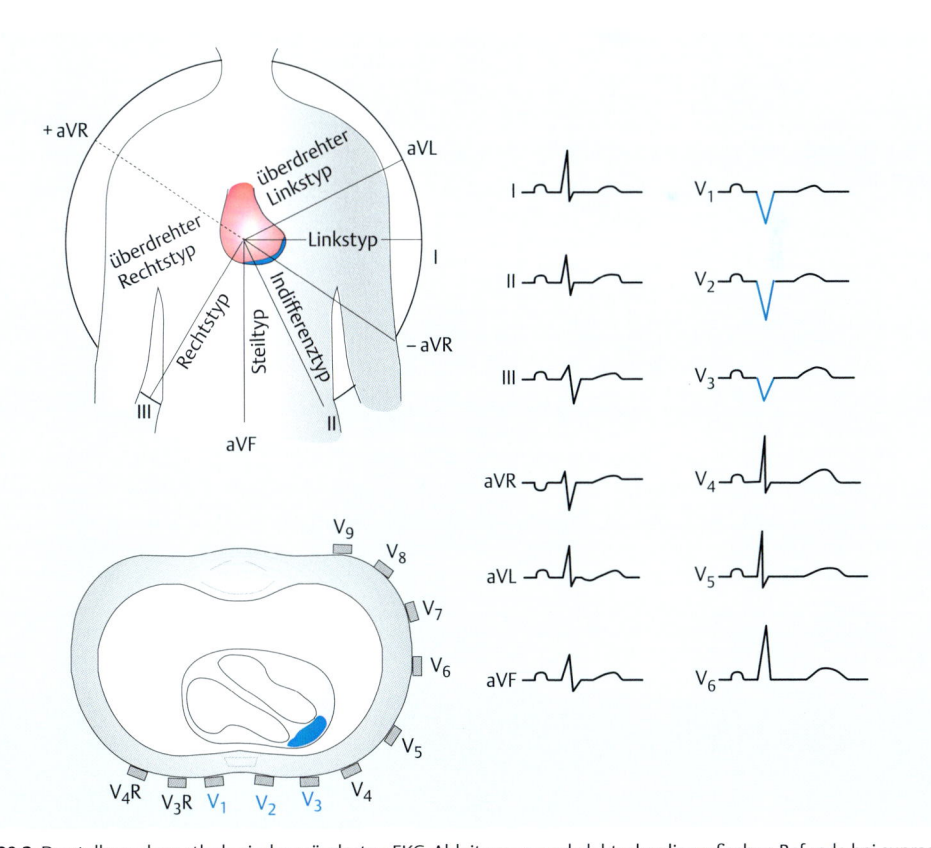

Abb. 20.2 Darstellung der pathologisch veränderten EKG-Ableitungen und elektrokardiografischen Befunde bei supraapikalem Infarkt.

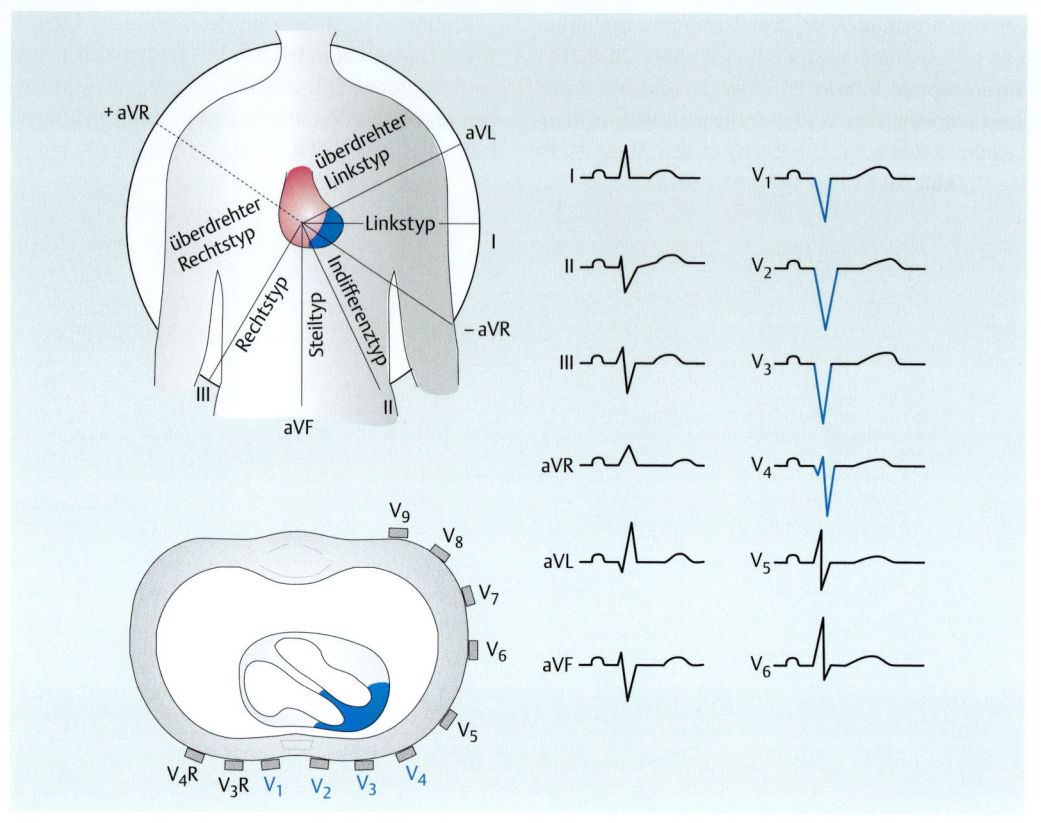

Lektion 20 — EKG bei Myokardinfarkt: Infarktlokalisation

Abb. 20.3 Darstellung der pathologisch veränderten EKG-Ableitungen und elektrokardiografischen Befunde bei anteroseptalem Infarkt.

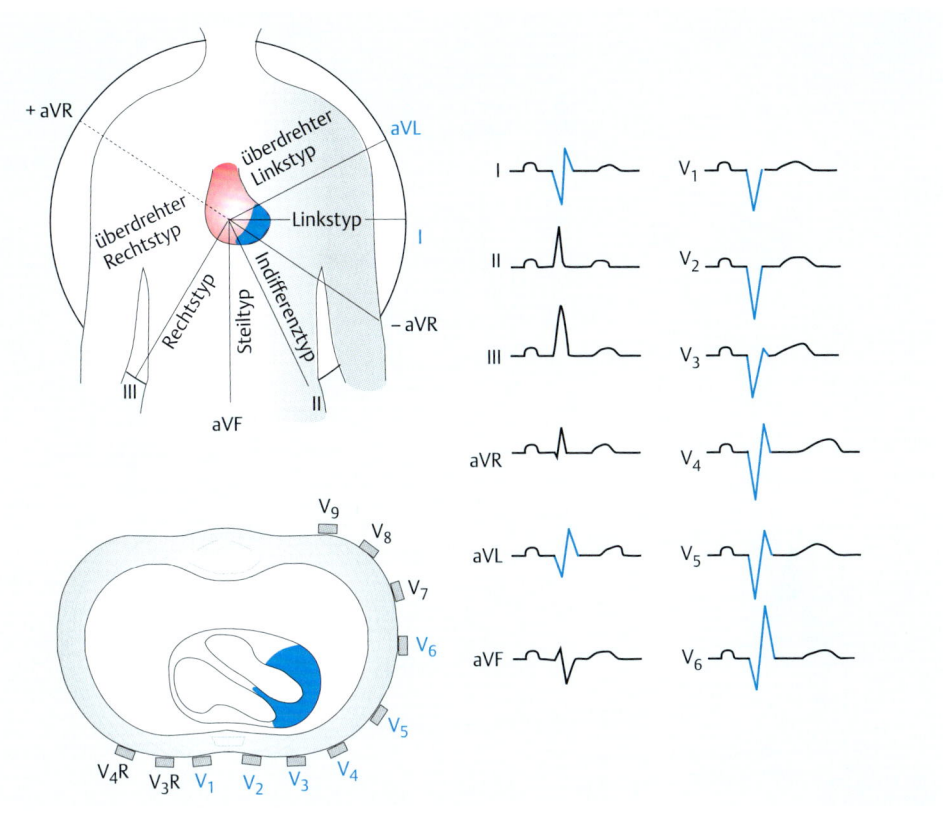

Abb. 20.4 Darstellung der pathologisch veränderten EKG-Ableitungen und elektrokardiografischen Befunde bei anterolateralem Infarkt.

Inferiorer (diaphragmaler) Infarkt

Die Hinterwand des Herzens besteht aus zwei Anteilen: der diaphragmalen (inferioren) Wand und der posterioren Wand. Beide Anteile der Hinterwand können infarzieren, wesentlich häufiger im Bereich der diaphragmalen (inferioren) Wand als im Bereich der posterioren Wand. Die Bezeichnung **Hinterwandinfarkt**, die allgemein gebräuchlich ist, wird synonym mit dem diaphragmalen (inferioren) Infarkt gebraucht, obwohl diese Bezeichnung streng genommen nicht exakt ist (**Abb. 20.5**, vgl. **Abb. 2.5**).

Die elektrokardiografischen Befunde des inferioren Infarktes sind in der **Frontalebene** diagnostizierbar (**Abb. 20.6**). Die **direkten** Infarktzeichen finden sich in den Ableitungen II, III und aVF, während **indirekte** EKG-Zeichen in den Ableitungen I, aVL und aVR nachgewiesen werden können. Da bei inferioren Infarkten häufig auch der rechte Ventrikel mitbeteiligt ist, empfiehlt sich die Aufzeichnung zusätzlicher EKG-Ableitungen (V_3R und V_4R). Beson-

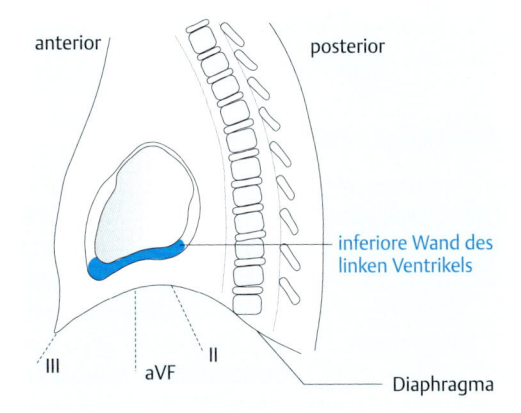

Abb. 20.5 Schematische Darstellung der anatomischen Situation bei inferiorem (diaphragmalem) Infarkt.

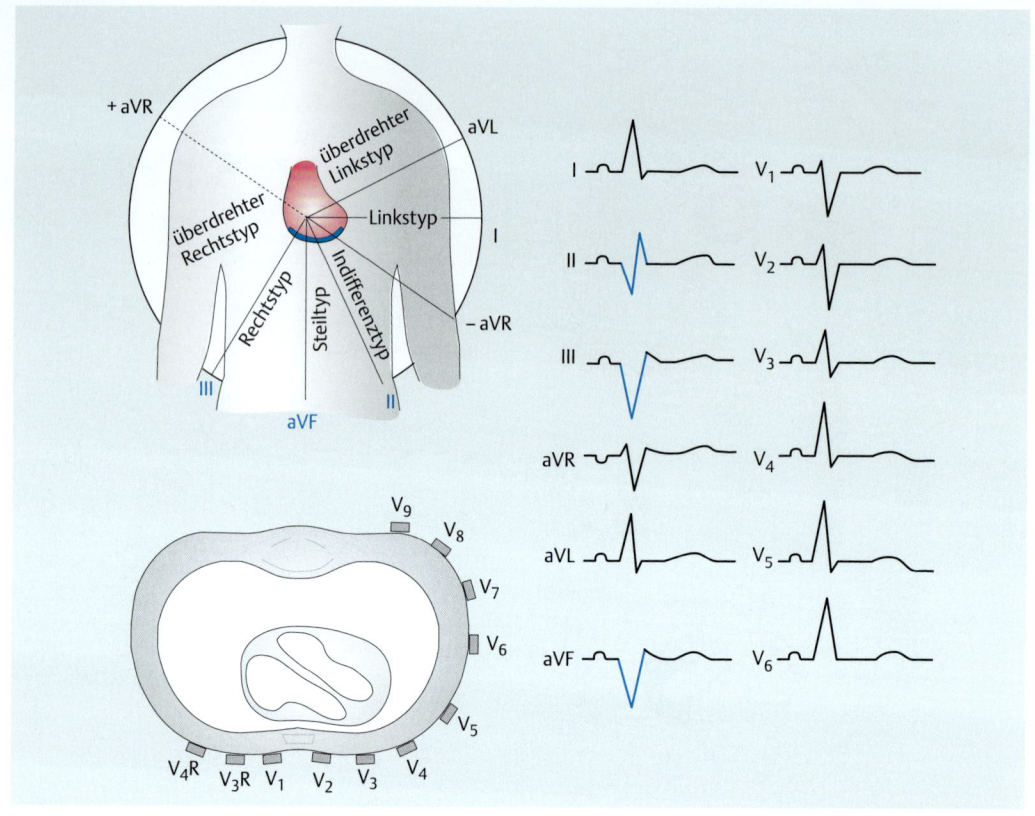

Abb. 20.6 Darstellung der pathologisch veränderten EKG-Ableitungen und elektrokardiografischen Befunde bei inferiorem (diaphragmalem) Infarkt.

ders bei inferioren Infarkten finden sich im Endstadium ausgeprägte Q-Zacken (*Pardee*-Q).

Posteriorer Infarkt

Bei posterioren Infarkten ist die hintere, der Wirbelsäule zugewandte Wand des linken Ventrikels betroffen (**Abb. 20.7**). Da dieser Region keine direkt zuzuordnenden EKG-Ableitungen routinemäßig abgeleitet werden (V_7, V_8, V_9), können Zeichen eines posterioren Infarktes nur anhand indirekter EKG-Veränderungen (**spiegelbildliche Infarktzeichen**) erkannt werden: Diese Zeichen bestehen in hohen R-Zacken in den Ableitungen V_1 und V_2 (statt Q-Zacken) mit einer R/S-Relation > 1 in V_1. Da der Hauptvektor des QRS-Komplexes bei posterioren Infarkten nach anterior verschoben ist, findet man eine relativ kleine R-Zacke in V_5 und V_6. Es finden sich ferner als spiegelbildliche Infarktzeichen nega-

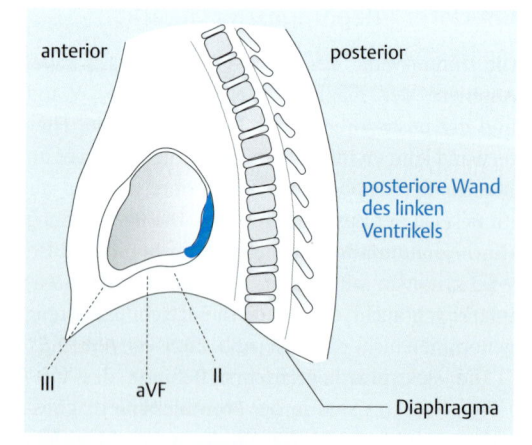

Abb. 20.7 Schematische Darstellung der anatomischen Situation bei posteriorem Infarkt.

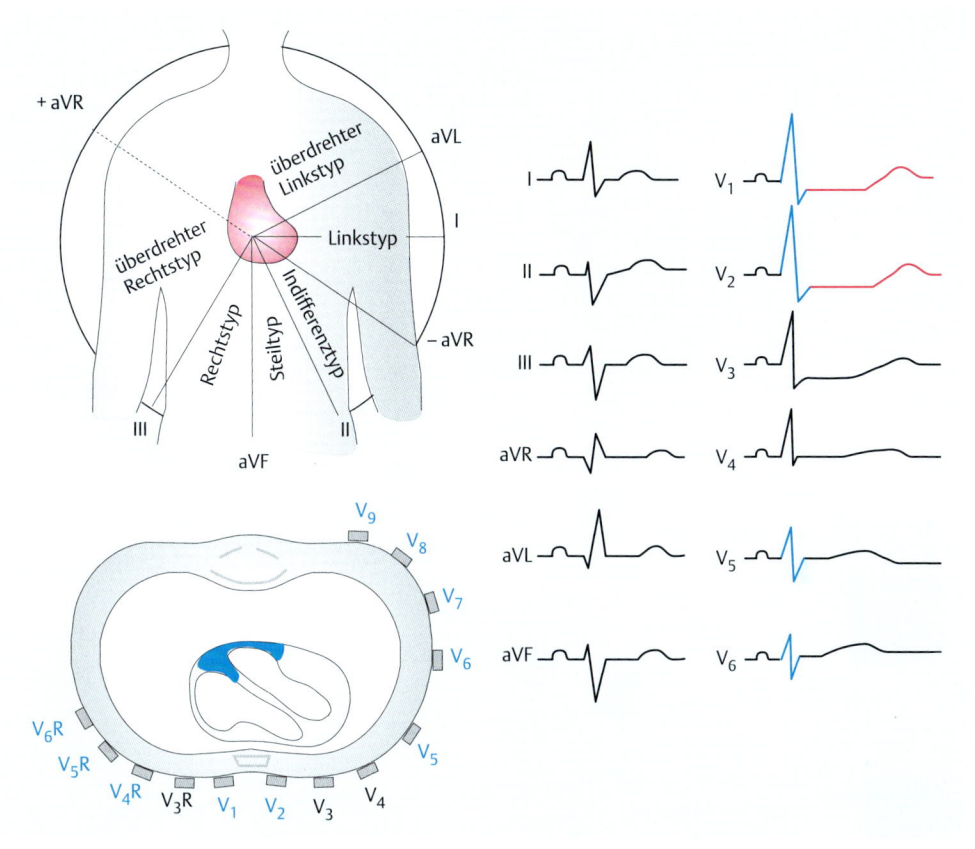

Abb. 20.8 Darstellung der pathologisch veränderten EKG-Ableitungen und elektrokardiografischen Befunde bei posteriorem Infarkt.

tive ST-Strecken in V_1, V_2 und positive T-Wellen (**Abb. 20.8**).

Lateraler Infarkt

Infarkte im Bereich der Lateralwand kommen häufig in Verbindung mit Vorderwandinfarkten vor (anterolateraler Infarkt), aber Beteiligungen der Lateralwand sind auch bei inferioren (inferolateraler Infarkt) oder posterioren Infarkten bekannt (posterolateraler Infarkt). Seltener sind isolierte Lateralwandinfarkte. Die elektrokardiografischen Veränderungen sind gut fassbar, da der Lateralwand des linken Ventrikels die Ableitungen I, aVL, V_5 und V_6 direkt zugeordnet werden können. Bei Infarkten in diesem Bereich finden sich daher in den Ableitungen I, aVL, V_5, V_6 je nach Infarktstadium ST-Strecken-Hebungen oder pathologische Befunde des QRS-Komplexes (R-Verlust, R-Reduktion, pathologisches Q) bzw. Auffälligkeiten der T-Welle (**Abb. 20.9**). Bei anterolateralen oder inferolateralen Infarkten kommt es zu einer Summation pathologischer EKG-Veränderungen der lateralen und der anterioren bzw. inferioren Ableitungen. Betreffen die infarkttypischen Veränderungen nur die Ableitungen I und aVL, so liegt ein Infarkt der hohen Seitenwand (hoher Lateralinfarkt) vor.

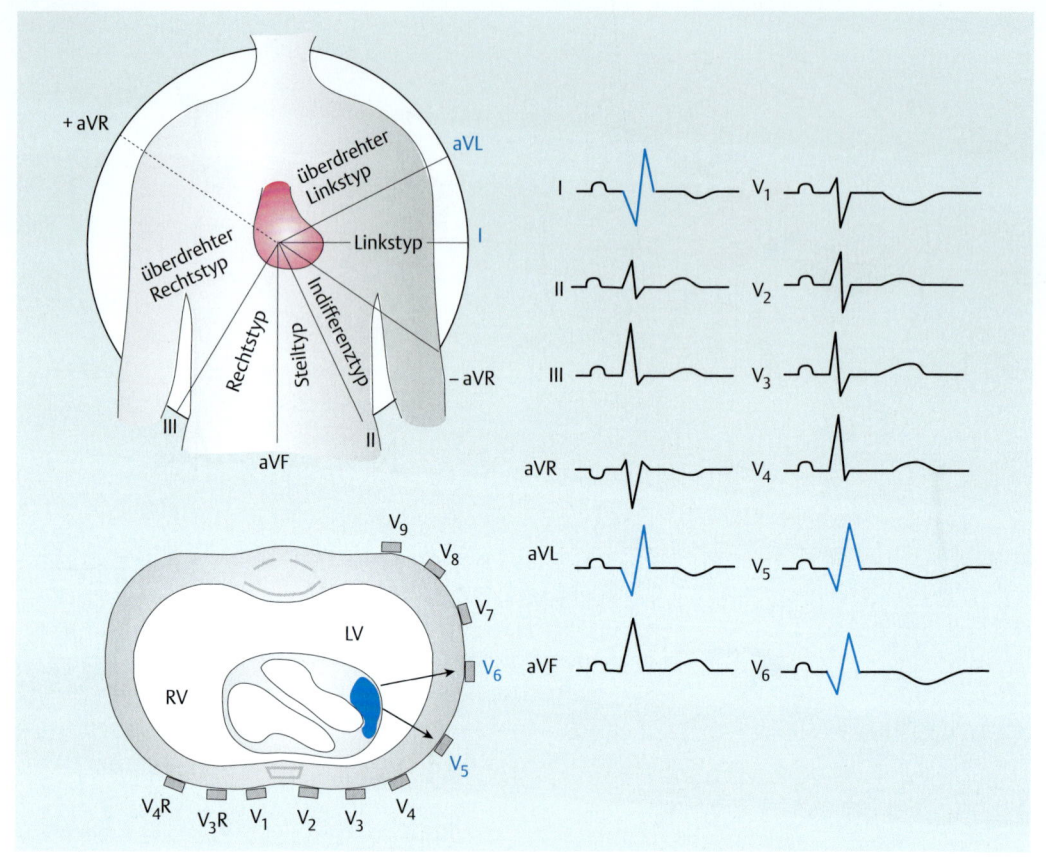

Abb. 20.9 Darstellung der pathologisch veränderten EKG-Ableitungen und elektrokardiografischen Befunde bei lateralem Infarkt.

Rechtsventrikulärer Infarkt

Aufgrund der geringen Muskelmasse des rechten Ventrikels lassen sich isolierte rechtsventrikuläre Infarkte im EKG nur selten nachweisen; rechtsventrikuläre Beteiligungen finden sich dagegen bei inferioren Infarkten häufiger. Die rechtsventrikuläre Infarzierung macht sich insbesondere durch ihre hämodynamischen Auswirkungen bemerkbar. Bei Verdacht eines rechtsventrikulären Infarktes oder der rechtsventrikulären Beteiligung bei inferiorem Infarkt sollten die Ableitungen V_3R–V_6R aufgezeichnet werden, die dann die Verdachtsdiagnose bestätigen oder ausschließen (**Abb. 20.10**). Neben der exakten Diagnose hat die Erkennung einer rechtsventrikulären Infarzierung, entweder allein oder als Mitbeteiligung anderer Infarkte, auch therapeutische Konsequenzen.

> **Merke**
>
> **Infarktlokalisationen** und **Infarktausdehnung** können vor allem anhand pathologischer Q-Zacken und/oder R-Verlusten festgelegt werden. Es finden sich bei den verschiedenen Infarktlokalisationen in folgenden **Ableitungen** die charakteristischen pathologischen Befunde:
> - supraapikal: V_1–V_3
> - anteroseptal: V_1–V_4
> - hoch lateral: I, aVL
> - inferior (diaphragmal): II, III, aVF
> - posterior (spiegelbildliche Infarktzeichen): V_1, V_2
> - lateral: I, aVL, V_5, V_6; (hoher Seitenwandinfarkt: I, aVL)
> - anterolateral: I, aVL, V_1–V_6
> - inferolateral: I, II, III, aVL, aVF, V_5, V_6
> - rechtsventrikulär: V_3R–V_6R

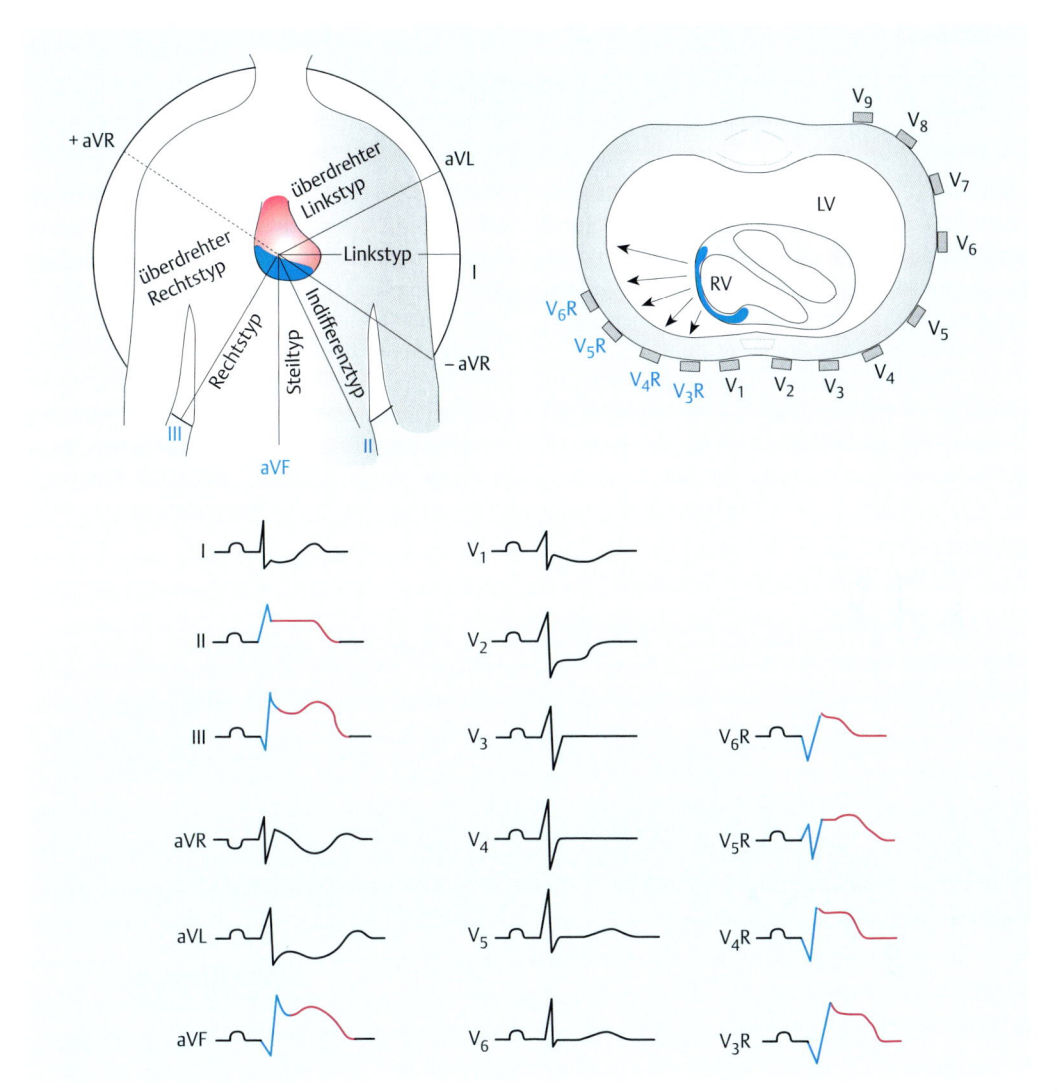

EKG bei Myokardinfarkt: Infarktlokalisation — Lektion 20

Abb. 20.10 Darstellung der pathologisch veränderten EKG-Ableitungen und elektrokardiografischen Befunde bei rechtsventrikulärem Infarkt.

EKG-Beispiele

- 25: akuter inferiorer Infarkt (STEMI) (S. 204)
- 26: akuter Vorderwandinfarkt (S. 206)
- 27: akuter inferiorer Infarkt (STEMI) (S. 208)
- 28: Vorderwandinfarkt im Zwischenstadium (S. 210)
- 29: inferiorer Infarkt im Folgestadium (S. 212)
- 30: Vorderwandinfarkt im Endstadium (S. 214)

Lektion 21

EKG bei Lungenarterien-Embolie

Die akute Lungenarterien-Embolie kann mit typischen EKG-Veränderungen einhergehen, die durch eine plötzliche und massive Drucksteigerung im kleinen Kreislauf bedingt sind **(akutes Cor pulmonale)**. Pathophysiologisch kommt es zu einer abrupten Überlastung des rechten Ventrikels.

Im Elektrokardiogramm kommt es durch die plötzliche Rechtsbelastung zu einer Drehung des Herzens und damit zu einer Lagetyp-Änderung: Als charakteristisch gilt ein **S_I-Q_{III}-Typ** (**Abb. 21.1**); häufig findet sich aber auch ein Steiltyp, ein Rechtstyp oder ein überdrehter Rechtstyp. Neben der abrupten Drehung des Herzens nach rechts und hinten kommt es zu einer Belastung des rechten Ventrikels, die in Form einer intraventrikulären Erregungsausbreitungsstörung sichtbar wird; d.h., man findet im Elektrokardiogramm einen inkompletten (QRS-Breite bis maximal 0,11 sek) oder kompletten **Rechtsschenkelblock** mit rSR′-Konfiguration (bzw. rsr′-Konfiguration) in V_1 bzw. V_2 (**Abb. 21.2**). In den gleichen Ableitungen sind als Folge der Überlastung des rechtsventrikulären Myokards auch Repolarisationsstörungen in Form von ST-Strecken-Senkungen und T-Abflachungen oder Negativierungen zu beobachten.

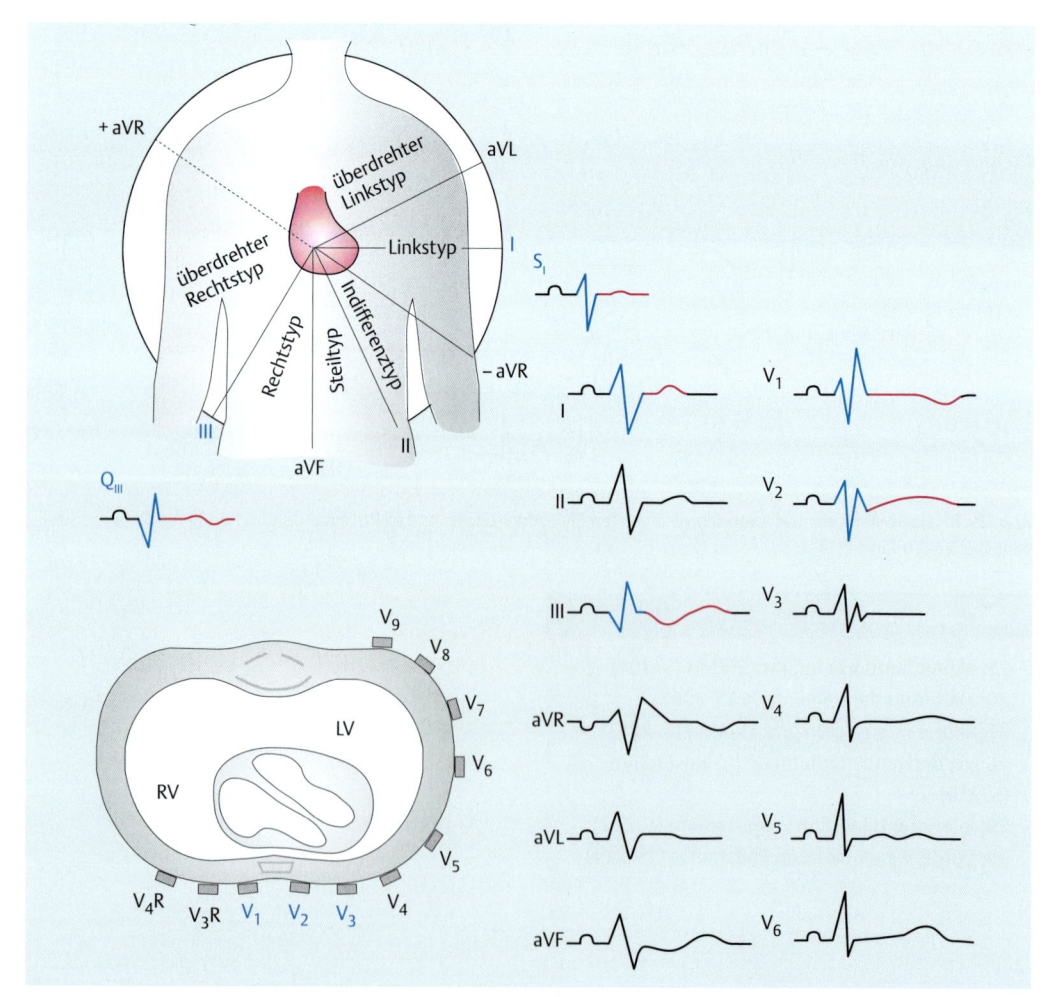

Abb. 21.1 Darstellung der elektrokardiografischen Befunde bei akuter Lungenarterien-Embolie.

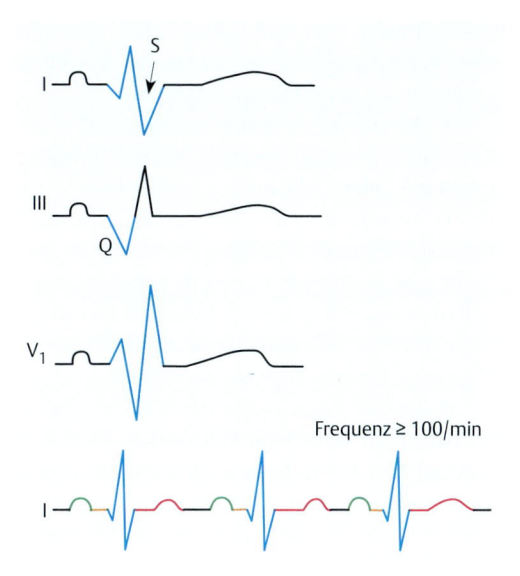

Abb. 21.2 Charakteristische elektrokardiografische Befunde bei akuter Lungenarterien-Embolie.

Bei der akuten Lungenarterien-Embolie findet man ferner eine **Sinustachykardie** und eine Betonung der P-Welle im Sinn eines P-dextroatriale (positive P-Welle in II mit einer P-Amplitude > 0,25 mVolt), Lektion 12 (S. 49).

Neben der Sinustachykardie finden sich bei der akuten Lungenembolie häufig supraventrikuläre und ventrikuläre **Rhythmusstörungen** (Vorhofflimmern, supraventrikuläre und ventrikuläre Extrasystolen, ventrikuläre Tachykardien).

Typische EKG-Veränderungen sind keineswegs in allen Fällen von akuter Lungenarterien-Embolie nachweisbar. Auch eine massive Lungenembolie kann ohne oder mit lediglich unspezifischen EKG-Veränderungen einhergehen.

Merke

Fasst man die Befunde bei der **Lungenarterien-Embolie** zusammen, so werden folgende charakteristische elektrokardiografische Befunde vorgefunden:
- pathologischer Lagetyp: S_I-Q_{III}-Typ, Rechtstyp, überdrehter Rechtstyp
- Rechtsbelastung mit intraventrikulärer Erregungsausbreitungsstörung (rsr'-Konfiguration, rSR'-Konfiguration) in V_1, V_2 und rechtspräkordiale Erregungsrückbildungsstörungen.
- P-dextroatriale
- Sinustachykardie (Frequenz ≥ 100/min).

EKG-Beispiele

31: Lungenarterien-Embolie (S. 216)

Lektion 22

EKG bei entzündlichen Erkrankungen des Herzens: Perikarditis und Myokarditis

Entzündliche Erkrankungen des Herzens, bei denen das EKG diagnostisch und differenzialdiagnostisch wichtig ist, sind die Perikarditis und/oder Myokarditis. Bei einer Endokarditis kann das EKG Folgeschäden am Myokard oder am Erregungsleitungssystem anzeigen.

Die **Perikarditis** kann infektiös bedingt sein oder Folgeerscheinung verschiedenster Ursachen (Bestrahlungsfolge, postoperativ, traumatisch, urämisch, immunologisch, maligne). Die Erkrankung kann akut und chronisch verlaufen. Die **Myokarditis** beruht am häufigsten auf einer erregerbedingten (Viren, Bakterien) oder autoimmunbedingten Entzündung.

Perikarditis

Die **akute** Perikarditis zeigt in circa 60–80 % der Fälle typische elektrokardiografische Veränderungen, die in 3 Stadien ablaufen:

Der wichtigste Befund im **Akutstadium** der Perikarditis ist die **ST-Strecken-Hebung**, die in typischen Fällen aus der **aufsteigenden S-Zacke** des QRS-Komplexes abgeht und die in der Regel mit einer aufwärts gerichteten **Konkavität** zu einer positiven T-Welle verläuft (**Abb. 22.1**). Diese Charakteristika sind morphologisch von der ST-Strecken-Hebung beim Infarkt (STEMI) abzugrenzen, bei der die ST-Strecken-Hebung typischerweise aus der abfallenden R-Zacke des QRS-Komplexes hervorgeht und die ST-Strecke konvexbogig verläuft, Lektion 19 (S. 75). Dieses Unterscheidungsmerkmal ist allerdings nicht obligat.

Die Ausbildung einer kleinen J-Welle ist möglich. Der QRS-Komplex selbst ist **nicht** verändert. Da die Veränderungen bei akuter Perikarditis **nicht** wie beim Infarkt das **Versorgungsgebiet einer Koronararterie** repräsentieren, findet man die elektrokardiografischen Veränderungen sowohl in verschiedenen **Extremitätenableitungen** als auch in den **Brustwandableitungen** (**Abb. 22.2**). Die T-Welle ist dabei in der Regel gut von der ST-Strecke abgrenzbar – im Gegensatz zum Infarkt-EKG, bei dem die T-Welle oft von der ST-Strecke nicht abzugrenzen ist, Lektion 16 (S. 59).

Aufgrund der entzündlichen Veränderungen am Perikard entwickelt sich durch Exsudation bei einem Teil der Fälle ein **Perikarderguss**, der bei größerer Ergussmenge durch eine **Niedervoltage** (Verminderung von P, QRS und T) im EKG charakterisiert ist – bedingt durch veränderte Ableitbedingungen, d. h. Verminderung der Fortleitung elektrischer Ströme durch Flüssigkeit (**Abb. 22.3**). Die Niederspannung (Niedervoltage) ist dabei definiert als Verminderung der QRS-Komplexe ≤ 5 mm (≤ 0,5 mV) in den Extremitätenableitungen und ≤ 7 mm (≤ 0,7 mV) in den Brustwandableitungen. Sind lediglich die Extremitätenableitungen betroffen, spricht man von **peripherer Niedervoltage**. Sind zusätzlich auch die Brustwandableitungen betroffen, spricht man von **totaler Niedervoltage**. Das Auftreten einer Niedervoltage im Verlauf von Stunden oder Tagen ist bei Patienten mit elektrokardiografischen Zeichen einer Perikarditis als alarmierender Befund anzusehen, der dringend abklärungsbedürftig ist, um eine Perikardtamponade zu vermeiden. Hierzu dient in erster Linie die Echokardiografie. Niedervoltage-EKGs werden allerdings auch bei anderen Erkrankungen gefunden (fortgeschrittene Herzmuskelschädigung bei Kardiomyopathie, Myokarditis, Amyloidose, Myxödem, Lungenemphysem, Adipositas).

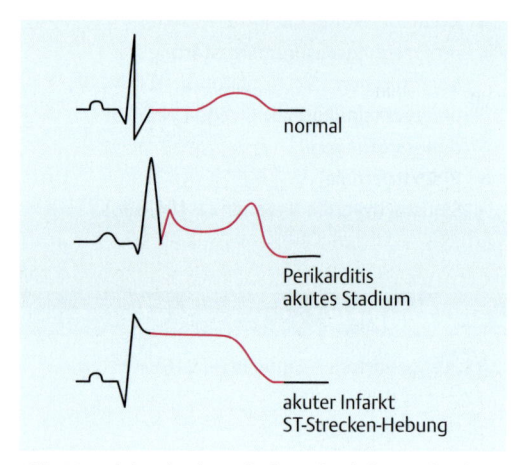

Abb. 22.1 Elektrokardiografische Befunde bei Perikarditis mit ST-Strecken-Hebung aus dem aufsteigenden Schenkel der S-Zacke im Vergleich zum Infarkt-EKG (STEMI) bzw. Normalbefund.

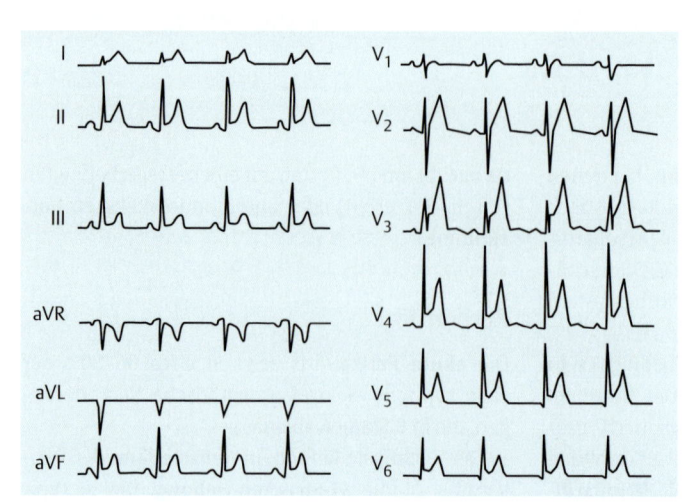

Abb. 22.2 Elektrokardiografische Befunde bei akuter Perikarditis.

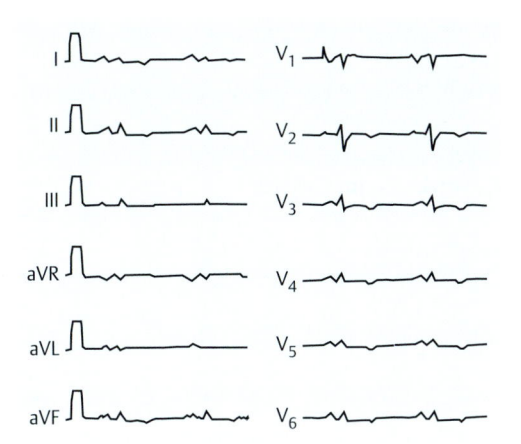

Abb. 22.3 Elektrokardiografische Befunde bei Perikarditis mit Perikarderguss. Ausgeprägtes Niedervoltage-EKG bei großem Perikarderguss.

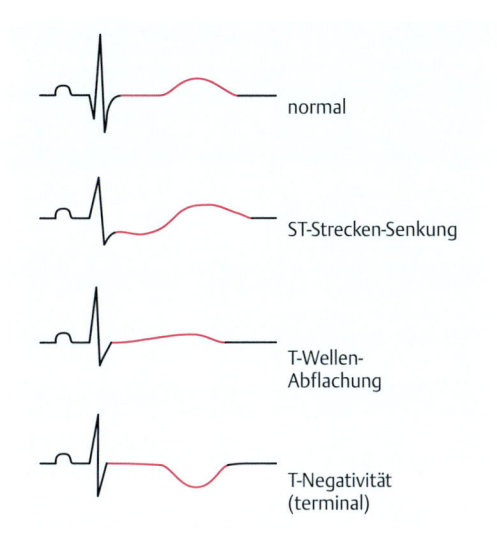

Abb. 22.5 Schematische Darstellung der elektrokardiografischen Befunde von ST-Strecke und T-Welle bei chronischer Perikarditis.

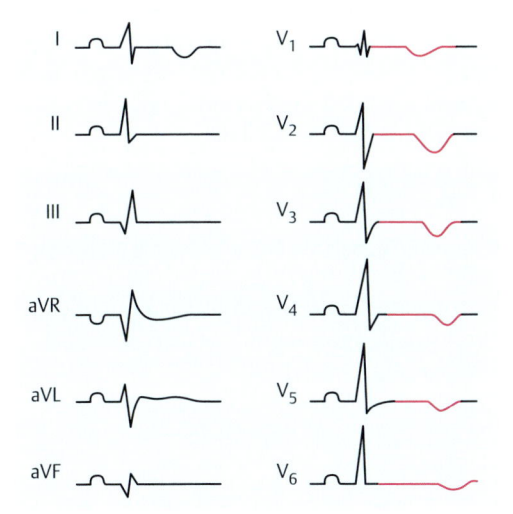

Abb. 22.4 Elektrokardiografische Befunde bei chronischer Perikarditis.

Nach Abklingen der akuten Symptomatik (Stunden bis Tage) kommt es zur Ausbildung elektrokardiografischer Zeichen einer **chronischen Perikarditis**:

Die Hebung der ST-Strecke bildet sich zurück und im Elektrokardiogramm liegen isoelektrisch verlaufende ST-Strecken vor. Es bilden sich T-Negativierungen von unterschiedlicher Form und Ausmaß bis hin zu einer spitz-negativen **(terminal negativen)** T-Welle aus, deren Tiefe in der Regel nicht sehr ausgeprägt ist (**Abb. 22.4** und **Abb. 22.5**). Die T-Negativierungen nehmen meistens allmählich ab und nach Jahren können wieder positive T-Wellen vorliegen. Allerdings können nach einer Perikarditis auch dauerhaft negative T-Wellen bestehen bleiben. Differenzialdiagnostisch bedeutsam ist der Befund, dass in allen Stadien der Perikarditis ein völlig **unauffälliger QRS-Komplex** vorliegt, im Gegensatz zum Infarkt-EKG, Lektion 19 (S. 75).

Myokarditis

Im Gegensatz zu den eben vorgestellten charakteristischen elektrokardiografischen Befunden bei akuter und chronischer Perikarditis sind die elektrokardiografischen Veränderungen bei der Myokarditis nicht einheitlich. Es finden sich vielmehr verschiedene Formen von Erregungsrückbildungsstörungen in Form von ST-Strecken-Senkungen, einer Abflachung der T-Welle und einer präterminalen T-Negativität. Im Unterschied zur Perikarditis ist häufig auch der QRS-Komplex in Form unspezifischer Deformierungen und geringgradiger Verbreiterung betroffen. Die Lokalisation dieser elektrokardiografischen Veränderungen lässt sich nicht dem Versorgungsgebiet einer Koronararterie zuordnen. Die Veränderungen werden in der Regel in den linkspräkordialen Ableitungen V_2–V_6 nachgewiesen (**Abb. 22.6**).

Wesentlich häufiger finden sich neu aufgetretene **Herzrhythmusstörungen**, sowohl Reizbildungs- (supraventrikuläre und ventrikuläre Extrasystolen)

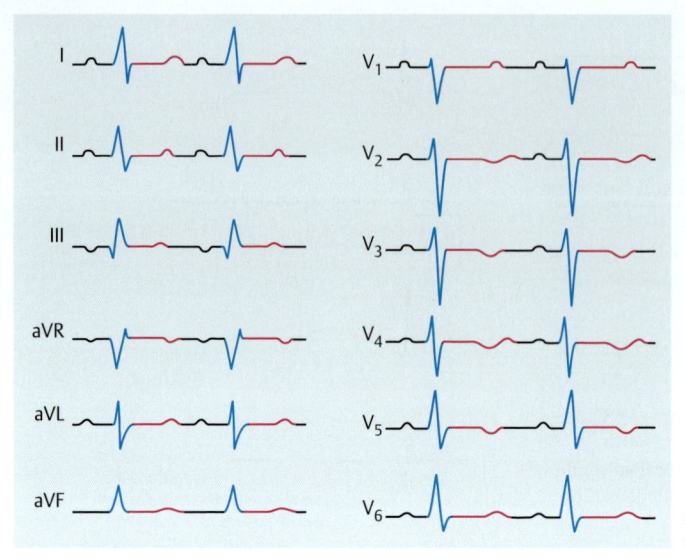

Lektion 22 EKG bei entzündlichen Erkrankungen des Herzens: Perikarditis und Myokarditis

Abb. 22.6 Elektrokardiografische Befunde bei akuter Myokarditis.

als auch Erregungsleitungsstörungen (besonders AV-Blockierungen): Lektion 10 (S. 43), Lektion 24 (S. 97), Lektion 26 (S. 108). Die pathologischen elektrokardiografischen Befunde halten in der Regel nur relativ kurz an und hinterlassen meistens keine dauerhaften EKG-Veränderungen. Kombinierte Befunde von Perikarditis und Myokarditis sind bekannt (Perimyokarditis).

Merke

Elektrokardiografische Befunde einer akuten und chronischen **Perikarditis** sind:
- ST-Strecken-Hebung aus aufsteigender S-Zacke (akut)
- Niedervoltage-EKG (peripher oder total) als Zeichen eines zusätzlichen Perikardergusses (akut); Definition Niedervoltage: Höhe QRS-Komplex ≤ 5 mm (≤ 0,5 mV) in den Extremitätenableitungen, ≤ 7 mm (≤ 0,7 mV) in den Brustwandableitungen
- ST-Strecken-Hebung in Extremitäten- und Brustwandableitungen (akut)
- isoelektrische ST-Strecke (chronisch).

Elektrokardiografische Befunde einer **Myokarditis** sind:
- unspezifische Erregungsrückbildungsstörungen (ST-Strecken-Senkung, Abflachung oder Negativierung der T-Welle)
- unspezifische Erregungsausbreitungsstörungen
- Erregungsleitungsstörungen (besonders AV-Blockierungen)
- Erregungsbildungsstörungen (supraventrikuläre und ventrikuläre Rhythmusstörungen).

EKG-Beispiele

32: akute Perikarditis (S. 218)

Lektion 23
EKG bei Elektrolytstörungen

Die Erkennung von Elektrolytstörungen aus dem Elektrokardiogramm ist häufig möglich. Insbesondere Abfall oder Anstieg des Serum-Kalium-Spiegels ändern den elektrokardiografischen Befund so typisch, dass aus EKG-Veränderungen neben dem Verdacht der Elektrolytstörung auch Rückschlüsse auf die Höhe des jeweiligen Elektrolytspiegels gezogen werden können. Bei Elektrolytstörungen, insbesondere Hypo- und Hyperkaliämie, kann es zu lebensbedrohlichen Herzrhythmusstörungen kommen.

Hyperkaliämie

Die elektrokardiografischen Veränderungen bei Hyperkaliämie betreffen die PQ-Zeit, die QT-Zeit, die Breite des QRS-Komplexes und die T-Welle (**Abb. 23.1**). Mit zunehmendem Kalium-Spiegel kommt es zunächst einmal zu einer **Betonung der T-Welle**, die spitz und positiv wird („zeltförmiges" T). In diesem Stadium ist gerade bei jugendlichen Patienten die Abgrenzung gegenüber einem „vagotonen" T kaum möglich, Lektion 16 (S. 59). Nach der Veränderung der T-Welle als elektrokardiografisch fassbarem Korrelat einer Hyperkaliämie tritt eine **ST-Strecken-Hebung** mit Verschwinden einer U-Welle auf. Bei schwerer Hyperkaliämie (6,5–7,0 mmol/l) werden die P-Wellen flach, die PQ-Dauer verlängert sich und die QRS-Breite nimmt zu (**Abb. 23.1**). Bei weiterer Erhöhung des Kalium-Spiegels kommt es zu einer weiteren Verzögerung der intraventrikulären Erregungsausbreitung und die Repolarisation beginnt bereits zu einem Zeitpunkt, zu dem die Depolarisation der Ventrikel noch nicht abgeschlossen ist. Daher findet man bei solchen Hyperkaliämien eine T-Welle kurz nach bzw. im Anschluss an den QRS-Komplex. Eine Verlängerung der QT-Zeit kann häufig durch eine TU-Verschmelzungswelle vorgetäuscht werden. In jedem Falle begünstigt eine Hyperkaliämie bedrohliche **Herzrhythmusstörungen**, Lektion 26 (S. 108), insbesondere Leitungsstörungen/Blockierungen. Auch besteht nicht selten eine gleichzeitige Hypokalzämie – dann ist die QT-Zeit verlängert.

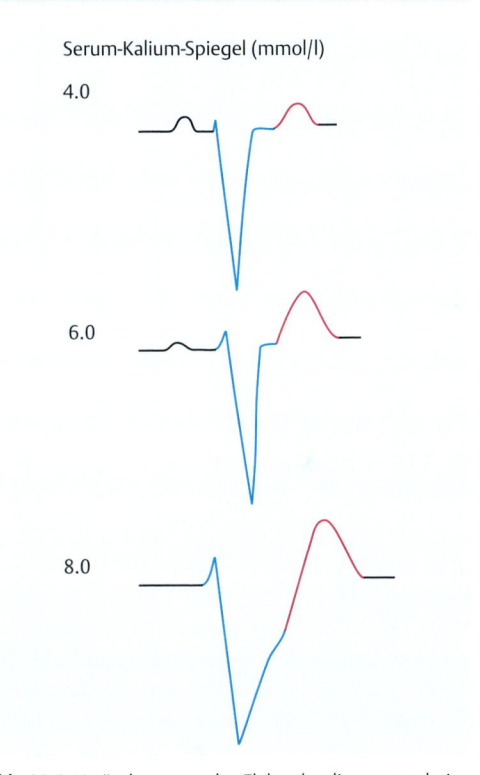

Abb. 23.1 Veränderungen des Elektrokardiogramms bei Hyperkaliämie (Ableitung V_1).

Hypokaliämie

Unter den Elektrolytstörungen wird die Hypokaliämie am häufigsten beobachtet, sie kann besonders bei älteren Patienten, die unter Diuretikatherapie stehen und unzureichende Trinkmengen zu sich nehmen, schwerwiegende Folgen haben (ventrikuläre Tachyarrhythmien). Auch bei Hypokaliämie finden sich charakteristische elektrokardiografische Befunde, die Rückschlüsse auf die Höhe des Serum-Kalium-Spiegels zulassen (**Abb. 23.2**).

Zunächst kommt es bei leichten Hypokaliämien zu einer **Abflachung der T-Welle**, eventuell verbunden mit einer **Senkung der ST-Strecke** (deszendierend oder horizontal). Es findet sich vor allem aber eine **U-Welle** (**Abb. 23.2**). Mit zunehmender Senkung des Kalium-Spiegels kommt es zu einer

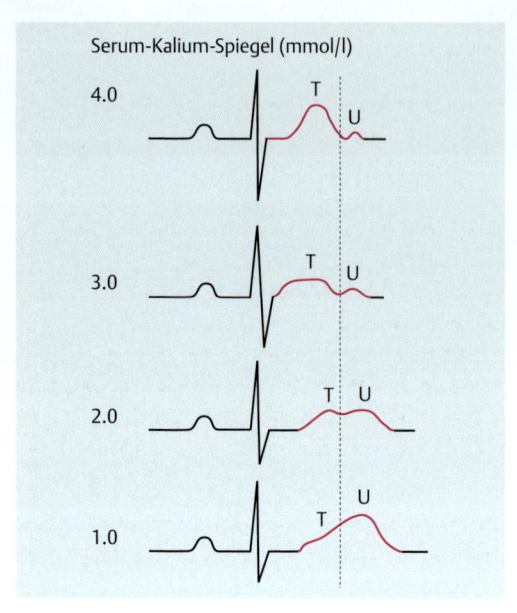

Abb. 23.2 Veränderungen des Elektrokardiogramms bei Hypokaliämie.

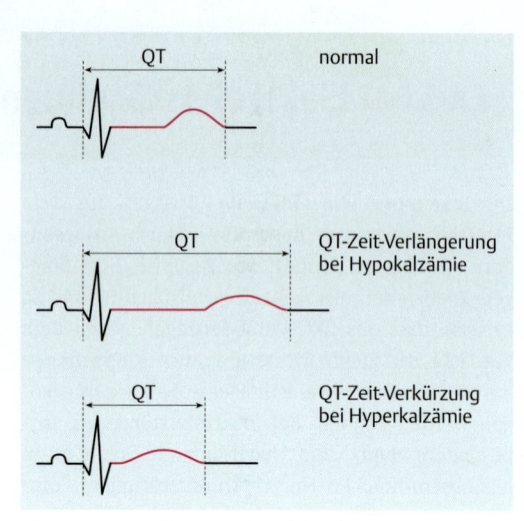

Abb. 23.3 Veränderungen des Elektrokardiogramms bei Hypo- und Hyperkalzämie.

weiteren Senkung der ST-Strecke, die T-Welle wird abgeflacht und kann bei einer Zunahme der Amplitude der U-Welle mit dieser verschmelzen (TU-Verschmelzungswelle). Eine Verlängerung der QT-Dauer findet sich in der Regel nicht. Bei ausgeprägter Hypokaliämie kann es zu lebensbedrohlichen Rhythmusstörungen, zu Torsade-de-pointes-Tachykardien, kommen.

Hyperkalzämie

Eine Hyperkalzämie (Kalzium-Spiegel > 2,6 mmol/l) wird bei Hyperparathyreoidismus, Tumormetastasen, Multiples Myelom (Plasmozytom), Sarkoidose oder einer Kalziumüberdosierung gefunden. Die elektrokardiografischen Veränderungen sind diskret und spezifische Befunde einer Hyperkalzämie gibt es nicht. Das EKG zeigt lediglich eine **Verkürzung der QT-Zeit** (**Abb. 23.3**).

Hypokalzämie

Auch für die Hypokalzämie (Kalzium-Spiegel < 2,1 mmol/l), die bei Hypoparathyreoidismus, Tetanie, Urämie, akuter Pankreatitis und Vitamin-D-Mangel auftreten kann, finden sich keine spezifischen elektrokardiografischen Befunde. Bei Hypokalzämie ist lediglich eine **Verlängerung der QT-Zeit** zu beobachten (**Abb. 23.3**).

Natrium-Stoffwechsel

Elektrokardiografische Veränderungen bei Hypernatriämie und Hyponatriämie sind **nicht** bekannt.

Magnesium-Stoffwechsel

Elektrokardiografische Veränderungen bei Hypermagnesiämie sind **nicht** bekannt. Nur bei ausgeprägter Hypomagnesiämie treten EKG-Veränderungen auf. Diese sind dann den Veränderungen bei Hypokaliämie ähnlich. Die QT-Zeit kann verlängert sein.

Merke

Elektrokardiografische Zeichen der **Hyperkaliämie** sind:
- spitz positive T-Welle („zeltförmiges" T)
- Verlängerung der PQ-Zeit
- intraventrikuläre Ausbreitungsstörung mit Verbreiterung und Deformierung des QRS-Komplexes.

Elektrokardiografische Befunde der **Hypokaliämie** sind:
- Senkung der ST-Strecke (deszendierend, horizontal)
- Abflachung der T-Welle (leichte Hypokaliämie)
- Betonung der U-Welle; evtl. TU-Verschmelzungswelle.

Elektrokardiografische Zeichen der **Hyperkalzämie** sind:
- Verkürzung der QT-Zeit (ein nicht immer verlässliches Zeichen).

Elektrokardiografische Zeichen der **Hypokalzämie** sind:
- Verlängerung der QT-Zeit.

Natrium- und Magnesium-Stoffwechsel: EKG-Veränderungen nicht bekannt.

EKG-Beispiele

33: Hyperkaliämie (S. 220)

Lektion 24

Supraventrikuläre Extrasystolen, supraventrikuläre Tachykardien

Supraventrikuläre Rhythmusstörungen kommen vor als
- supraventrikuläre Extrasystolen
- supraventrikuläre Tachykardien
- Vorhofflimmern und Vorhofflattern, Lektion 25 (S. 103).

Formen **supraventrikulärer Tachykardien** sind
- AV-Knoten-Reentry-Tachykardien
- Tachykardien bei akzessorischen Leitungsbahnen
- ektop atriale Tachykardien
- AV-junktionale Tachykardien bei Frequenzdissoziation durch akzelerierten junktionalen Rhythmus.

Supraventrikuläre Extrasystolen

Extrasystolen sind **Extraschläge**, die in einen vorliegenden Grundrhythmus vorzeitig einfallen und diesen stören. Supraventrikuläre Extrasystolen sind meistens durch eine **vorzeitig einfallende P-Welle** gekennzeichnet, die häufig **deformiert** ist. Da der Ursprung oberhalb des AV-Knotens liegt, wird die Erregung über das spezifische Erregungsleitungssystem auf die Kammern übergeleitet, sodass der **QRS-Komplex in Form und Breite unauffällig** ist (**Abb. 24.1**).

Eine Veränderung des QRS-Komplexes wird nur dann beobachtet, wenn der Impuls aberrant auf die Kammern übergeleitet wird. Eine kompensatorische Pause (postextrasystolische Pause) wird in der Regel nicht beobachtet. Die **Morphologie** der vorzeitig einfallenden P-Welle ist vom Ursprung der Extrasys-

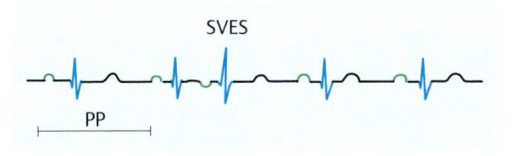

Abb. 24.1 Elektrokardiografische Charakteristika einer supraventrikulären Extrasystole (SVES).

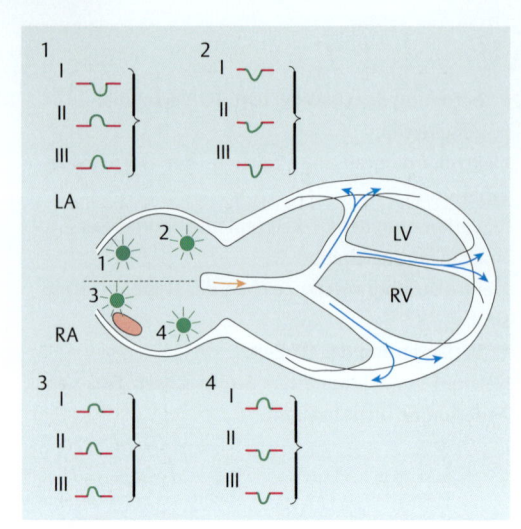

Abb. 24.2 Differenzialdiagnose der P-Welle: Morphologie und Ursprungsort.

tole abhängig (z. B. **linksatrialer Ursprung:** negative P-Welle in I und aVL, **rechtsatrialer Ursprung:** positive P-Welle in I), **Abb. 24.2**.

Elektrokardiografische Charakteristika supraventrikulärer Extrasystolen:
- vorzeitiger Einfall der P-Welle
- leichte Deformierung der P-Welle
- keine kompensatorische (postextrasystolische) Pause
- unauffälliger QRS-Komplex (normale Form und Breite)

Supraventrikuläre Tachykardien

Supraventrikuläre Tachykardien sind im Erwachsenenalter am häufigsten durch **AV-Knoten-(Reentry-)Tachykardien** und **Tachykardien bei akzessorischen Leitungsbahnen** bedingt. Tachykardien, deren Ursprünge in der Vorhofmuskulatur liegen, bezeichnet man als **ektope Vorhof-** oder **ektop atriale Tachykardien**.

AV-Knoten-Tachykardien und Tachykardien bei akzessorischen Leitungsbahnen

Sowohl bei AV-Knoten-Tachykardien (AV-Reentry-Tachykardien) als auch bei Tachykardien aufgrund akzessorischer Leitungsbahnen liegen zwei Leitungswege vor und den Tachykardien liegen pathophysiologisch kreisförmige Erregungen zugrunde

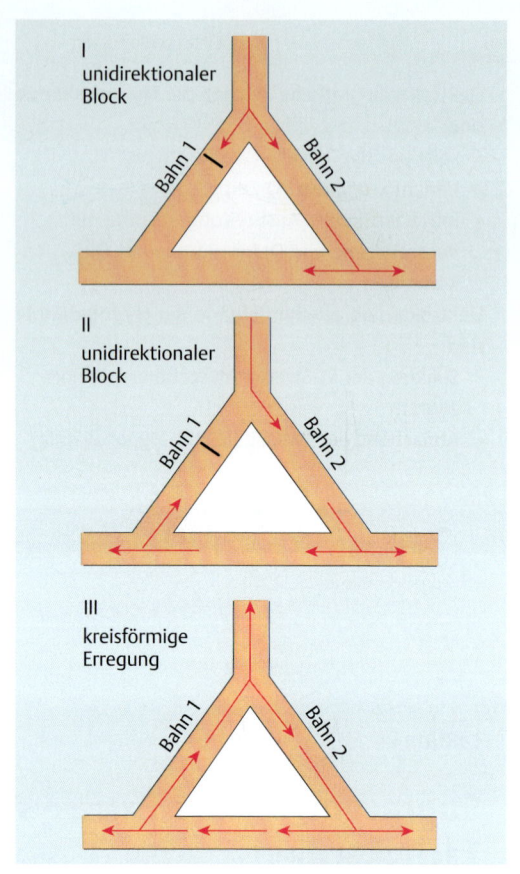

Abb. 24.3 Pathophysiologie supraventrikulärer Tachykardien: kreisförmige Erregung („Reentry").

(„Reentry"), **Abb. 24.3**. Voraussetzung für eine kreisförmige Erregung ist die unidirektionale Blockierung einer der beiden Leitungswege (Bahn 1, I) und die retrograde Invasion der Erregung von Seiten der alternativen Bahn (Bahn 2, II). Während dieser Leitungsverzögerung und der Laufzeit der Erregung durch Bahn 2 ist jetzt Bahn 1 wieder erregbar. Dadurch kann die Erregung, die von Bahn 2 kommt, retrograd Bahn 1 penetrieren (III) und läuft dann anterograd wieder in Bahn 2, sodass eine kreisförmige Erregung vorliegt, die sich selbst unterhält (**Abb. 24.3**).

Bei **AV-Knoten-(Reentry-)Tachykardien** liegen zwei Leitungswege im AV-Knoten selbst oder im Bereich der paranodalen Region vor: Man findet langsam leitende Fasern, die die Erregung anterograd leiten („slow pathway") und schnell leitende Fasern, die die Erregung retrograd leiten („fast pathway"), **Abb. 24.4**. Die eben geschilderte Situa-

Supraventrikuläre Extrasystolen, supraventrikuläre Tachykardien — Lektion 24

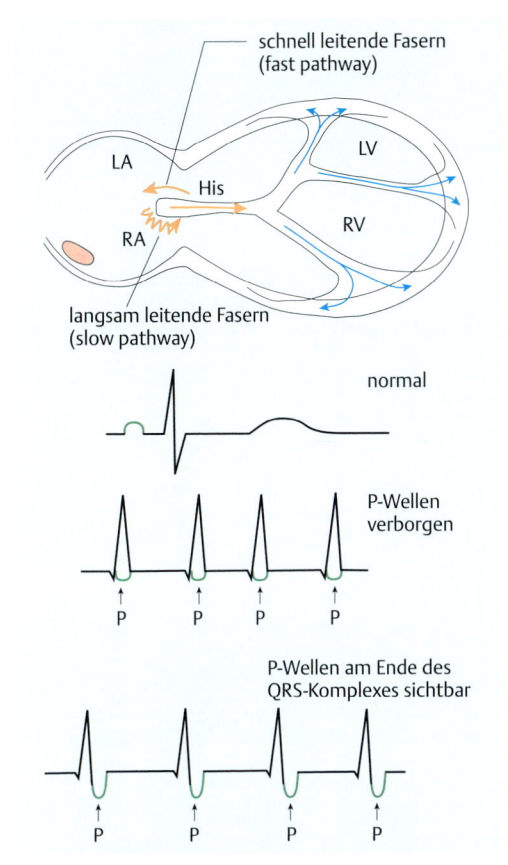

Abb. 24.4 Schematische Darstellung von Mechanismus und Lokalisation der P-Welle bei AV-Knoten-Tachykardie (s. Text).

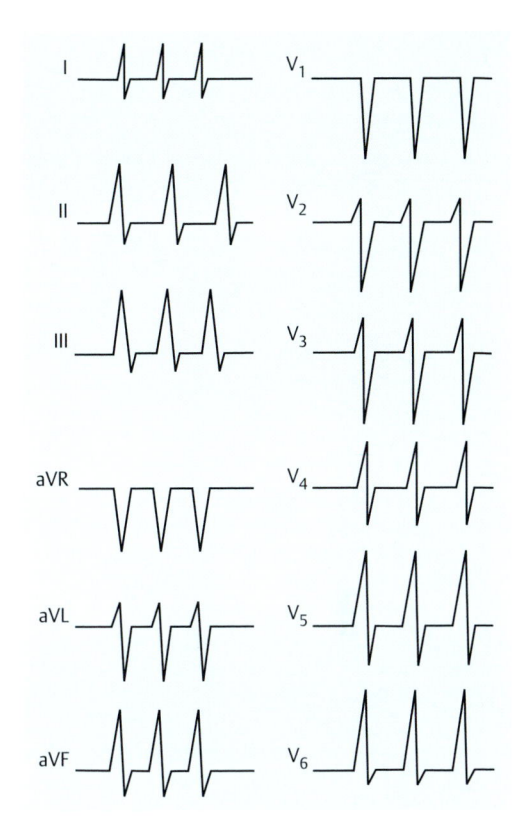

Abb. 24.5 Elektrokardiografische Befunde bei AV-Knoten-Tachykardie.

tion einer kreisförmigen Erregung durch Reentry ist somit wieder gegeben.

Bei der klassischen AV-Knoten-Reentry-Tachykardie liegt eine Tachykardie mit schmalem QRS-Komplex vor (Breite < 120 msek). Da die Erregung von Vorhof (retrograd) und Kammer (anterograd) fast simultan erfolgt, sind P-Wellen während der Tachykardie entweder nicht zu sehen (da sie im QRS-Komplex verborgen sind) oder sie sind am Ende des QRS-Komplexes als kleine „S-Zacke" auszumachen (**Abb. 24.4**). In **Abb. 24.5** sind die klassischen EKG-Zeichen einer AV-Knoten-Reentry-Tachykardie im 12-Kanal-Oberflächen-EKG sichtbar.

Tachykardien bei **akzessorischen Leitungsbahnen** wurden erstmals von *Wolff, Parkinson* und *White* beschrieben. Im 12-Kanal-Oberflächen-EKG findet man auffällige Befunde, da eine Präexzitation der Kammern (vorzeitige Erregung der Kammern) im Sinusrhythmus vorliegt, die zu charakteristischen EKG-Veränderungen führt. Das klassische Präexzitationssyndrom ist das **WPW-Syndrom**, das nach den Entdeckern *Wolff, Parkinson* und *White* benannt wurde. Bei diesem Präexzitationssyndrom liegt eine zusätzliche atrioventrikuläre Muskelverbindung vor, die den elektrischen Impuls, der im Sinusknoten gebildet wird, auf die Kammern überleitet (**Abb. 24.6**). Da der Impuls über die akzessorische Leitungsbahn die Kammer eher erreicht als der Impuls, der über das AV-Knoten-His-Bündel-System geleitet wird („Präexzitation"), kommt es zur **vorzeitigen Depolarisation** der Kammern. Diese manifestiert sich im Elektrokardiogramm neben einer Verkürzung der PQ-Zeit (< 0,12 sek) in einem trägen Anstieg des QRS-Komplexes (**Abb. 24.6**). Der träge Anstieg, der auch zu einer leichten Verbreiterung des QRS-Komplexes führt, wird als **Delta-Welle** bezeichnet. Durch die frühzeitige und abnorme Depolarisation kommt es auch zur frühzeitigen und abnormen Repolarisation der Kammer, sodass die elektrokardiografischen Befunde bei **Präexzitationssyndrom** durch verkürzte PQ-Zeit, Delta-Welle,

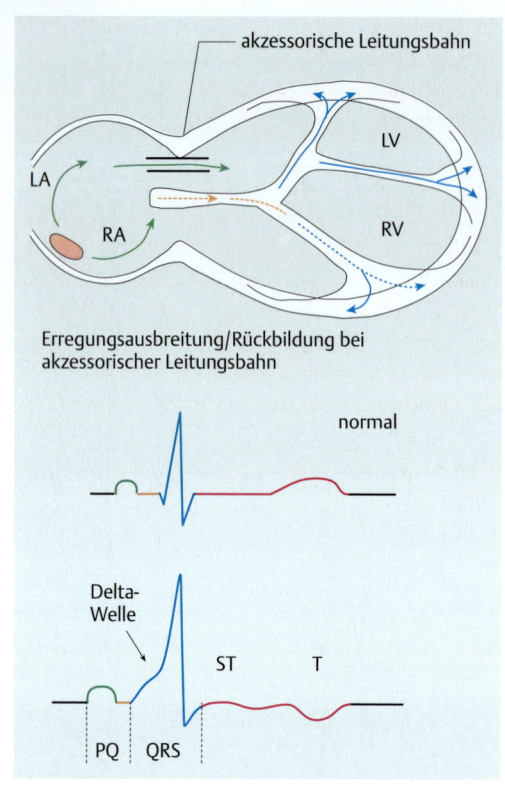

Abb. 24.6 Schematische Darstellung und elektrokardiografische Befunde bei Präexzitation vom Typ des WPW-Syndroms im Vergleich zum Normalbefund (WPW = Wolff, Parkinson, White).

geringgradige Verbreiterung des QRS-Komplexes und Störungen der Repolarisation mit ST-Strecken-Senkung charakterisiert sind.

Durch das Vorliegen einer akzessorischen atrioventrikulären Leitungsbahn ist das Zustandekommen einer kreisförmigen Erregung möglich, die bei diesen Patienten als „Circus-movement"-Tachykardie bezeichnet wird. Der Weg der Erregungswelle während der Tachykardie kann dabei anterograd (vom Vorhof auf die Kammer) über das AV-Knoten-His-Bündel-System laufen und retrograd über die akzessorische Leitungsbahn. Man spricht dann von einer **orthodromen Tachykardie** (**Abb. 24.7**). Diese orthodrome Tachykardie ist durch **schmale QRS-Komplexe** gekennzeichnet (QRS-Dauer < 120 msek) und durch P-Wellen, die nach dem QRS-Komplex zu beobachten sind (**Abb. 24.7**).

Die Erregung kann aber auch andersherum laufen, d.h. anterograd über die akzessorische Bahn auf die Kammern und retrograd über das His-Bündel- und AV-Knoten-System auf die Vorhöfe zurück. Diese

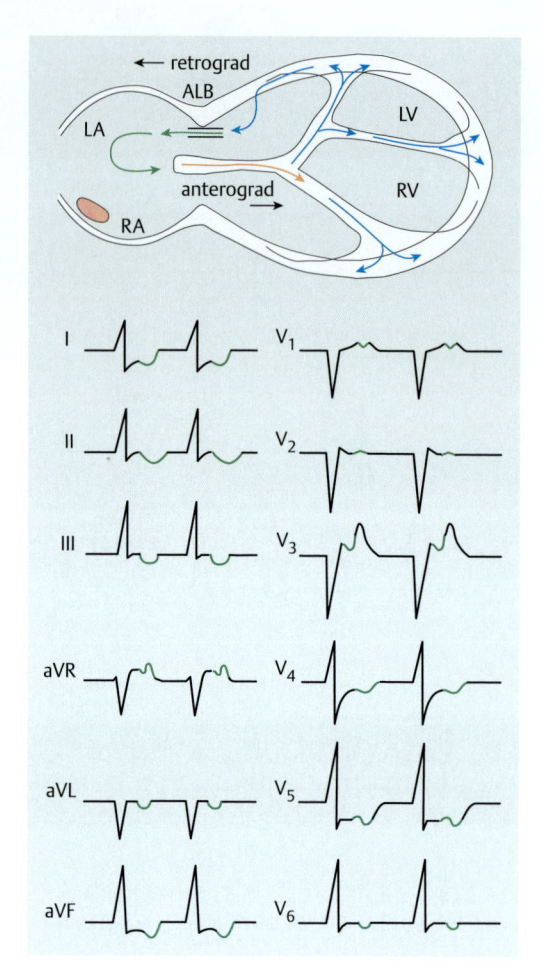

Abb. 24.7 Schematische Darstellung und elektrokardiografische Befunde einer orthodromen Tachykardie bei Vorliegen einer akzessorischen Leitungsbahn. RP-Intervall < PR-Intervall als Zeichen einer schnell leitenden akzessorischen Leitungsbahn (s. Text).

Form wird als **antidrome Tachykardie** bezeichnet (**Abb. 24.8**). Antidrome Tachykardien sind durch **breite QRS-Komplexe** (> 120 msek) gekennzeichnet und durch P-Wellen, die ebenfalls nach dem QRS-Komplex zu sehen sind (**Abb. 24.8**).

Nach dem Verhalten von RP- und PR-Intervallen lassen sich die **Leitungseigenschaften** einer akzessorischen Bahn beurteilen: RP < PR ≙ schnell leitende Bahn, RP > PR ≙ langsam leitende Bahn.

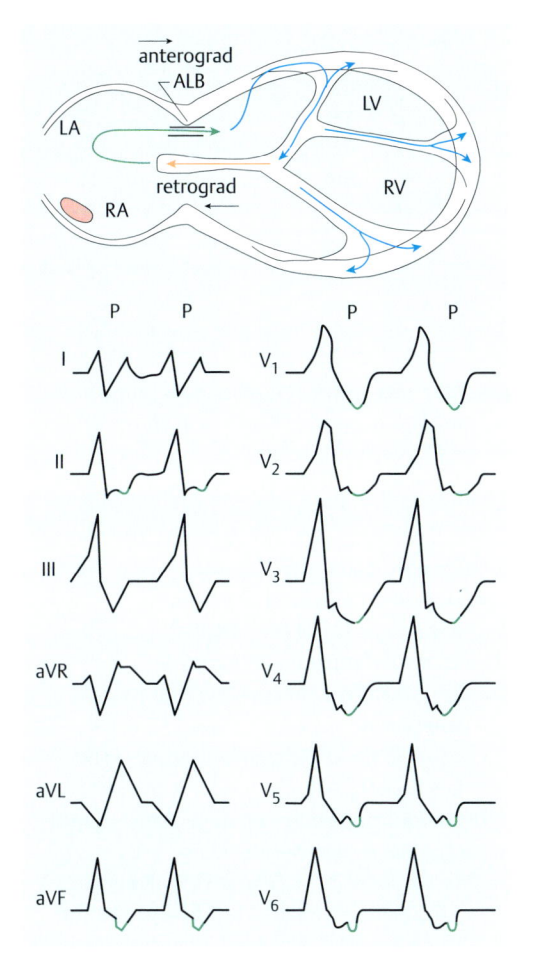

Abb. 24.8 Schematische Darstellung und elektrokardiografische Befunde einer antidromen Tachykardie bei Vorliegen einer akzessorischen Leitungsbahn.

Ektop atriale Tachykardien

Ektop atriale Tachykardien sind im Erwachsenenalter relativ selten. Sie können durch Digitalismedikation bedingt sein und sind dann zumeist mit einer partiellen Überleitungsblockade im AV-Knoten kombiniert (**Abb. 24.9**). Die permanent ektopen atrialen Tachykardien werden vor allem bei Säuglingen, Kindern und Jugendlichen beobachtet. Pathophysiologisch liegt den ektop atrialen Tachykardien in der Regel eine abnorme Automatie zugrunde; kreisförmige Erregungen als Ursache der Tachykardien sind seltener vorhanden. Die ektopen Herde sind im linken und/oder rechten Vorhof lokalisiert. Ihre Frequenz liegt über derjenigen des Sinusknotens, sodass das abnorme ektope Zentrum „Schrittmacher" der Herzaktion ist. Da die Erregung im Vorhof gebildet wird und über eine frühzeitige Vorhofdepolarisation auf die Kammern über das spezifische Erregungsleitungssystem geleitet wird, findet sich bei ektop atrialen Tachykardien eine frühzeitige und **abnorm konfigurierte P-Welle**, die **vor dem QRS-Komplex** liegt. Die PQ-Zeit ist in den meisten Fällen abnorm kurz. Form und Konfiguration der P-Welle ergeben sich aus dem Ort der abnormen Impulsbildung (**Abb. 24.2**):

- linksatrialer Fokus = negative P-Wellen in I und aVL (**Abb. 24.10**)
- ektoper Fokus im kaudalen Vorhof = negative P-Wellen in II, III und aVF

Häufig sind die P-Wellen negativ, da viele atriale Tachykardien aus kaudalen Abschnitten der Vorhöfe ihren Ursprung nehmen. Bei ektop atrialen Tachykardien folgt der normale Anschluss an das spezifische Erregungsleitungssystem, die **QRS-Komplexe** sind also **regulär**, normal breit und nicht schenkelblockartig deformiert. Die PQ-Dauer kann unter Umständen etwas kürzer als normal sein, je nachdem, wo der ektope Fokus lokalisiert ist (näher oder weiter vom AV-Knoten entfernt) und je nachdem, wie sich die Erregungsausbreitung in den Vorhöfen gestaltet.

Tachykardien, deren Ursprünge in der Vorhofmuskulatur liegen, sind häufig mit einer **partiellen Überleitungsblockade** im AV-Knoten kombiniert (**Abb. 24.9**). Für die differenzialdiagnostische Abgrenzung der ektop atrialen Tachykardie (Vorhoffrequenz < 250/min) gegenüber dem Vorhofflattern (Frequenz der Flatterwellen > 250/min) ist neben der Frequenz bedeutsam, dass bei atrialen Tachykardien eine **isoelektrische** Linie zwischen den P-Wellen vorhanden ist, während bei Vorhofflattern die Grundlinie des Elektrokardiogramms stets in **„Bewegung"**, d.h. „sägezahnartig" verändert ist (**Abb. 25.3**). Natürlich sind die Unterschiede

Vorhoftachykardie mit 2:1 Block

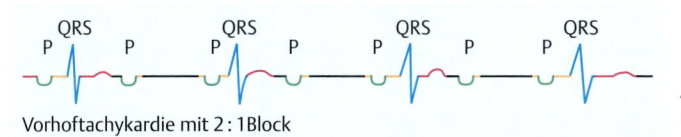

Abb. 24.9 Elektrokardiografische Befunde bei ektop atrialer Tachykardie mit 2:1-Blockierung.

Lektion 24 — Supraventrikuläre Extrasystolen, supraventrikuläre Tachykardien

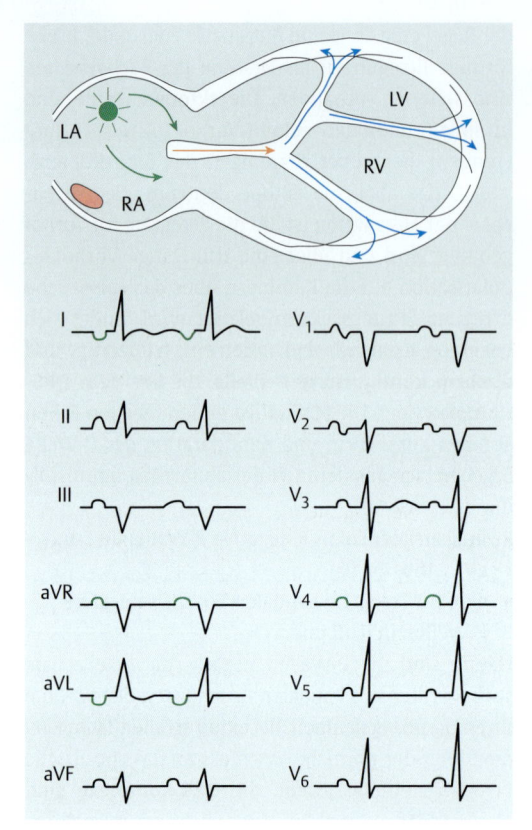

Abb. 24.10 Schematische Darstellung und elektrokardiografische Befunde bei ektoper links-atrialer Tachykardie (negative P-Wellen in I und aVL).

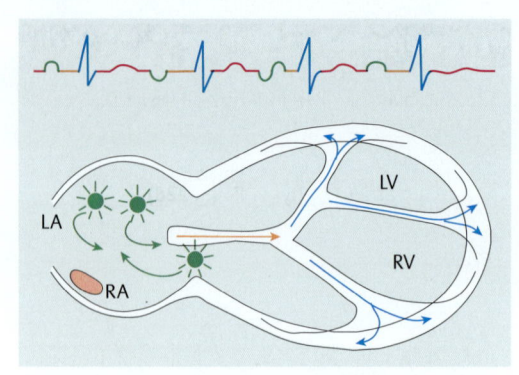

Abb. 24.11 Schematische Darstellung der pathophysiologischen Vorgänge und elektrokardiografischen Befunde bei multifokaler atrialer Tachykardie.

zwischen Tachykardie und Vorhofflattern keineswegs durch die Frequenz bedingt, sondern durch die unterschiedlichen elektrophysiologischen Phänomene von Erregungsausbreitung und Erregungsrückbildung.

Eine Sonderform stellt die **multifokale atriale Tachykardie** dar:

Bei dieser Form liegen mehrere ektope Foci vor, die zu verschiedenen elektrokardiografischen Bildern führen (**Abb. 24.11**). Typisch für die Diagnose einer multifokalen atrialen Tachykardie (in der Regel verbunden mit einer deutlichen Schädigung des/der Vorhöfe) ist daher die **wechselhafte Konfiguration** der P-Wellen, die nach dem Ort des jeweiligen Fokus konfiguriert ist. Hauptkriterien für die Identifikation einer multifokalen Vorhoftachykardie sind somit:

- mindestens zwei unterschiedlich geformte abnorme P-Wellen mit unterschiedlichen PP-Intervallen
- unterschiedliche AV-Intervalle

> **Merke**
>
> Elektrokardiografische Charakteristika **supraventrikulärer Extrasystolen** sind:
> - frühzeitiger Einfall der P-Welle
> - leichte Deformierung der P-Welle
> - keine kompensatorische (postextrasystolische) Pause
> - unauffälliger QRS-Komplex (normale Form und Breite)
>
> Elektrokardiografische Charakteristika **supraventrikulärer Tachykardien** sind:
> - Tachykardien mit schmalem QRS-Komplex (QRS-Komplex-Breite < 120 msek) und nicht sichtbaren P-Wellen oder P-Wellen am Ende des QRS-Komplexes (AV-Knoten-Reentry-Tachykardien)
> - Tachykardien mit sichtbaren P-Wellen nach dem QRS-Komplex und einem charakteristischen Intervall RP < PR (schnell leitende akzessorische Leitungsbahnen) oder RP > PR (langsam leitende akzessorische Leitungsbahnen)
>
> Elektrokardiografische Charakteristika **ektop atrialer Tachykardien** sind:
> - Tachykardien mit schmalem QRS-Komplex (< 120 msek)
> - abnorm konfigurierte P-Wellen, die vor dem QRS-Komplex lokalisiert sind
> - Der Ursprungsort atrialer Tachykardie kann vielfach durch genaue Analyse der Vorhofmorphologie (Analyse in den Extremitätenableitungen) festgelegt werden.

EKG-Beispiele

34: supraventrikuläre Extrasystolie (S. 222)
35: AV-Knoten-Tachykardie (S. 224)
36: WPW-Syndrom (S. 226)
37: ektop atriale Tachykardie (S. 228)

Lektion 25
Vorhofflimmern und Vorhofflattern

Im Oberflächen-Elektrokardiogramm lassen sich neben den in Lektion 24 (S. 97) besprochenen Tachykardien zwei weitere typische und relativ häufige Rhythmusstörungen erkennen, deren Ursprung im Bereich der Vorhöfe liegt. Es handelt sich um **Vorhofflimmern** (neben Extrasystolen die häufigste Rhythmusstörung im Erwachsenenalter überhaupt) und **Vorhofflattern**.

Vorhofflimmern

Beim **Vorhofflimmern** laufen die Erregungen über die Vorhöfe völlig unkoordiniert ab und eine geordnete Vorhofwelle (P-Welle) ist im Oberflächen-EKG nicht mehr zu erkennen (**Abb. 25.1**). Man sieht in der Regel vollkommen unregelmäßige Vorhofflimmerwellen. Wenn man die mittlere Frequenz dieser Flimmerwellen überhaupt ausmessen kann, so liegt sie über 300/min. **Flimmerwellen** haben eine ständig wechselnde Größe, Gestalt und Frequenz. Sie können naturgemäß nicht in irgendeiner regelmäßigen Form auf die Kammern übergeleitet werden, sondern es erfolgt eine unkoordinierte und unregelmäßige Überleitung auf die Kammern, die zu einer **absoluten Arrhythmie der Kammern** führt (**Abb. 25.2**). Als Faustregel für die Feststellung einer absoluten Arrhythmie der Kammern gilt, dass man in einem EKG-Streifen einen identischen RR-Abstand höchstens zweimal findet – was zufällig vorkom-

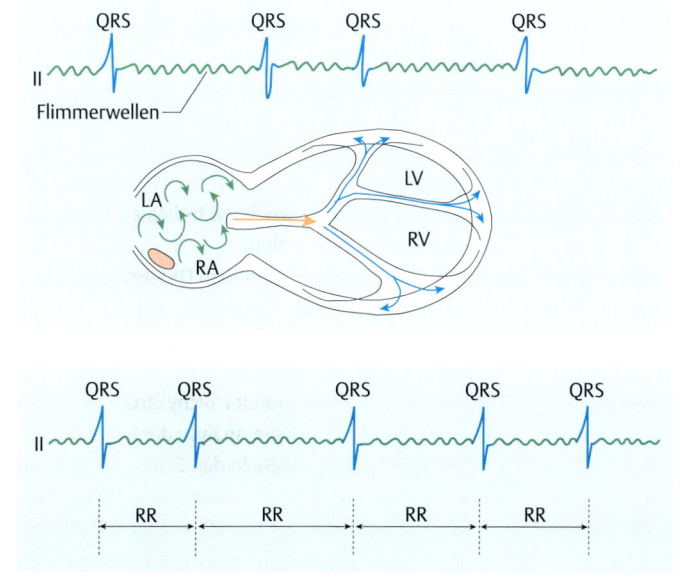

Abb. 25.1 Schematische Darstellung der pathophysiologischen Vorgänge bei Vorhofflimmern: chaotische Erregungsbildung bzw. Erregungsleitung in den Vorhöfen mit wechselnder Überleitung auf die Kammern („absolute Arrhythmie").

Abb. 25.2 Elektrokardiografische Befunde bei Vorhofflimmern („absolute Arrhythmie").

men kann – im Grunde aber die RR-Abstände alle völlig unterschiedlich sind.

Die **EKG-Kriterien für Vorhofflimmern** sind:
- Flimmerwellen, am besten erkennbar in Abl. V_1 und II
- absolute Arrhythmie der Kammern

Eine seltene Ausnahme von der Forderung der absolut unregelmäßigen Kammeraktionen (QRS-Komplexe) bildet die Kombination von Vorhofflimmern und totalem AV-Block mit regelmäßigem Kammerersatzrhythmus, der seinen Erregungsbildungsort entweder in der AV-junktionalen Region (sekundäres Automatiezentrum) oder in den Kammern selbst (tertiäres Automatiezentrum) haben kann.

Bei der absoluten Arrhythmie kann man naturgemäß keine feste **Kammerfrequenz** angeben. Man beschreibt entweder ein Frequenzspektrum (Vorhofflimmern mit einer Kammerfrequenz zwischen … und …/min) oder eine mittlere Kammerfrequenz als Durchschnittswert (Vorhofflimmern mit einer mittleren Kammerfrequenz von etwa …/ min). Hierbei kann man besonders lange RR-Intervalle hervorheben (… mit maximalem RR-Intervall von … msek). Bei Patienten mit Vorhofflimmern empfiehlt sich die Aufzeichnung eines EKG-Streifens über circa 30 cm (oder länger), um bessere Informationen über die tatsächliche mittlere Kammerfrequenz zu erhalten. Für die Überleitung von Vorhofflimmern auf die Kammern und damit für die resultierende Kammerfrequenz sind die Leitungseigenschaften im AV-Knoten entscheidend.

Vorhofflattern

Beim **Vorhofflattern** findet man eine kreisende Erregung im Bereich der Vorhöfe, d. h., man findet einen fortlaufenden Wechsel von Erregungsausbreitung und Erregungsrückbildung (**Abb. 25.3**).

Elektrokardiografisch drückt sich das Vorhofflattern in den **Flatterwellen** aus, die wegen ihrer besonderen Form auch als „Sägezahnmuster" bezeichnet werden. Die mittlere Frequenz der Flatterwellen liegt typischerweise bei etwa 300/min (250–450/min). Am deutlichsten stellen sich die Flatterwellen in den diaphragmalen Ableitungen II, III und aVF dar. Typisch und für die Differenzierung gegenüber der ektopen Vorhoftachykardie, Lektion 24 (S. 97), ist wichtig, dass zwischen den einzelnen Flatterwellen **keine isoelektrische Linie** zu erkennen ist (**Abb. 25.4**).

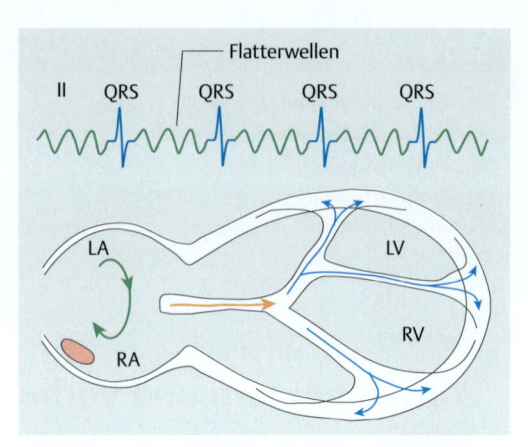

Abb. 25.3 Schematische Darstellung der pathophysiologischen Vorgänge bei Vorhofflattern: typische Flatterwellen mit „sägezahnähnlichem Bild" im Elektrokardiogramm.

Beim Vorhofflattern werden zwei Typen unterschieden: Beim **Vorhofflattern Typ I** sind die Flatterwellen in den Ableitungen II, III und aVF überwiegend negativ; die Flatterfrequenz beträgt etwa 250–350/min. Dies ist der meist anzutreffende, gewöhnliche Typ. Therapeutisch ist die Terminierung durch Überstimulation möglich. Demgegenüber finden sich beim **Vorhofflattern Typ II** überwiegend positive Flatterwellen in den Ableitungen II, III und aVF; die Frequenz der Flatterwellen beträgt etwa 350–450/min und die Terminierung durch Überstimulation gelingt nur in wenigen Fällen (**Abb. 25.5**). Ob die Morphologie der Flatterwellen negativ oder positiv ist, hängt von der Erregungsausbreitung in den Vorhöfen ab: Negativen Flatterwellen liegt eine kaudo-kraniale Erregungswelle, positiven Flatterwellen eine kranio-kaudale Erregungswelle zugrunde.

Wird jede Vorhofflatterwelle auf die Kammern übergeleitet und liegt somit eine 1:1-Überleitung bei Vorhofflattern vor, dann resultiert Kammerflattern mit Kammerfrequenzen von etwa 300/min oder darüber und somit eine fatale Situation. In der Regel wirkt sich die physiologische Eigenschaft des AV-Knotens bei Vorhofflattern so aus, dass durch die Verzögerung der Erregungsleitung nicht jede Vorhoferregung auf die Kammern übertragen wird. In den meisten Fällen ist Vorhofflattern also mit einem **partiellen AV-Überleitungsblock** verbunden. Je nach Überleitungsmodus spricht man von einem Vorhofflattern mit 2:1-, 3:1- usw. Überleitung. Dieser Überleitungsmodus kann über längere Zeit konstant sein – dann schlagen auch die Kammern regel-

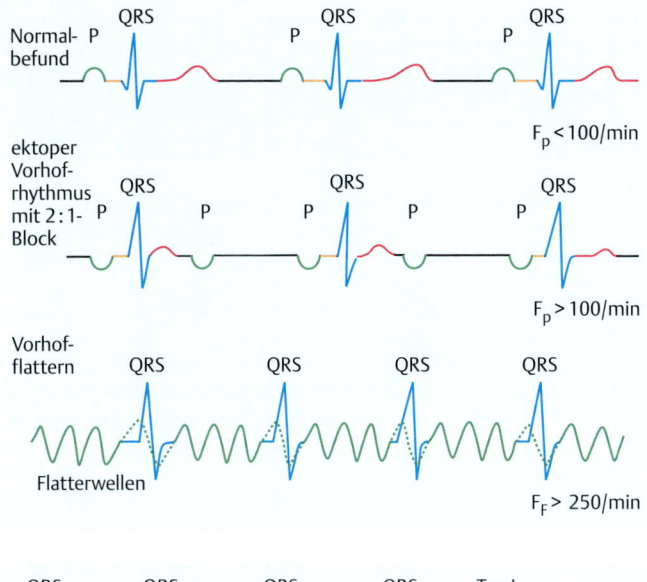

Abb. 25.4 Gegenüberstellung der elektrokardiografischen Befunde bei ektopem Vorhofrhythmus und Vorhofflattern im Vergleich zum Normalbefund. F_P = Frequenz der P-Wellen, F_F = Frequenz der Flatterwellen.

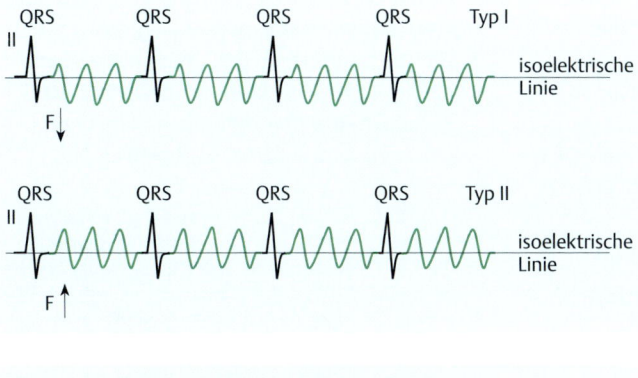

Abb. 25.5 Gegenüberstellung der elektrokardiografischen Befunde bei Vorhofflattern, Typ I und Typ II; F = Flatterwellen.

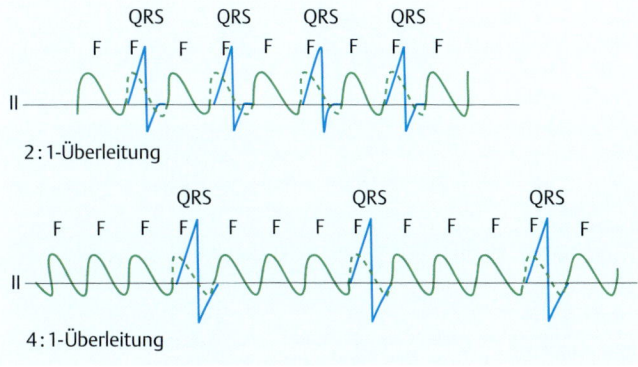

Abb. 25.6 Elektrokardiografische Befunde bei Patienten mit Vorhofflattern und 2:1- bzw. 4:1-Überleitung. F = Flatterwellen („Sägezahnmuster").

mäßig, nur mit entsprechend niedriger Frequenz (**Abb. 25.6**). Der Überleitungsmodus kann aber auch ständig wechseln. Dann sind die Kammern unregelmäßig, aber nicht absolut arrhythmisch wie beim Vorhofflimmern, denn der Überleitungsmodus erfolgt gesetzmäßig (**Abb. 25.7**) und eine regelmäßige Grundrhythmik bleibt erkennbar.

Zwei praktische Erfahrungsregeln

1. Die Diagnose eines Vorhofflatterns mit regelmäßiger 2:1-Überleitung ist häufig schwierig, weil praktisch jede zweite Flatterwelle von einem QRS-Komplex überdeckt ist. Hier ist ein **Karotisdruckversuch** (Vagusstimulation!) günstig, da hierdurch eine abrupte Bremsung der AV-

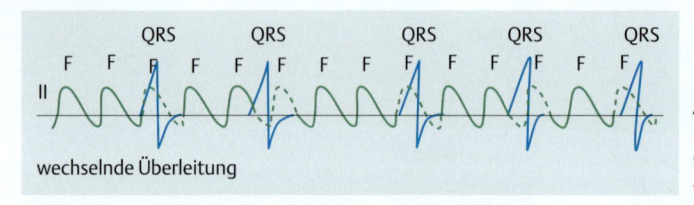

Abb. 25.7 Elektrokardiografische Befunde bei Patienten mit Vorhofflattern und wechselnder Überleitung. F = Flatterwellen.

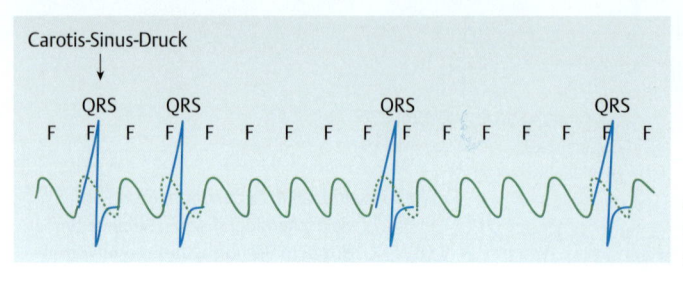

Abb. 25.8 Beeinflussung der Überleitung von Vorhofflatterwellen auf die Kammer durch Karotisdruck; F = Flatterwellen.

Überleitung erreicht und somit das „Sägezahnmuster" des Elektrokardiogramms deutlich wird (**Abb. 25.8**).

2. Die Flatterfrequenz von 300/min und die 2:1-Blockierung der AV-Überleitung sind bei dem am häufigsten vorkommenden Typ I so typisch, dass bei jeder Tachykardie mit einer Frequenz von etwa **150/min**, bei der **schmale QRS-Komplexe** vorliegen, an Vorhofflattern gedacht werden muss.

Leitungsaberranz bei Vorhofflimmern und Vorhofflattern

Die **Konfiguration des QRS-Komplexes** ist beim Vorhofflimmern und auch beim Vorhofflattern im Grunde **normal**, weil die Vorhoferregung zwar abnorm ist, aber ein normaler Anschluss an das Erregungsleitungssystem erhalten ist – die Kammern also auf normalem Weg erregt werden. Hiervon gibt es eine wichtige Ausnahme: Die **Leitungsaberranz**, die meistens beim Vorhofflimmern, aber auch beim Vorhofflattern zu beobachten ist. Aberrant heißt, dass trotz supraventrikulären Erregungsursprungs mit ganz überwiegend schlanken Kammerkomplexen einzelne QRS-Komplexe verbreitert und abnorm konfiguriert sind. Dies kommt zustande, weil Teile des Erregungsleitungssystems bei Eintreffen des elektrischen Impulses noch refraktär oder teilrefraktär sind, die Erregungsleitung auf das Kammermyokard einen von der Norm etwas aberrierenden Verlauf nimmt und dieser abnorme Weg nicht nur etwas anders (**QRS-Deformation**), sondern auch länger ist (**QRS-Verbreiterung**).

Elektrokardiografische Kriterien einer Aberranz
- Die aberrant geleiteten QRS-Komplexe sind den Grundschlägen ähnlich, nur etwas breiter und etwas anders konfiguriert.
- Die aberrant geleiteten QRS-Komplexe ähneln häufig einem Schenkelblock, meistens einem **Rechtsschenkelblockbild**. Sie sind im Unterschied zu ventrikulären Extrasystolen (mit

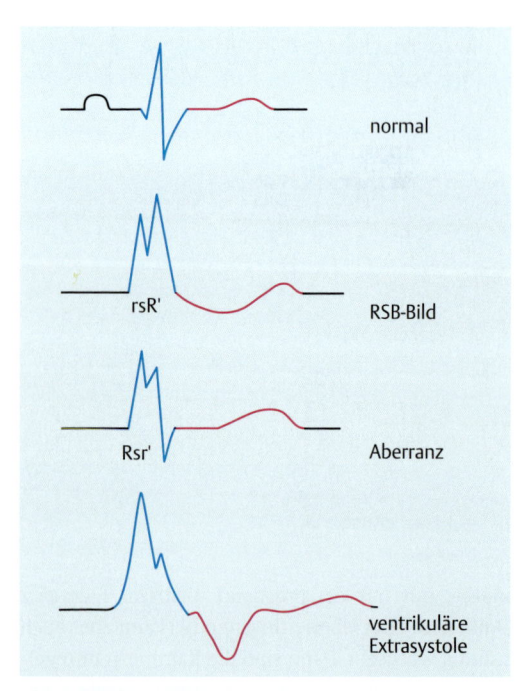

Abb. 25.9 Gegenüberstellung der elektrokardiografischen Befunde bei Rechtsschenkelblock, aberranter Leitung bei Vorhofflimmern und ventrikulärer Extrasystolie im Vergleich zum Normalbefund.

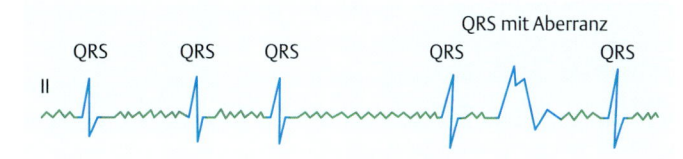

Abb. 25.10 Elektrokardiografische Befunde beim Vorhofflimmern: regelrechte QRS-Komplexe bei Vorhofflimmern und ein deformierter QRS-Komplex bei aberranter Leitung.

denen sie häufig verwechselt werden) triphasisch und bilden einen Rsr'-Komplex; die ventrikuläre Extrasystole ist in der Regel biphasisch und noch breiter (**Abb. 25.9**).

Typische Kennzeichen der Aberranz bei Vorhofflimmern und Vorhofflattern sind somit
- ein kurzes RR-Intervall folgt einem vorangegangenen, besonders langen RR-Intervall
- verbreitertes, triphasisches Schenkelblockbild (häufig rechtsschenkelblockähnlicher QRS-Komplex, **Abb. 25.10**), zumeist aber doch vom RSB-Bild unterscheidbar (**Abb. 25.9**)

Merke

Die häufigsten Rhythmusstörungen im Erwachsenenalter sind Vorhofflimmern und Vorhofflattern. **Vorhofflimmern** ist charakterisiert durch fehlende P-Wellen und absolut unregelmäßige Kammererregungen („absolute Arrhythmie"). Zwischen den QRS-Komplexen sind Flimmerwellen zu erkennen, am besten in den Ableitungen II und V_1.

Vorhofflattern ist durch kreisförmige Erregungen im Vorhof charakterisiert und kommt in zwei Typen vor: Beim Typ I des Vorhofflatterns (klassischer Typ) sind die Flatterwellen in den Ableitungen II, III und aVF negativ; beim Typ II des Vorhofflatterns (ungewöhnlicher Typ) sind sie in diesen Ableitungen positiv. Die Frequenz der Flatterwellen beträgt beim Typ I 220–350/min, beim Typ II 340–430/min. Die AV-Überleitung ist gewöhnlich 2:1, 3:1, 4:1. Elektrokardiografisch ist das Vorhofflattern durch regelmäßige „sägezahnartige" Flatterwellen charakterisiert, die am besten in den Ableitungen II, III und aVF nachzuweisen sind.

EKG-Beispiele

38: Vorhofflimmern (S. 230)
39: Leitungsaberranz bei Vorhofflimmern (S. 232)
40: Vorhofflattern (S. 234)

Ventrikuläre Rhythmusstörungen

Bei den ventrikulären Rhythmusstörungen unterscheidet man
- ventrikuläre Extrasystolen
- ventrikuläre Tachykardie (nicht anhaltende und anhaltende Form)
- Kammerflattern
- Kammerflimmern

Alle ventrikulären Rhythmusstörungen sind durch charakteristische elektrokardiografische Befunde geprägt.

Ventrikuläre Extrasystolen

Ventrikuläre Extrasystolen können in jedem Teil der Kammermuskulatur entstehen und breiten sich auf abnormalen Wegen im Ventrikelmyokard aus. Elektrokardiografisch sind ventrikuläre Extrasystolen charakterisiert durch **vorzeitigen Einfall eines QRS-Komplexes**, der verbreitet (> 110 msek) und schenkelblockartig deformiert ist sowie fehlende P-Wellen. Bei einer **linksventrikulär** entstandenen Extrasystole wird der linke Ventrikel vorzeitig vor dem rechten Ventrikel erregt und es liegt elektrokardiografisch das Bild eines **Rechtsschenkelblocks** vor (**Abb. 26.1**).

Bei der **rechtsventrikulären** Extrasystole wird der rechte Ventrikel vor dem linken Ventrikel erregt, sodass die Extrasystole das Bild eines **Linksschenkelblocks** zeigt (**Abb. 26.2**). Ein charakteristischer Befund der ventrikulären Extrasystolie ist die **kompensatorische Pause**: Im Gegensatz zur supraventrikulären Extrasystole ist der Sinusknotenimpuls durch die ventrikuläre Extrasystole **nicht** gestört. Ein Sinusimpuls trifft deshalb auf eine Kammer, die durch die Extrasystole noch absolut refraktär ist und erst durch den nächsten Sinusknotenimpuls wieder erregt werden kann. So entsteht bei der ventrikulären Extrasystolie eine kompensatorische Pause, wobei die RR-Abstände vor und nach der Extrasystole den RR-Abständen von **zwei normalen Ausschlägen** entsprechen (**Abb. 26.1, Abb. 26.2**).

Von einer **Parasystolie** spricht man, wenn ein ektop ventrikulärer Fokus vorliegt, der unabhängig vom Vorhofrhythmus seinen **eigenen Rhythmus** hat. Das Herz hat damit zwei verschiedene Reizbildungszentren, wobei die Frequenz des parasystolischen Herdes in der Regel **langsamer** ist als die Frequenz des Sinusknotens. Es kommt zu einzeln eingestreuten ventrikulären QRS-Komplexen, die unterschiedliche Abstände zu den vorhergehenden normalen Sinusschlägen haben. Die Parasystolen untereinander haben eine feste Rhythmik. Die Abstände zwischen den einzelnen Parasystolen sind gleich oder betragen ein Vielfaches von dem kleinsten „Parasystole-Parasystole"-Abstand. Das Vorkom-

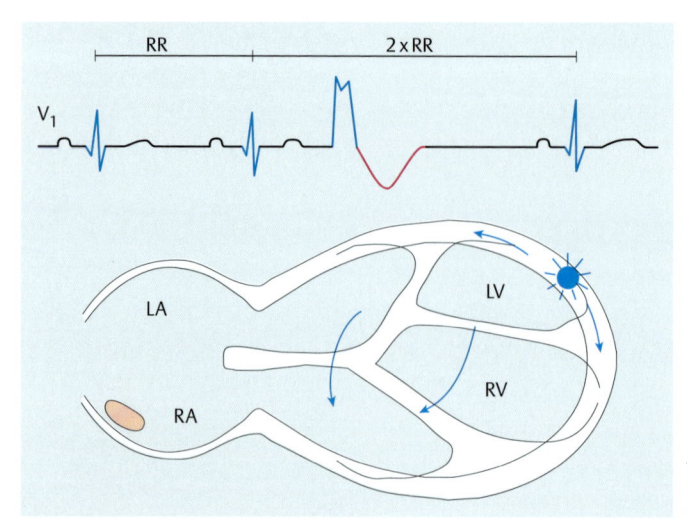

Abb. 26.1 Darstellung des Mechanismus und des elektrokardiografischen Bildes einer linksventrikulären Extrasystole.

Ventrikuläre Rhythmusstörungen — Lektion 26

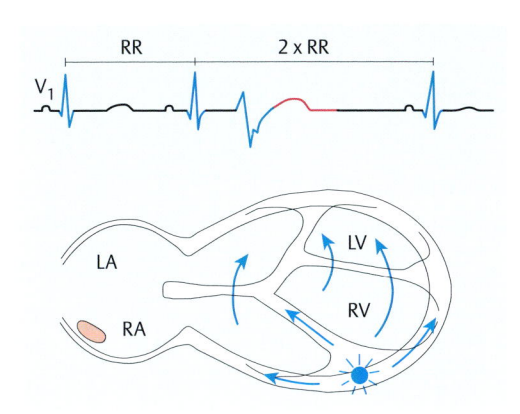

Abb. 26.2 Darstellung des Mechanismus und des elektrokardiografischen Bildes einer rechtsventrikulären Extrasystole.

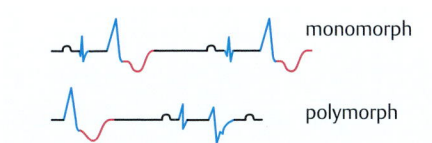

Abb. 26.3 Charakterisierung des elektrokardiografischen Befundes bei mono- und polymorphen ventrikulären Extrasystolen.

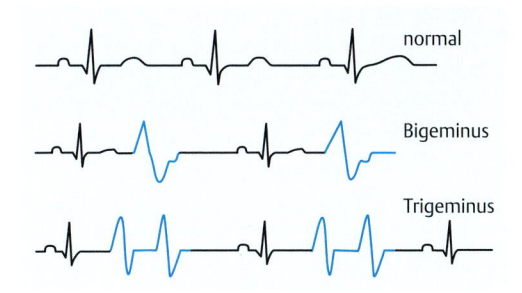

Abb. 26.4 Charakterisierung des elektrokardiografischen Befundes bei Bigeminus und Trigeminus im Vergleich zum Normal-EKG.

men einer Parasystolie weist auf eine myokardiale Ischämie hin.

Nach der **Morphologie** unterscheidet man:
- **Monomorphe** (monotope) Extrasystolen: Die Extrasystolen haben eine jeweils identische Form (gleiche QRS-Konfiguration), da sie aus nur einem Ursprungsort im Ventrikel kommen (**Abb. 26.3**).
- **Polymorphe** (polytope) Extrasystolen: Es kommen unterschiedliche Formen der Extrasystolen (verschiedene QRS-Komplex-Morphologien) vor, da mehrere Ursprungsorte vorliegen (**Abb. 26.3**).

Nach dem **zeitlichen Auftreten** spricht man von einem:
- **Bigeminus**, wenn jeder normale QRS-Komplex von einer Extrasystole gefolgt wird
- **Trigeminus**, wenn auf einen normalen QRS-Komplex zwei konsekutive Extrasystolen folgen (**Abb. 26.4**)

Ventrikuläre Tachykardie

Ventrikuläre Tachykardien entstehen im Bereich des rechten und/oder linken Ventrikels und werden durch kreisförmige Erregungen („Reentry") oder abnorme Automatie hervorgerufen. Sie werden nach der Dauer in **nicht anhaltende Tachykardien** (Dauer < 30 Sekunden) oder **anhaltende Tachykardien** (Dauer ≥ 30 Sekunden) eingeteilt. Ventrikulären Tachykardien liegt immer ein ektopes Reizbildungszentrum im Myokard zugrunde und es besteht eine Dissoziation von Vorhof und Kammer, wobei der Vorhofrhythmus langsamer als der Kammerrhythmus ist (**Abb. 26.5**). Da der Ursprungsort ventrikulärer Tachykardien in der Kammermuskulatur liegt, sind die QRS-Komplexe schenkelblockartig deformiert, verbreitert (QRS-Breite ≥ 120 msek) und in circa 50 % mit einer im Oberflächen-EKG erkennbaren AV-Dissoziation verbunden. Für die Diagnose einer ventrikulären Tachykardie sind zunächst einmal die Befunde einer **AV-Dissoziation** – Lektion 10 (S. 43), Lektion 11 (S. 46) – bedeutsam, dann aber einige charakteristische Befunde, die in den Ableitungen V_1 und V_6 zu erheben sind:

Bei einer Tachykardie mit **breitem QRS-Komplex** (≥ 120 msek) und einer **Rechtsschenkelblock-Konfiguration** spricht eine mono- oder biphasische Deformierung des QRS-Komplexes in V_1 für das Vorliegen einer ventrikulären Tachykardie, während triphasische QRS-Komplexe eher für einen supraventrikulären Ursprung sprechen. In der Ableitung V_6 findet man bei ventrikulären Tachykardien häufig eine R/S-Relation < 1, während eine R/S-Relation > 1 für einen supraventrikulären Ursprung spricht (**Abb. 26.6**). Bei einer Tachykardie mit **Linksschenkelblock-Konfiguration** spricht eine Kerbe („Notch") im abfallenden Schenkel der S-Zacke in Ableitung V_1

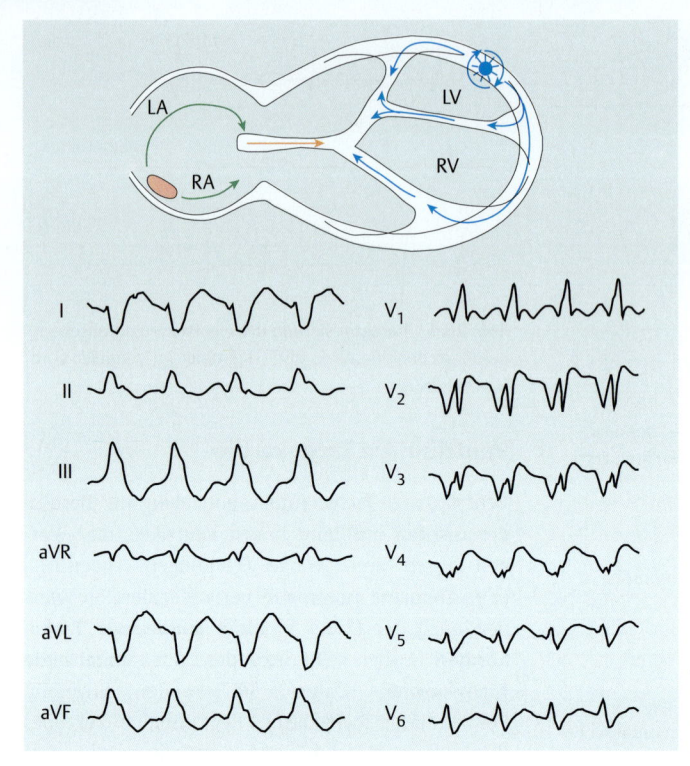

Abb. 26.5 Schematische Darstellung des Mechanismus und der elektrokardiografischen Befunde bei ventrikulärer Tachykardie.

für eine ventrikuläre Tachykardie und man findet, dass das Zeitintervall vom Beginn der R-Zacke bis zur Spitze der S-Zacke > 0,06 sek beträgt. Findet man diese Kerbe nicht, spricht das für einen supraventrikulären Ursprungsort der Tachykardie. Auch bei diesen Tachykardien ist die Ableitung V_6 hilfreich: Eine **Q-Zacke** in V_6 spricht für ventrikuläre Tachykardie, bei Fehlen einer Q-Zacke ist eher ein supraventrikulärer Ursprungsort der Tachykardie anzunehmen (**Abb. 26.7**).

Kammerflattern

Beim Kammerflattern liegt eine Kammerfrequenz von > 250 Schlägen/min vor, der QRS-Komplex ist schenkelblockartig verbreitert (≥ 120 msek) und deformiert. Kammerflattern ist eine lebensbedrohliche Rhythmusstörung, die häufig in Kammerflimmern degeneriert (**Abb. 26.8**).

Kammerflimmern

Kammerflimmern ist die „chaotische" Erregung des Herzens, bei der regelrechte Impulse **nicht** mehr auszumachen sind. Man findet bei Kammerflimmern irreguläre Undulationen der elektrokardiografischen Signale und abgrenzbare Kammerkomplexe sind **nicht mehr erkennbar** (**Abb. 26.9**). Kammerflimmern ist eine lebensbedrohliche Rhythmusstörung, die sofortige Reanimationsmaßnahmen erfordert.

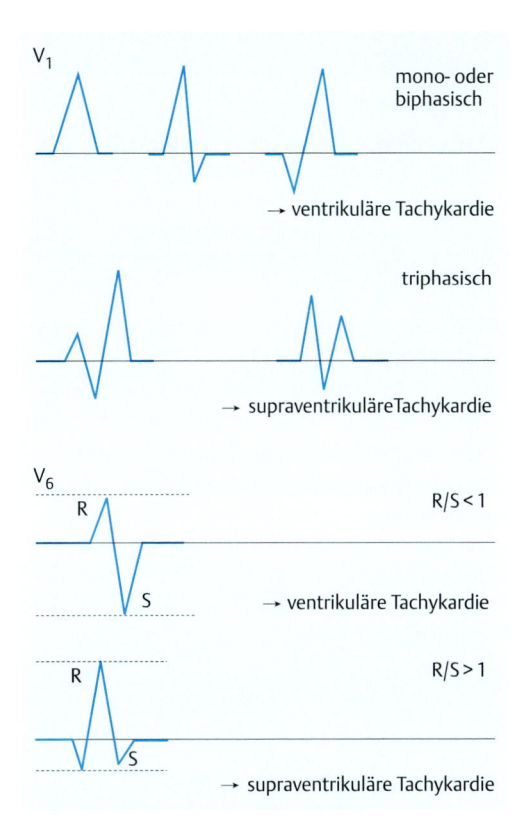

Abb. 26.6 Differenzialdiagnose von Tachykardien mit breitem QRS-Komplex und Rechtsschenkelblock-Bild.

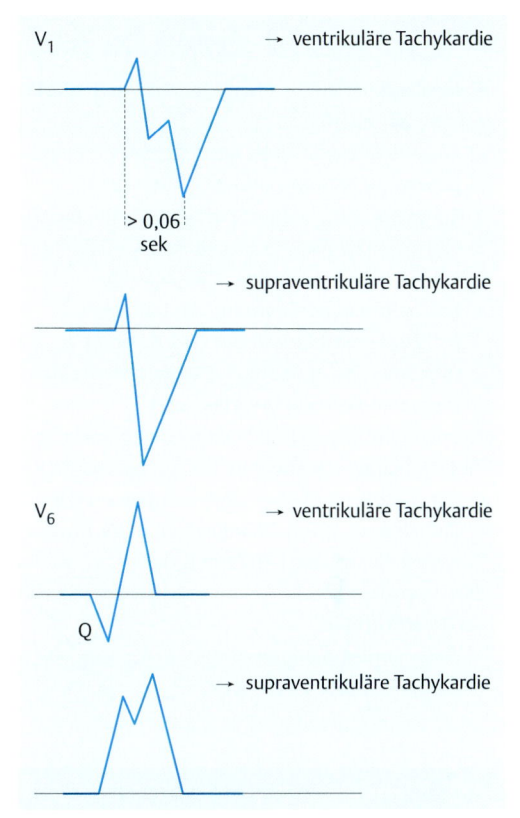

Abb. 26.7 Differenzialdiagnose von Tachykardien mit breitem QRS-Komplex und Linksschenkelblock-Bild.

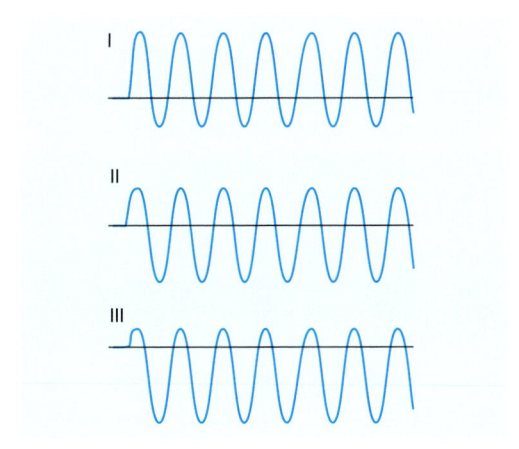

Abb. 26.8 Elektrokardiografischer Befund bei Kammerflattern.

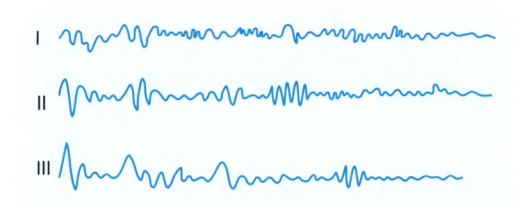

Abb. 26.9 Elektrokardiografischer Befund bei Kammerflimmern.

Merke

Elektrokardiografische Charakteristika **ventrikulärer Extrasystolen**:
- vorzeitiger Einfall eines verbreiterten QRS-Komplexes (QRS-Komplex-Breite ≥ 120 msek)
- kompensatorische (postextrasystolische) Pause
- rechtsventrikulärer Ursprung der Extrasystole: linksschenkelblockartiger QRS-Komplex
- linksventrikulärer Ursprung der Extrasystole: rechtsschenkelblockartiger QRS-Komplex
- monomorphe (monotope) Extrasystolen: eine Morphologie (= ein Ursprungsort)
- polymorphe (polytope) Extrasystolen: mehrere Morphologien (= mehrere Ursprungsorte)
- Parasystolie: Vorliegen eines ektopen ventrikulären Fokus, der unabhängig vom Vorhofrhythmus seinen eigenen Rhythmus hat.

Elektrokardiografische Charakteristika **ventrikulärer Tachykardien**:
- Tachykardien mit breitem QRS-Komplex (QRS-Komplex-Breite ≥ 120 msek)
- Zeichen der AV-Dissoziation
- rechtsschenkelblockartige Konfiguration: mono-/biphasische Konfiguration des QRS-Komplexes in V_1, R/S-Relation < 1 in V_6
- linksschenkelblockartige Konfiguration: typische Knotung im absteigenden S-Schenkel in V_1, Q in V_6.

Elektrokardiografische Charakteristika von **Kammerflattern**:
- Kammerfrequenz > 250/min
- schenkelblockartige Verbreiterung des QRS-Komplexes (QRS-Komplex-Breite ≥ 120 msek).

Elektrokardiografische Charakteristika von **Kammerflimmern**:
- nicht mehr identifizierbare Struktur des Elektrokardiogramms
- chaotische Undulationen elektrokardiografischer Signale.

EKG-Beispiele

41: ventrikuläre Extrasystolie (S. 236)
42: Kammertachykardie (S. 238)

Lektion 27

Brugada-Syndrom

Das Brugada-Syndrom charakterisiert herzgesunde Patienten, die einen plötzlichen Herztod überlebt haben oder hinsichtlich eines plötzlichen Todes gefährdet sind und typische elektrokardiografische Befunde zeigen. Je nach vorliegenden EKG-Veränderungen wird zwischen einem „manifesten" und einem „verborgenen" Brugada-Syndrom differenziert. Das Risiko eines plötzlichen Todes scheint in beiden Gruppen („manifestes" bzw. „verborgenes" Brugada-Syndrom) hoch zu sein.

Nach heutigem Wissen wird das Brugada-Syndrom als primär „elektrische" Erkrankung durch Mutationen des Gens SCN5A hervorgerufen. Bisher wurden mehrere Mutationen von SCN5A beschrieben. Mutationen in diesem Gen führen zu Funktionsstörungen des Na^+-Kanals (z. B. Veränderungen des Zeitpunkts oder der Dauer der Öffnung, Inaktivierung oder Reaktivierung des Kanals oder zum vollständigen Funktionsverlust). Beim Brugada-Syndrom ist der zu Beginn eines jeden Aktionspotenzials stehende depolarisierende Na^+-Einstrom in die Herzmuskelzelle aufgrund des defekten Gens vermindert.

Erkennungsmerkmale des **„manifesten" Brugada-Syndroms** im 12-Kanal-EKG (**Abb. 27.1**):
- inkompletter oder kompletter Rechtsschenkelblock (QRS-Breite ≥ 110 msek)
- persistierende ST-Strecken-Hebungen in V_1–V_3

Nach neueren Untersuchungen sind die elektrokardiografischen Befunde des Brugada-Syndroms (RSB, ST-Strecken-Hebungen in V_1–V_3) nur bei einem Teil des Patienten persistierend und bei anderen Patienten nicht oder nur vorübergehend sichtbar (**Abb. 27.2**).

Seit 1992 sind drei verschiedene Typen des Brugada-Syndroms (Brugada-Syndrom Typ I-III) beschrieben worden, die alle bei ein und demselben Patienten zu unterschiedlichen Zeitpunkten auftreten können. Auch ein Wechsel zwischen einem der Brugada-Typen und einem unauffälligen EKG kann vorkommen. Die EKG-Veränderungen werden als diagnostisch und nicht diagnostisch unterteilt (Brugada-Konsensus-Kriterien).

Beim **Brugada Typ I-EKG** handelt es sich um die maximale Ausprägung der Veränderungen mit Rechtsschenkelblock und ST-Strecken-Hebungen in V_1–V_3. Der Nachweis solcher EKG-Veränderungen (spontan oder unter Provokation mit einem Klasse-I-Antiarrhythmikum) in mindestens zwei der Ableitungen V_1–V_3 ist eines der Diagnosekriterien des Brugada-Syndroms. Der ST-Strecken-Abgang (J-Punkt) ist hier um mindestens 2 mm (≥ 0,2 mV) erhöht, die ST-Strecke verläuft schulterförmig („coved") deszendierend und endet in einer negativen T-Welle (**Abb. 27.3**, **Tab. 27.1**).

Das sattelförmige **Brugada Typ II-EKG** ist definiert durch einen um mindestens 2 mm (≥ 0,2 mV)

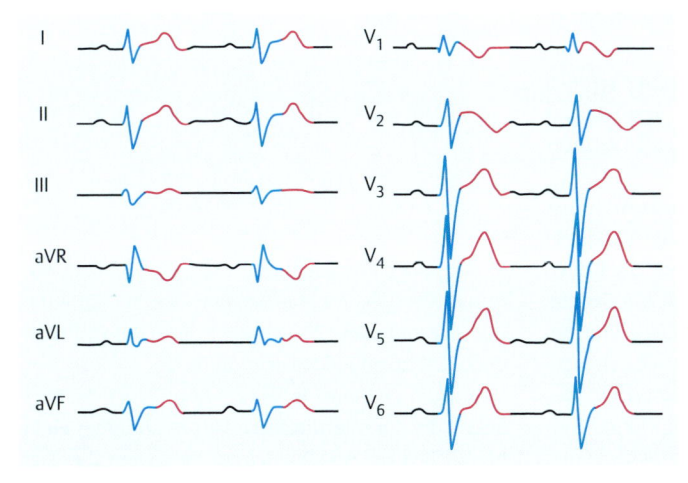

Abb. 27.1 Manifeste Form des Brugada-Syndroms, Typ I: Rechtsschenkelblock-Morphologie in V_1, ST-Strecken-Hebungen in V_1–V_3. Typisch ist die maximale Ausprägung mit schulterförmig verlaufender ST-Strecke („coved type ECG").

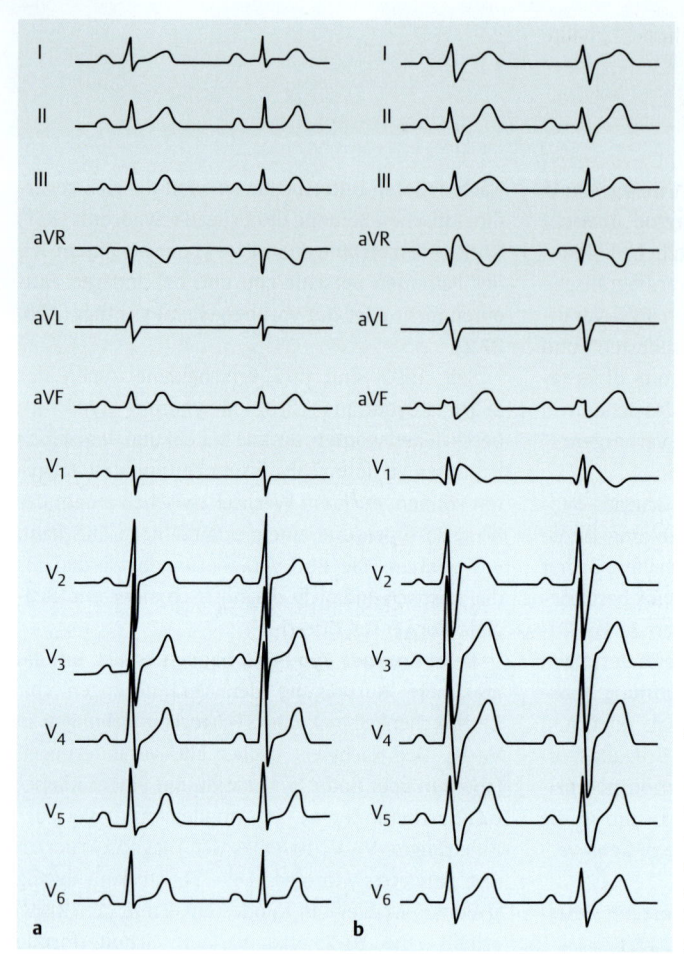

Abb. 27.2 Intermittierende Form des Brugada-Syndroms: unauffälliges EKG nach Kammerflimmern **(a)**; 1 Woche später **(b)** Zeichen des Brugada-Syndroms, Typ II (RSB, ST-Strecken-Hebungen V_1–V_3). Man sieht in diesem EKG eine ST-Strecken-Hebung mit positiver T-Welle, mindestens 2 mm erhöhter ST-Abgang.

erhöhten ST-Abgang (J-Punkt) und eine biphasische oder positive T-Welle. Das mittlere Segment der ST-Strecke verläuft parallel, sattelförmig („saddleback") und mindestens 1 mm über der Nulllinie.

Das **Brugada Typ III-EKG** gleicht im Wesentlichen dem Typ II-EKG (erhöhter Abgang der ST-Strecke, J-Punkt ≥ 0,2 mV). Allerdings ist das mittlere, parallel zur isoelektrischen Linie verlaufende, Segment der ST-Strecke (sattelförmig, „saddleback") hier weniger als 1 mm von der Nulllinie entfernt.

Ein **„verborgenes" Brugada-Syndrom** muss vermutet werden, wenn herzgesunde Patienten lebensgefährliche ventrikuläre Tachyarrhythmien hatten oder einen plötzlichen Herztod überlebten. Bei solchen Patienten sollte ein Brugada-Syndrom ausgeschlossen oder bestätigt werden. Die Demaskierung der typischen EKG-Veränderungen des Brugada-Syndroms ist durch Natrium-Kanal-Blockade möglich: Nach Injektion von Ajmalin (1 mg/kg, i.v.) oder Procainamid (10 mg/kg, i.v.) bzw. Flecainid (2 mg/kg, i.v.) beobachtet man bei Patienten mit „verborgenem" Brugada-Syndrom das Auftreten eines Rechtsschenkelblocks und/oder ST-Strecken-Hebungen (> 1 mm) in V_1–V_3 (**Abb. 27.4**). Bei Patienten, die Kammerflimmern hatten und/oder einen plötzlichen Herztod überlebten, bei denen aber kein

Tab. 27.1 Differenzialdiagnose der EKG-Veränderungen bei den Typen I-III des Brugada-Syndroms

	Typ I	Typ II	Typ III
J-Amplitude	≥ 0,2 mV	≥ 0,2 mV	≥ 0,2 mV
ST-T-Strecke	gewölbt	sattelförmig	sattelförmig
terminale ST-Strecke	leicht gehoben	gehoben ≥ 0,1 mV	gehoben < 0,1 mV
T-Welle	negativ	positiv oder biphasisch	positiv

Brugada-Syndrom vorliegt, werden durch Ajmalin, Procainamid oder Flecainid keine EKG-Veränderungen beobachtet. Bei Patienten mit „manifestem" Brugada-Syndrom führt die Applikation von Ajmalin, Procainamid oder Flecainid zu einer Verstärkung der ST-Strecken-Hebung. Dieses Kriterium wird als zusätzlicher Befund zur Diagnosesicherung herangezogen (**Abb. 27.1**, **Abb. 27.2** und **Abb. 27.3**).

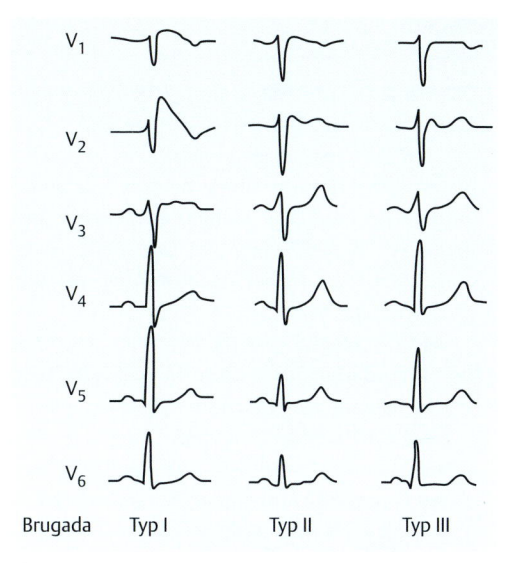

Abb. 27.3 Gegenüberstellung der Typen I-III des Brugada-Syndroms: in allen Fällen RSB-Konfiguration und ST-Strecken-Hebungen in V_1–V_3; Unterschiede in der ST-T-Konfiguration und in der Morphologie der terminalen ST-Strecke.

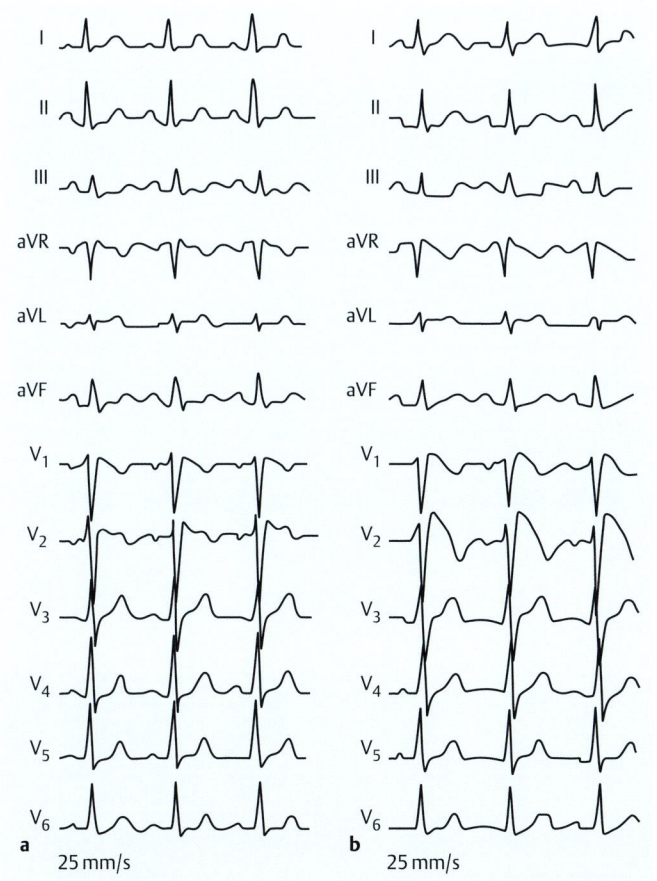

Abb. 27.4 Einfluss von Ajmalin zur Demaskierung eines Brugada-Syndroms. Verdacht des Syndroms **(a)** und eindeutige ST-Strecken-Hebung bei RSB nach 1 mg/kg Ajmalin i. v. **(b)**. Darstellung eines Brugada-Syndroms vom Typ I mit maximaler ST-Strecken-Hebung und schulterförmigem Verlauf in V_1–V_2.

Merke

Das **Brugada-Syndrom** ist ein seit 1992 bekanntes Syndrom, das durch die Trias „herzgesund – typische EKG-Veränderungen – plötzlicher Tod" charakterisiert ist. Je nach vorliegenden EKG-Befunden unterscheidet man ein „manifestes" und ein „verborgenes" Brugada-Syndrom. Das Risiko eines plötzlichen Todes ist bei beiden Formen des Brugada-Syndroms hoch.

Elektrokardiografische Befunde des **„manifesten"** Brugada-Syndroms, das in 3 Typen vorkommt:
- inkompletter oder kompletter Rechtsschenkelblock (QRS-Breite ≥ 110 msek)
- persistierende ST-Strecken-Hebungen in V_1–V_3
- **Typ I**: maximale Ausprägung der Veränderungen mit Rechtsschenkelblock und ST-Strecken-Hebungen in V_1–V_3
- **Typ II**: Definiert durch einen um mindestens 2 mm erhöhten ST-Abgang (J-Punkt) und eine biphasische oder positive T-Welle. Das mittlere Segment der ST-Strecke verläuft parallel und mindestens 1 mm über der Nulllinie.
- **Typ III**: Gleicht im Wesentlichen dem Typ II-EKG, allerdings ist das mittlere, parallel zur isoelektrischen Linie verlaufende, Segment der ST-Strecke hier weniger als 1 mm von der Nulllinie entfernt.

Das **„verborgene"** Brugada-Syndrom muss bei herzgesunden Patienten mit ventrikulären Tachyarrhythmien und/oder überlebtem plötzlichen Tod und unauffälligem 12-Kanal-EKG-Befund vermutet werden. Eine Demaskierung typischer EKG-Veränderungen (Bestätigung der Diagnose) ist durch Injektion eines Klasse-I-Antiarrhythmikums möglich:
- Ajmalin (1 mg/kg) i. v.
- Procainamid (10 mg/kg) i. v.
- Flecainid (2 mg/kg) i. v.

Bei „manifestem" Brugada-Syndrom führt die Applikation eines Klasse-I-Antiarrhythmikums zu einer Verstärkung der ST-Strecken-Hebung.

EKG-Beispiele

43: Brugada-Syndrom (S. 240)

Lektion 28

Kurzes QT-Syndrom (SQTS)

Im Jahr 2000 beschrieben *Gussak* und die Brüder *Brugada* erstmals das kurze QT-Syndrom („Short QT-Syndrome", SQTS, Syndrom der verkürzten QT-Dauer). Im Gegensatz zum langen QT-Syndrom, Lektion 17 (S. 66), ist das SQTS – wie der Name bereits vermuten lässt – gekennzeichnet durch ein **dauerhaft oder sporadisch verkürztes QT- bzw. QTc-Intervall** im EKG (**Abb. 28.1**). Vergleichbar zum LQTS treten jedoch auch beim SQTS bei ansonsten herzgesunden Menschen anfallsartig **schnelle, maligne Herzrhythmusstörungen** (Kammertachykardien bzw. Kammerflimmern) auf, die zum plötzlichen Herztod führen können. Weitere mögliche Symptome sind Vorhofflimmern und Synkopen.

Die autosomal-dominant vererbte Erkrankung hat eine sehr niedrige Prävalenz. Sie betrifft hauptsächlich Kleinkinder und junge Erwachsene, Lektion 33 (S. 131). Bei einem Teil der sporadischen und familiären Fälle konnten Mutationen in Ionenkanal-kodierenden Proteinen identifiziert werden. Bei 70 % der molekulargenetisch-positiven Patienten mit SQTS wurden Mutationen in drei verschiedenen Genen (KCNH2, KCNQ1 und KCNJ2) gefunden, die für die Kodierung von **Kaliumkanälen** von Bedeutung sind. Expressionsstudien belegen eine Überfunktion der mutierten Kanäle mit **verkürzter Dauer des Aktionspotenzials**. Dies erklärt die Verkürzung des QT-Intervalls. In seltenen Fällen wurden in anderen Genen (z. B. CACNA1C, CACNB2 und CACNA2D1) potenziell beteiligte Mutationen beschrieben, deren Relevanz für das SQTS mittlerweile jedoch als umstritten gilt. Die diagnostische Sensitivität des molekulargenetischen Screenings beträgt beim SQTS aktuell ca. 15–25 %.

Das 12-Kanal-Oberflächen-EKG ist beim SQTS von entscheidender diagnostischer Bedeutung. Bei Erwachsenen ist es durch ein kurzes, herzfrequenzkorrigiertes QT-Intervall charakterisiert (**Abb. 28.2**). In epidemiologischen Untersuchungen sind sehr kurze QT-Intervalle bei Kindern, Jugendlichen und

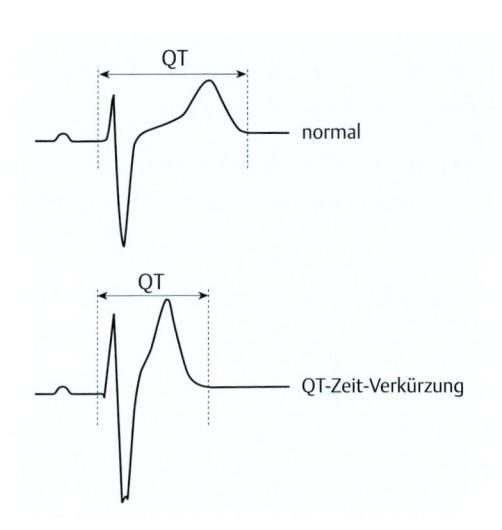

Abb. 28.1 Verkürzte QT-Zeit bei kurzem QT-Syndrom (SQTS).

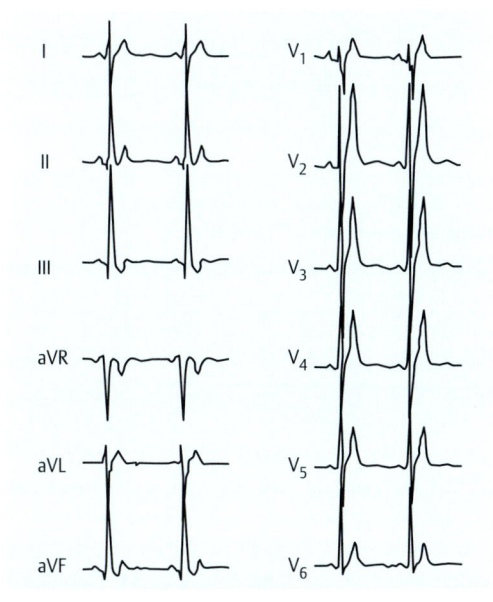

Abb. 28.2 12-Kanal-Oberflächen-EKG bei einem Patienten mit SQTS. Kurze QT-Zeit mit hoher spitzer T-Welle.

Erwachsenen extrem selten. Derzeit gilt, dass ein SQTS immer dann in Betracht gezogen werden sollte, wenn das QTc-Intervall bei Männern 360 ms und bei Frauen 370 ms unterschreitet. Bei symptomatischen Patienten mit SQTS ist das Intervall oft deutlich kürzer.

Unter Belastung ist die Verkürzung der QT-Dauer geringer ausgeprägt, herzfrequenzabhängig ist sie jedoch kaum. Typisch für ein SQTS ist eine **relativ hohe, spitze T-Welle**, ähnlich den EKG-Befunden bei einer Hyperkaliämie, Lektion 23 (S. 95). Bei Patienten mit sehr kurzen QT-/QTc-Zeiten und schmalbasigen T-Wellen, die eine hohe Amplitude aufweisen, sollte daher immer ein SQTS ausgeschlossen werden. Die EKG-Veränderungen sind pathognomonisch und die Diagnose SQTS ist bei typischen Fällen relativ einfach, vorausgesetzt die Erkrankung ist dem/r behandelnden Arzt/Ärztin bekannt.

> **Merke**
>
> Elektrokardiografische Charakteristika des **kurzen QT-Syndroms (SQTS)** sind:
> - dauerhaft oder sporadisch verkürztes QT- bzw. QTc-Intervall (QTc < 370 ms bei Frauen, < 360 ms bei Männern)
> - relativ hohe, spitze T-Welle
> - anfallsartig schnelle, maligne Herzrhythmusstörungen (Kammertachykardien bzw. Kammerflimmern).

Lektion 29

Arrhythmogene rechtsventrikuläre Dysplasie/Kardiomyopathie (ARVD/C)

Die **arrhythmogene rechtsventrikuläre Dysplasie/Kardiomyopathie** (**ARVD/C**, früher: arrhythmogene rechtsventrikuläre Erkrankung) ist primär eine Erkrankung des rechten Ventrikels, bei der es zu einer progressiven Degeneration des rechtsventrikulären Myokards mit konsekutivem Ersatz des Myokardgewebes durch Fett und/oder Bindegewebe kommt. Typischerweise tritt die Erkrankung bei jüngeren, scheinbar herzgesunden Patienten (Verhältnis Männer : Frauen 6:1) auf. Sie manifestiert sich häufig durch belastungsinduzierte (= 20–50%), selbstterminierende oder anhaltende ventrikuläre Tachykardien, deren klinisches Korrelat Palpitationen, Herzrasen oder Synkopen sind und die in der Regel hämodynamisch gut toleriert werden. Allerdings sind bei Patienten mit ARVD/C als Erstmanifestation auch plötzliche Todesfälle bekannt und gefürchtet. Neben Herzrhythmusstörungen aus dem rechten Ventrikel sind bei dieser Erkrankung auch globale oder regionale Kontraktilitätsstörungen des rechten Ventrikels zu beobachten.

Die Ätiologie des Krankheitsbildes ist bisher nicht völlig geklärt. Familiäre Formen der ARVD/C mit autosomal dominantem Vererbungsmodus wurden bereits frühzeitig berichtet. Es besteht eine genetische Heterogenität mit mehreren Loci auf verschiedenen Chromosomen. Erst in den letzten Jahren konnten betroffene Gene und Genprodukte identifiziert und eine Vielzahl unterschiedlicher Mutationen nachgewiesen werden. Beschrieben wurde ein autosomal dominanter Erbgang mit familiärer Verbreitung, bedingt durch Genmutationen auf den Chromosomen 1, 2, 3 und 14. In der Folgezeit wurde über weitere Mutationen in Genen der Zellkontakt-Proteine Desmoplakin (ARVC-8) und Plakophilin-2 (ARVC-9) berichtet. Zudem wurden u. a. Mutationen im Gen des Transforming-Growth-Factor β3 (ARVC-1) beschrieben, welches unter anderem die Expression desmosomaler Proteine moduliert.

Befunde im 12-Kanal-Ruhe-EKG

Im **Oberflächen-EKG** finden sich typischerweise in den rechtspräkordialen Ableitungen V_1–V_3 Repolarisationsstörungen mit schulterförmig angehobener ST-Strecke und T-Negativierungen, deren Ausmaß mit den morphologischen Veränderungen des rechten Ventrikels zu korrelieren scheinen (**Abb. 29.1**). Terminal negative T-Wellen in den rechtspräkordialen Ableitungen V_2–V_3 (**Abb. 29.1**) sind zwar sehr häufig, können jedoch differenzialdiagnostisch auch andere Ursachen haben, Lektion 16 (S. 59). Häufig nachweisbar, jedoch ebenfalls unspezifisch, sind regionale Rechtsverspätungszeichen (QRS-Dauer > 0,11 sek) in den Ableitungen V_1–V_3. Charakteristisch, wenn auch nur selten nachweisbar, ist dagegen das „**Epsilon-Potenzial**" in den Ableitungen V_1–V_3, das als Spätpotenzial Ausdruck lokal verzögerter Erregungsleitung ist. Dieses Epsilon-Potenzial ist im aufsteigenden Schenkel der S-Zacke des QRS-Komplexes in den Ableitungen V_1–V_3 zu erkennen (**Abb. 29.2**). Es ist scheinbar nur bei Patienten mit ARVD/C und deutlich nachweisbarer rechtsventrikulärer Kontraktionsstörung nachzuweisen. Die EKG-Veränderungen sind nicht nur diagnostisch wegweisend, sondern auch bedeutsam in der Risikostratifikation der ARVD/C.

Befunde im Tachykardie-EKG

Die Morphologie von nicht anhaltenden (Dauer < 30 sek) oder anhaltenden (Dauer ≥ 30 sek) **ventrikulären Tachykardien** zeigt bei Vorliegen einer ARVD/C ein klassisches Muster: Neben einer monomorphen linksschenkelblockartigen Konfiguration (QRS-Dauer ≥ 0,12 sek) der Tachykardie, wird die Achse des QRS-Komplexes vom Ort des Tachykardieursprungsortes bestimmt. Die Prädilektionsstellen liegen im rechtsventrikulären Ausflusstrakt (rechtstypische oder steiltypische elektrische Achse), der Spitze des RV (überdrehte linkstypische Achse) sowie im inferioren Anteil des rechtsventrikulären Einflusstraktes = subtrikuspidal (überdrehte linkstypische Achse, **Abb. 29.3**). Die drei Prädilektionsstellen bilden das „Dreieck der Dysplasie" („triangle of dysplasia"). Der Nachweis mehrerer Kammertachykardie-Morphologien entspricht meist ausgeprägteren rechtsventrikulären Kontraktionsstörungen (fortgeschrittenes Erkrankungsstadium).

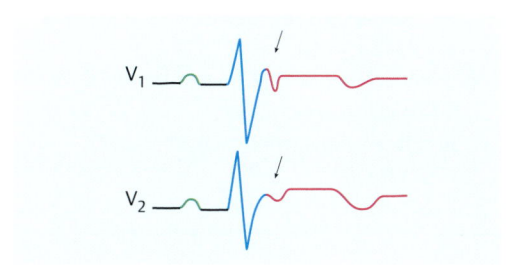

Abb. 29.2 Epsilon-Zeichen (↓) in V_1–V_2.

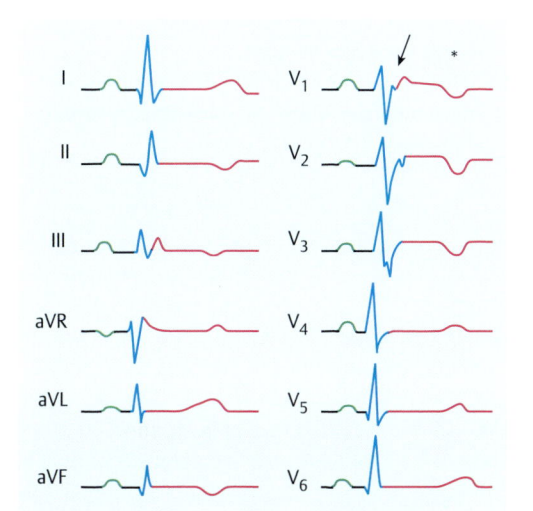

Abb. 29.1 EKG bei arrhythmogener rechtsventrikulärer Dysplasie/Kardiomyopathie. Epsilon-Zeichen (↓) und T-Negativierung (*) in V_1–V_3.

Lektion 29 — Arrhythmogene rechtsventrikuläre Dysplasie/Kardiomyopathie (ARVD/C)

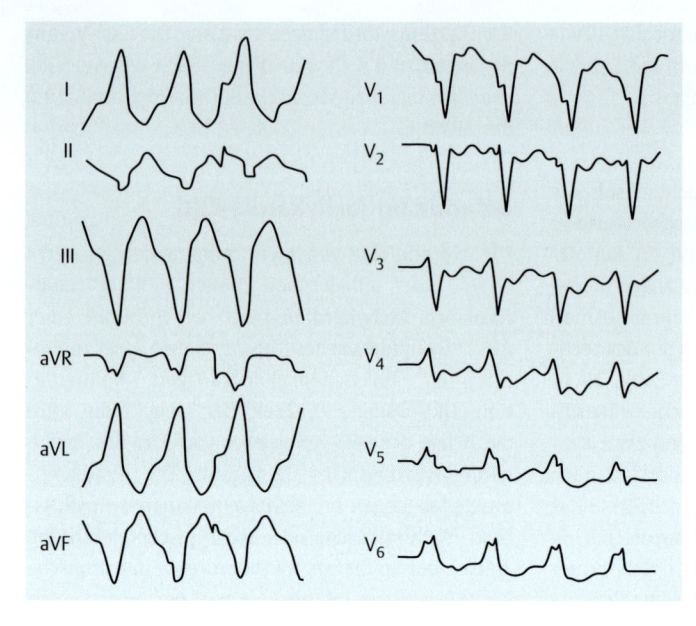

Abb. 29.3 Monomorphe ventrikuläre Tachykardie aus dem subtrikuspidalen Bereich des RV. Morphologie: LSB und überdrehter Linkstyp.

Merke

Die **arrhythmogene rechtsventrikuläre Dysplasie/Kardiomyopathie** (ARVD/C, früher arrhythmogene rechtsventrikuläre Erkrankung) wird vor allem bei jungen, sonst herzgesunden Patienten beobachtet (Verhältnis Männer : Frauen = 6:1). Sie kann Ursache rezidivierender, belastungsinduzierter monomorpher ventrikulärer Tachykardien, aber auch Ursache eines plötzlichen Todes sein.

Hinweise einer ARVD/C im **12-Kanal-Ruhe-EKG**:
- Repolarisationsstörungen in den Abteilungen V_1–V_3
- schulterförmig angehobene ST-Strecke V_1–V_3
- T-Negativierungen V_2–V_3
- Rechtsverspätungszeichen (QRS-Dauer > 0,11 sek)
- „Epsilon-Potenzial" V_1–V_3

Hinweise einer ARVD/C im **Tachykardie-EKG**:
- monomorphe ventrikuläre Tachykardie mit linksschenkelblockartiger Konfiguration und breitem QRS-Komplex (QRS-Dauer ≥ 0,12 sek)
- Ursprung RV-Ausflusstrakt: rechtstypische oder steiltypische elektrische Achse
- Ursprung RV-Spitze: überdrehte linkstypische Achse
- Ursprung RV inferior (subtrikuspidal): überdrehte linkstypische Achse

Im Alltag des nicht speziell kardiologisch spezialisierten Internisten finden sich solche Elektrokardiogramme einer ARVD/C sehr selten.

Lektion 30

Schrittmacher-EKG

Die Implantation eines Herzschrittmachers ist heute ein fester Bestandteil therapeutischer Interventionen bei bradykarden Rhythmusstörungen und die Beurteilung des Elektrokardiogramms ist für die Abschätzung einer regelrechten oder pathologischen Funktion von Schrittmachersystemen notwendig. Die Funktionsweise eines Herzschrittmachers wird üblicherweise durch die Folge von drei Buchstabenkürzel charakterisiert. Dabei steht der
- erste Buchstabe für den Stimulationsort
- zweite Buchstabe für den Detektionsort
- dritte Buchstabe für die Reaktionsweise

Einkammerschrittmacher

Bei der Implantation eines Einkammerschrittmachers wird eine Schrittmacherelektrode in der Regel in der Spitze des rechten Ventrikels plaziert: **VVI-Schrittmacher** (**Abb. 30.1**): [**V**] Stimulation im Ventrikel, [**V**] Wahrnehmung im Ventrikel, [**I**] Inhibierung bei Eigenrhythmus. Die Schrittmacherelektrode, die über einen Zugang von der Vena subclavia bzw. von einer anderen Vene im rechten Ventrikel lokalisiert wird, ist mit der Schrittmacherbatterie verbunden. Durch die elektrische Stimulation des Herzens nach Schrittmacherimplantation ändert sich das EKG grundsätzlich: Die Hauptveränderung ist am QRS-Komplex sichtbar, der schenkelblockartig deformiert ist. Man findet als Zeichen des Schrittmacherimpulses ein scharfes elektrisches Potenzial (**„Schrittmacher-Spike"**), an das sich die künstlich induzierte Erregungsausbreitung in den Kammern anschließt (**Abb. 30.1**). Bei der in der Regel erfolgten rechtsventrikulären Stimulation findet man eine **linksschenkelblockartige Deformierung** des QRS-Komplexes. Die heute implantierten Einkammerschrittmacher üben ihre Funktion als **Bedarfsschrittmacher** aus, sodass das Elektrokardiogramm neben Schrittmacherimpulsen auch völlig normale Befunde zeigen kann.

Bei Patienten mit erhaltener Überleitung (AV-Knoten-His-Bündel-System) ist auch die Möglichkeit der Implantation eines vorhofgesteuerten Schrittmachers gegeben **(AAI-Schrittmacher)**, bei dem eine Schrittmacherelektrode im rechten Vorhof plaziert wird (**Abb. 30.2**): [**A**] Stimulation im Vorhof, [**A**] Wahrnehmung im Vorhof, [**I**] Inhibierung bei Eigenrhythmus. Im Elektrokardiogramm sieht man bei diesen Schrittmacherträgern, dass ein Schrittmacherimpuls im Vorhof (künstliche atriale Stimulation) abgegeben wird, der dann über das spezifische Reizleitungssystem auf die Kammern übergeleitet wird. Aufgrund dieser Stimulation sind normal konfigurierte und normal breite QRS-Komplexe zu sehen (**Abb. 30.2**).

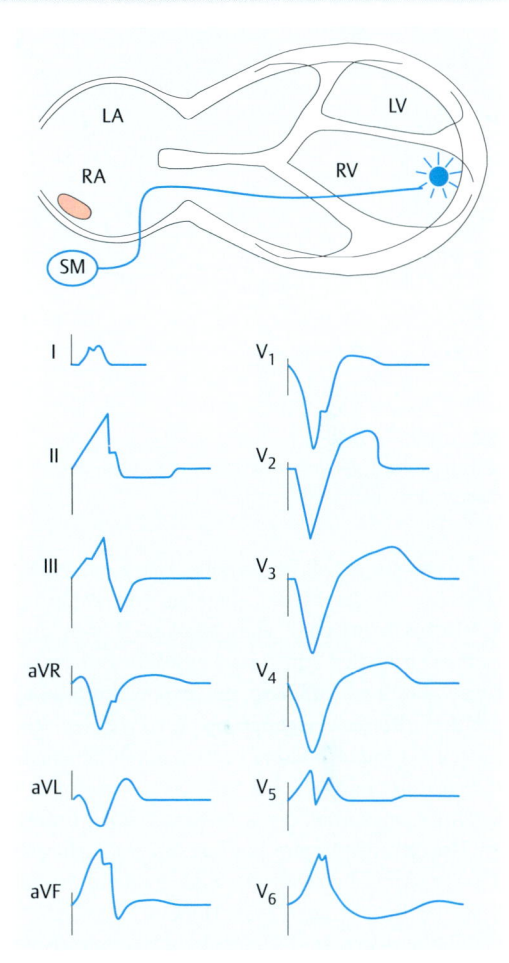

Abb. 30.1 Schematische Darstellung der anatomischen Befunde und der elektrokardiografischen Befunde bei Einkammerstimulation im Ventrikel (VVI-Stimulation).

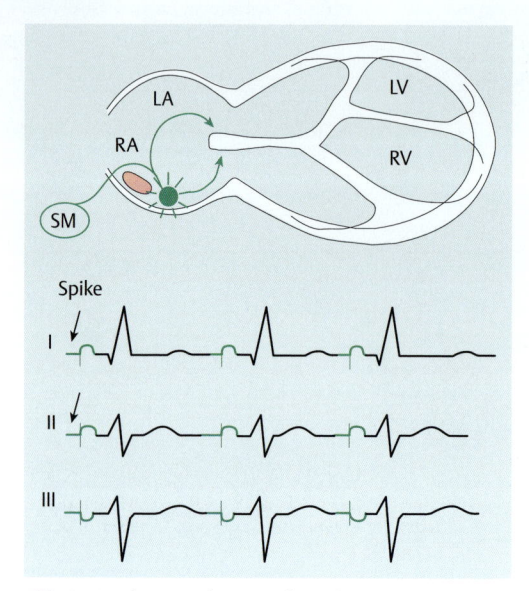

Abb. 30.2 Schematische Darstellung der anatomischen und elektrokardiografischen Befunde bei Einkammerstimulation im Vorhof (AAI-Stimulation).

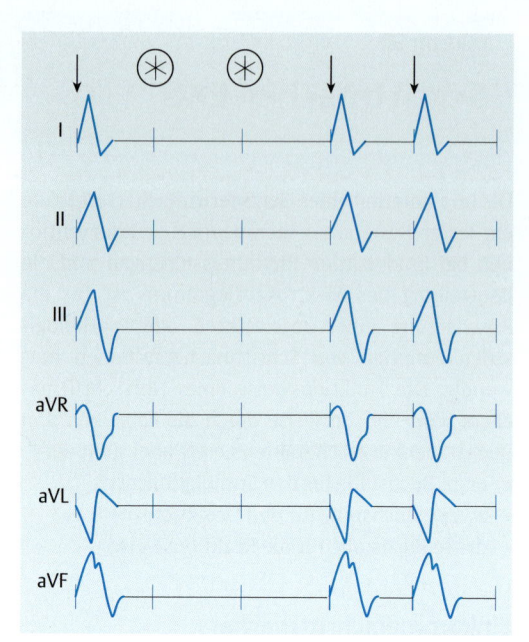

Abb. 30.3 Elektrokardiografische Befunde bei effektiver (↓) und nicht effektiver (⊗) Stimulation im VVI-Modus.

Ein **Defekt** im Schrittmachersystem kann an der Elektrode, an der Batterie und am Übergang des Schrittmacherimpulses zum Myokard liegen. Am häufigsten werden Schrittmacherdefekte durch Störungen der **Impulsbildung**, der **Impulsüberleitung** und durch **Batterieerschöpfung** hervorgerufen. Störungen der **Impulsbildung** können durch die Elektrode bedingt sein (z. B. bei Kabelbruch) oder durch einen totalen Ausfall des Schrittmacheraggregates. Im Elektrokardiogramm werden beim Kabelbruch der Schrittmacherelektrode und totalem Ausfall des Schrittmacheraggregates **keine** Schrittmacherimpulse beobachtet, es liegt dann der natürliche Rhythmus des Herzens vor. Störungen der **Impulsleitung** können durch die Elektrode selbst bedingt sein oder dadurch, dass Schrittmacherimpulse nicht zu einer Kammerantwort führen – man spricht dann von einem **Exitblock**. Ursachen eines Exitblocks sind Dislokationen der Schrittmacherelektrode oder Erhöhungen der Reizschwelle, die initial durch Ödembildung, später durch Fibrosierungsvorgänge bedingt sind. Bei Störungen im Bereich der Schrittmacherelektrode (flottierende Schrittmacherelektrode) finden sich im Elektrokardiogramm permanent oder intermittierend effektive und nicht effektive Schrittmacherimpulse (**Abb. 30.3**).

Beim Exitblock werden nur Schrittmacherimpulse ohne Kammerantwort nachweisbar (**Abb. 30.4**). Störungen des Schrittmachersystems durch **Batterieerschöpfung** machen sich in der Regel durch einen Frequenzabfall der tatsächlichen gegenüber der programmierten Stimulationsfrequenz bemerkbar. Neben den genannten Störungen können beim Schrittmachersystem Fehlfunktionen durch gesteigerte („oversensing") oder verminderte („undersensing") Wahrnehmung von Signalen auftreten. Beim **„oversensing"** werden vom Schrittmachersystem elektrodenferne Potenziale (z. B. Muskelpotenziale) wahrgenommen und als Eigenaktionen fehlgedeutet. Der Schrittmacher wird durch diese Fehlinterpretation inhibiert und gibt keinen Stimulationsimpuls ab (**Abb. 30.5**). Beim **„undersensing"** werden vom Schrittmacher fehlerhafte Impulse abgegeben, bedingt durch Nichtwahrnehmung von Eigenaktionen (**Abb. 30.6**).

Zweikammerschrittmacher

Bei Patienten mit intaktem Sinusknoten, aber einer Störung der AV-Überleitung, versucht man eine möglichst „physiologische" Stimulation durch eine atrio-ventrikuläre sequenzielle Stimulation (**„AV-sequenzielle Stimulation"**) zu erreichen. Bei der Zweikammer-Stimulation (**DDD-Schrittmacher**) wird in der Regel eine Elektrode im rechten Vorhof

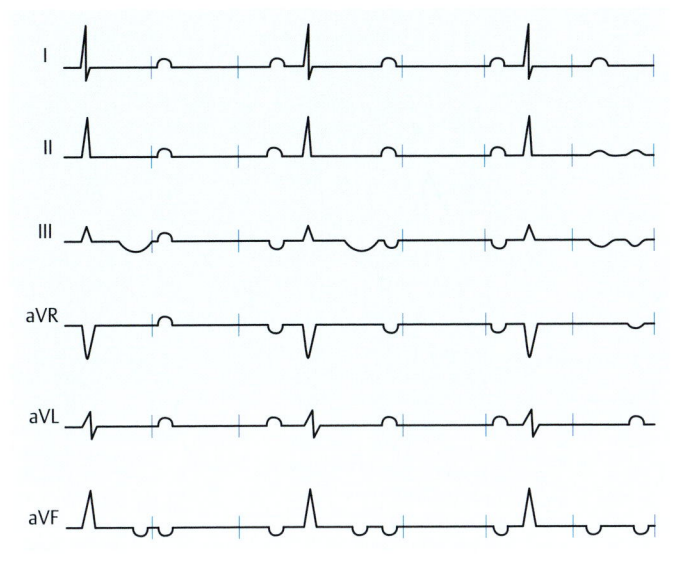

Abb. 30.4 Elektrokardiografische Befunde eines Exitblocks bei Einkammerstimulation im VVI-Modus bei AV-Block II° (2:1-Block).

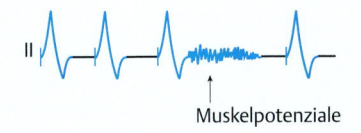

Abb. 30.5 Inhibierung eines Einkammerschrittmachers durch fehlerhafte Wahrnehmung von elektrodenfernen Potenzialen (z. B. Muskelpotenziale): „oversensing".

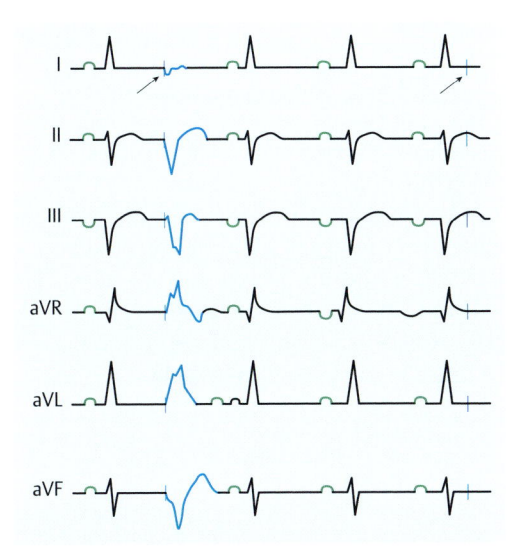

Abb. 30.6 Fehlerhafte Impulsabgabe eines Einkammerschrittmachers durch Nichterkennung von Eigenaktionen: „undersensing".

(rechtes Herzohr) plaziert und eine zweite Elektrode wird in der Spitze des rechten Ventrikels positioniert (**Abb. 30.7**). Jede Elektrode nimmt die elektrische Aktivität wahr (im Vorhof bzw. in der Kammer) und kann Schrittmacherimpulse abgeben. Andere Konzepte haben versucht, eine AV-sequenzielle Stimulation mit nur einer Elektrode zu erreichen, die die Möglichkeit einer Wahrnehmung von Vorhofsignalen hat **(VDD-Stimulation)**, und somit vorhofgesteuert eine AV-sequenzielle Stimulation erlaubt (**Abb. 30.8**).

Das normale Elektrokardiogramm eines Zweikammerschrittmachers zeigt in der Regel einen Schrittmacher-Spike (Impulsabgabe) im Vorhof, der zur Vorhofdepolarisation führt und einen Schrittmacher-Spike in der Kammer (Impulsabgabe), der zur Kammerdepolarisation führt (**Abb. 30.7**). Die Überleitungszeit („AV-Intervall") entspricht der PQ-Zeit und kann bei diesen Schrittmachern programmiert werden. Liegen bei einem Patienten spontane Vorhofaktionen vor, so wird kein Schrittmacherimpuls im Vorhof abgegeben, sondern nur eine ventrikuläre Impulsabgabe nach einem festgelegten AV-Intervall.

Fehlfunktionen können bei Zweikammerschrittmachern ebenso wie bei Einkammerschrittmachern vorkommen. Hier sind besonders Dislokationen, Störungen der Wahrnehmung atrialer bzw. ventrikulärer Impulse und Exitblocks der Vorhof- und/oder Kammerelektrode zu nennen. Während die mangelnde Wahrnehmung von ventrikulären Signalen mit fehlerhafter Impulsabgabe bereits vorge-

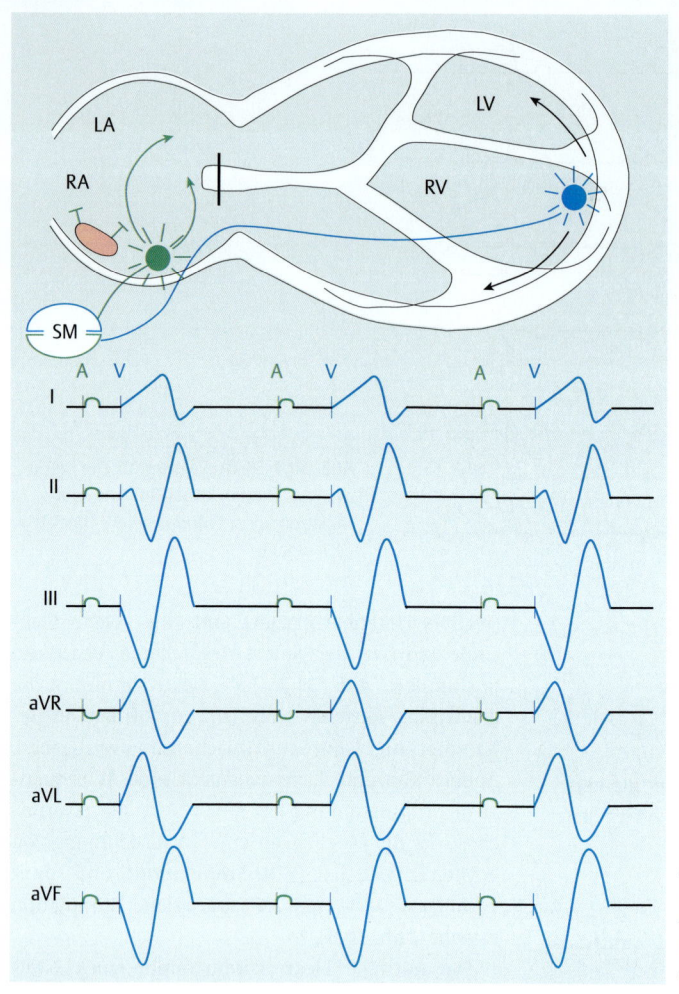

Abb. 30.7 Schematische Darstellung der anatomischen und der elektrokardiografischen Befunde bei Zweikammer-Stimulation (DDD-Stimulation). Stimulation von Vorhof und Kammer.

stellt wurde (**Abb. 30.6**), ist bei Zweikammerschrittmachern auch ein „atriales undersensing" möglich: Spontane P-Wellen werden nicht wahrgenommen und es erfolgen fehlerhafte Impulse über die atriale Elektrode (**Abb. 30.9**).

Eine weitere relativ häufige Fehlfunktion bei AV-sequenziellen Schrittmachersystemen (meistens bedingt durch fehlerhafte Programmierungen) ist das Auftreten von **Schrittmachertachykardien** („pacemaker tachycardia"). Nach einer ventrikulären Extrasystole, die retrograd über den AV-Knoten zum Vorhof geleitet wird, kommt es zur Wahrnehmung dieser retrograd geleiteten Vorhofaktion, die ihrerseits wiederum eine ventrikuläre Stimulation induziert. Diese Kammerstimulation wird wiederum retrograd zum Vorhof geleitet, sodass sich die Tachykardie selbst unterhält (**Abb. 30.10**).

Schrittmacher-EKG — Lektion 30

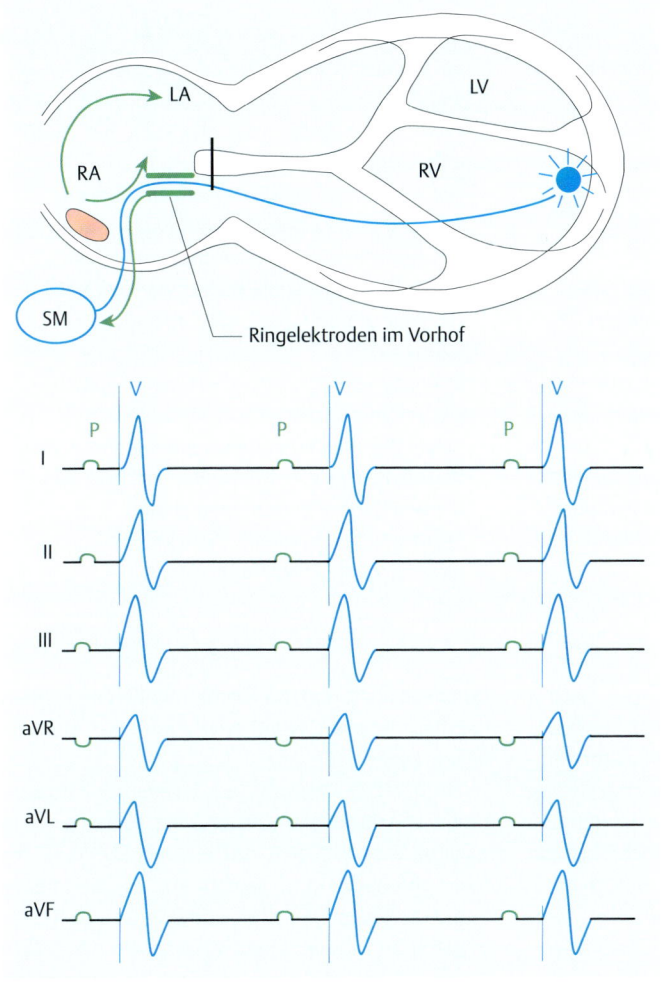

Abb. 30.8 Schematische Darstellung der anatomischen Befunde bei AV-sequenzieller Stimulation durch VDD-Schrittmacher. Implantation einer rechtsventrikulären Elektrode, die aber durch atriale Ringelektroden Signale aus dem Vorhof wahrnehmen kann und so eine AV-sequenzielle Stimulation ermöglicht. Elektrokardiografische Befunde bei AV-sequenzieller Stimulation durch VDD-Schrittmacher. Spontane P-Wellen, regelrechte Erkennung der Vorhofaktion und AV-sequenzielle Stimulation mit rechtsventrikulärer Impulsabgabe.

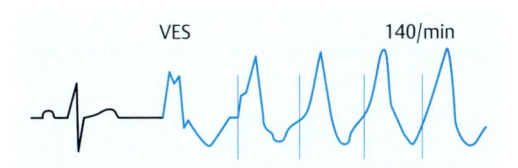

Abb. 30.10 Induktion einer Schrittmachertachykardie bei Zweikammerstimulation (Tachykardiefrequenz 140/min).

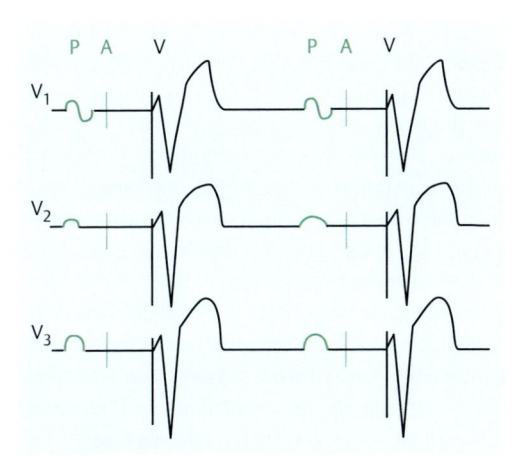

Abb. 30.9 Fehlerhafte Impulsabgabe durch Nichtwahrnehmung spontaner Vorhofdepolarisationen („atriales undersensing").

> **Merke**
>
> Elektrokardiografische Charakteristika bei **Einkammerschrittmacher-Systemen**:
> - Bei Lokalisation der Schrittmacherelektrode im Vorhof (AAI-Stimulation) oder im Ventrikel (VVI-Stimulation) findet man kleine „Schrittmacher-Spikes", gefolgt von einer Depolarisation in Vorhof (AAI) oder Kammer (VVI).
> - AAI-Stimulation: Vorhof-Spike, regelrechte Vorhofaktion, regelrechter (unauffälliger) QRS-Komplex
> - VVI-Stimulation: Kammer-Spike, linksschenkelblockartige Deformierung des QRS-Komplexes (QRS-Komplex-Breite ≥ 120 msek)
> - Störungen der Schrittmacherfunktion gehen im EKG mit permanenten oder intermittierenden nicht effektiven Schrittmacherstimulationen oder fehlender Inhibierung durch Eigenaktionen einher.
>
> Elektrokardiografische Charakteristika bei **Zweikammerschrittmacher-Systemen**:
> - Lokalisation von Schrittmacherelektroden in Vorhof und Ventrikel (DDD-Stimulation)
> - Schrittmacher-Spikes im Vorhof und im Ventrikel mit linksschenkelblockartiger Deformierung der QRS-Komplexe (QRS-Komplex-Breite ≥ 120 msek)
> - Störungen der Schrittmacherfunktion gehen im EKG mit permanenten oder intermittierenden nicht effektiven Schrittmacherstimulationen im Vorhof und/oder Ventrikel oder fehlender Inhibierung durch Eigenaktionen einher.
> - Schrittmacher-induzierte Tachykardien durch nicht adäquate Programmierung.

Dreikammerschrittmacher

Seit einigen Jahren hat in die klinische Kardiologie ein „elektrisches" Stimulationskonzept Einzug gehalten, das für Patienten mit anderweitig nicht beeinflussbarer Herzinsuffizienz in Betracht kommt: Die kardiale Resynchronisationstherapie (CRT) durch Implantation von Dreikammerschrittmachern oder Dreikammerdefibrillatoren. Indikationen für eine CRT-Therapie waren ein Schweregrad der Herzinsuffizienz NYHA III-IV und eine Linksschenkelblock-Konfiguration des QRS-Komplexes mit einer Breite von > 0,12 sek. Nach Vorlage großer prospektiver randomisierter Studien wird heute auch in früheren Stadien der Herzinsuffizienz (NYHA II-III, NYHA I-II) die Indikation zur Implantation von CRT-Systemen gesehen. Die Frage der optimalen Breite des QRS-Komplexes im Rahmen der Indikation zur CRT-Therapie ist weiterhin nicht definitiv geklärt: Die empfohlenen Breiten des QRS-Komplexes betragen in einigen Studien ≥ 0,12 sek; in anderen Studien wird eine QRS-Komplex-Breite von ≥ 0,15 sek vorgeschlagen. In den kommenden Jahren wird eine breitere Konsensusbildung dazu erwartet. Die CRT-Implantation ist mit den heute zur Verfügung stehenden Systemen in > 90% der Fälle möglich. Die Erwartungen an die CRT-Therapie sind nicht nur eine Verbesserung der Prognose, sondern auch eine gesteigerte Belastbarkeit und eine bessere Lebensqualität. Entsprechende Studienergebnisse, die diese intialen Hypothesen eindrucksvoll belegt haben, liegen vor.

Bei der CRT-Therapie wird neben der Implantation von Elektroden im rechten Vorhof und im rechten Ventrikel eine dritte Elektrode über den Sinus coronarius (CS) implantiert, die die laterale Wand des linken Ventrikels stimulieren soll. Bei der Implantation dieser CS-Elektrode wird die Anatomie des Sinus coronarius angiografisch dargestellt und es wird die Zielvene für die CRT-Implantation ausgesucht, die die bestmögliche Stimulation des linken Ventrikels erlaubt. Oft ist es notwendig, mehrere Seitenäste des CS zu sondieren und den hämodynamischen Benefit während der Implantation auszutesten. Die CRT-Therapie ist mittlerweile weltweit etabliert und Tausende von diesen Systemen sind mit guten Erfolgsraten eingebaut worden. Der Erfolg der CRT-Therapie ist allerdings mit einem hohen Stimulationsanteil der linksventrikulären Elektrode verbunden (> 90%). Wenn dieses, z. B. bei Patienten mit Vorhofflimmern, nicht erreicht wird, kann zum Erreichen dieses Stimulationszieles eine Unterbrechung der atrio-ventrikulären Überleitung („His-Bündel-Ablation") notwendig werden.

Es gibt keine „direkten" EKG-Zeichen einer Dreikammerstimulation. Der Erfolg des Verfahrens lässt sich, neben klinischen und hämodynamischen

Befunden, an einer Verschmälerung des QRS-Komplexes ablesen.

EKG-Beispiele

44: VVI-Schrittmacher (S. 242)
45: AAI-Schrittmacher (S. 244)
46: DDD-Schrittmacher (S. 246)
47: VDD-Schrittmacher (S. 248)

Lektion 31

Monitor-EKG

Im Rahmen der Notfallmedizin und der Intensivmedizin wird zur Überwachung der Patienten kontinuierlich ein Elektrokardiogramm abgeleitet. Es dient der permanenten Überwachung von Herzfrequenz und Herzrhythmus. Die Ableitung erfolgt über Klebeelektroden, die zumeist am Thorax befestigt werden. Das EKG wird auf einem Monitorschirm dargestellt. Zu jedem Zeitpunkt kann das EKG mittels eines an den Monitor angeschlossenen Einkanalschreibers registriert werden. Der Monitor kann auch mit einem Langzeitspeicher verbunden sein, der die EKG-Aufzeichnung bis zu 24 Stunden speichert. Die Monitore verfügen häufig über Alarmsysteme. Bei Überschreiten bestimmter vorwählbarer Grenzbereiche (maximale oder minimale Herzfrequenz) oder auch bei Auftreten komplexer Arrhythmien werden ein optischer und ein akustischer Alarm ausgelöst. Wahlweise kann im Alarmfall auch ein EKG-Streifen automatisch geschrieben werden.

Die Elektroden werden so angebracht, dass sie
- die Vorhoferregung („P-Welle") und Kammererregung („QRS-Komplex" und „ST-T") gut abbilden,
- die Soforttherapie der Notfallmedizin und die Pflege- und Behandlungsmaßnahmen der Intensivmedizin möglichst wenig stören.

Eine Ableitung, die diesen Ansprüchen genügt, entspricht häufig keiner der definierten Ableitungen des 12-Kanal-Standardprogramms, Lektion 2 (S. 14). Daher steht für das Monitor-EKG die qualitative und nicht so sehr die quantitative Analyse im Vordergrund. Aussagen über Vorhofleitungsstörungen, abnorme Q-Zacken, R-Überhöhung oder R-Reduktion, ST-Strecken-Hebung oder -Senkung, positive oder negative T-Wellen sind mit größter Zurückhaltung zu treffen.

Die Bedeutung des Monitor-EKGs liegt in der Erkennung und Überwachung von
- Herzrhythmusstörungen
- Herzfrequenz
- ausgeprägten Erregungsausbreitungsstörungen der Kammern

Die **Herzfrequenz** wird kontinuierlich erfasst und auf dem Monitor digital angezeigt. Unter- oder Überschreitungen einer bestimmten Herzfrequenz können einen Alarm auslösen (Grenzwertalarmierung).

Als **bradykarde Herzrhythmusstörungen** – Lektion 9 (S. 39), Lektion 10 (S. 43), Lektion 11 (S. 46) – können in der Regel ausreichend sicher erkannt werden:
- Sinusbradykardie
- bradykardes Vorhofflimmern (Vorhofflimmern mit langsamer Überleitung auf die Kammern)
- Ausfall einer Sinusknotenerregung der Vorhöfe (wenn zuvor eine eindeutige P-Welle abgrenzbar war). Mögliche Ursachen hierfür sind ein totaler sinu-atrialer Block (SA-Block III°) oder ein Sinusknotenarrest
- atrio-ventrikulärer Leitungsblock Grad II und Grad III (totaler AV-Block mit ventrikulärem Ersatzrhythmus)
- Bradykardie bei Schrittmacherfehlfunktion, Lektion 30 (S. 121)
- Asystolie

Als **tachykarde Herzrhythmusstörungen** – Lektion 24 (S. 97) und Lektion 25 (S. 103) – können in der Regel ausreichend sicher erkannt werden:
- Sinustachykardie
- tachykardes Vorhofflimmern (Vorhofflimmern mit rascher Überleitung auf die Kammern)
- Tachykardie mit schmalem Kammerkomplex (supraventrikuläre Tachykardie)
- Tachykardie mit breitem Kammerkomplex (ventrikuläre Tachykardie oder supraventrikuläre Tachykardie mit schenkelblockartiger Leitungsaberranz; im Einkanalmonitor-EKG in der Regel nicht sicher zu unterscheiden)
- Kammertachykardien vom Typ Torsades-de-pointes, Lektion 17 (S. 66)
- Kammerflattern
- Kammerflimmern

Extrasystolen sind sicher erkennbar als
- Extrasystolen mit schmalem QRS-Komplex (supraventrikuläre Extrasystolen)
- Extrasystolen mit verbreitertem Kammerkomplex (ventrikuläre Extrasystolen oder supraventrikuläre Extrasystolen mit schenkelblockartiger Leitungsaberranz; im Einkanalmonitor-EKG in der Regel nicht sicher zu unterscheiden)
- gepaart oder salvenförmig auftretende Extrasystolen
- sehr frühzeitige Extrasystolen (kurz nach dem vorangegangenen QRS-Komplex, noch in dessen zugehörige T-Welle einfallende Extrasystolen)

Einige charakteristische Beispiele zeigt die **Abb. 31.1a–g**.

Erregungsausbreitungsstörungen der Kammern können in Form einer Verbreiterung und Deformierung des QRS-Komplexes dann erkannt werden, wenn sie genügend stark ausgeprägt sind oder neu auftreten. Mit aller Vorsicht können auch hierbei unterschieden werden:
- breite, träge, plumpe QRS-Komplexe, bedingt durch schwere Myokardschädigung, metabolische Störungen, Medikamente
- M-förmig deformierte Kammerkomplexe, rSR'-Konfiguration des Schenkelblockbildes, Lektion 13 (S. 51)

Im Zweifelsfall sollte man mit der Feininterpretation sehr vorsichtig sein, um Fehldeutungen und daraus resultierende Fehlhandlungen zu vermeiden. Jede Auffälligkeit im Monitor-EKG sollte vielmehr Anlass geben, baldmöglichst ein 12-Kanal-Standard-EKG abzuleiten. Ein Monitor-EKG ersetzt nicht die Aufzeichnung und Analyse eines 12-Kanal-EKGs!

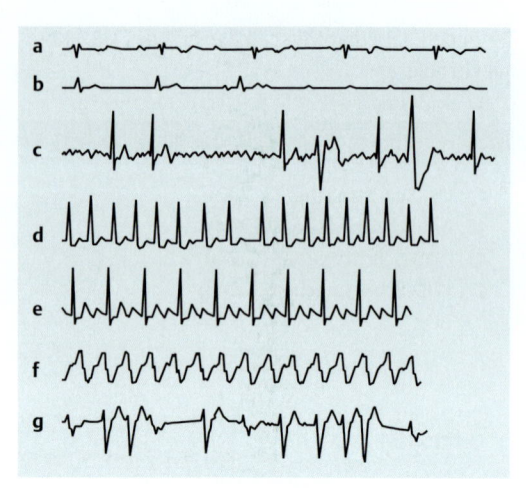

Abb. 31.1 Beispiele für die Darstellung von Herzrhythmusstörungen im Monitor-EKG.
a totaler AV-Block
b plötzlich auftretende ventrikuläre Asystolie
c bradykardes Vorhofflimmern
d tachykardes Vorhofflimmern
e Vorhofflattern mit 2:1-Überleitung
f ventrikuläre Tachykardie
g komplexe ventrikuläre Extrasystolie

> **Merke**
>
> Die **Einkanal-Monitor-EKG-Ableitung** entspricht in der Regel **nicht** einer der 12 definierten Ableitungen des Standard-EKG-Programms; sie wird vielmehr nach den Bedürfnissen von Behandlung und Pflege (möglichst wenig störend) und guter Differenzierung von Vorhof- und Kammererregung (gut abgebildete P-Welle und QRS-Komplex) angelegt.
>
> Das Monitor-EKG dient der **kontinuierlichen Überwachung** und Erkennung von Herzfrequenz, bradykarden und tachykarden Herzrhythmusstörungen (im Extremfall Asystolie oder Kammerflimmern), von Extrasystolen, von plötzlich auftretenden Verbreiterungen des QRS-Komplexes (Schenkelblockbild). Es zählt zu den Routinemaßnahmen der Notfall- und Intensivmedizin.
>
> Jede Auffälligkeit im Monitor-EKG sollte Anlass zur Ableitung eines kompletten 12-Kanal-Standard-EKGs sein.

EKG bei Situs inversus cordis — Lektion 32

EKG-Beispiele
48: Monitor-EKG (S. 250)

Lektion 32
EKG bei Situs inversus cordis

Als „Situs inversus" bezeichnet man die Umkehrung der Lage von Organen, die im Körper spiegelbildlich zum Normalen angelegt sind. Von einem Situs inversus cordis oder einer Dextrokardie spricht man bei einer Verlagerung des Herzens zur rechten Thoraxseite hin, bedingt durch embryonale Fehlentwicklung. Die Dextrokardie ist als Bestandteil eines Situs inversus totalis meist ohne pathologische Bedeutung. Sie kann aber auch als Folge einer Rechtsdrehung des Herzens im Rahmen einer Entwicklungsstörung mit Herzmissbildungen kombiniert sein. Der Situs inversus cordis kann Bestandteil des Kartagener-Syndroms sein, das durch das gleichzeitige Vorkommen von Bronchiektasen, Polyposis nasi oder chronischer Sinusitis (bzw. Hypoplasie oder Aplasie des Sinus frontalis) und Situs inversus gekennzeichnet ist. Die Dextrokardie darf nicht mit der Dextroposition („Dextropositio cordis") verwechselt werden, bei der es zu einer Verlagerung des Herzens nach rechts als Folge einer Verdrängung oder Verziehung des Mediastinums durch extrakardiale Erkrankungen kommt.

Ein Situs inversus cordis ist oft ein nicht vermuteter Zufallsbefund und führt zu charakteristischen elektrokardiografischen Befunden, die durch die Lage des Herzens im Thorax bedingt sind und die sowohl Extremitäten- als auch Brustwandableitungen betreffen (**Abb. 32.1**, **Abb. 32.2**). Oft werden die Elektrokardiogramme zunächst als verpolt missinterpretiert.

EKG-Befunde in den Extremitätenableitungen

Bei Situs inversus cordis zeigt der Hauptvektor des Herzens von links nach rechts unten. Die Extremitätenableitungen II, III und aVR scheinen vertauscht zu sein: Es findet sich ein negativer QRS-Komplex in I und aVL mit tiefen S-Zacken, während die QRS-Komplexe in III und aVR positiv sind. Die P-Welle ist in der Ableitung I und aVL ebenfalls negativ, in den Ableitungen II, III und aVF jedoch positiv. Die T-Welle ist in I und aVL negativ (**Abb. 32.3**). Die Zeitintervalle von P, PQ, QRS und QT sind unauffällig.

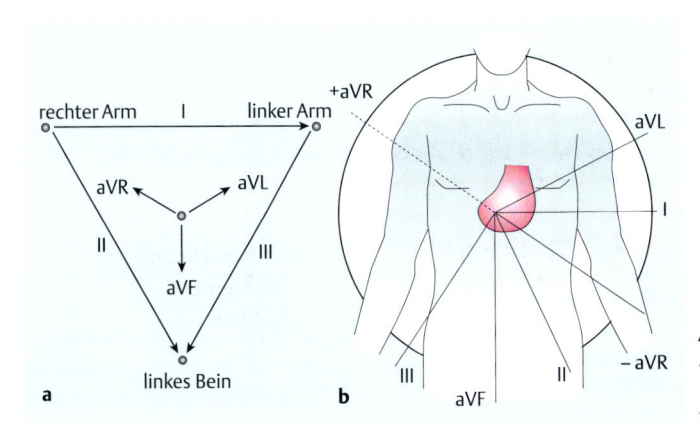

Abb. 32.1 Projektion der Extremitätenableitungen auf die Frontalebene des Körpers bei „Situs inversus cordis" (Dextrokardie).

Lektion 32 — EKG bei Situs inversus cordis

EKG-Befunde in den Brustwandableitungen

In den Brustwandableitungen findet man nicht die typische zunehmende Steigerung der R-Amplitude von V_1–V_6, sondern die Größe der QRS-Komplexe wird nach links hin abnehmend sehr klein. Stattdessen nehmen die QRS-Komplexe (spiegelbildlich zu V_3–V_6) in den Ableitungen V_3R–V_6R kontinuierlich an Höhe zu (**Abb. 32.3**). Auffällig (und wegweisend) ist bei Dextrokardie eine hohe R-Amplitude des QRS-Komplexes in V_1.

Merke

Als **Situs inversus cordis (Dextrokardie)** bezeichnet man die spiegelbildliche Position des Herzens im Thorax, als **Dextroposition** die Verlagerung des Herzens nach rechts als Folge einer Verdrängung oder Verziehung des Mediastinums durch extrakardiale Erkrankungen. Die Dextrokardie kann Bestandteil eines Kartagener-Syndroms sein. Bei der Dextrokardie finden sich folgende charakteristische Befunde im EKG:
- normale Zeitintervalle von P, PQ, QRS und QT
- P-Welle in I und aVL negativ
- hohe R-Amplituden in III und aVR
- negative QRS-Komplexe mit tiefen S-Zacken in I und aVL
- Abnahme der R-Amplitude nach links lateral
- hohe R-Amplitude in V_1
- Zunahme der R-Amplitude nach rechts (V_3R–V_6R)

Sicherung der Diagnose „Situs inversus cordis" durch Röntgen-Thorax. Solche Elektrokardiogramme werden Ihnen in einer allgemein internistischen Praxis extrem selten begegnen. Man muss aber wissen, dass es so etwas gibt.

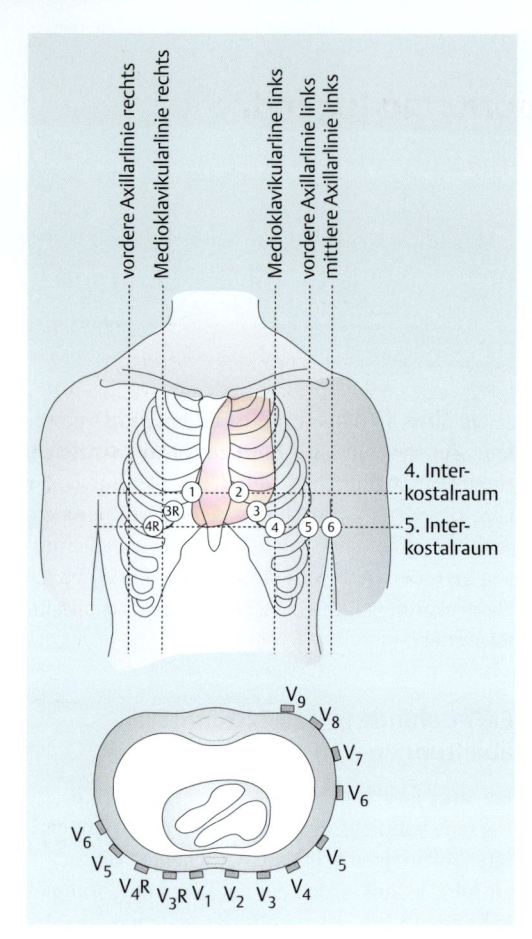

Abb. 32.2 Projektion der Brustwandableitungen bei „Situs inversus cordis" (Dextrokardie).

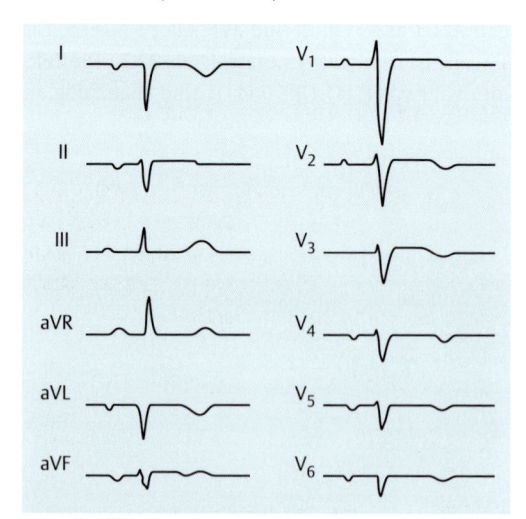

Abb. 32.3 Elektrokardiografische Befunde bei Situs inversus cordis. Auffällige elektrische Achse und hohe R-Amplitude in V_1 bei zunehmender Abnahme der R-Amplituden nach links lateral.

EKG-Beispiele

49: Situs inversus (S. 252)

Lektion 33

EKG-Besonderheiten bei Kindern und Jugendlichen

Die Interpretation des **12-Kanal-Oberflächen-Elektrokardiogramms** bereitet vielen Kolleginnen und Kollegen in Praxis und Klinik oft große Schwierigkeiten, besonders bei Kindern und Jugendlichen, obwohl auch hier eine systematische Beurteilung und sorgfältige Analyse aller 12 EKG-Ableitungen bei den meisten Patienten zur richtigen Diagnose führt. Die Besonderheiten des 12-Kanal-Oberflächen-Elektrokardiogramms bei Kindern und Jugendlichen ergeben sich aus physiologischen Veränderungen bei Säuglingen, Kindern und Jugendlichen, hinsichtlich der Größe des Herzens, der rechts- und linksventrikulären Muskelmasse und der Leitungsgeschwindigkeiten. Manche EKG-Befunde sind beim Kind völlig normal, identische Befunde beim Erwachsenen dagegen nicht. So gibt es altersbezogene Normwerte für die Dauer des PQ-Intervalls, für die Dauer des QRS-Komplexes und der R-Wellen-Amplituden. In jedem Fall gilt für Kinder jeden Alters, für Jugendliche und Erwachsene, dass nur eine systematische und sorgfältige Analyse des 12-Kanal-Oberflächen-Elektrokardiogramms zur richtigen Diagnose führt.

Lagetyp

Während bei Erwachsenen der Lagetyp keine Altersabhängigkeit zeigt – Linkstyp, Indifferenztyp und Steiltyp stellen in der Regel Normalbefunde dar –, kommt es im Verlauf des Kindesalters physiologischerweise zu Änderungen des Lagetyps: **Er wandert von rechts nach links**, je älter die Kinder werden.

Bei Geburt besteht aufgrund der intrauterinen Druckverhältnisse ein Rechtstyp, der sich bis zum Kleinkind in Richtung Steiltyp, beim etwa 6-Jährigen zum Indifferenz- und Steiltyp und beim Jugendlichen zum Linkstyp hin entwickelt. Dies ist durch die **Zunahme** der links- und rechtsventrikulären **Muskelmasse** im Zuge der Entwicklung zu erklären:

- Bei einem Neugeborenen beträgt das Verhältnis des rechten zum linken Ventrikel etwa **1,3 : 1**.
- Bereits am Ende des ersten Lebensmonats ist die Muskelmasse des linken Ventrikels jedoch größer als die des rechten und im Alter von 6 Monaten liegt das Verhältnis von links zu rechts schon bei etwa **2 : 1**.
- Ab dem Schulkindalter entspricht daher der Lagetyp denen des Erwachsenen mit Indifferenztyp, Steiltyp- oder Linkstyp als Normalbefund.

Dennoch kann bei Kindern ein Linkstyp, der beim Erwachsenen völlig normal wäre, auf eine Linksherzbelastung hinweisen. **Überdrehte Lagetypen**, Lektion 6 (S. 29), – ob überdrehter Rechts- oder überdrehter Linkstyp – sind **immer als pathologisch anzusehen**.

Besonders **kongenitale Fehlbildungen** (atrioventrikulärer Septumdefekt, Endokardkissendefekt, partieller und totaler AV-Kanal) gehen bei Säuglingen und Kindern mit überdrehten Lagetypen einher und müssen bei solchen EKG-Befunden ausgeschlossen werden.

Tab. 33.1 Veränderungen des Lagetyps im Kindesalter

Entwicklungsphase	Lagetyp
Neugeborene	Rechtstyp
Kleinkinder	Steiltyp
6-Jährige	Indifferenz- und Steiltyp
Jugendliche	Linkstyp

Herzfrequenz und Herzrhythmus

Herzfrequenz

Bei Erwachsenen sind Herzfrequenzen zwischen 50 und 100/min normal. Bei Säuglingen, Kindern und Jugendlichen sind sie vom Alter abhängig und damit unterschiedlich: **Je älter** die Kinder werden, **desto langsamer** wird die Herzfrequenz:

Tab. 33.2 Herzfrequenzen im Kindesalter

Entwicklungsphase	Herzfrequenz
Säuglinge (bis 3 Monate)	140/min
3 Monate – 2 Jahre	130/min
2 – 10 Jahre	80/min
Jugendliche ab 10 Jahren	75/min

Herzrhythmus

Der Herzrhythmus zeigt im Vergleich zum Erwachsenen physiologische Varianten: Im Kindes- und Jugendalter liegt häufig eine **respiratorische Sinusarrhythmie** vor, bei der es in Abhängigkeit von Inspiration und Exspiration zur Beschleunigung bzw. Verlangsamung der Herzfrequenz kommt: Die Inspiration führt zur Zunahme, die Exspiration zur Abnahme der Herzfrequenz. Jedem QRS-Komplex geht aber eine P-Welle als Zeichen der Sinusknotenfunktion voraus. Die respiratorische Sinusarrhythmie ist ohne Krankheitswert.

Die Definitionen von Bradykardien und Tachykardien sind bei Kindern und Jugendlichen von den altersspezifischen Normwerten der Herzfrequenz abhängig:
- Von einer **Bradykardie** spricht man, wenn bei einem Kind die Herzfrequenz den unteren Altersnormwert um etwa 20 % unterschreitet,
- von einer **Tachykardie**, wenn die altersentsprechenden Maximalwerte um etwa 20 % überschritten werden.

P-Welle und AV-Überleitung

P-Welle

Von großer Bedeutung ist, wie beim Erwachsenen, die Beurteilung von Vorhofaktivität (P-Welle) und Überleitung zum AV-Knoten (AV- und PQ-Intervall). Veränderungen der P-Welle finden sich, im Gegensatz zu Erwachsenen, vor allem bei angeborenen Herzfehlern (**kongenitalen Vitien**):
- Das **P-dextroatriale**, Lektion 12 (S. 49), definiert als **P-Welle mit hoher Amplitude** (bei Kindern > 0,3 mV; bei Erwachsenen liegt der Grenzwert hingegen bereits bei > 0,25 mV), wird z. B. bei Pulmonalstenose, Trikuspidalatresie, Trikuspidalinsuffizienz oder Ebstein-Anomalie beobachtet.
- Das **P-sinistroatriale**, Lektion 12 (S. 50), das sich durch eine doppelgipflige oder gekerbte P-Welle und einer Dauer bei Säuglingen > 80 msek und bei Kindern > 100 msek auszeichnet, findet sich unter anderem bei Aortenstenosen, hypertrophen Kardiomyopathien, persistierendem Ductus arteriosus Botalli oder Ventrikelseptumdefekt.

AV-Überleitung (PQ-Intervall)

Im Gegensatz zum Erwachsenenalter, bei dem eine AV-Überleitung > 200 msek pathologisch ist, finden sich bei Kindern und Jugendlichen altersbezogene Normwerte für die Dauer des PQ-Intervalls. Die **AV-Überleitung** ist dabei von 2 Faktoren abhängig:
- vom **Alter** des Kindes: Je älter das Kind, desto länger ist die PQ-Dauer. Und
- von der **Herzfrequenz**: Je höher die Herzfrequenz, desto kürzer ist die PQ-Dauer.

Tab. 33.3 Exemplarischer Auszug aus den Normwerten für die Dauer des PQ-Intervalls

Entwicklungsphase	PQ-Intervall
Säuglinge	< 140 msek
Schulkinder	< 170 msek
Jugendliche	< 200 msek

AV-Überleitungsstörungen

Wie bei Erwachsenen werden AV-Überleitungsstörungen als AV-Block I°, AV-Block II° (Typ Mobitz bzw. Wenckebach) und als AV-Block III° bezeichnet (vgl. Lektion 10, S. 43). Allerdings unterscheiden sich die Bedeutungen von AV-Blockierungen und deren therapeutischen Konsequenzen bei Kindern von denen bei Erwachsenen:
- **AV-Block I° und II°:** AV-Blockierungen I° und II° **Typ Wenckebach** können im Kindesalter normal sein, treten häufig „nebeneinander" auf und werden oft zufällig beobachtet. Ursächlich wird eine **erhöhte Parasympathikusaktivität** angenommen, die besonders im Schlaf beobachtet wird. Beim AV-Block II° Typ Wenckebach wird eine zunehmende Verlängerung der PQ-Intervalle bis zum Ausfall eines einzelnen QRS-Komplexes beobachtet.
  Beim AV-Block II° **Typ Mobitz** kommt es zum Ausfall einzelner QRS-Komplexe. Im Gegensatz zum AV-Block I und AV-Block II Typ Wenckebach liegen beim AV-Block II Typ Mobitz meist organische Ursachen in Form **angeborener Herzfehler** vor.
- Eine **AV-Blockierung III°** kann angeboren sein. Die Prognose ist bei einem stabilen Ersatzrhythmus nicht ungünstig. Die Kinder sind oft über viele Jahre wenig beeinträchtigt und körperlich leistungsfähig. Ein kompletter AV-Block kann aber auch in Verbindung mit angeborenen Herz-

fehlern oder nach kardiochirurgischen Eingriffen (Ventrikelseptumdefekt, Fallot-Tetralogie, Resektion einer linksventrikulären Ausflussbahnobstruktion) auftreten. Ein postoperativer AV-Block III° kann passager sein, bei Persistenz (in der Regel mehr als 7 Tage postoperativ) aber auch eine Herzschrittmacherimplantation erfordern.

QRS-Komplex, Rechts- und Linksschenkelblock

QRS-Komplex

Auch die Dauer des QRS-Komplexes ist zwischen Kindern, Jugendlichen und Erwachsenen unterschiedlich zu beurteilen. Während im Erwachsenenalter der normale QRS-Komplex eine Dauer von 60–100 msek (0,06–0,10 sek) hat, ist die **Dauer des QRS-Komplexes** bei Kindern und Jugendlichen altersabhängig und **steigt mit zunehmendem Alter** an. Die Dauer des QRS-Komplexes beträgt bei
- Säuglingen 50–70 msek (0,05–0,07 sek), bei
- Schulkindern 70–90 msek (0,07–0,09 sek) und bei
- Jugendlichen < 100 msek (< 0,1 sek).

Eine Verbreiterung des QRS-Komplexes ist bei Säuglingen, Kindern und Jugendlichen abklärungsbedürftig. Mögliche Ursachen sind vor allem **Schenkelblockbilder**. Sie sind bei Kindern und Jugendlichen, im Gegensatz zu den Schenkelblockbildern der Erwachsenen, nicht als „fixer" Wert, sondern als verlängerte Dauer des QRS-Komplexes oberhalb der Altersnorm definiert.

Rechtsschenkelblock

Beim Rechtsschenkelblock findet man elektrokardiografisch eine Verbreiterung des QRS-Komplexes (bei Kindern oberhalb der entsprechenden Altersnorm), eine verspätete R-Zacke („M-förmige" Konfiguration des QRS-Komplexes mit klassischer rSR'-Form in V_1 und eine tiefe S-Zacke in I, aVL und V_6), Lektion 13 (S. 53).

Ein **kompletter Rechtsschenkelblock** kommt bei Kindern und Jugendlichen vor allem **nach chirurgischer Korrektur angeborener Herzfehler** vor (z. B. operierter Ventrikelseptumdefekt [Häufigkeit < 1 %], Korrektur einer Fallot-Tetralogie [Häufigkeit 50–90 %]), aber auch im Rahmen entzündlicher Herzkrankheiten. Isolierte angeborene komplette Rechtsschenkelblockbilder sind selten. Eine verlängerte Dauer des QRS-Komplexes, die nach Operation einer Fallot-Tetralogie auftritt, kann ein prognostisch ungünstiges Zeichen für das Auftreten ventrikulärer Arrhythmien sein.

Demgegenüber sind **inkomplette Rechtsschenkelblockbilder** bei Kindern sehr häufig, bei Jugendlichen jedoch wieder seltener. Einen Krankheitswert hat dieser Befund nicht.

Linksschenkelblock

Wie beim Erwachsenen ist der **komplette Linksschenkelblock** elektrokardiografisch durch einen verbreiterten QRS-Komplex (bei Kindern oberhalb der Altersnorm) mit breitem, plumpem Q in V_1 und breiter deformierter R-Zacke in V_6 charakterisiert, wobei in den meisten Fällen eine annähernd M-förmige Deformierung in mindestens einer der Ableitungen I, aVL, V_5, V_6 erkennbar wird, Lektion 13 (S. 53). Ein kompletter Linksschenkelblock ist bei Kindern und Jugendlichen selten. Wie beim Rechtsschenkelblock ist das Auftreten eines Linksschenkelblocks **meistens mit operativen Korrekturoperationen verbunden** (z. B. operative Korrektur der linksventrikulären Ausflussbahn bei hypertroph obstruktiver Kardiomyopathie) oder Zeichen entzündlicher Herzerkrankungen.

Inkomplette Linksschenkelblöcke sind im Kindes- und Jugendalter sehr selten. Linksanteriore oder linksposteriore Hemiblöcke, deren elektrokardiografische Kriterien denen der Erwachsenen entsprechen, können bei Kindern mit angeborenen Herzfehlern (z. B. partieller und kompletter AV-Kanal) vorliegen bzw. nach operativem Eingriff an kongenitalen Vitien oder entzündlichen Herzkrankheiten auftreten.

ST-Strecke

Wesentliche Unterschiede zwischen Kindern, Jugendlichen und Erwachsenen gibt es bezüglich Veränderungen der ST-Strecke und ihrer Bedeutung für die jeweiligen Krankheitsbilder. Während ST-Strecken-Hebungen beim Erwachsenen häufig Zeichen eines ST-Strecken-Hebungsinfarktes (STEMI) sind, können ST-Strecken-Hebungen bis zu 1 mm (0,1 mV) im **Kindesalter** in allen Ableitungen **ohne Krankheitswert** vorkommen.

ST-Strecken-Veränderungen können stark variieren und sind häufig von vegetativen Einflüssen abhängig. Bei auffälligen EKG-Befunden ist anzuraten, das EKG nach 30–60 min zu wiederholen. Besonders bei **Vagotonie** – die definiert ist durch einen erhöhten Tonus des N. vagus – findet sich ein erhöhter ST-Strecken-Abgang mit Anstieg zu einer hohen T-Welle. Die „frühe Repolarisation" („frühes Repolarisationssyndrom") ist ein Normalbefund bei Heranwachsenden: Charakteristisch ist eine **Anhebung des J-Punktes** (S. 23) bis maximal 0,4 mV in den Brustwandableitungen V_2–V_4 mit ST-Strecken-Hebung. Unter Belastung kommt es zur Normalisierung der ST-Strecke.

Pathologische ST-Strecken-Hebungen
Pathologische EKG-Veränderungen mit ST-Strecken-Hebungen und konkavem Verlauf kommen vor bei
- **akuter Perikarditis**, Lektion 22 (S. 91)
- **Bland-White-Garland Syndrom**; angeborene Anomalie der Koronararterien, bei der die linke Koronararterie aus der Pulmonalarterie entspringt
- **Kawasaki-Syndrom**; Vaskulitis mit entzündlicher Beteiligung der Koronargefäße

Pathologische ST-Strecken-Senkung
Eine ST-Strecken-Senkung ist bei Kindern und Jugendlichen pathologisch, wenn sie in zwei Extremitätenableitungen oder mindestens einer Brustwandableitung mehr als 0,05 mV unter dem Niveau der PQ-Strecke liegt. Wie bei Erwachsenen kommen ST-Strecken-Senkungen vor allem bei **links-** und/oder **rechtsventrikulärer Hypertrophie** vor. ST-Strecken-Senkungen finden sich auch bei Kindern/Jugendlichen unter einer **Digitalis-Therapie**, Lektion 16 (S. 63).

T-Welle und U-Welle

Veränderungen der T-Welle sind bei Erwachsenen oft unspezifisch. Häufig ist die T-Welle bei vagotoner Kreislauflage hochpositiv. **T-Negativierungen** finden sich im Folgestadium eines Myokardinfarktes und als Endstadium einer Peri-/Myokarditis sowie bei Kammerhypertrophie. Bei ST-Strecken-Senkungen und Veränderungen der T-Welle ist stets an eine **Digitalis-Medikation** zu denken.

Bei Kindern und Jugendlichen sind T-Wellen-Veränderungen verschieden einzuordnen: Eine **negative T-Welle** in den Brustwandableitungen ist, im Gegensatz zu Erwachsenen, normal. Darüber hinaus verändert sich das Ausmaß der T-Negativität mit dem Alter: Ein Säugling kann in den Brustwandableitungen von V_1–V_5 ein negatives T haben, während ein Jugendlicher häufig nur noch in der Ableitung V_1 eine negative T-Welle zeigt. Mit zunehmendem Alter verschiebt sich die T-Inversion nach rechtspräkordial, bis schließlich die T-Welle nur noch in V_1 negativ ist. Im Kindes- und Jugendalter werden Veränderungen der T-Welle vor allem bei **entzündlichen Herzerkrankungen** beobachtet, aber auch bei **extrakardialen Ursachen** wie Elektrolytstörungen (Hyperkaliämie), Pharmaka oder Systemerkrankungen mit Myokardbeteiligung.

Eine **U-Welle** ist bei Kindern und Jugendlichen häufig zu sehen und hat in der Regel eine positive Polarität. Betonte U-Wellen können auf einen erhöhten **Vagotonus** oder eine **Hypokaliämie** hinweisen.

QT-Zeit

Die exakte Messung der QT-Zeit ist bei Kindern, Jugendlichen und Erwachsenen von besonderer Bedeutung, da angeborene Verlängerungen der QT-Zeit, wie **Romano-Ward-Syndrom** und **Jervell-Lange-Nielsen-Syndrom**, Lektion 17 (S. 66), und erworbene Verlängerungen der QT-Zeit, wie z.B. ausgelöst durch Antiarrhythmika und Antibiotika, zu lebensgefährlichen Rhythmusstörungen („**Torsade-de-pointes-Tachykardien**" mit wechselnden Undulationen um die isoelektrische Linie, **Abb. 17.2**) und zum **plötzlichen Herztod** führen können, Lektion 17 (S. 67).

Bei Kindern und Jugendlichen werden Bestimmungen der QT-Zeit, wie bei Erwachsenen, frequenzkorrigiert nach der Bazett-Formel berechnet. In der ersten Lebenswoche gelten QTc-Zeiten bis 0,47 sek noch als normal, in der frühen Kindheit werden auch QTc-Zeiten bis 0,45 sek als normwertig angesehen. Richtwerte für QTc-Zeiten sind in **Tab. 32.4** dargestellt.

Tab. 33.4 QTc-Zeiten bei 1- bis 15-Jährigen

normal	grenzwertig	verlängert
< 0,44 sek	0,44–0,46 sek	> 0,46 sek

Beim **kurzen QT-Syndrom**, Lektion 28 (S. 117), handelt es sich um eine Ionenkanalerkrankung, die den Kaliumkanal betrifft. Charakteristisch ist ein QTc-Intervall < 0,335 sek. Auch das kurze QT-Syndrom kann zu malignen Herzrhythmusstörungen führen.

Rechts- und/oder Linksherzhypertrophie

Im Gegensatz zu den klassischen EKG-Kriterien einer Linksherz- oder Rechtsherzhypertrophie bei Erwachsenen spielt der Sokolow-Lyon-Index, Lektion 18 (S. 70), bei Kindern und Jugendlichen keine Rolle. Für Kinder und Jugendliche existieren für sämtliche Brustwandableitungen **altersbezogene Normwerte**, die zur Beurteilung einer Hypertrophie herangezogen werden. Wie bei Erwachsenen werden diese zur differenzialdiagnostischen Beurteilung für die **R-Amplituden** der Ableitungen V_1 und V_6 herangezogen. Die morphologischen Kriterien für Rechts- oder Linksherzhypertrophie entsprechen den Befunden der Erwachsenen. Mögliche Ursachen der **Rechtsherzhypertrophie** bei Kindern und Jugendlichen sind:
- Pulmonalstenosen
- Fallot–Tetralogie
- Transposition der großen Arterien
- großer Vorhofseptumdefekt.

Linksherzhypertrophien finden sich bei
- Aortenstenosen
- hypertrophen Kardiomyopathien
- großem persistierendem Ductus arteriosus Botalli
- großem Ventrikelseptumdefekt.

Supraventrikuläre Tachykardien

Die supraventrikuläre Tachykardie, Lektion 24 (S. 98), ist die häufigste Tachyarrhythmieform im Kindesalter mit Prävalenzen von ca. 4 : 1000. Die Tachykardiefrequenzen überschreiten im ersten Lebensjahr häufig 200/min, bei älteren Kindern sind die Tachykardiefrequenzen höher als 110/min. Unter den paroxysmalen Tachykardien überwiegen Präexzitationssyndrome. Das **Wolff-Parkinson-White-Syndrom**, Lektion 24 (S. 99), ist das klassische Präexzitationssyndrom bei Kindern. Zweithäufigste Form der supraventrikulären Tachykardie ist die **AV-Knoten-Reentry-Tachykardie**, Lektion 24 (S. 98), die jenseits des Kleinkindalters an Häufigkeit zunimmt. Vorhofflattern und Vorhofflimmern sind deutlich seltener als im Erwachsenenalter. Vorhofflattern wird häufiger nach operativen Korrekturoperationen angeborener Herzfehler (z.B. Vorhofseptumdefekt) beobachtet. Die elektrokardiografischen Befunde supraventrikulärer Tachykardien unterscheiden sich nicht von denen bei Kindern, Jugendlichen und Erwachsenen.

Ventrikuläre Tachykardien

Bei Kindern und Jugendlichen mit **kongenitalen Herzfehlern** findet man in über 50 % der Fälle anhaltende ventrikuläre Tachykardien, Lektion 26 (S. 109). Ursachen der malignen Rhythmusstörungen können metabolisch, ischämisch, toxisch, infektiös oder immunologisch sein. Obgleich die Wahrscheinlichkeit einer ventrikulären Rhythmusstörung bei herzgesunden Kindern und strukturell unauffälligen Herzen mit < 0,001 % gering ist, haben Kinder mit angeborenen oder erworbenen Herzfehlern mit 1–3 % pro Jahr ein deutlich höheres Risiko, an einem **plötzlichen Herztod** zu versterben.

Auch bei **Tachykardien mit breitem QRS-Komplex** (QRS-Dauer ≥ 0,12 sek), Lektion 35 (S. 141), ist eine systematische Analyse aller 12-EKG-Ableitungen notwendig, die sich zwischen Kindern, Jugendlichen und Erwachsenen hinsichtlich der differenzialdiagnostischen Aussage nicht unterscheidet.

> **Merke**
>
> Zwischen Kindern, Jugendlichen und Erwachsenen gibt es im EKG einige **altersspezifische Unterschiede**:
> Der **Lagetyp** wandert von rechts nach links, je älter die Kinder werden: Bei Geburt besteht ein Rechtstyp, der sich über den Steiltyp (beim Kleinkind) zum Indifferenz- und Steiltyp (beim 6-Jährigen) und beim Jugendlichen schließlich zum Linkstyp entwickelt. **Überdrehte Lagetypen** – sei es ein überdrehter Rechts- oder Linkstyp – sind **immer** als pathologisch anzusehen.
> Die **Herzfrequenz** (HF) verringert sich beim Säugling (140/min) über das Kleinkind (130/min) bis zum Jugendlichen (75/min). Je älter die Kinder werden, desto langsamer wird die HF. Unterschreitet die HF den unteren Altersnormwert um 20 %, spricht man von einer **Bradykardie**, überschreitet sie den maximalen Altersnormwert um 20 %, ist von einer **Tachykardie** die Rede. Im Kindes und Jugendalter liegt häufig eine **respiratorische Sinusarrhythmie** vor, bei der die Herzfrequenz – in Abhängigkeit von Inspiration und Exspiration – zu- oder abnimmt. Sie ist jedoch ohne Krankheitswert.

Veränderungen der **P-Welle** finden sich vor allem bei Kindern und Jugendlichen mit **angeborenen Herzfehlern**.

AV-Blockierungen (I° und II° Typ Wenckebach) sind bei Kindern häufiger. Sie werden meist zufällig und bei erhöhter Parasympathikusaktivität bemerkt.

Auch die **Dauer des QRS-Komplexes** ist altersabhängig, ebenso wie die Höhe der R-Zacke. Die Dauer des QRS-Komplexes beträgt bei
- Säuglingen 50–70 msek, bei
- Schulkindern 70–90 msek und bei
- Jugendlichen < 100 msek.

Eine Verbreiterung ist abklärungsbedürftig.

Ein kompletter Rechtsschenkelblock ist durch einen verbreiterten QRS-Komplex und eine verspätete R-Zacke charakterisiert und kommt selten, vor allem jedoch nach chirurgischer Korrektur angeborener Herzfehler oder im Rahmen entzündlicher Herzkrankheiten, vor. Inkomplette Rechtsschenkelblockbilder sind dagegen sehr häufig, aber ohne Krankheitswert.

Ein **kompletter Linksschenkelblock** ist durch einen verbreiterten QRS-Komplex mit breitem, plumpem Q in V_1 und breiter deformierter R-Zacke in V_6 charakterisiert. Er ist bei Kindern und Jugendlichen selten und meist mit operativen Korrekturoperationen verbunden. **Inkomplette Linksschenkelblöcke** sind selten.

ST-Strecken-Hebungen kommen bei Kindern häufiger vor und sind bis 0,1 mV normal. Pathologische ST-Strecken-Hebungen kommen vor bei
- akuter Perikarditis
- Bland-White-Garland Syndrom
- Kawasaki-Syndrom.

Eine **ST-Strecken-Senkung** ist dann pathologisch, wenn sie in zwei Extremitätenableitungen (oder mindestens einer Brustwandableitung) mehr als 0,05 mV unter dem Niveau der PQ-Strecke liegt.

T-Negativierungen in V_1–V_6 nehmen mit dem Alter ab. Veränderungen der T-Welle werden im Kindes- und Jugendalter vor allem bei **entzündlichen Herzerkrankungen** beobachtet.

U-Wellen sind häufig zu sehen. Betonte U-Wellen können auf einen erhöhten **Vagotonus** oder eine **Hypokaliämie** hinweisen.

Auch die **QTc-Zeiten** sind altersabhängig. In der ersten Lebenswoche gelten QTc-Zeiten bis 0,47 sek und in der frühen Kindheit QTc-Zeiten bis 0,45 sek als normal. Werte über 0,46 sek gelten als verlängerte QTc-Zeiten. Angeborene (Romano-Ward-Syndrom, Jervell-Lange-Nielsen-Syndrom) und erworbene Verlängerungen der QT-Zeit (z. B. Antiarrhythmika) können – ebenso wie das kurze QT-Syndrom – zu lebensgefährlichen Rhythmusstörungen („**Torsade-de-pointes-Tachykardien**") und zum plötzlichen Herztod führen.

Zur Beurteilung einer **Hypertrophie** werden bei Kindern und Jugendlichen altersbezogene Normwerte für die R-Amplituden der Ableitungen V_1 und V_6 herangezogen. Die morphologischen Kriterien für Rechts- oder Linksherzhypertrophie entsprechen den Befunden der Erwachsenen.

Auch die differenzialdiagnostischen EKG-Kriterien für supraventrikuläre und ventrikuläre Tachykardien sind bei Kindern, Jugendlichen und Erwachsenen identisch. Wobei die supraventrikuläre Tachykardie mit einer Prävalenz von ca. 4:1000 die häufigste Form im Kindesalter ist. Typische Syndrome sind:
- **Wolff-Parkinson-White-Syndrom**
- **AV-Knoten-Reentry-Tachykardie**

Ventrikuläre Tachykardien liegen zumeist **kongenitalen Herzfehlern** zugrunde. Deshalb sollte man bei Rhythmusstörungen bei Kindern und Jugendlichen immer an angeborene Herzfehler denken.

EKG-Beispiele

6: AV-Block II° Typ Mobitz (S. 166)
11: inkompletter Rechtsschenkelblock (S. 176)
12: kompletter Rechtsschenkelblock (S. 178)
13: kompletter Linksschenkelblock (S. 180)
24: Rechtsherzhypertrophie (S. 202)
32: akute Perikarditis (ST-Strecken-Hebung) (S. 218)
35: AV-Knoten-Reentry-Tachykardie (S. 224)

Lektion 34
Befundung des Elektrokardiogramms

Nachdem in den vorangegangenen 33 Lektionen eine systematische Besprechung der EKG-Analyse und der häufigsten elektrokardiografischen Befunde erfolgte, soll abschließend eine **Systematik zur exakten Befundung eines 12-Kanal-Oberflächen-EKGs** vorgestellt und empfohlen werden.

Die Beurteilung eines Elektrokardiogramms erfolgt am besten in 5 Schritten. Wenn man jeden Schritt sorgfältig vornimmt, erhält man zunächst die relevanten Befunde des EKGs.

Die Befundung beruht im Wesentlichen darauf, dass man die einzelnen Abschnitte des zu befundenden EKGs mit dem normalen Ablauf (**Abb. 34.1**) vergleicht und eventuelle Normalabweichungen erkennt und beschreibt. Eine sorgfältige Beurteilung und exakte Analyse ist unbedingt notwendig, um dann zu einer korrekten Deutung des Elektrokardiogramms zu kommen. Sogenannte „Blickdiagnosen" mögen dem Erfahrenen gelingen, gehen aber bei Anfängern fast immer schief. Analyse und Deutung der erhobenen Befunde führen zu Verständnis und Vorstellung dessen, was am Herzen vorgeht und was sich in bestimmten Veränderungen der EKG-Kurve zeigt und ausdrückt. Die Deutung führt dann schließlich zur Umsetzung in therapeutische Überlegungen.

Die **5 Schritte der elektrokardiografischen Befundung** sind:
- Rhythmus und Frequenz einschließlich Verhalten von P-Wellen und PQ-Zeit
- Lagetyp
- Verhalten der Q-Zacken
- Verhalten der R/S-Zacken
- Verhalten von ST-Strecke und T-Welle

Die Beurteilung von Rhythmus und Frequenz setzt die Analyse der Erregungsausbreitung in den Vorhöfen sowie der Überleitung auf die Kammern voraus und schließt damit die Analyse von P-Welle und

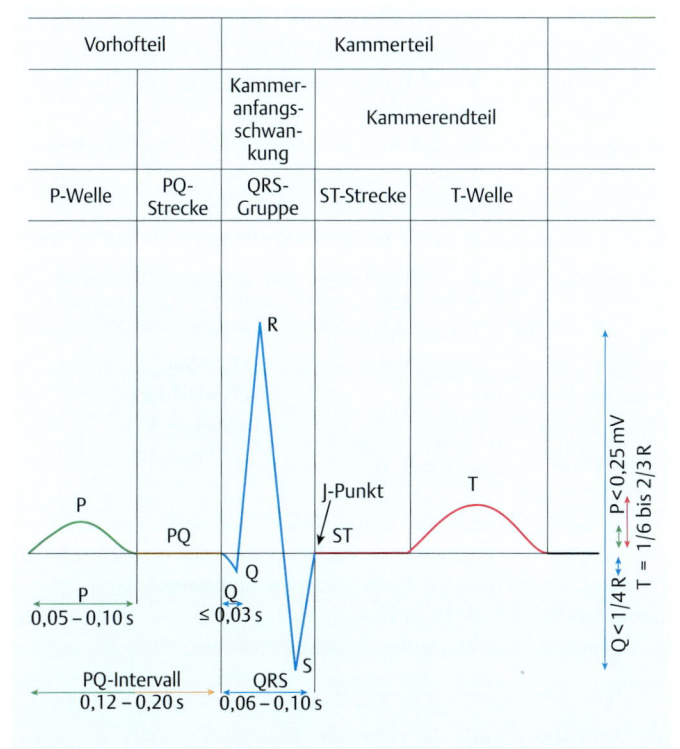

Abb. 34.1 Normalwerte für das Elektrokardiogramm.

PQ-Zeit ein. Der Lagetyp des Herzens repräsentiert die elektrische Herzachse in der Frontalebene und ist aus dem QRS-Hauptvektor der Extremitätenableitungen beurteilbar. Die Q-Zacken und die Verhaltensweisen von R- bzw. S-Zacken charakterisieren die Erregungsausbreitung in den Kammern und die ST-Strecke bzw. T-Welle repräsentieren letztendlich die Erregungsrückbildung. Alle unsere EKG-Befundungen in den kommenden Teilen dieses Buches folgen diesem Schema. Auf typische Fehler bei der Befundung der einzelnen EKG-Elemente wird in Lektion 38 (S. 148) eingegangen.

1. Schritt der EKG-Analyse: Rhythmus und Frequenz

Um den **Rhythmus** im Oberflächenelektrokardiogramm zu erkennen, muss man die **P-Wellen** identifizieren und das **Verhältnis von P-Wellen und QRS-Komplex** analysieren, Lektionen 7 und 8 (S. 34 und 38). Dabei soll man in diesem ersten Schritt auch gleich die **P-Wellen-Form und -Morphologie** genau beurteilen, d.h. auch eventuelle Vorhofleitungsstörungen erkennen, Lektion 12 (S. 49), oder aber aufgrund abnormer P-Wellen-Konfigurationen (z.B. negative P-Welle in I, aVL) den Verdacht abnormer atrialer Impulsbildung erheben. Auf Veränderungen im Sinne eines P-dextro- oder P-sinistroatriale ist zu achten, Lektion 12 (S. 49). Die Vermessung des **PQ-Intervalls** ist notwendig, um eventuelle AV-Überleitungsstörungen zu erkennen, Lektion 10 (S. 43).

Die **Herzfrequenz** kann mit dem EKG-Lineal bestimmt werden, Lektionen 7 und 36 (S. 34 und 143).

2. Schritt der EKG-Analyse: Lagetyp

Erkennung und Beurteilung des Lagetyps sind in Lektion 5 (S. 25) und Lektion 6 (S. 29) besprochen. Neben der **Festlegung des Lagetyps** als Hauptvektor der elektrischen Achse des Herzens in der Frontalebene ist zu prüfen, ob der erfasste Lagetyp wahrscheinlich **pathologisch** ist (z.B. überdrehter Linkstyp oder überdrehter Rechtstyp) und ob der Lagetyp dem **Alter eines Patienten angemessen** ist oder nicht (z.B. sicher pathologischer Rechtslagetyp beim Erwachsenen, nicht jedoch beim Kind).

3. Schritt der EKG-Analyse: Q-Zacken

In jedem Elektrokardiogramm ist zu prüfen, ob **pathologische Q-Zacken** vorliegen oder nicht. Pathologisch sind Q-Zacken in den Ableitungen V_1–V_4 sowie abnorm tiefe und/oder breite Q-Zacken in den Extremitätenableitungen bzw. in den Ableitungen V_5 und V_6. Pathologische Q-Zacken sind meistens elektrokardiografische Zeichen einer Myokardnekrose oder Infarktnarbe nach Myokardinfarkt, Lektion 19 (S. 75). Seltenere Ursachen pathologischer Q-Zacken sind eine Kammerhypertrophie, eine Rechtsherzbelastung beim S_I-Q_{III}-Typ bei akuter Lungenarterien-Embolie, Lektion 21 (S. 90), oder eine entzündlich bedingte Narbe.

4. Schritt der EKG-Analyse: R- und S-Zacken

Neben der Suche nach pathologischen Q-Zacken kommt der Analyse der R- und S-Zacken große Bedeutung zu, Lektion 15 (S. 57). Es muss geklärt werden, ob sich die **R/S-Relation** regelrecht verhält und ob **Deformierungen von R- und/oder S-Zacken** vorliegen. Die wichtigsten und häufigsten Veränderungen, auf die man achten muss, sind:

- R überhöht, S vertieft bei Kammerhypertrophie, Lektion 18 (S. 69)
- R/S verbreitert, verplumpt, deformiert bei intraventrikulären Erregungsausbreitungsstörungen wie Schenkelblock oder schwer geschädigtem Myokard, Lektion 13 (S. 51)
- gestörte R-Progression in den Brustwandableitungen und/oder S-Persistenz in V_5 und V_6, Lektion 15 (S. 57)
- R-Reduktion, R-Verlust oder im QS versenktes R nach Infarkt (Zeichen einer Myokardnekrose oder Narbe), Lektion 19 (S. 75)

5. Schritt der EKG-Analyse: ST-Strecke und T-Welle

Liegen Erregungsrückbildungsstörungen mit Störungen von ST-Strecke und T-Welle vor, so muss man sie nach **Form, Ausmaß und Verteilung** beschreiben (ST-Strecken-Hebungen aus dem absteigenden R oder aufsteigenden S, aszendierende, deszendierende, horizontale ST-Strecken-Senkungen), Lektion 16 (S. 59). Die maximale Hebung oder Senkung wird 80 msek nach dem J-Punkt gemessen.

Die T-Welle kann negativ, abgeflacht oder überhöht sein, Lektion 16 (S. 59). Zu unterscheiden sind eine diffuse und eine regionale Verteilung der Veränderungen von ST-Strecke und T-Welle. **Regionale Veränderungen** sprechen für Hypertrophie, Koronarinsuffizienz (Ischämie oder Infarkt) oder Schenkelblock. **Diffus verteilte oder ubiquitäre Prozesse** sprechen für metabolische oder medikamentöse Einflüsse, Perikarditis oder Krankheitsprozesse, die das gesamte Myokard erfassen.

> **Merke**
>
> Die Befundung des Elektrokardiogramms erfordert eine **systematische Analyse aller aufgezeichneten EKG-Ableitungen**. Nur eine sorgfältige Befundung eines EKGs führt zur richtigen Deutung der Befunde und der adäquaten Umsetzung in therapeutische Überlegungen.
> Die **5 Schritte zur richtigen EKG-Befundung** sind die Analyse von
> - Rhythmus und Frequenz, einschließlich P-Wellen und PQ-Zeit
> - Lagetyp (elektrische Herzachse)
> - Q-Zacken
> - R- und S-Zacken
> - ST-Strecke und T-Welle

Lektion 35

Befundung des Elektrokardiogramms bei Rhythmusstörungen: Tipps und Tricks zur richtigen Diagnose

Die Beurteilung von Herzrhythmusstörungen gilt vielfach als schwierig, obwohl das EKG wichtige Informationen gibt und in über 90% der Fälle eine richtige Diagnose erlaubt. Oft wird die richtige Diagnose von Rhythmusstörungen verpasst, weil das 12-Kanal-EKG nicht systematisch befundet und analysiert wird. In dieser Lektion sollen deshalb „einfache" Regeln für die adäquate EKG-Diagnose der **häufigsten** Rhythmusstörungen besprochen werden. Auf eine vollständige Besprechung der EKG-Befunde bei allen Rhythmusstörungen wird bewusst verzichtet.

Erste Schritte zur richtigen Diagnose

Als erstes ist die Frequenz der Herzaktionen festzustellen. Bei einer Herzfrequenz von 50-100/min liegt ein **normofrequenter Rhythmus** vor. Die weiteren Schritte liegen in der systematischen Analyse und Befundung von P-Wellen, PQ-Zeit, QRS-Komplex, ST-Strecke, T-Welle und QT-Zeit. Bei normofrequentem Grundrhythmus können einzeln oder in fixer Koppelung (Bigeminus, Trigeminus) **supraventrikuläre oder ventrikuläre Extrasystolen** erfasst werden. Die Differenzierung zwischen supraventrikulären und ventrikulären Extrasystolen ist anhand der Breite des QRS-Komplexes ohne Schwierigkeiten möglich.

Bradykarde Rhythmusstörungen

Jede Herzfrequenz unter 50/min ist als Bradykardie definiert. Als erstes ist auf die regelmäßige Sequenz von P-Welle, QRS-Komplex und T-Welle zu achten. Beim **bradykarden Sinusrhythmus** ist die Herzfrequenz zwar verlangsamt, es liegen aber regelrechte Überleitungen von P-Welle, QRS-Komplex, ST-Strecke und T-Welle vor, d.h. alle Wellen und Zacken sind vorhanden (**Abb. 35.1**). Typische Situationen eines bradykarden Sinusrhythmus sind bei Ausdauersportlern (Ruderer) und Patienten unter einer Betablocker-Behandlung gegeben (z.B. Patienten mit arterieller Hypertonie).

Sinuatriale oder atrioventrikuläre Leitungsstörungen

Wenn im Verlauf eines bradykarden Rhythmus P-Wellen ausfallen oder nicht vorhanden sind, liegen in der Regel Sinusknoten- oder AV-Knoten-Funktionsstörungen vor. Entscheidend ist die sorg-

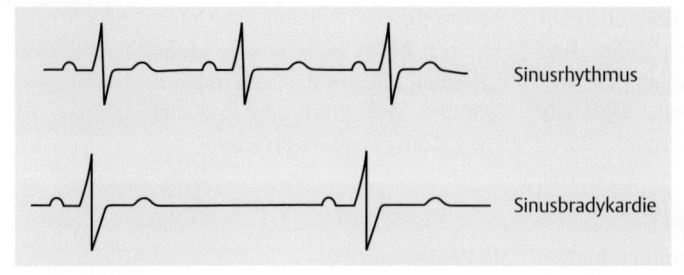

Abb. 35.1 Vergleich von Sinusrhythmus und Sinusbradykardie

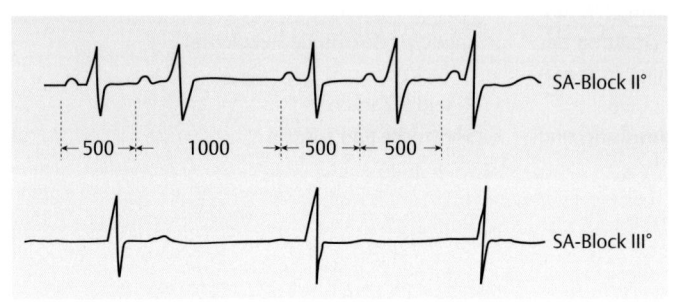

Abb. 35.2 Gegenüberstellung der Befunde bei SA-Block II° und SA-Block III° mit junktionalem Ersatzrhythmus.

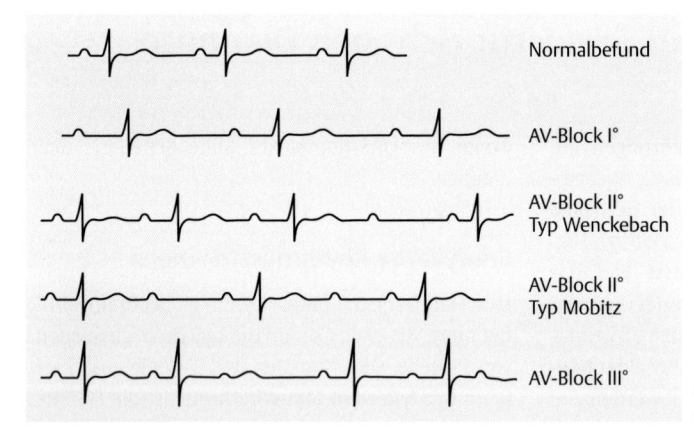

Abb. 35.3 EKG-Befunde bei AV-Blockierungen I-III°.

fältige Analyse von P-Wellen und folgendem QRS-Komplex. Jeder P-Welle muss (bei Sinusrhythmus) ein QRS-Komplex folgen.

Bei einem **sinuatrialen Block** II° liegen regelrechte P-Wellen mit folgendem QRS-Komplex vor, es fallen jedoch komplette „P-QRS-Komplexe" aus. Die PP-Intervalle und RR-Intervalle sind aber regelmäßig. Beim SA-Block III° sind keine P-Wellen zu erkennen! Es finden sich lediglich QRS-Komplexe, deren Morphologie vom Ort des Ersatzzentrums abhängig ist (**Abb. 35.2**).

Bei **Blockierungen im AV-Knoten** kommt es zu Veränderungen der Überleitung von den Vorhöfen auf die Kammern im Bereich der AV-Überleitung. Demzufolge finden sich Verlängerungen der PQ-Zeit beim AV-Block I° (> 0,20 sek) oder es finden sich Blockierungen (II°), bei denen Vorhoferregungen nicht übergeleitet werden. Kommt es zu einem fixen Ausfall von QRS-Komplexen, spricht man von einem AV-Block II°, Typ Mobitz. Kommt es zu einer zunehmenden PQ-Zeit-Verlängerung, bis schließlich ein QRS-Komplex ausfällt, ist dies ein AV-Block II°, Typ Wenckebach. Ist die Überleitung zwischen Vorhöfen und Kammern völlig unterbrochen, sind P-Wellen und QRS-Komplexe ohne jede Verbindung: Es liegt ein totaler AV-Block (AV-Block III°) vor (**Abb. 35.3**).

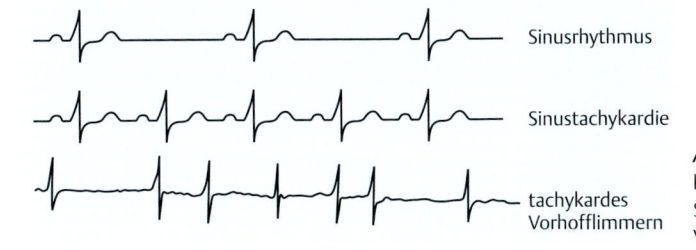

Abb. 35.4 Vergleich der EKG-Befunde bei normofrequentem Sinusrhythmus, Sinustachykardie und tachykardem Vorhofflimmern.

Tachykarde Rhythmusstörungen

Tachykardien liegen per definitionem vor, wenn die Kammerfrequenz > 100/min beträgt. Für die richtige EKG-Diagnose sind folgende Punkte von besonderer Relevanz:
- **Breite des QRS-Komplexes** (< 0,12 sek oder ≥ 0,12 sek): jeweils gesonderte Analyse
- Analyse der Abstände von QRS-Komplexen (**RR-Intervalle**)
- Analyse der Relation von P-Welle und QRS-Komplex („R-Zacke"): **PR- und RP-Intervall**
- Analyse der Brustwandableitungen **V$_1$ und V$_6$**

Am einfachsten ist es zunächst einmal, bei einer Tachykardie festzulegen, ob die RR-Intervalle während der Tachykardie regelmäßig oder unregelmäßig sind. Liegen **unregelmäßige RR-Intervalle** vor, ist tachykardes Vorhofflimmern zu vermuten. Ist die Herzfrequenz > 100/min und jeder (unauffällig konfigurierten) P-Welle folgt ein QRS-Komplex, ist eine Sinustachykardie anzunehmen (**Abb. 35.4**).

Liegt hingegen eine Tachykardie mit **regelmäßigen RR-Intervallen** vor, ist im nächsten Schritt die **QRS-Breite** zu ermitteln. Wichtig ist die Differenzierung zwischen QRS-Breiten < 0,12 sek oder ≥ 0,12 sek. Dieses ist leicht herauszubekommen, wenn man bedenkt, dass bei einer EKG-Papiergeschwindigkeit von 50 mm/sek ein kleines Kästchen 20 msek (**Abb. 7.1** bzw. **Abb. 36.1**) ausmacht. QRS-Breite > 0,12 sek bedeutet also Breite des QRS-Komplexes von mehr als 6 kleinen Kästchen!

Tachykardien mit schmalem QRS-Komplex (< 0,12 sek)

Bei Tachykardien mit schmalem QRS-Komplex handelt es sich meistens um AV-Knoten-Reentry-Tachykardien, Circus-movement-Tachykardien bei Präexzitationssyndromen oder um Vorhofflattern. Ektop atriale Tachykardien sind wesentlich seltener.

Die richtigen Schritte zur Diagnose liegen in einer sorgfältigen Suche und Analyse der **P-Wellen** sowie einer exakten Analyse der **Relation von P-Wellen zum QRS-Komplex:** Bei AV-Knoten-Reentry-Tachykardien sind die P-Wellen durch den QRS-Komplex überlagert und sind nicht oder nur am Ende des QRS-Komplexes als kleine S-Zacke zu sehen (**Abb. 35.5**). Die Diagnose „AV-Knoten-Reentry-Tachykardie" ist also dann einfach.

Manchmal sind die P-Wellen nur in wenigen EKG-Ableitungen zu sehen – deshalb ist es sehr wichtig, in **allen 12** EKG-Ableitungen nach ihnen zu suchen! Wenn die P-Wellen identifiziert sind, ist es zwingend notwendig, die **Intervalle P zu R** (Überleitung vom Vorhof auf die Kammer) und **R zu P** (Überleitung von der Kammer auf den Vorhof) festzulegen. Bei einer Tachykardie mit schmalem QRS-Komplex und einem Verhältnis RP < PR ist eine akzessorische Leitungsbahn mit schnellen Leitungseigenschaften anzunehmen, findet sich ein Intervall RP > PR liegt eine langsam leitende Leitungsbahn vor (**Abb. 35.6**, **Abb. 35.7**).

Bei ektop atrialen Tachykardien finden sich in der Regel abnorm konfigurierte P-Wellen, die vor dem QRS-Komplex liegen, Lektion 24 (S. 97). Vorhofflattern ist anhand der typischen, sägezahnartigen Flatterwellen (**Abb. 35.5**) leicht zu diagnostizieren.

Tachykardien mit breitem QRS-Komplex (≥ 0,12 sek)

Im Gegensatz zur recht leichten primären Identifizierung von Tachykardien mit breiten QRS-Komplexen ist ihre Differenzialdiagnose komplexer, weil sie durch ventrikuläre Tachykardien, Präexzitationssyndrome (antidrome Leitung) – Lektion 24 (S. 97) – oder supraventrikuläre Tachykardien bei vorbestehendem Schenkelblock kompliziert erscheinen. Aber auch hier führt die systematische Analyse aller 12-EKG-Ableitungen fast immer zum Ziel. In

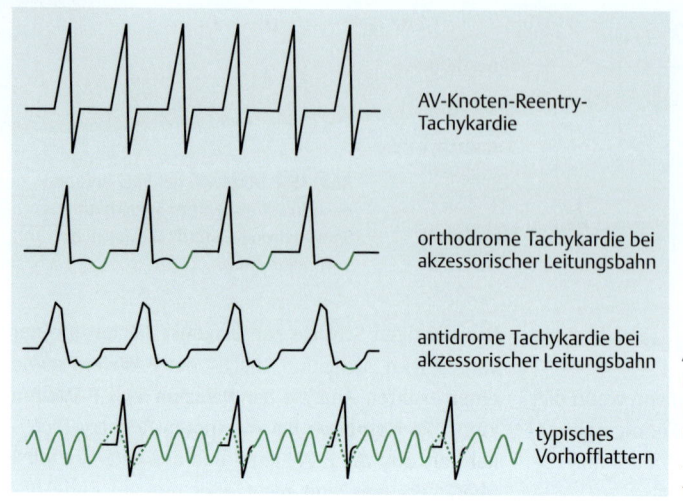

Abb. 35.5 Vergleich der EKG-Befunde bei Tachykardien mit schmalem QRS-Komplex (< 0,12 sek). Typische Befunde bei AV-Knoten-Reentry-Tachykardie, akzessorischen Leitungsbahnen und typischem Vorhofflattern.

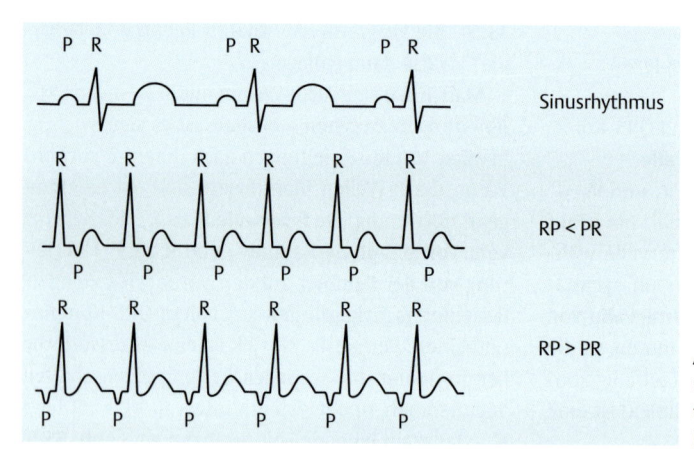

Abb. 35.6 Darstellung der Intervalle RP und PR für die Differenzierung der Leitungseigenschaften einer akzessorischen Leitungsbahn.

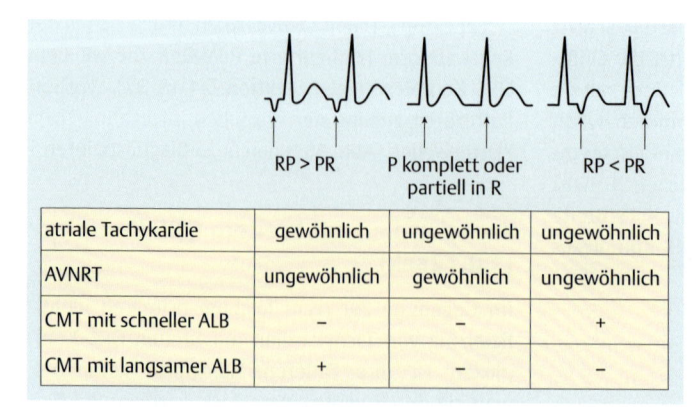

	RP > PR	P komplett oder partiell in R	RP < PR
atriale Tachykardie	gewöhnlich	ungewöhnlich	ungewöhnlich
AVNRT	ungewöhnlich	gewöhnlich	ungewöhnlich
CMT mit schneller ALB	–	–	+
CMT mit langsamer ALB	+	–	–

Abb. 35.7 Bedeutung der Relation P-Welle zum QRS-Komplex („R") zur Differenzialdiagnose von supraventrikulären Tachykardien. AVNRT=AV-Knoten-Reentry-Tachykardie, ALB=akzessorische Leitungsbahn, CMT= Circus-movement-Tachykardie.

der EKG-Analyse ist die Suche nach einer **AV-Dissoziation** von entscheidender Bedeutung. Sie erlaubt die sichere Diagnose einer Kammertachykardie aus dem EKG.

Bedeutung von V_1 und V_6

Zur Differenzierung von Tachykardien mit breitem QRS-Komplex (QRS-Breite ≥ 0,12 sek) ist eine Unterscheidung zwischen **Rechtsschenkelblock- und Linksschenkelblockform** notwendig, Lektion 13 (S. 51).

Weitere differenzialdiagnostische Kriterien für die Differenzierung Kammertachykardie bzw. supraventrikuläre Tachykardien sind den Ableitungen V_1 und V_6 zu entnehmen. Von besonderer Bedeutung sind bei linksschenkelblockartigen Tachykardien eine **Kerbe in der S-Zacke von V_1/V_2** und ein Intervall vom Beginn von QRS bis zur Spitze der S-Zacke > 60 ms (V_1, V_2) sowie ein **kleines q in V_6** (Abb. 35.8). Bei supraventrikulären Tachykardie-Ursprungsorten sind diese Befunde nicht zu sehen. Bei Tachykardien mit Rechtsschenkelblock-Morphologie spricht der Nachweis eines qR- oder qr-Komplexes in V_1 für eine Kammertachykardie, ebenso wie eine R/S-Relation < 1 in V_6.

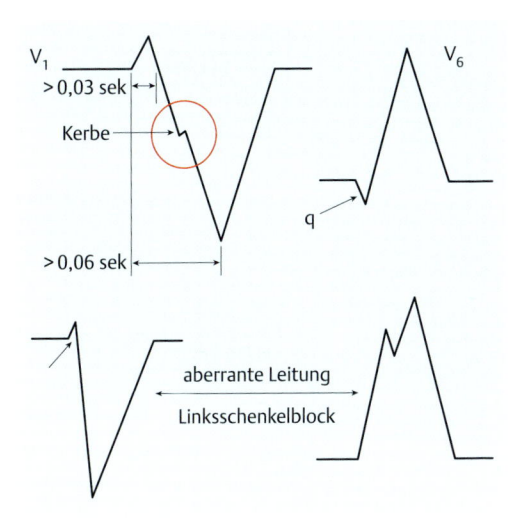

Abb. 35.8 Differenzierung von ventrikulären und supraventrikulären Tachykardien anhand der Ableitungen V_1 und V_6 bei Tachykardien mit breiten QRS-Komplexen (QRS-Breite ≥ 0,12 sek) und Linksschenkelblock-Morphologie der Tachykardie.

Lektion 36

Richtige technische EKG-Aufzeichnung und -Auswertung

Das 12-Kanal-Oberflächen-EKG muss technisch richtig aufgezeichnet werden. Nur so ist eine exakte EKG-Auswertung möglich. Unzureichende und/oder fehlerhafte EKG-Registrierungen führen zu fehlerhaften und/oder falschen EKG-Aufzeichnungen. Deshalb sollen nachfolgend die wichtigsten „Essentials" der EKG-Registrierung vorgestellt und diskutiert werden.

Papiergeschwindigkeit

Im deutschsprachigen Raum ist die Aufzeichnung eines Elektrokardiogramms mit einer Papiergeschwindigkeit von **50 mm/sek** üblich, während in den angloamerikanischen Ländern oft eine Schreibgeschwindigkeit von 25 mm/sek bevorzugt wird. Es hat sich eindeutig als vorteilhaft erwiesen, EKGs mit 50 mm/s zu schreiben, da bei dieser Schreibgeschwindigkeit Morphologien von „Zacken und Wellen" und Leitungszeiten besser und exakter gemessen werden können als bei einer langsameren Schreibgeschwindigkeit. Es sei bereits in diesem Zusammenhang darauf hingewiesen, dass EKG-Leitungszeiten besonders gut in der **Ableitung II** bestimmt werden können.

Besonders problematisch (und daher oft mit Fehlern verbunden) ist der Wechsel der Schreibgeschwindigkeit von 50 mm/sek auf 25 mm/sek während eines EKG-Ausschriebs: Ein solcher Wechsel der Schreibgeschwindigkeit sollte immer unterbleiben! Während das an 50 mm/sek Schreibgeschwindigkeit gewöhnte Auge EKG-Veränderungen häufig sehr sicher sofort erkennt, bereitet das bei einer Schreibgeschwindigkeit von 25 mm/sek mitunter Schwierigkeiten und führt zu EKG-Fehlinterpretationen. Die verwendete Schreibgeschwindigkeit sollte auf jeder EKG-Aufzeichnung vermerkt werden. Die Leserichtung eines EKGs ist von links nach rechts.

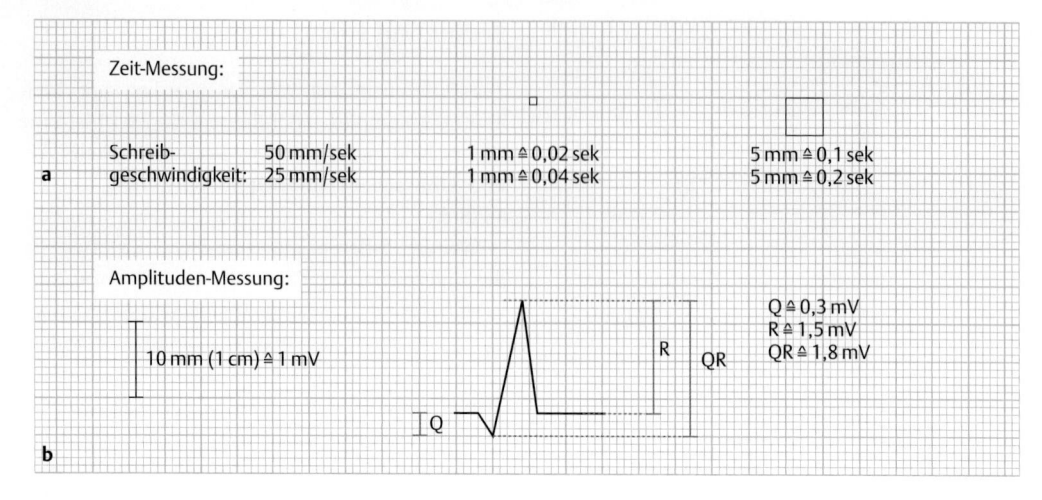

Abb. 36.1 Bestimmung von Zeiten und Amplituden auf dem EKG-Papier.
a Jedes größere Quadrat des EKG-Papiers ist 5 mm lang. Die Bestimmung der entsprechenden Zeit ist abhängig von der Schreibgeschwindigkeit.
b Bei der Bestimmung der Amplitude ist zu beachten, dass 1 cm (2 größere Quadrate) 1 mV entsprechen (1 mm ≙ 0,1 mV).

EKG-Papier

Das EKG sollte immer **12 Ableitungen** beinhalten: 6 Extremitäten- (I, II, III, aVR, aVL und aVF) und 6 Brustwandableitungen (V_1-V_6). Es wird auf **Millimeterpapier** geschrieben. Bei einer Schreibgeschwindigkeit von 50 mm/sek entspricht 1 mm (= 1 kleines Kästchen) 0,02 sek (20 msek), **Abb. 36.1**. Es ist deshalb auch ohne EKG-Lineal möglich, Zeitintervalle genau zu erfassen und zu bestimmen. Bei einer Tachykardie mit breitem QRS-Komplex von z. B. 0,16 sek entspricht die Breite des QRS-Komplexes 8 kleinen Kästchen. Die Diagnose ist sofort, einfach und ohne Probleme möglich.

Eichung

Jedes EKG muss eine **Eichzacke** haben (**Abb. 36.2**)! Nur so ist es möglich, z. B. Hypertrophiezeichen, Veränderungen von Vorhöfen und/oder ST-Strecken-Senkungen quantitativ zu beurteilen. Üblich ist die Eichung von **1 mV = 10 mm**. Bei sehr hohen EKG-Ausschlägen kann man im Einzelfall auf 1 mV = 5 mm umschalten. Das sollte aber Ausnahmen vorbehalten sein! Problematisch ist die automatische Umschaltung der Eichzackenhöhe bei einigen EKG-Geräten: Während bei diesen Geräten z. B. die Eichung der Extremitäten-EKG-Ableitungen mit 1 mV = 10 mm erfolgt, schaltet das Gerät bei den Brustwandableitungen auf 1 mV = 5 mm um, wenn

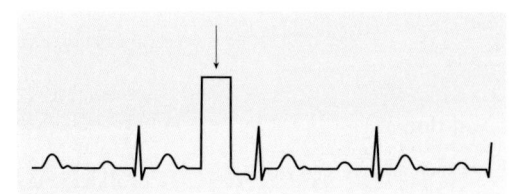

Abb. 36.2 Darstellung einer Eichzacke (↓) im EKG (1 cm ≙ 1 mV).

hohe EKG-Zacken vorliegen. Das kann zu Fehldiagnosen (Hypertrophiezeichen) führen und sollte in keinem Fall erfolgen!

Filter

Frequenzfilter werden in der Elektrokardiografie genutzt, um EKG-Kurven zu glätten und „schöne Kurvenbilder" zu erhalten. Ein **50 Hz-Filter** unterdrückt z. B. Wechselstromartefakte, ein **35 Hz-Filter** wird z. B. zur Unterdrückung von Muskelzittern verwendet. Ähnlich wie inadäquate Registriergeschwindigkeiten oder nicht adäquate Eichungen können auch EKG-Filter eine richtige Interpretation unmöglich machen: Die Anwendung von Filtern kann dazu führen, dass wichtige EKG-Befunde „weggefiltert" werden und nicht mehr sichtbar sind, das gilt besonders für kleine Zacken oder EKG-Ausschläge. Filter sollten in jedem Fall vermieden werden! Sollte dennoch ein Einsatz von Filtern erfolgen, muss das bei der EKG-Registrierung (und natürlich der EKG-Befundung) vermerkt werden!

Besonderheiten heutiger EKG-Geräte

Seit der ersten Vorstellung von EKG-Geräten durch Willem Einthoven hat eine enorme technische Weiterentwicklung stattgefunden. Heutige EKG-Geräte sind nicht nur kleiner und kompakter, sondern erlauben flexible Einsatzorte, sind oft tragbar, verfügen über digitale Techniken und oft über automatische EKG-Befunde. Die ausgedruckten EKGs heutiger Geräte geben also das Messergebnis nicht direkt (analog) wieder, sondern sind Ergebnisse eines Rechenprozesses. Es ist deshalb unabdingbar, dass die EKG-Geräte regelmäßig durch den Kundendienst bezüglich einer konstanten Papiergeschwindigkeit und exakter Eichzacken überprüft werden.

Wenngleich heutige EKG-Geräte mitunter sehr präzise EKG-Auswertungen anbieten, muss **jedes EKG individuell befundet** werden! Oft übersehen automatische Analysen Abweichungen in der Abfolge von Zacken und Kurvenverläufen und führen bei unkritischer Anwendung zu fehlerhaften EKG-Befunden. Die EKG-Analyse ist Sache des Arztes bzw. der Ärztin, nicht die des EKG-Gerätes!

EKG-Lineale

Auch wenn viele Informationen aus dem Oberflächen-EKG ohne Hilfsmittel ausgemessen und beurteilt werden können, ist ein EKG-Lineal ein oft unverzichtbares Hilfsmittel – besonders für den in der EKG-Auswertung weniger Erfahrenen.

Auf einem EKG-Lineal finden sich viele Informationen, von denen besonders drei Skalen von Bedeutung sind (**Abb. 36.3a**):
- Die erste Skala ermöglicht die Bestimmung der **Herzfrequenz** (bei Schreibgeschwindigkeiten von 50 mm/sek und 25 mm/sek), **Abb. 36.3b**.
- Die zweite Skala ermöglicht es, **Zeitintervalle** in Sekunden zu messen (ebenfalls bei Schreibgeschwindigkeiten von 50 mm/sek und 25 mm/sek), **Abb. 36.3c**.
- Die dritte Skala erlaubt die Messung von **Amplituden** in mV (z. B. für Hypertrophiezeichen). Bei der letzten Skala entspricht 1 cm genau 1 mV (**Abb. 36.3d**).

Ein praktischer Hinweis zur Analyse von EKGs, die mit einer Schreibgeschwindigkeit von **25 mm/sek** aufgezeichnet wurden: Wenn dazu keine separate Beschriftung bzw. Skala auf dem EKG-Lineal vorhanden ist, kann die **„1xRR"-Skala für 50mm/sek-EKGs** verwendet werden – man muss dann allerdings den Wert der Herzfrequenz bei der **übernächsten R-Zacke** (quasi 2xRR) ablesen.

Zirkel

Ein Zirkel gehört in die Kitteltasche jedes ärztlichen Fachpersonals, das EKGs befundet. Oft ist mit dem Auge nicht zu entscheiden, ob einzelne Abstände im EKG gleich lang sind. Die **Unterscheidung von regelmäßigen oder unregelmäßigen Abständen** ist jedoch ein wichtiges Kriterium für Rhythmusstörungen. Auch **Intervalle zur Tachykardiedifferenzierung** (z. B. PR-Intervalle, RP-Intervalle) lassen sich mit dem Zirkel problemlos festlegen. Der Zirkel kann neben der Verwendung zur Messung von Leitungszeiten auch zur **Messung der Höhe von Zacken und Wellen** verwendet werden. Mithilfe des Millimeterpapiers werden z. B. Hypertrophiezeichen (1 mV = 1 cm) exakt vermessen. Es ist selbstverständlich, dass die Spitze des Zirkels auf die zu messende Größe (Leitungszeiten, Amplitudenhöhe) aufgesetzt werden muss.

> **Merke**
>
> Elektrokardiogramme werden in Deutschland fast immer mit einer Papiergeschwindigkeit von **50 mm/sek** auf Millimeterpapier aufgezeichnet, im anglo-amerikanischen Sprachraum vielfach mit 25 mm/sek. Bei einer Schreibgeschwindigkeit von 50 mm/sek entsprechen einem **kleinen EKG-Kästchen 0,02 sek** (20 msek). Jedes EKG muss eine Eichzacke haben. **1 mV** entspricht **10 mm**. EKG-Lineal und Zirkel sind wichtige Hilfsmittel bei der EKG-Auswertung. EKG-Auswertung ist eine ärztliche Aufgabe, nicht die des EKG-Gerätes (Vorsicht bei automatischer EKG-Befundung)!

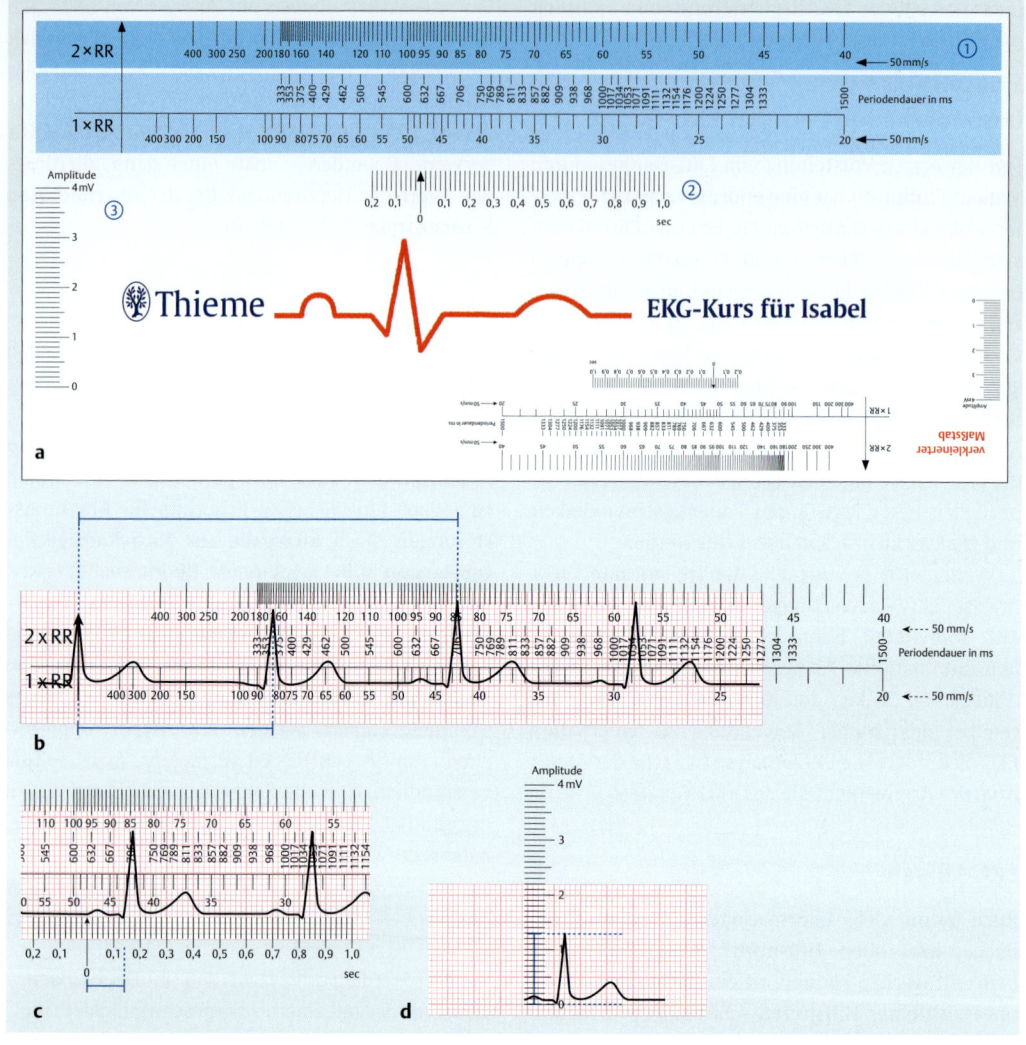

Abb. 36.3 EKG-Lineal.
a EKG-Lineal mit drei Skalen im Überblick: ① Skala zur Bestimmung der Herzfrequenz (s. Teilabbildung b); ② Skala zur Bestimmung von Zeitintervallen in Sekunden (s. Teilabbildung c); ③ Skala zur Bestimmung von Amplituden in mV (s. Teilabbildung d).
b Zur Bestimmung der Herzfrequenz (HF) legt man die Pfeilspitze der dargestellten Skala an eine R-Zacke an und misst dann den Abstand zur nächsten (1xRR, untere Teilskala) bzw. übernächsten R-Zacke (2xRR, obere Teilskala). Im vorliegenden Fall beträgt die HF 85/min. Beachte: Diese Skala eignet sich nur für EKGs mit einer Schreibgeschwindigkeit von 50 mm/sek!
c Um bei einem EKG Zeitintervalle in Sekunden zu messen, legt man die Pfeilspitze der entsprechenden Skala an den Beginn des zu messenden Abschnitts. In diesem Fall beträgt z. B. die Dauer der PQ-Strecke 0,14 Sekunden.
d Zur Bestimmung einer Amplitude wird die entsprechende Skala vertikal an den zu messenden EKG-Abschnitt gelegt. Im dargestellten Fall wurde die QR-Gesamtamplitude mit 1,3 mV ausgemessen.

Lektion 37
EKG-Artefakte und ihre Vermeidung

Voraussetzung für eine korrekte EKG-Aufzeichnung und Interpretation sind regelrecht abgeleitete, artefaktfreie EKG-Registrierungen.

Zur Sicherheit sind die **Extremitäten-EKG-Ableitungen** farbkodiert und müssen am rechten Unterarm (rot), am linken Unterarm (gelb), am linken Unterschenkel (grün) und am rechten Unterschenkel (schwarz) angelegt werden. Wenn man bedenkt, dass rot am rechten Unterarm beginnt, ist die Abfolge nach dem „Ampelprinzip" (rot-gelb-grün) leicht zu merken und dürfte nicht zu Verwechselungen (Verpolungen) führen. Neben der richtigen Anlage der Extremitäten-EKG-Elektroden ist auch das richtige Anlegen der **Brustwand-EKG-Elektroden** von entscheidender Bedeutung – besonders zur Lokalisationsdiagnostik von ST-Strecken-Hebungs-Infarkten, Lektion 20 (S. 82). Hier sind die Ableitungspunkte, die in Lektion 2 (S. 14) beschrieben sind, zu beachten. Zur optimalen EKG-Qualität ist ein **enger Kontakt von Haut und EKG-Elektrode** zwingend erforderlich, da eine mangelnde Leitungsfähigkeit zwischen Haut und Elektrode die Qualität des aufgezeichneten EKGs mitunter erheblich beeinträchtigen kann.

Es gibt einige Fehlermöglichkeiten bei der EKG-Aufzeichnung und zusätzlich EKG-Artefakte, die eine korrekte EKG-Interpretation erschweren oder sogar unmöglich machen. **Fehldiagnosen** können die Folge sein!

Wechselstromüberlagerungen

Schlecht abgeschirmte elektrische Geräte erzeugen **elektromagnetische Wellen**, die im Oberflächen-EKG an **regelmäßigen 50-Hz-Schwingungen** zu erkennen sind, EKG-Beispiel 51 (S. 256). Die elektromagnetischen Wellen werden vom EKG-Gerät empfangen und führen in den meisten Fällen zu einem feinzackigen gleichförmigen Rauschen der Grundlinie. Zur Vermeidung solcher **„Wechselstrom-Störquellen"** sollten EKGs in Räumen abgeleitet werden, in denen elektrische Geräte gut abgeschirmt sind. Darüber hinaus haben alle EKG-Geräte 50-Hz-Filter, die man in diesen Fällen einstellen sollte. Oft sind Wechselstromüberlagerungen durch schlecht sitzende EKG-Elektroden bedingt, sodass alle EKG-Elektroden auf guten Sitz und alle Kabelkontakte überprüft werden sollten.

Muskelpotenziale

EKGs können auch durch Muskelpotenziale gestört sein, die Anlass zu Fehlinterpretationen bieten. Muskelpotenziale sind vorhanden, wenn Patienten bei der EKG-Aufzeichnung **Angst** haben oder **frieren** und dadurch zittern. Auch bei Patienten mit **neurologischen Erkrankungen** (z. B. Morbus Parkinson) kommt es zu EKG-Veränderungen durch abnorme Muskelpotenziale. Durch Kontraktionen der Skelettmuskulatur kommt es zu **hochfrequenten und extrem spitzen elektrischen Potenzialen**, die das EKG-Bild prägen, EKG-Beispiel 52 (S. 258). Das „normale" EKG wird von diesen Artefakten überlagert und auch größte Spannungsänderungen im Herzen, z. B. die QRS-Komplexe, sind kaum oder nur mit Mühe erkennbar. Kleinere Signale, wie P-Wellen, kleine Q-Zacken und/oder ST-Strecken-Veränderungen können nicht mehr ausgemacht und analysiert werden. Muskelpotenziale lassen sich vielfach vermeiden, wenn sich der Patient in entspannter Rückenlage befindet und eine angenehme Raumtemperatur vorliegt. Technisch lassen sich Muskelpotenziale vielfach durch Filter, Lektion 36 (S. 144), reduzieren oder völlig ausschalten. Krankheitsbedingtes Zittern oder Tremor eines Patienten können demgegenüber oft nur schwierig unterdrückt werden, da die Grunderkrankung dieses nicht zulässt. Eine halbwegs „vernünftige" EKG-Aufzeichnung ist bei solchen Patienten möglich, wenn die Extremitäten-EKG-Ableitungen rumpfnah platziert werden.

Bewegungsartefakte

Nach Anlegen der EKG-Elektroden muss man etwa 10 Sekunden warten, bis sich die Grundlinie justiert hat. Ändert sich jedoch die **relative Lage der Elektroden**, z. B. durch Änderungen der Körperlage, **schwankt die Grundlinie**. Auch schnelle Atembewegungen führen zu einer Änderung der Körperlage mit Änderungen der Grundlinie. Lässt man den Patienten aufstehen, gestikulieren oder während der EKG-Aufzeichnung sprechen, entstehen mitunter starke Ausschläge in der EKG-Aufzeichnung. Zur Vermeidung dieser Artefakte sollte ein Patient während der EKG-Registrierung möglichst bewegungslos auf der Untersuchungsliege liegen. Während der Aufzeichnung sollte keine Unterhaltung geführt werden.

Merke

Artefakte sind **Störsignale**, die vielfältige Ursachen haben. Sie überlagern die elektrischen Signale aus dem Herzen und können zu **fehlerhaften EKG-Interpretationen** führen. Wechselstromüberlagerungen, Muskelpotenziale oder Bewegungsartefakte sind häufige Ursachen solcher Störsignale. Durch **richtige Verhaltensweisen** und **technische Beeinflussungen** (Filter) lassen sich Störsignale fast immer vermeiden und/oder unterdrücken.

EKG-Beispiele

50: vertauschte EKG-Ableitungen (S. 254)
51: Wechselstrom-Überlagerung (S. 256)
52: Muskelartefakte (S. 258)

Lektion 38

Typische Fehler bei der EKG-Befundung

„Was man nicht kennt, erkennt man nicht." ist ein Satz, der im Besprechungsraum der Klinik für Kardiologie der Universität Maastricht in großen Buchstaben zu lesen war. Diese Aussage gilt sicher für vieles in der Medizin – ganz besonders aber für die Befundung eines 12-Kanal-EKGs. Ohne entsprechende Kenntnisse, Übung bzw. Erfahrung und große Sorgfalt ist eine gute und adäquate EKG-Befundung nicht möglich!

In dieser Lektion sollen unterschiedlichste Fehlermöglichkeiten in der EKG-Befundung vorgestellt werden, dabei wurden bewusst häufig auftretende Fehler ausgewählt. Die Bandbreite reicht von **technischen Fehlern beim Anlegen der Elektroden** (falsche Anlegepunkte, vertauschte Elektroden, verzitterte EKGs, Lektion 37, S. 147) bis hin zur **Missinterpretation** bei nicht richtig und/oder oberflächlich bzw. überhaupt nicht ermittelten Größen zu **grundlegenden „EKG-Pfeilern"** (Herzfrequenz, P-Welle, PQ-Zeit, QRS-Komplex, ST-Strecke, T-Welle, QT-Zeit). Es ist nahezu unmöglich, jede Fehleroption auszuschließen und zu einer 100 % richtigen EKG-Diagnose zu kommen. Dennoch ist es sicher hilfreich, wenn man weiß, wo Probleme, Fallstricke und Fehldiagnosen „lauern", damit man diese gezielt angehen und möglichst vermeiden kann.

Grundvoraussetzungen zur Fehlervermeidung

Ein EKG kann nur dann richtig analysiert werden, wenn es **technisch einwandfrei** geschrieben ist, die richtige Schreibgeschwindigkeit hat und eine Eichzacke ausgedruckt wurde, Lektion 36 (S. 143). Zu einer vollständigen EKG-Analyse gehören **12-EKG-Ableitungen** (6 Extremitäten- und 6 Brustwandableitungen), die bei bestimmten Fragestellungen noch um zusätzliche Ableitungen (Nehb-Ableitungen, rechtspräkordiale Ableitungen) erweitert werden, Lektion 2 (S. 14). Die Beurteilung nur einzelner EKG-Ableitungen kann dazu führen, wichtige Befunde zu übersehen und somit Fehler zu machen.

Zentral für die Vermeidung von Fehlern sind eine **systematische Analyse** des EKGs und natürlich **aus-**

Typische Fehler bei der EKG-Befundung Lektion 38

reichende theoretische Kenntnisse beim Befundenden. Es hat sich bewährt, immer identische Schritte der EKG-Befundung durchzuführen, Lektion 34 (S. 137), um nichts zu übersehen und so zu einer richtigen EKG-Diagnose zu kommen.

Die Befundung eines EKG sollte, je nach klinischer Symptomatik, **sofort oder zumindest zeitnah** erfolgen. Zudem sollte jede EKG-Anforderung mit den wichtigsten Angaben zu **klinischen Befunden** und/oder einer **gezielten Fragestellung** (z. B. Patient mit Aortenstenose, Z. n. Apoplex, Herzinsuffizienz, Dialyse usw.) versehen sein.

Eine richtige EKG-Befundung erfordert auch das **adäquate Arbeitsmaterial**: ein EKG-Lineal, einen Zirkel und optimalerweise auch einen Dokumentationsbogen (S. 370).

beantwortet werden, Lektion 3 (S. 18). Zu beiden Aspekten jeweils ein praktisches Beispiel, welches die Bedeutung unterstreicht:

- Die Relation der P-Welle zum QRS-Komplex ist von entscheidender Bedeutung für die **Differenzialdiagnose von Tachykardien**, Lektion 35 (S. 141). Beispielsweise ist eine AV-Dissoziation ein entscheidender Befund zur Diagnose einer Kammertachykardie.
- Die Morphologie der P-Welle weist vielfach auf den **Ursprungsort einer supraventrikulären Tachykardie** hin, Lektion 24 (S. 97): Ist die P-Welle in den Ableitungen I und aVL negativ, ist ein linksatrialer Ursprungsort anzunehmen. Ist die P-Welle in Ableitung I positiv und in den Ableitungen II und III negativ, liegt der Ursprungsort im unteren rechten Vorhof.

Fehler bei der Ermittlung der Herzfrequenz

Die Bestimmung der Herzfrequenz ist ein elementarer Bestandteil jeder EKG-Analyse, Lektion 7 (S. 34). Ein leicht vermeidbarer Fehler liegt dabei in der **falschen Benutzung eines EKG-Lineals**. Zunächst muss geprüft werden, mit welcher **Schreibgeschwindigkeit** das EKG geschrieben wurde (50 mm/s, 25 mm/s oder 10 mm/s). Anhand dieser Information sind die **richtigen Skalen** auf dem Lineal herauszusuchen. Im nächsten Schritt müssen die **Markierungen** auf dem EKG-Lineal exakt angelegt und abgelesen werden. Dabei ist wiederum zu beachten, dass bei den verschiedenen Skalen unterschiedlich viele **RR-Abstände** zu vermessen sind (z. B. „2xRR 50 mm/s", „1xRR 50 mm/s", „10xRR 10 mm/s" oder „2xRR 25 mm/s"; **Abb. 36.3**, S. 146).

Fehler bei der Beurteilung der P-Welle

Die häufigsten Fehler in der Beurteilung der P-Welle liegen in einer **oberflächlichen und nicht exakten EKG-Befundung**. Am besten beurteilen lässt sich die P-Welle in **Ableitung II**, aber nur die Analyse aller 12 EKG-Ableitungen und die sorgfältige Beurteilung der Relation von P-Welle zum QRS-Komplex bzw. von QRS-Komplex zur P-Welle führt zur richtigen EKG-Diagnose.

Die beiden Fragen **„Wo ist die P-Welle?"** und **„Wie sieht die P-Welle aus?"** (→ Dauer, Amplitude und Form) sollten bei jeder EKG-Befundung

Fehler bei der Diagnose von Vorhofflimmern

Vorhofflimmerwellen, die mitunter sehr niedrige Amplituden haben, Lektion 25 (S. 103), werden häufig als **Artefakte der isoelektrischen Linie** fehlinterpretiert.

Die **exakte Beurteilung der RR-Intervalle** (bei Vorhofflimmern sind diese unregelmäßig: absolute Arrhythmie) und die **Analyse der isoelektrischen Linie**, die nicht „verzittert" sein darf (und dies bei guter EKG-Schreibung auch nicht ist), führen zur Vermeidung von Fehlern und damit zur richtigen Diagnose eines Vorhofflimmerns.

Fehler bei der Diagnose von Vorhofflattern

Fehler bei der Diagnose eines Vorhofflatterns sind nicht selten, lassen sich aber ebenfalls vermeiden, wenn einige Grundregeln beachtet werden, Lektion 25 (S. 104).

Wichtig ist es, allein schon an die Möglichkeit von Vorhofflattern zu denken! Dies sollte man immer dann, wenn **Tachykardien mit schmalen QRS-Komplexen** (QRS-Breite < 0,12 s) und **Kammerfrequenzen von 120–150/min** vorliegen.

Die charakteristischen, „sägezahnartigen" Flatterwellen werden im EKG oft **vom QRS-Komplex überlagert** und können somit nicht oder nur teilweise erkannt werden. Ein wertvolles Hilfsmittel ist hier der **Zirkel**: Da Vorhofflatterwellen auf einem klar definierten Reentry-Kreis beruhen, lassen sich die Flatterwellen im EKG „durchzirkeln", d. h. man erkennt auch solche Flatterwellen, die überlagert sind.

Am deutlichsten erkennbar sind die Flatterwellen meist in den **Ableitungen II, III und aVF**.

Fehler bei der Beurteilung der PQ-Zeit

Für die Analyse der PQ-Zeit eignet sich am besten **Ableitung II**, Lektion 3 (S. 19). Fehler sind jedoch vielfach nicht durch die Auswahl einer ungeeigneten EKG-Ableitung, sondern durch **Messungenauigkeiten** bedingt: Das Zeitintervall vom Anfang der P-Welle bis zum Anfang der Q-Zacke des QRS-Komplexes wird fehlerhaft wiedergegeben. Auch hier ist ein **technisch einwandfrei geschriebenes EKG** von entscheidender Bedeutung, denn geringfügige Verlängerungen der PQ-Zeit (AV-Block I°) oder aber Verkürzungen der PQ-Zeit < 0,12 s (Hinweis auf ein Präexzitationssyndrom) sind wegweisende pathologische Befunde mit möglichen therapeutischen Konsequenzen.

Fehler bei der Beurteilung des QRS-Komplexes

Der QRS-Komplex ist in einem 12-Kanal-EKG zweifellos ein zentraler „Ort" von Fehlermöglichkeiten. Dazu gehören Fehlinterpretationen der **QRS-Dauer**, der **QRS-Morphologie** (Q-, S- und R-Zacken) und des Auftretens **pathologischer Q-Zacken** in Extremitäten- und/oder Brustwandableitungen, Lektion 4 (S. 22). Solche Fehler lassen sich nur vermeiden, wenn jeder QRS-Komplex in **jeder** der 12-EKG-Ableitungen im Detail befundet und analysiert wird.

Die **Dauer des QRS-Komplexes** sollte 0,10 s nicht überschreiten – dieser Befund ist leicht zu erheben. Verbreiterungen des QRS-Komplexes > 0,10 s sind pathologisch und werden als **inkomplette** (0,10–0,11 s) bzw. **komplette** (≥ 0,12 s) **Schenkelblockierungen** bezeichnet – unabhängig von ihrer Morphologie.

Viele Verwechslungen der **QRS-Komplex-Morphologie** im Hinblick darauf, ob ein Rechtsschenkelblock (RSB) oder ein Linksschenkelblock (LSB) vorliegt, lassen sich leicht vermeiden, wenn man die genaue Definition eines RSB bzw. eines LSB kennt! Ein **RSB** geht mit einer „M-förmigen" Konfiguration des QRS-Komplexes in V_1 einher, bei einem **LSB** ist sie in V_6 vorzufinden, Lektion 13 (S. 51).

Auch der QRS-Komplex selbst kann fehlinterpretiert werden, wobei besonders dem Nachweis von **pathologischen Q-Zacken** bzw. der Abgrenzung zu ihrem physiologischen Auftreten eine zentrale Bedeutung zukommt, Lektion 4 (S. 22).

Fehler bei der Beurteilung der ST-Strecke

Die ST-Strecke ist in einem 12-Kanal-Oberflächen-EKG bei zahlreichen Erkrankungen von großer Relevanz, Lektion 16 (S. 59), z. B. in der Differenzialdiagnose eines akuten Koronarsyndroms, Lektion 19 (S. 75), oder einer frischen Perikarditis, Lektion 22 (S. 91). Fehlinterpretationen der ST-Strecke können daher fatale Folgen haben!

Die ST-Strecke sollte nicht mehr als 1 mm von der isoelektrischen Linie abweichen. Zu den spezifischen Endstreckenveränderungen zählen **Hebungen oder Senkungen der ST-Strecke**, die Ausdruck von zahlreichen pathologischen Zuständen sein können. **Persistierende Veränderungen** der ST-Strecke werden häufig als Koronarischämie fehlinterpretiert, obwohl diese Veränderungen viele andere Ursachen haben können; die häufigste ist sicher die über viele Jahre bestehende arterielle Hypertonie.

Zur Vermeidung von Fehldiagnosen ist zunächst einmal die sehr sorgfältige Beurteilung **aller ST-Strecken** des 12-Kanal-Oberflächen-EKGs notwendig, Lektion 4 (S. 23). Gerade bei ST-Strecken-Hebungs-Infarkten können die ST-Strecken-Hebungen eher diskret sein (0,10–0,15 mV) und übersehen werden, was für das therapeutische Vorgehen (sofortige Herzkatheteruntersuchung) und die Prognose fatal sein kann. Die **exakte Vermessung der ST-Strecke in Korrelation zur isoelektrischen Linie** ist daher ein zentraler Bestandteil der EKG-Diagnostik, besonders in der Akut- und Notfallmedizin! ST-Strecken-Hebungen im EKG dürfen nicht übersehen werden, weder tagsüber noch im Nacht- oder Notdienst.

Darüber hinaus sind **detaillierte Beschreibungen** von ST-Strecken-Veränderungen notwendig und sehr hilfreich, ebenso wie **exakte Abgrenzungen** von ST-Strecken-Veränderungen mit genauen Angaben, in welchen EKG-Ableitungen entsprechende ST-Strecken-Veränderungen zu beobachten sind. Jede/r, die/der EKGs befundet, muss wissen, dass

Koronarischämien meistens dem Versorgungsgebiet einer Koronararterie zuzuordnen sind, während sich bei einer akuten Perikarditis vielfach ST-Strecken-Veränderungen in Extremitäten- und Brustwandableitungen finden, die nicht einer bestimmten Koronararterie zugeordnet werden können.

ST-Strecken-Senkungen kommen auch bei verschiedenen **Herzrhythmusstörungen** vor und können während einer spontanen Tachykardie, z. B. einer AV-Knoten-Reentry-Tachykardie, Lektion 24 (S. 98), auftreten. Bei solchen Fällen dürfen sie nicht als Hinweis auf eine Koronarstenose gewertet werden.

Fehler bei der Beurteilung der T-Welle

Die T-Welle ist in jedem EKG in der Regel gut beurteilbar, Lektion 4 (S. 23). Sie ist breiter und höher als die P-Welle und somit von dieser sehr gut zu differenzieren. Fehldiagnosen bei der EKG-Interpretation der T-Welle sind per se eher selten und vielfach bedingt durch **falsche Analysen**, wo die T-Welle **positiv bzw. negativ** sein darf und wo nicht, Lektion 16 (S. 65).

Fehler bei der Beurteilung der QT-Zeit

Die Beurteilung der QT-Zeit, Lektion 17 (S. 66), ist ein sehr wichtiger, vielfach aber unterschätzter und häufig vergessener Bestandteil der EKG-Befundung. Die Bestimmung der QT-Zeit birgt verschiedene Fehlermöglichkeiten, die im klinischen Alltag bedeutsam sein können.

Zunächst einmal ist das **Ende der T-Welle** oft nicht einfach bestimmbar, hier werden bereits erste Fehler gemacht. Es empfiehlt sich deshalb, mehrere EKG-Ableitungen zu vergleichen und festzulegen, wo die T-Welle endet und zweifelsfrei vermessen werden kann.

Es sollte zudem die EKG-Ableitung mit dem **längsten QT-Intervall** vermessen werden, oft ist dies in den Ableitungen V_2 oder V_3 der Fall.

Da die Messung der QT-Zeit ein außerordentlich wichtiger Parameter des 12-Kanal-Oberflächen-EKGs ist, sollte dieser Befund in jedem Fall **manuell vermessen** und bestimmt werden. Viele EKG-Geräte messen die QT-Zeit sowie die frequenzkorrigierte QT-Zeit (QTc) automatisch und machen Fehler, die bei unkritischer Befundung leichtfertig übernommen werden.

Der häufigste Fehler besteht jedoch darin, die QT-Zeit **überhaupt nicht** zu messen oder sie bei verlängerten Werten **nicht frequenzkorrigierend** zu berechnen und in der Befundung außer Acht zu lassen. Das kann ein katastrophaler Fehler sein! Besonders bei Patienten, die auf **Antiarrhythmika** eingestellt werden, muss eine tägliche EKG-Schreibung mit Bestimmung der QT-Zeit bzw. der QTc-Zeit erfolgen, da mitunter relativ schnell **pathologische QT-Zeit-Verlängerungen** beobachtet werden, die zu lebensgefährlichen Torsade-de-pointes-Tachykardien führen können.

Die Bedeutung einer exakten Beurteilung der QT-Zeit bzw. der QTc-Zeit wird darüber hinaus deutlich, wenn **verkürzte Werte** gemessen werden: Das Short-QT-Syndrom (SQTS) ist durch ein kurzes QTc-Intervall im EKG charakterisiert und mit einem hohen Risiko für einen plötzlichen Herztod durch Kammertachykardien verbunden, Lektion 28 (S. 117). Wird eine solche verkürzte QT- bzw. QTc-Zeit übersehen, nicht befundet oder fehlinterpretiert, kann das im schlimmsten Fall zum Tod eines Patienten durch lebensgefährliche Kammerrhythmusstörungen führen.

Fehler bei der Beurteilung von Tachykardien mit schmalen QRS-Komplexen

Relativ häufig werden Fehler in der EKG-Befundung im Zusammenhang mit der Interpretation von Herzrhythmusstörungen gemacht. Dabei lassen sich auch bei Arrhythmie-Patienten Fehler vermeiden, wenn das EKG systematisch befundet wird und man nach einem **festen Schema** vorgeht, Lektion 35 (S. 141). Beurteilt werden dabei:
- Herzfrequenz
- Breite des QRS-Komplexes
- RR-Intervalle
- PR- und RP-Intervalle (Relation von P-Welle und QRS-Komplex)
- Ableitungen V_1 und V_6

Der erste Schritt zur Vermeidung von Fehlern ist die **richtige Bestimmung der Herzfrequenz**. Eine Tachykardie hat definitionsgemäß eine Kammerfrequenz > 100/min – unabhängig von der Wahrnehmung des Patienten.

Im nächsten Schritt muss die Breite des QRS-Komplexes beurteilt werden. Wenn sie < 0,12 s ist, liegt definitionsgemäß eine **Schmalkomplex-**

tachykardie vor, die meist einen **supraventrikulären** Ursprung hat.

Fehler in der Differenzialdiagnose solcher Schmalkomplextachykardien hängen oft mit der **Befundung der P-Welle** zusammen, deren Morphologie und vor allem deren **Relation zum QRS-Komplex** analysiert werden muss. Die Suche und Befundung von P-Welle, P-Welle : QRS-Komplex (PR-Intervall) und QRS-Komplex : P-Welle (RP-Intervall) muss in **allen 12-EKG-Ableitungen** sorgfältig erfolgen. Oft ist es hilfreich, sich die RP- und PR-Intervalle auf einem Blatt Papier aufzuzeichnen und zu vermessen. Ist RP < PR spricht das z. B. für eine schnell leitende akzessorische Leitungsbahn, ist RP > PR liegt wahrscheinlich eine langsam leitende akzessorische Leitungsbahn vor. Liegt die P-Welle im QRS-Komplex verborgen (d. h., sie ist nicht sichtbar), spricht das für eine AV-Knoten-Reentry-Tachykardie. Beurteilt man die Relation von P-Welle und QRS-Komplex nicht, wird man eine Differenzierung der Leitungseigenschaften der Bahn nicht vornehmen können und macht möglicherweise Fehler in der Behandlung des Patienten.

Schmale QRS-Komplexe finden sich meistens auch bei Patienten mit **Vorhofflimmern** und **Vorhofflattern**, die im 12-Kanal-EKG in der Regel gut differenziert werden können.

Fehler bei der Beurteilung von Tachykardien mit breiten QRS-Komplexen

Im Falle von **Breitkomplextachykardien** (QRS-Breite ≥ 0,12 s) handelt es sich vielfach um **ventrikuläre** Tachykardien, die das Leben eines Patienten gefährden können. Fehler in der EKG-Interpretation solcher Tachykardien können daher fatale Folgen haben. Aber auch bei Breitkomplextachykardien lassen sich Fehler durch eine sorgfältige und systematische EKG-Analyse vermeiden, Lektion 35 (S. 141).

Die Suche nach einer **AV-Dissoziation** ist oft schwierig, da die P-Wellen nicht oder nur zum Teil sichtbar sind. Besonders bei dieser Fragestellung müssen **alle 12 EKG-Ableitungen** im Detail untersucht und analysiert werden.

Ist **keine P-Welle sichtbar** und/oder man ist sich diesbezüglich unsicher, kommt der Analyse der **Ableitungen V_1 und V_6** eine entscheidende Bedeutung zu. In diesen beiden EKG-Ableitungen finden sich bei Breitkomplextachykardie mit **rechtsschenkelblockähnlicher (RSB)** oder **linksschenkelblockähnlicher (LSB) Morphologie** Befunde, die eine Differenzierung der Tachykardie ermöglichen. Allerdings werden hier schon oft Fehler gemacht, weil die Kriterien eines RSB bzw. eines LSB verwechselt werden! Das wiederum lässt sich recht leicht vermeiden, wenn man die Zeichen eines RSB oder eines LSB beherrscht. Besonders für weniger Erfahrene ist es sinnvoll, die Befunde in V_1 und V_6 bei LSB- und RSB-Breitkomplextachykardien abrufbar zu haben (z. B. Kärtchen in der Kitteltasche, Smartphone), um diese in Akutsituation richtig anwenden zu können.

Fehler bei der Diagnose von Präexzitationssyndromen

EKG-Veränderungen bei Präexzitationssyndromen, Lektion 24 (S. 98), besonders beim Wolff-Parkinson-White-Syndrom (WPW-Syndrom), führen relativ oft zu Fehlern in der EKG-Befundung. So kann die **Delta-Welle** des QRS-Komplexes als Blockbild fehlinterpretiert werden, ebenso wie die **Endstrecken-Veränderungen** als Zeichen einer Koronarinsuffizienz. Beim WPW-Syndrom kann es zum Auftreten einer **Circus-Movement-Tachykardie (CMT)** kommen, die entweder orthodrom oder antidrom geleitet wird. Eine Delta-Welle kann nur bei Sinusrhythmus beobachtet werden, nicht aber bei Vorliegen einer CMT. Auch ein solcher Fehler in der EKG-Befundung muss vermieden werden!

> **Merke**
>
> Zur **Vermeidung von EKG-Befundungsfehlern** sind folgende Aspekte von zentraler Bedeutung:
> - **technisch einwandfreie** EKG-Aufzeichnung
> - **systematische Analyse** des EKGs (unter Berücksichtigung aller grundlegender „EKG-Pfeiler": Herzfrequenz, P-Welle, PQ-Zeit, QRS-Komplex, ST-Strecke, T-Welle, QT-Zeit
> - sofortige bzw. möglichst **zeitnahe Befundung**
> - Berücksichtigung der **klinischen Befunde** und/oder einer gezielten Fragestellung
> - Verwendung von **adäquatem Arbeitsmaterial** (EKG-Lineal, Zirkel und Dokumentationsbogen)
> - **fundierte theoretische Kenntnisse** vor allem der häufigen sowie der kritischen EKG-Befunde.

3

EKG-Beispiele

Einführung 154
EKG-Beispiele 156

EKG-Beispiele

Einführung

In diesem Abschnitt zeigen wir Ihnen typische EKG-Beispiele zu den Lektionen. Sie können diesen Teil auch als kleinen EKG-Atlas lesen. Die meisten Elektrokardiogramme sind wirklichkeitsgetreu 1:1 abgebildet. Aus drucktechnischen Gründen sind in manchen Beispielen nur **drei Kammerkomplexe** aufgezeichnet. Bitte benutzen Sie in diesem Fall zum Messen der Herzfrequenz ein EKG-Lineal, welches die Frequenz aus **zwei RR-Abständen** bestimmen lässt oder aber berechnen Sie die Herzfrequenz aus dem RR-Abstand.

Bitte beachten Sie, dass einzelne EKG-Streifen aus drucktechnischen Gründen um **50% verkleinert** werden mussten. In diesem Fall verwenden Sie bitte ein EKG-Lineal, welches die Ausmessung der Zeitintervalle für eine Papiervorschubgeschwindigkeit von **25 mm/sek** erlaubt.

Unsere Befundungen der EKG-Beispiele finden Sie jeweils am Fuß der Abbildung. Die Befunde folgen strikt einer systematischen EKG-Befundung entsprechend den von uns vorgeschlagenen fünf Schritten:
1. Rhythmus, Frequenz, P-Welle, PQ-Zeit
2. Lagetyp
3. Q-Zacken
4. RS-Zacken
5. ST-Strecke, T-Welle

Die Deutung ergibt sich aus dem pathologischen Hauptbefund des jeweiligen EKG-Beispiels. Bemerkungen zur Begründung des Befundes, eventuelle weitere Besonderheiten, Nebenbefunde, zum Teil auch klinische Hinweise, folgen als Kommentar.

EKG-Beispiel	Deutung	Lektion
1	Normaler Sinusrhythmus (S. 156)	▶ Lektion 8
2	Respiratorische Arrhythmie (S. 158)	
3	Sinustachykardie (S. 160)	
4	Sinusbradyarrhythmie (S. 162)	
5	AV-Block I° (S. 164)	▶ Lektion 10
6	AV-Block II°: Typ II (S. 166)	
7	AV-Block III°: Totaler AV-Block (S. 168)	
8	AV-junktionaler Ersatzrhythmus (S. 170)	▶ Lektion 11
9	P-sinistroatriale (S. 172)	▶ Lektion 12
10	P-biatriale (S. 174)	
11	Inkompletter Rechtsschenkelblock (S. 176)	▶ Lektion 13
12	Kompletter Rechtsschenkelblock (S. 178)	
13	Kompletter Linksschenkelblock (S. 180)	
14	Myokardiale Schädigung (S. 182)	
15	Linksanteriorer Hemiblock (S. 184)	▶ Lektion 14
16	Bifaszikulärer Block (S. 186)	
17	Gestörte R-Progression (S. 188)	▶ Lektion 15
18	S-Persistenz (S. 190)	

EKG-Beispiel	Deutung	Lektion
19	Präterminale T-Negativierung (S. 192)	
20	Terminale T-Negativierung (S. 194)	▶ Lektion 16
21	Digitaliseinwirkung (S. 196)	
22	Langes QT-Syndrom (S. 198)	▶ Lektion 17
23	Linksherzhypertrophie (S. 200)	▶ Lektion 18
24	Rechtsherzhypertrophie (S. 202)	
25	Akuter inferiorer Infarkt (STEMI) (S. 204)	
26	Akuter Vorderwandinfarkt/anteriorer STEMI (S. 206)	
27	Akuter inferiorer Infarkt (STEMI) (S. 208)	▶ Lektion 19, 20
28	Vorderwandinfarkt im Zwischenstadium (S. 210)	
29	Inferiorer Infarkt im Folgestadium (S. 212)	
30	Vorderwandinfarkt im Endstadium (S. 214)	
31	Lungenarterien-Embolie (S. 216)	▶ Lektion 21
32	Akute Perikarditis (S. 218)	▶ Lektion 22
33	Hyperkaliämie (S. 220)	▶ Lektion 23
34	Supraventrikuläre Extrasystolie (S. 222)	
35	AV-Knoten-(Reentry)-Tachykardie (S. 224)	▶ Lektion 24
36	WPW-Syndrom (S. 226)	
37	Ektop atriale Tachykardie (S. 228)	
38	Vorhofflimmern (S. 230)	
39	Leitungsaberranz bei Vorhofflimmern (S. 232)	▶ Lektion 25
40	Vorhofflattern (S. 234)	
41	Ventrikuläre Extrasystolie (S. 236)	▶ Lektion 26
42	Kammertachykardie (S. 238)	
43	Brugada-Syndrom (S. 240)	▶ Lektion 27
44	VVI-Schrittmacher (S. 242)	
45	AAI-Schrittmacher (S. 244)	▶ Lektion 30
46	DDD-Schrittmacher (S. 246)	
47	VDD-Schrittmacher (S. 248)	
48	Monitor-EKG (S. 250)	▶ Lektion 31
49	Situs inversus cordis (S. 252)	▶ Lektion 32
50	Vertauschte EKG-Ableitungen (S. 254)	
51	Wechselstrom-Überlagerung (S. 256)	▶ Lektion 37
52	Muskelartefakte (S. 258)	

EKG-Beispiel 1

▶ **Lektion 8**

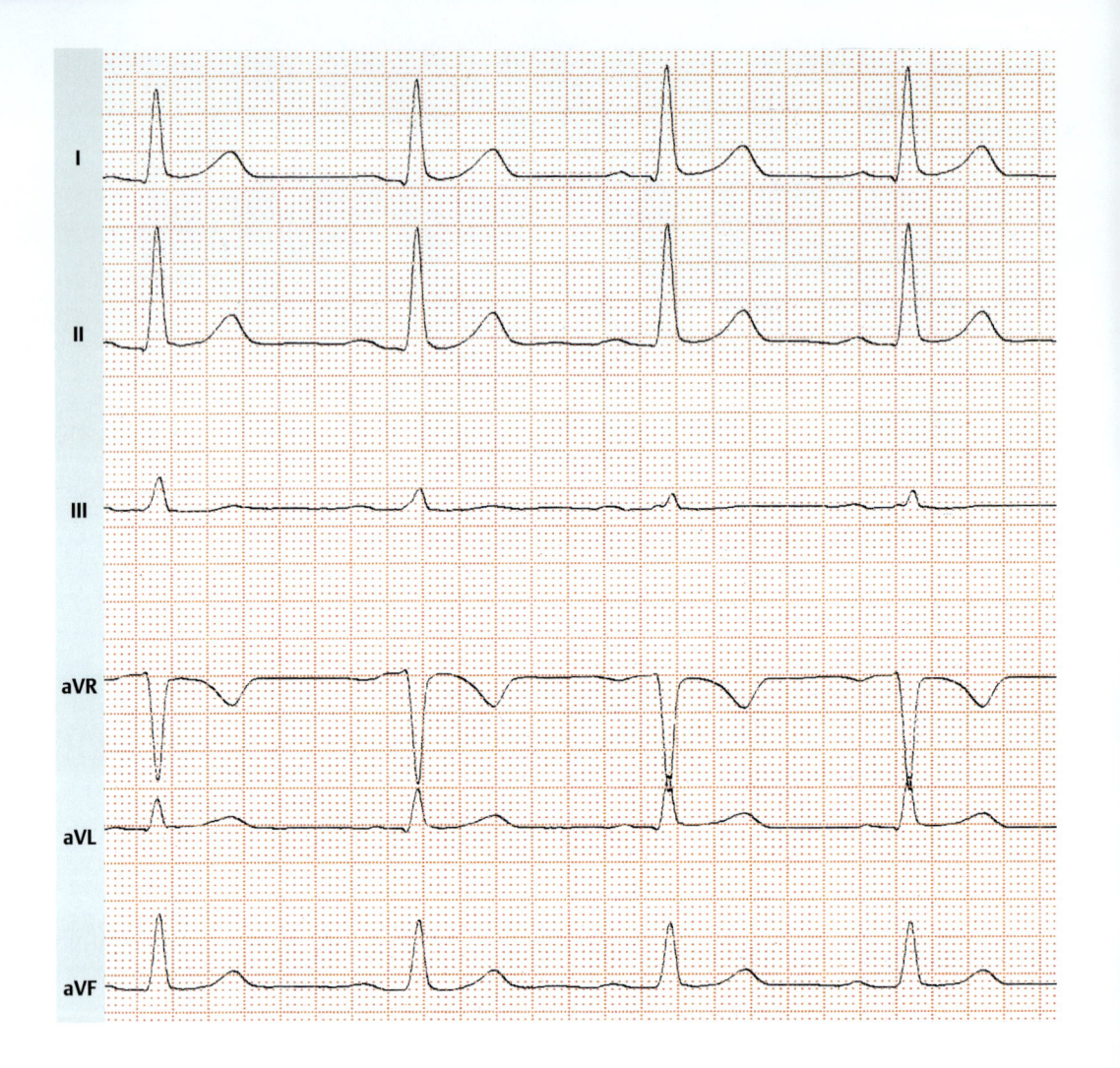

EKG-Beispiel 1: Normaler Sinusrhythmus
- regelrechter Sinusrhythmus, Frequenz 91/min, regelrechtes Verhalten der P-Wellen, PQ-Zeit 0,16 sek
- Indifferenztyp
- regelrechte Q-Zacken
- regelrechter Verlauf der R- und S-Zacken
- normales Verhalten der ST-Strecken und T-Wellen.

Deutung: normales EKG.

Normaler Sinusrhythmus   EKG-Beispiel 1

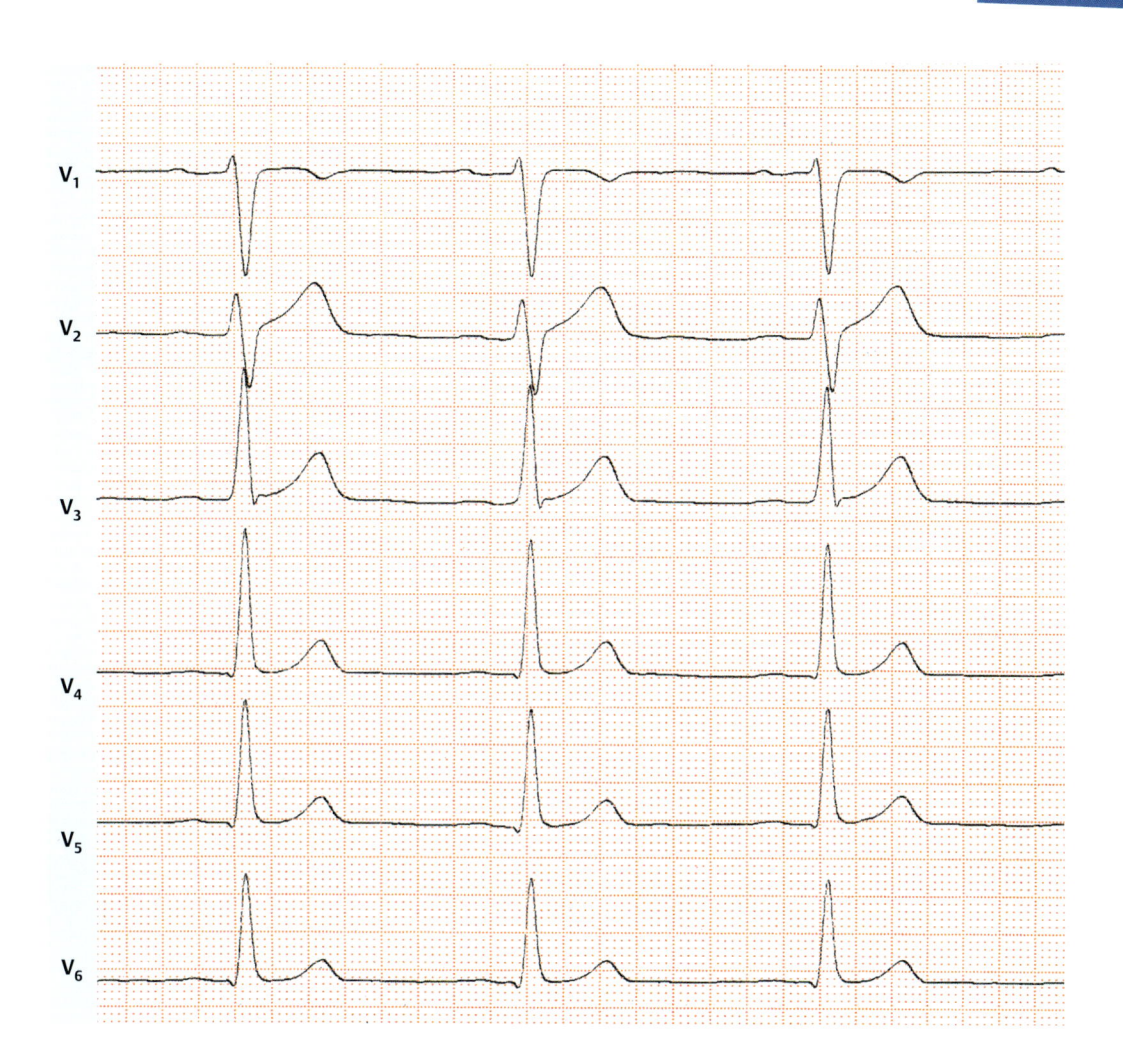

157

EKG-Beispiel 2

▶ **Lektion 8**

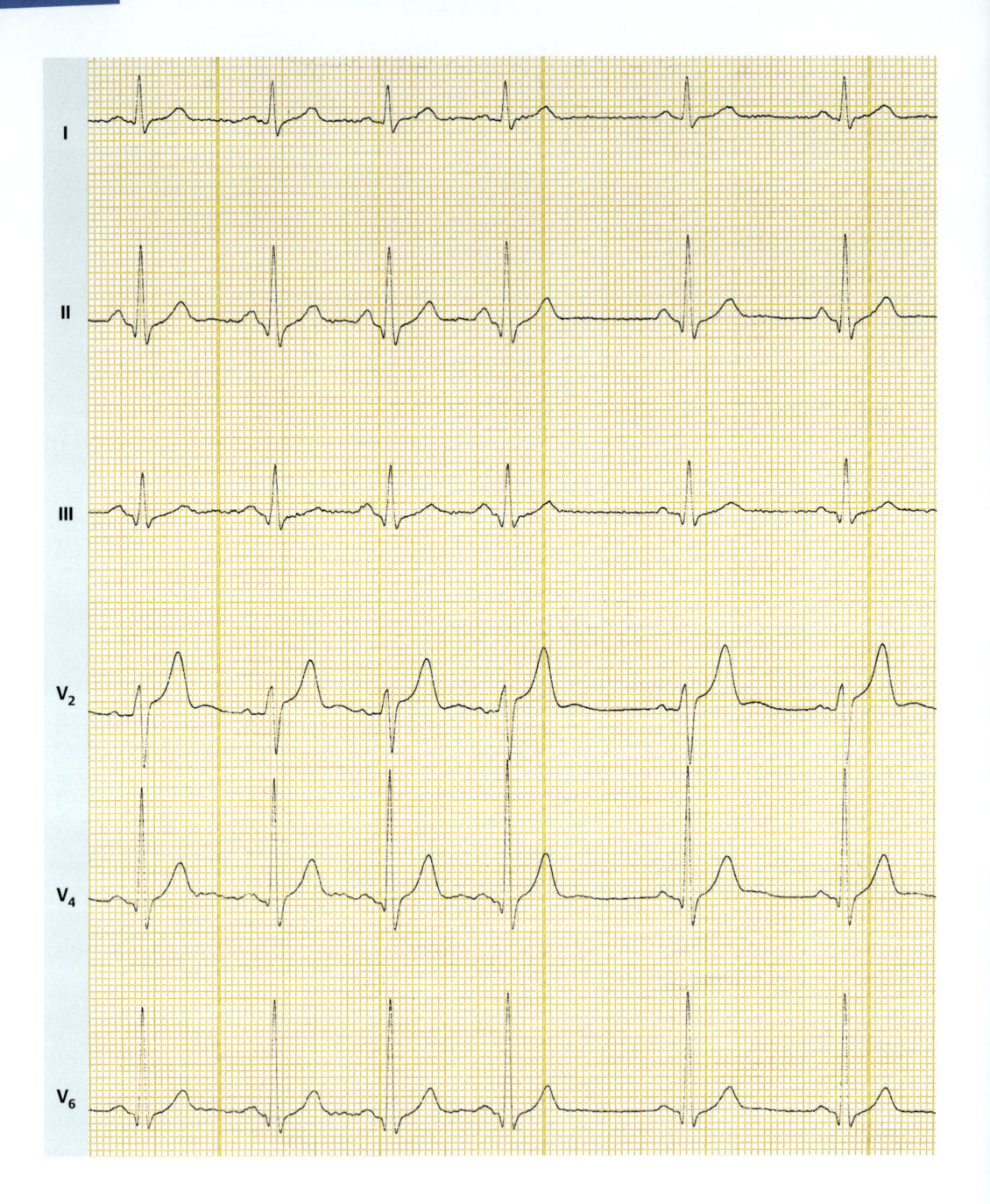

EKG-Beispiel 2: Respiratorische Arrhythmie
(Papiervorschub 25 mm/sek, Wiedergabe der Ableitungen fortlaufend über beide Seiten).
- Sinusrhythmus, Frequenz 78/min, P-Welle 0,10 sek, PQ-Zeit 0,16 sek
- Steiltyp
- kleine Q-Zacken in den Ableitungen II, III
- QRS-Breite 0,11 sek

Respiratorische Arrhythmie EKG-Beispiel 2

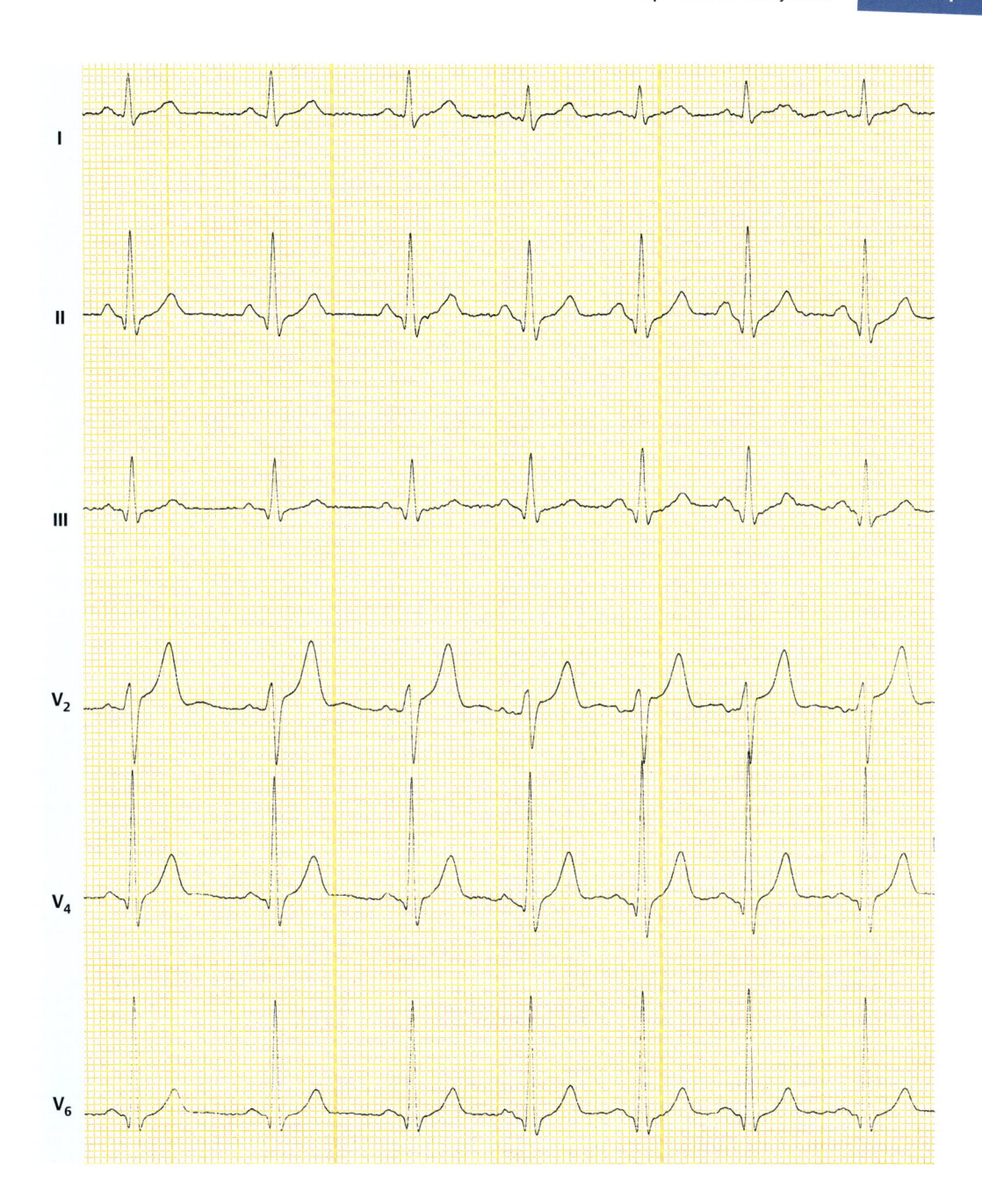

- unauffällige ST-Strecken
- typisches Beispiel einer respiratorischen Arrhythmie mit Steigerung der Herzfrequenz während Inspiration und Verlangsamung der Herzfrequenz bei Exspiration

Deutung: respiratorische Arrhythmie.

Kommentar: Der Nachweis einer respiratorischen Arrhythmie ist durch genaue Beobachtung des Atemzyklus möglich. Entscheidend ist der Nachweis von P-Wellen vor jedem QRS-Komplex und die Abhängigkeit der Herzfrequenz von In- bzw. Exspiration.

EKG-Beispiel 3

▶ **Lektion 8**

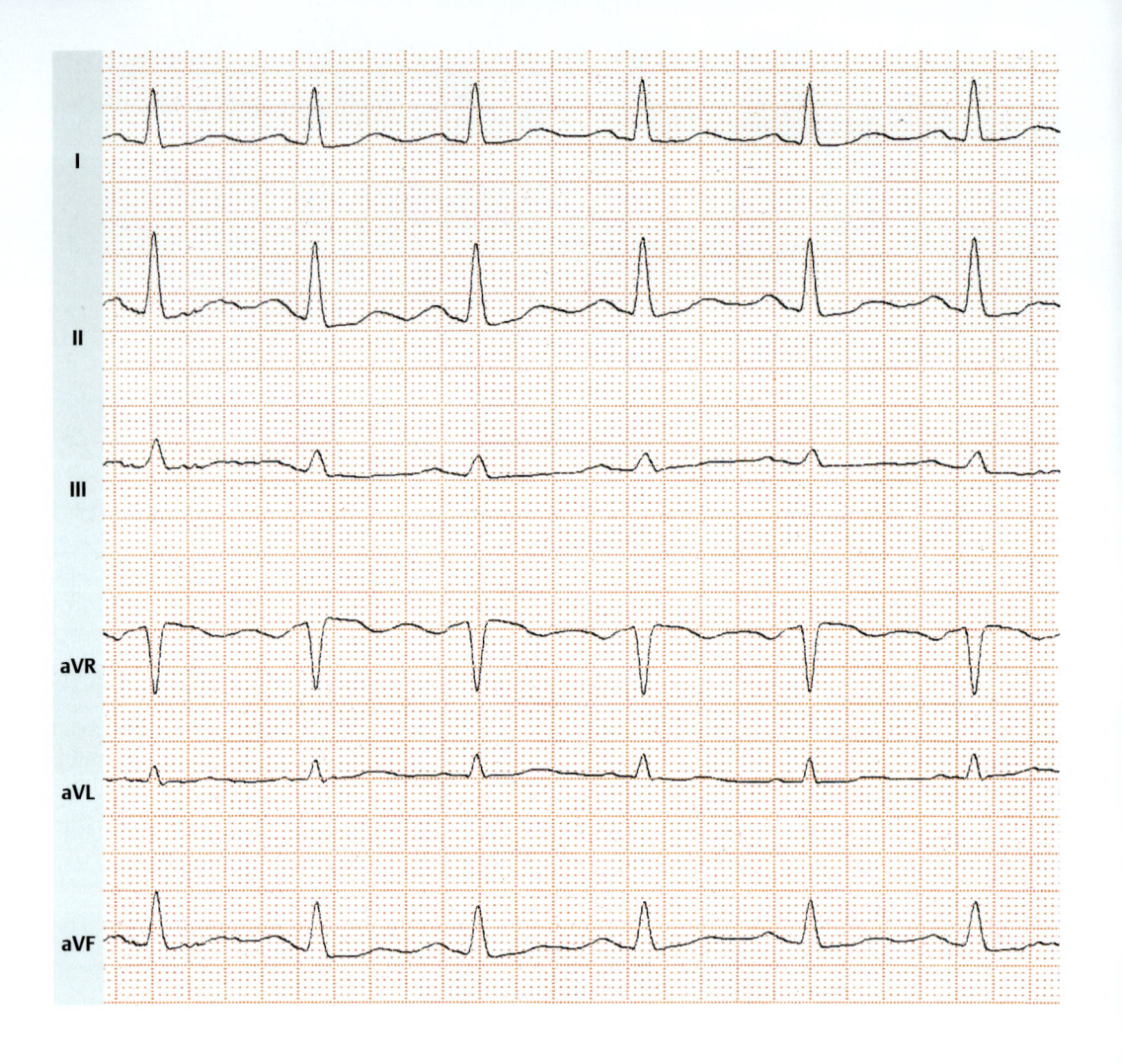

EKG-Beispiel 3: Sinustachykardie
- tachykarder Sinusrhythmus, Frequenz 134/min, regelrechtes Verhalten der P-Wellen, PQ-Zeit 0,12 sek
- Indifferenztyp
- unauffällige Q-Zacken
- regelrechtes Verhalten von R- und S-Zacken
- angedeutet aszendierende Senkung der ST-Strecke in allen Ableitungen mit regelrechten T-Wellen

Deutung: Sinustachykardie.

Kommentar: Eine geringgradige Absenkung der ST-Strecke mit aszendierendem Verlauf findet man bei Sinustachykardien mit höheren Frequenzen häufig und dies ist ohne pathologische Bedeutung.

Sinustachykardie EKG-Beispiel 3

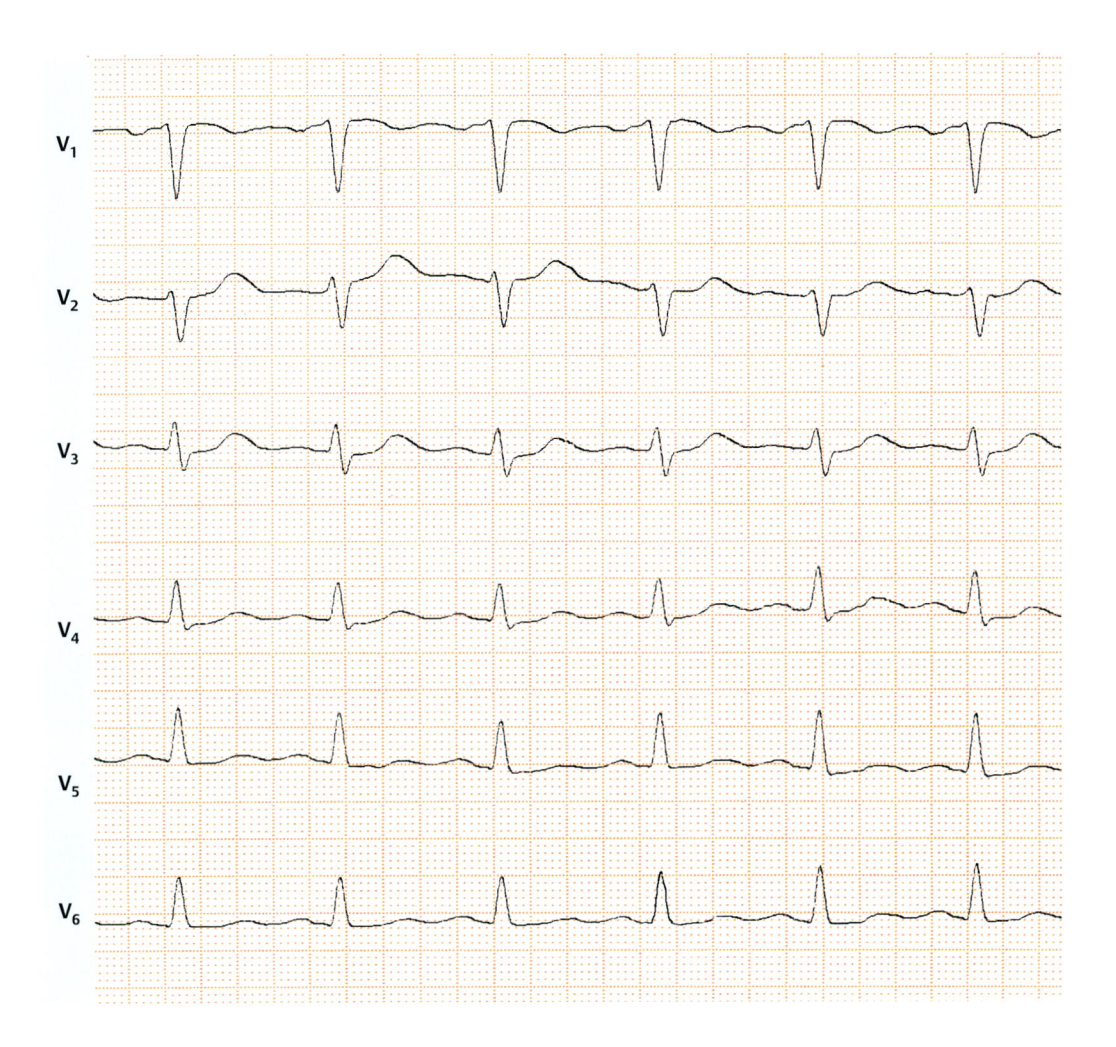

▶ **Lektion 8**

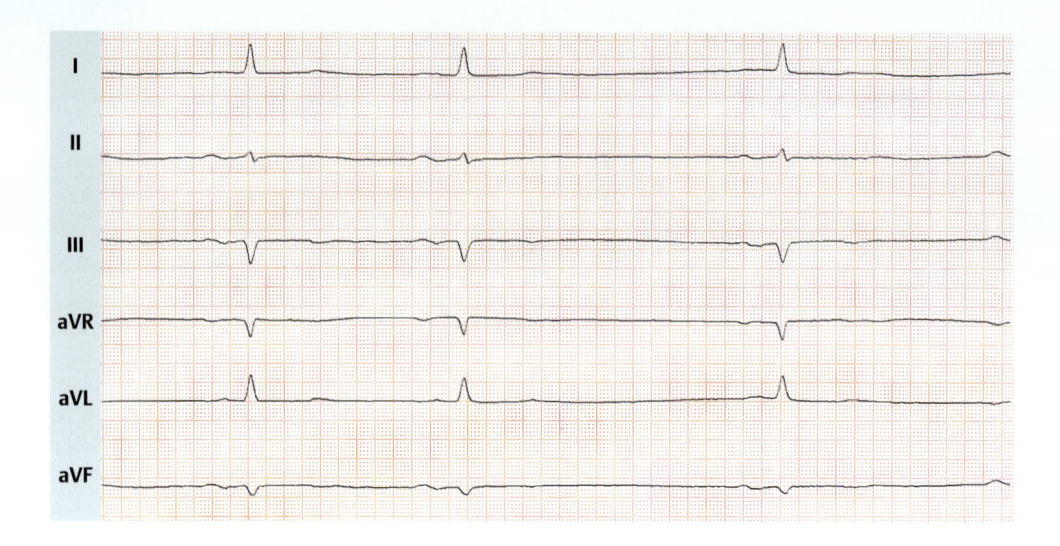

EKG-Beispiel 4: Sinusbradyarrhythmie (um 50% verkleinerte Abbildung)
- unregelmäßiger, langsamer Sinusrhythmus, Frequenz um 40/min, normales Verhalten der P-Wellen, PQ-Intervall auf 0,24 sek verlängert
- Linkstyp
- Q-Zacken sind nicht dargestellt
- gestörte R-Progression mit Fehlen der R-Zacken in den Ableitungen V_1 und V_2 und Verschiebung der R/S-Umschlagszone nach V_4/V_5
- in allen Ableitungen abgeflachte bis isoelektrische T-Wellen

Deutung: Sinusbradyarrhythmie.

Kommentar: Hauptbefund im Zusammenhang mit dieser Lektion ist die Sinusbradyarrhythmie. Diese ist unter den genannten Abweichungen von einem regelrechten Sinusrhythmus am ehesten (und zumeist) ein gravierender organpathologischer Befund. Die weiteren pathologischen Befunde des EKGs werden wir in späteren Lektionen besprechen: Es besteht ein AV-Block-I°, eine Störung der intraventrikulären Erregungsausbreitung, die am ehesten einem abgelaufenen Anteroseptalinfarkt entspricht (R-Verlust) sowie eine diffuse, unspezifische Störung der Erregungsrückbildung in Form abgeflachter, isoelektrischer T-Wellen.

Sinusbradyarrhythmie (um 50 % verkleinerte Abbildung) — EKG-Beispiel 4

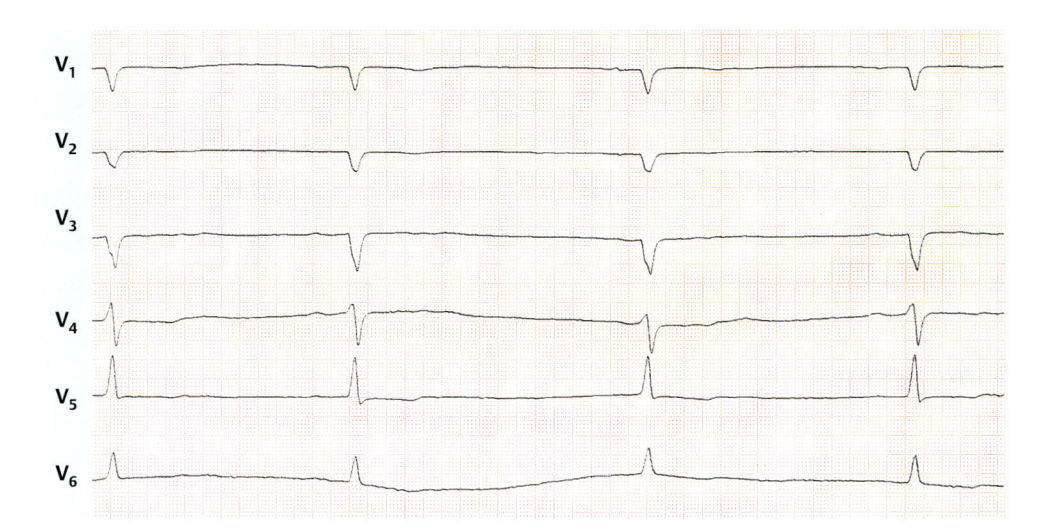

V_1
V_2
V_3
V_4
V_5
V_6

EKG-Beispiel 5

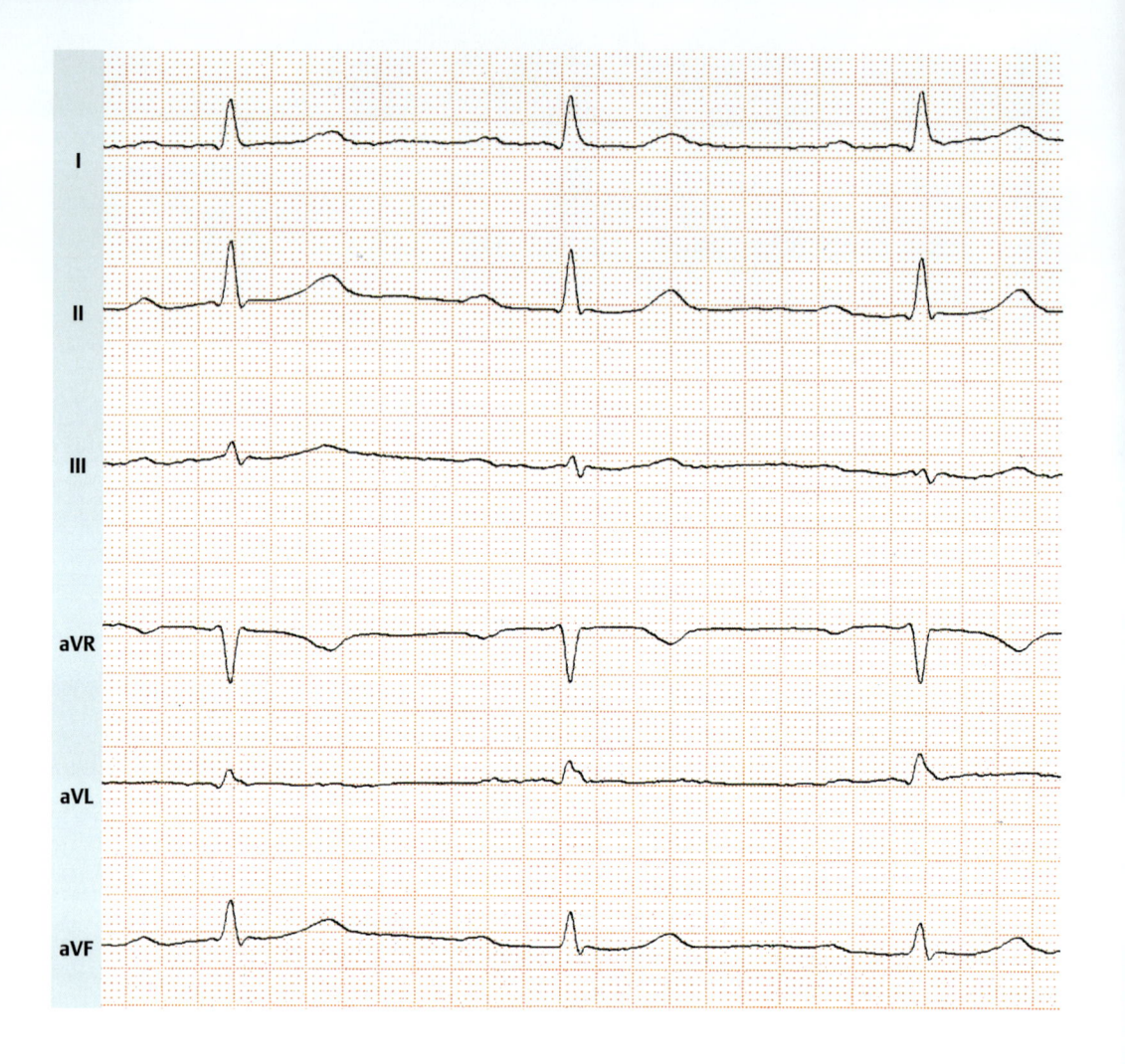

▶ **Lektion 10**

EKG-Beispiel 5: AV-Block I°
- regelrechter Sinusrhythmus, Frequenz 64/min, regelrechtes Verhalten der P-Wellen, PQ-Zeit 0,25 sek
- Indifferenztyp
- regelrechte Q-Zacken
- regelrechtes Verhalten der R- und S-Zacken
- normales Verhalten der ST-Strecken und T-Wellen

Deutung: AV-Block I°.

AV-Block I° EKG-Beispiel 5

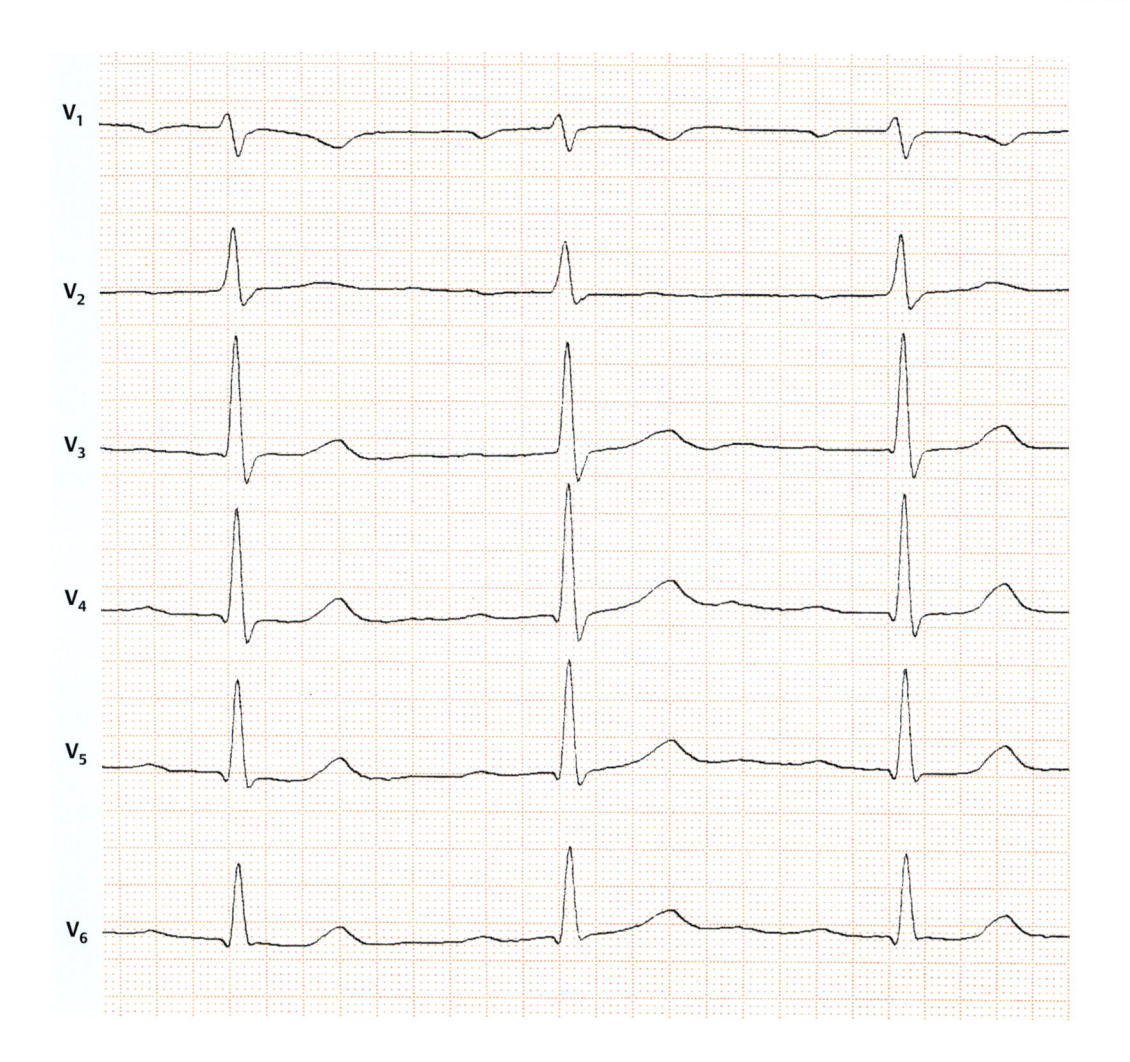

EKG-Beispiel 6

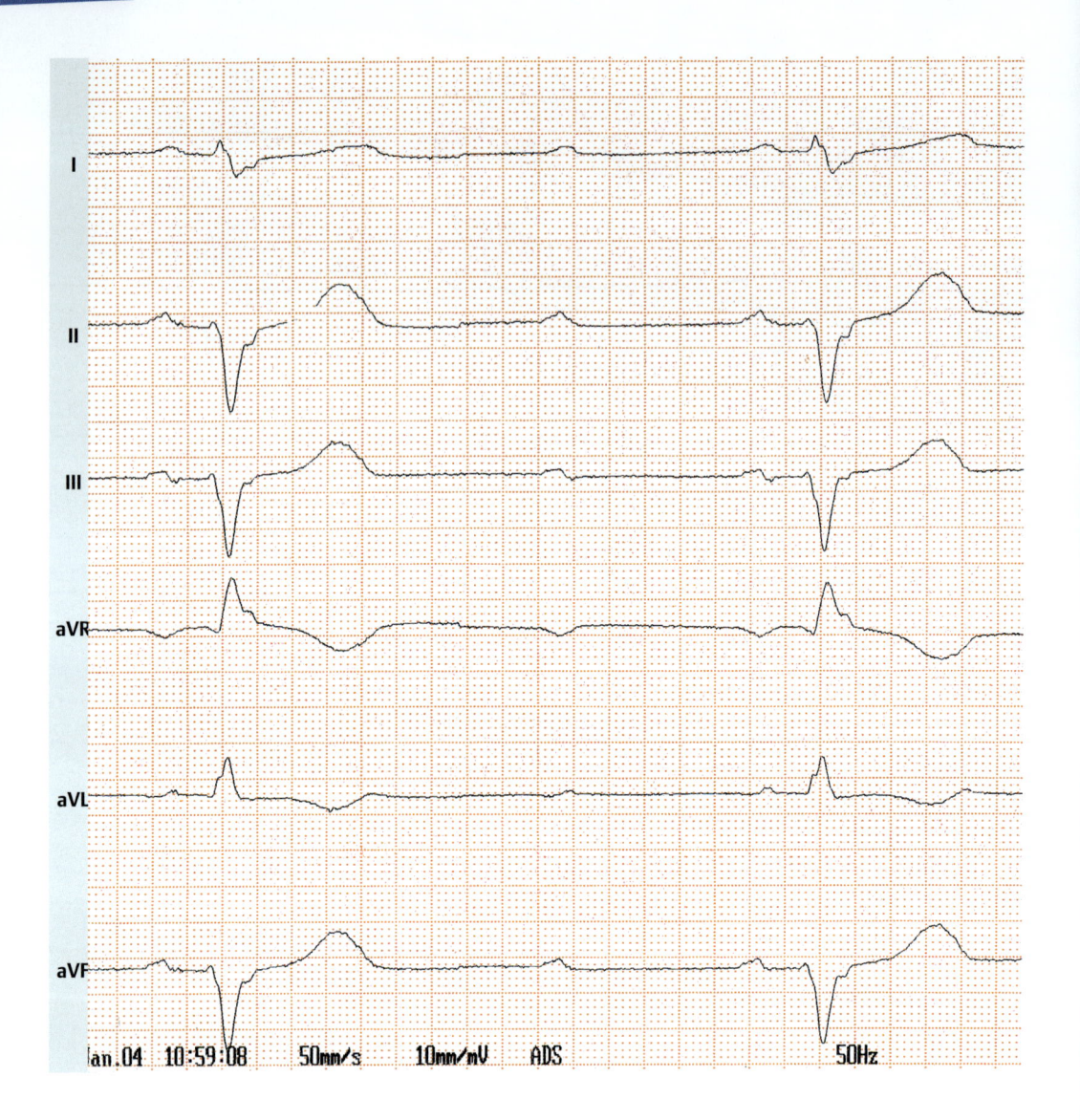

▶ Lektion 10

EKG-Beispiel 6: AV-Block II° (höhergradiger AV-Block II°) vom Typ II (Mobitz)
- Es wird nur ein Teil der Vorhoferregungen auf die Kammern übergeleitet, woraus eine bradykarde Kammerfrequenz resultiert (Kammerfrequenz 36/min). Im Übrigen zeigen die P-Wellen keinen wesentlichen pathologischen Befund (jeweils eine P-Welle ist von dem verbreiterten Kammerkomplex überlagert).
- überdrehter Linkstyp
- unauffällige Q-Zacken
- Die QRS-Komplexe sind auf 0,16 sek verbreitert und mit einer RsR'-Konfiguration in den Ableitungen aVR und den Brustwandableitungen V_1 bis V_4 rechtsschenkelblockartig deformiert; diese Ableitungen zeigen entsprechende Erregungsrückbildungsstörungen in Form tief negativer T-Wellen.

AV-Block II° (höhergradiger AV-Block II°) vom Typ II (Mobitz) — EKG-Beispiel 6

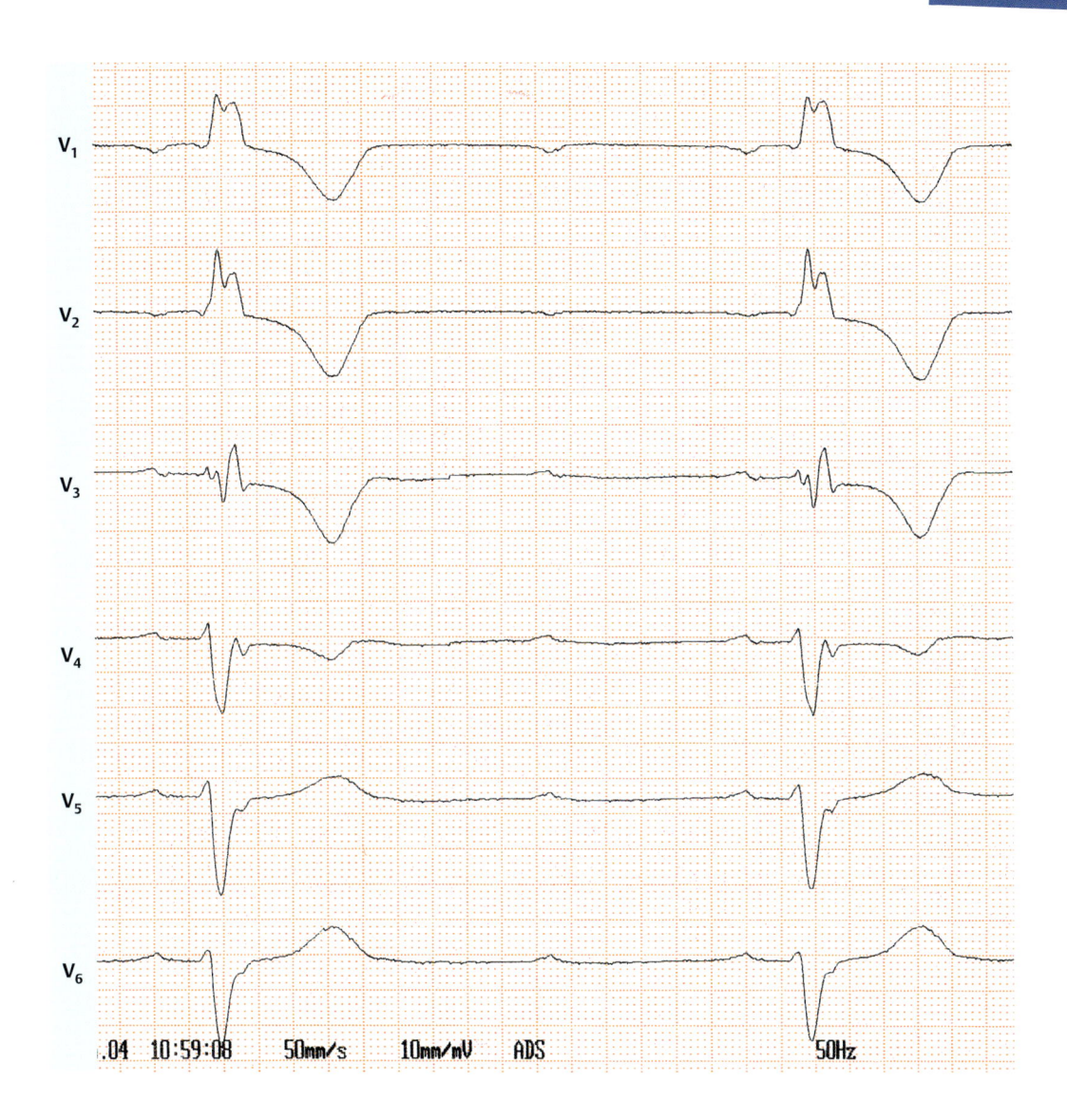

Deutung: AV-Block II° vom Typ II (Mobitz).

Kommentar: AV-Block II° Typ II: Vorhoferregungen werden teilweise nicht über den AV-Knoten auf die Kammern übergeleitet, Typ Mobitz. Die Kammerkomplexe sind schenkelblockartig verbreitert und deformiert. Es handelt sich also um eine relativ distal lokalisierte Überleitungsstörung. Klinisch besteht für den betroffenen Patienten ein relativ hohes Risiko der Entstehung eines totalen AV-Blockes (AV-Block III°).

▶ **Lektion 10**

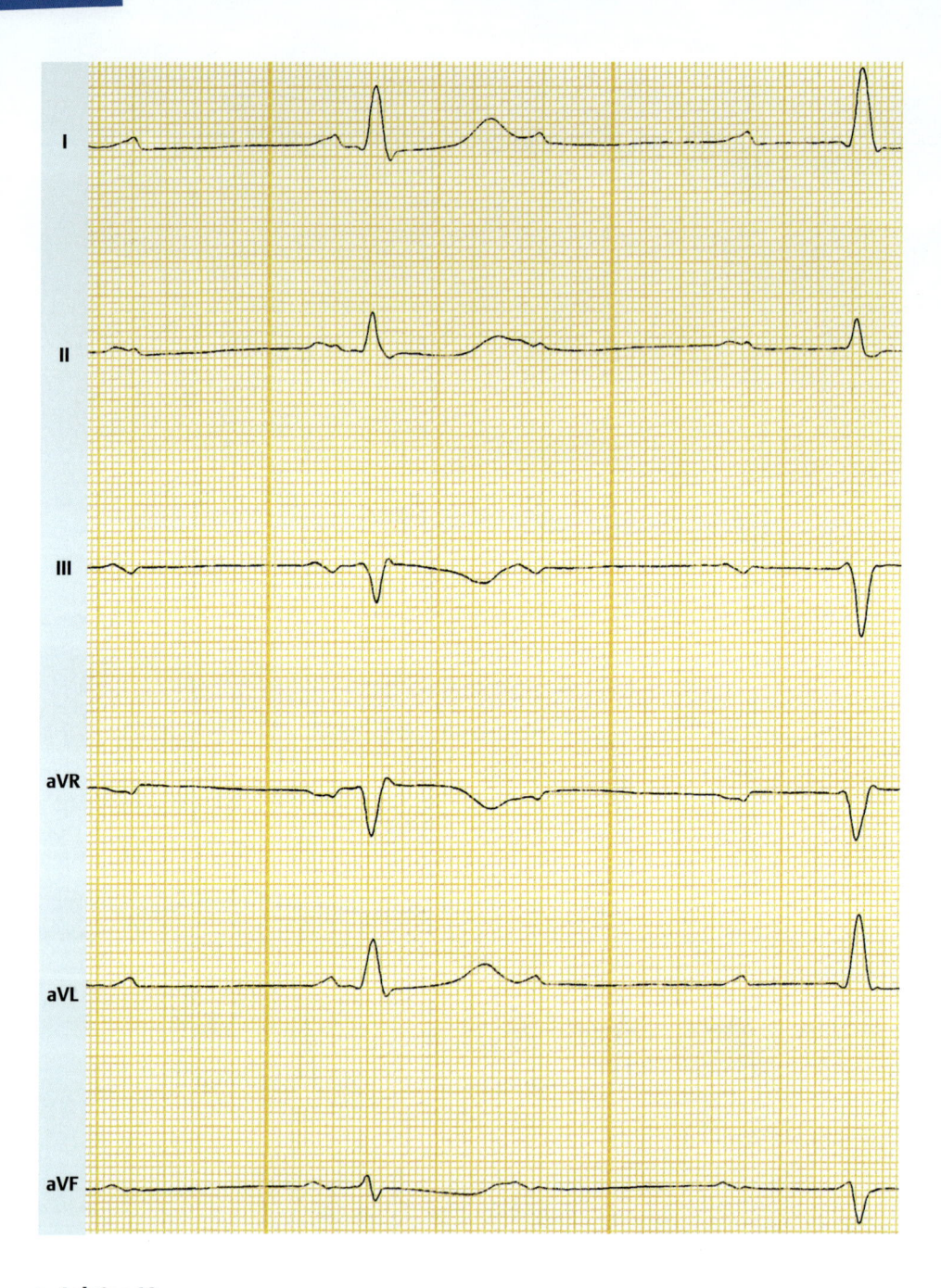

EKG-Beispiel 7: AV-Block III° (totaler AV-Block)
- Vorhöfe und Kammern werden unabhängig voneinander erregt (komplette AV-Dissoziation). Dabei beträgt die Vorhoffrequenz 100/min, die Kammerfrequenz 43/min. Die P-Wellen selbst sind deformiert, sie zeigen Kerbungen besonders in Ableitung II und in den mittleren Brustwandableitungen V_2 bis V_4 einen biphasischen Verlauf.
- Linkstyp

AV-Block III° (totaler AV-Block) — EKG-Beispiel 7

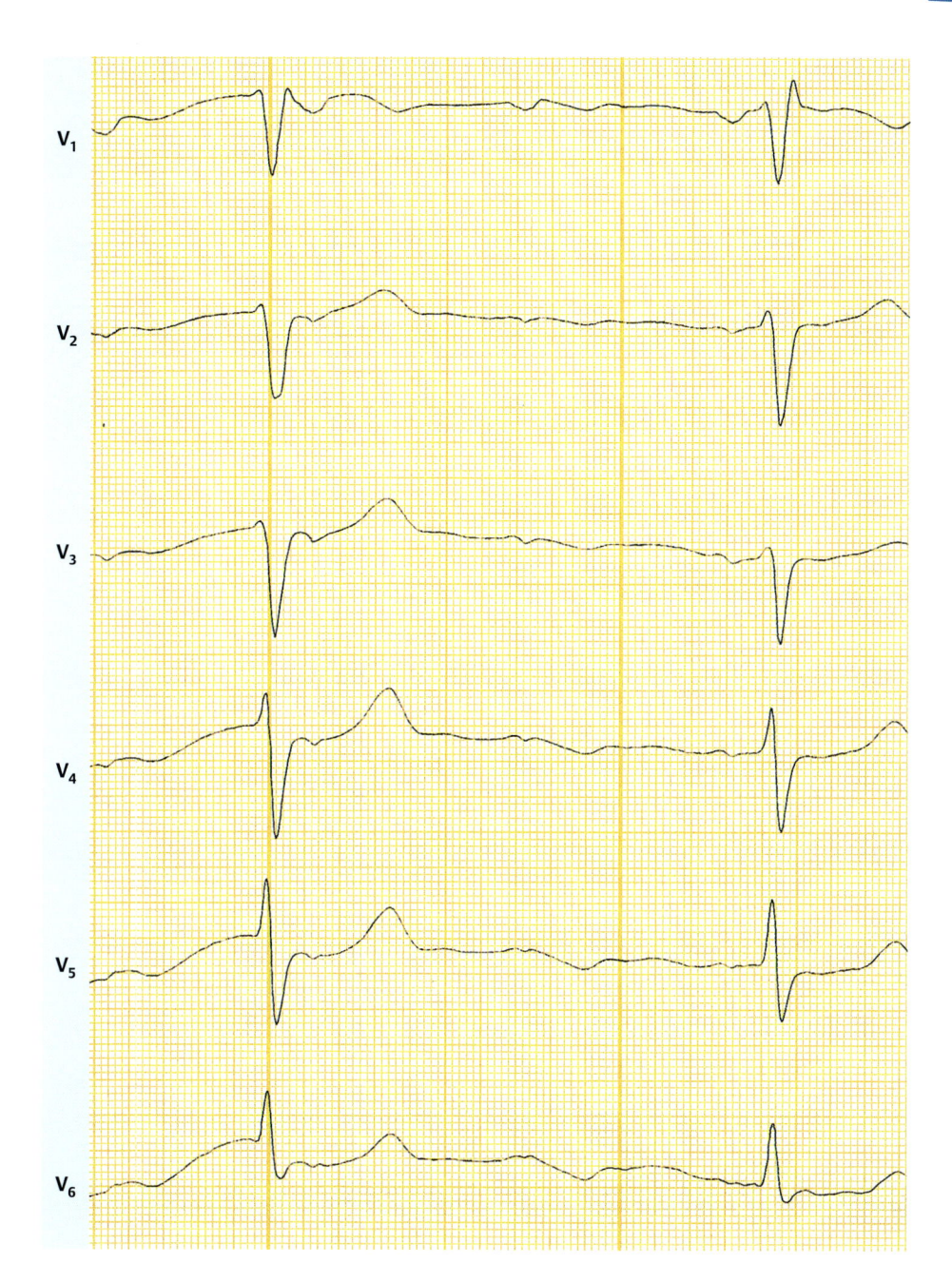

- regelrechte Q-Zacken
- schmale QRS-Komplexe mit einer rSR'-Konfiguration in V_1 bei einer QRS-Dauer von 110 msek
- regelrechter Verlauf von ST-Strecke und T-Welle

Deutung: AV-Block III° (totaler AV-Block) mit Erregung der Herzkammern aus einem sekundären Reizbildungszentrum; Vorhofleitungsstörung.

Kommentar: Die schmalen QRS-Komplexe bei totalem AV-Block zeigen, dass das sekundäre Erregungsbildungszentrum proximal gelegen ist und die Erregung sich dann über die physiologischen Erregungsleitungsbahnen ausbreitet. Man bezeichnet diese Situation auch als proximal gelegenen totalen AV-Block. Eine Störung auch der intraatrialen Erregungsausbreitung findet man in dieser Situation häufig.

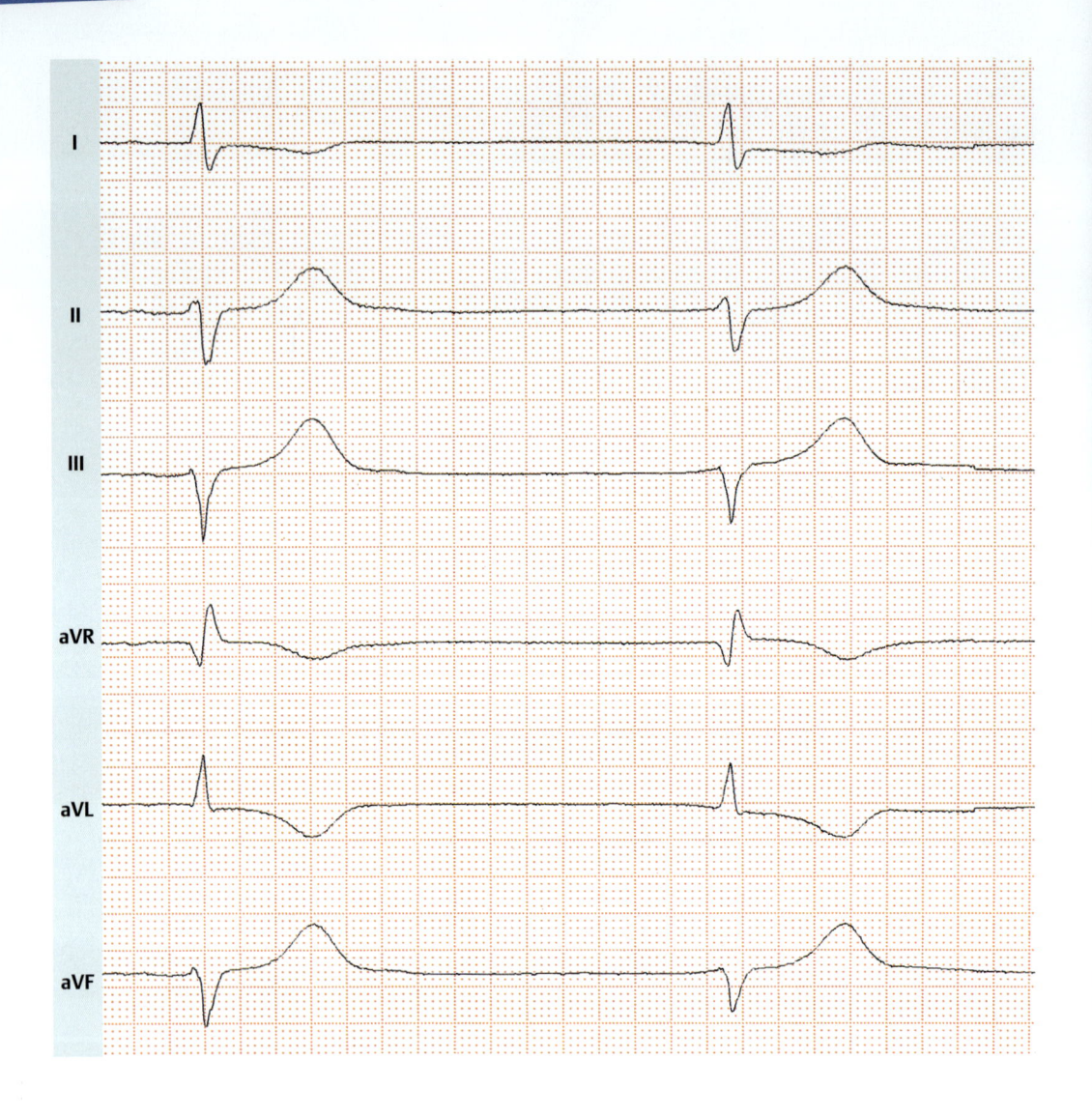

▶ **Lektion 11**

EKG-Beispiel 8: AV-junktionaler Ersatzrhythmus
- P-Wellen sind in keiner Ableitung abgrenzbar. Es finden sich regelmäßige schmale QRS-Komplexe (QRS-Dauer 0,10 sek) mit einer Frequenz von 40/min.
- überdrehter Linkstyp
- keine auffälligen Q-Zacken
- in den Brustwandableitungen mangelhafter R-Aufbau mit persistierend tiefem S bis V_6
- deszendierende ST-Strecken-Senkungen in den Ableitungen I und aVL sowie V_2 bis V_4 mit Übergang in präterminal (V_4) bis terminal (V_2-V_3) tief negative T-Wellen

Deutung: bradykarder AV-junktionaler Ersatzrhythmus (sogenannter unterer Knotenrhythmus) bei sinuatrialem Arrest mit ausgeprägten Erregungsrückbildungsstörungen in den anterolateralen Ableitungen.

AV-junktionaler Ersatzrhythmus — EKG-Beispiel 8

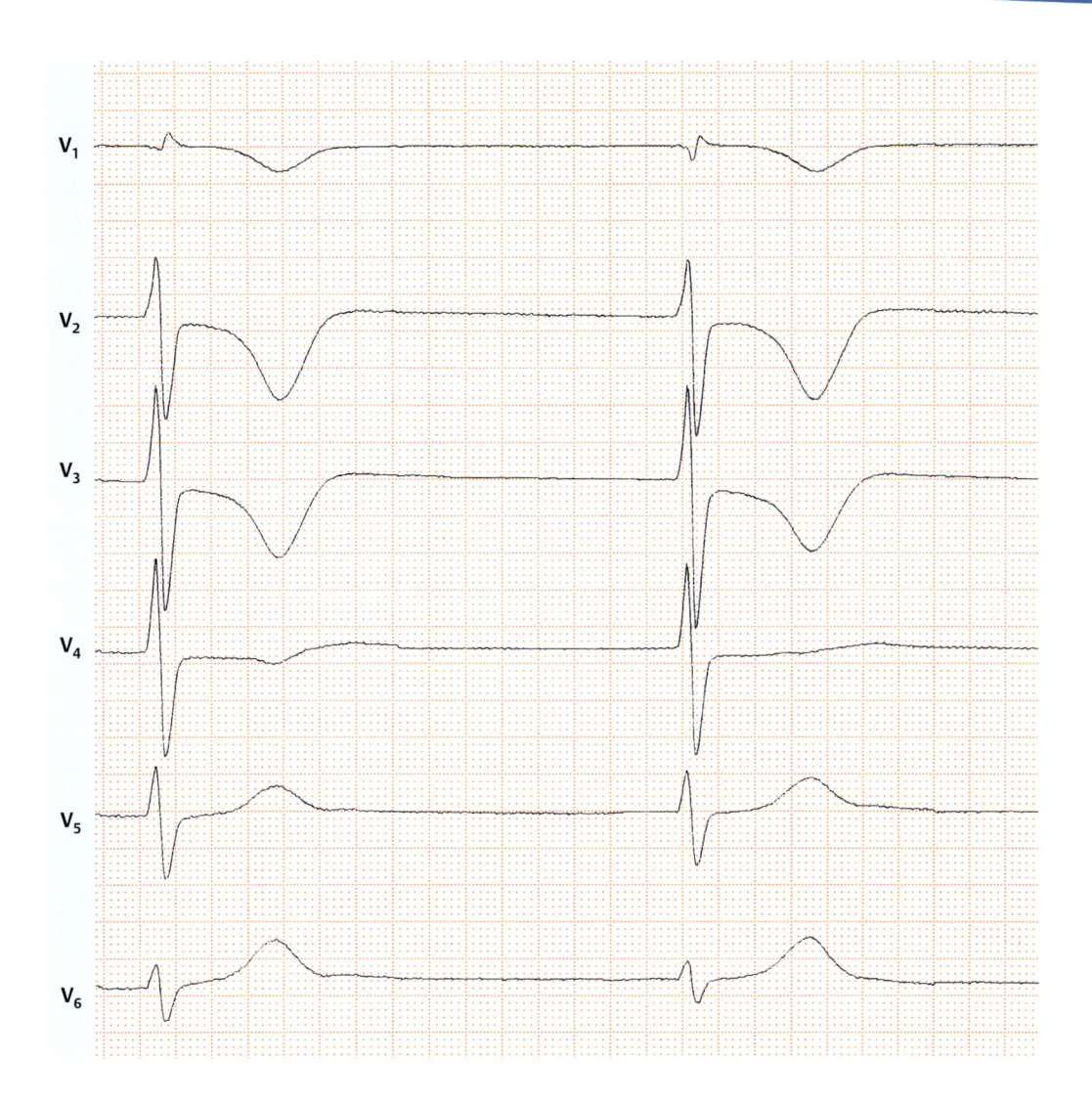

Kommentar: Eine vom Sinusknoten (primäres Erregungsbildungszentrum) ausgehende Erregungsbildung findet nicht statt, bedingt durch Sinusarrest oder totalen SA-Block. Daher werden die Kammern ersatzweise aus der AV-junktionalen Region (sekundäres Erregungsbildungszentrum) erregt. Die Bradyarrhythmie mit Frequenzen um 40/min spricht für einen sogenannten unteren Knotenersatzrhythmus. Die intraventrikulären Erregungsausbreitungsstörungen entsprechen einer aus dem EKG nicht näher spezifizierbaren kardialen Läsion unbestimmten Alters.

▶ **Lektion 12**

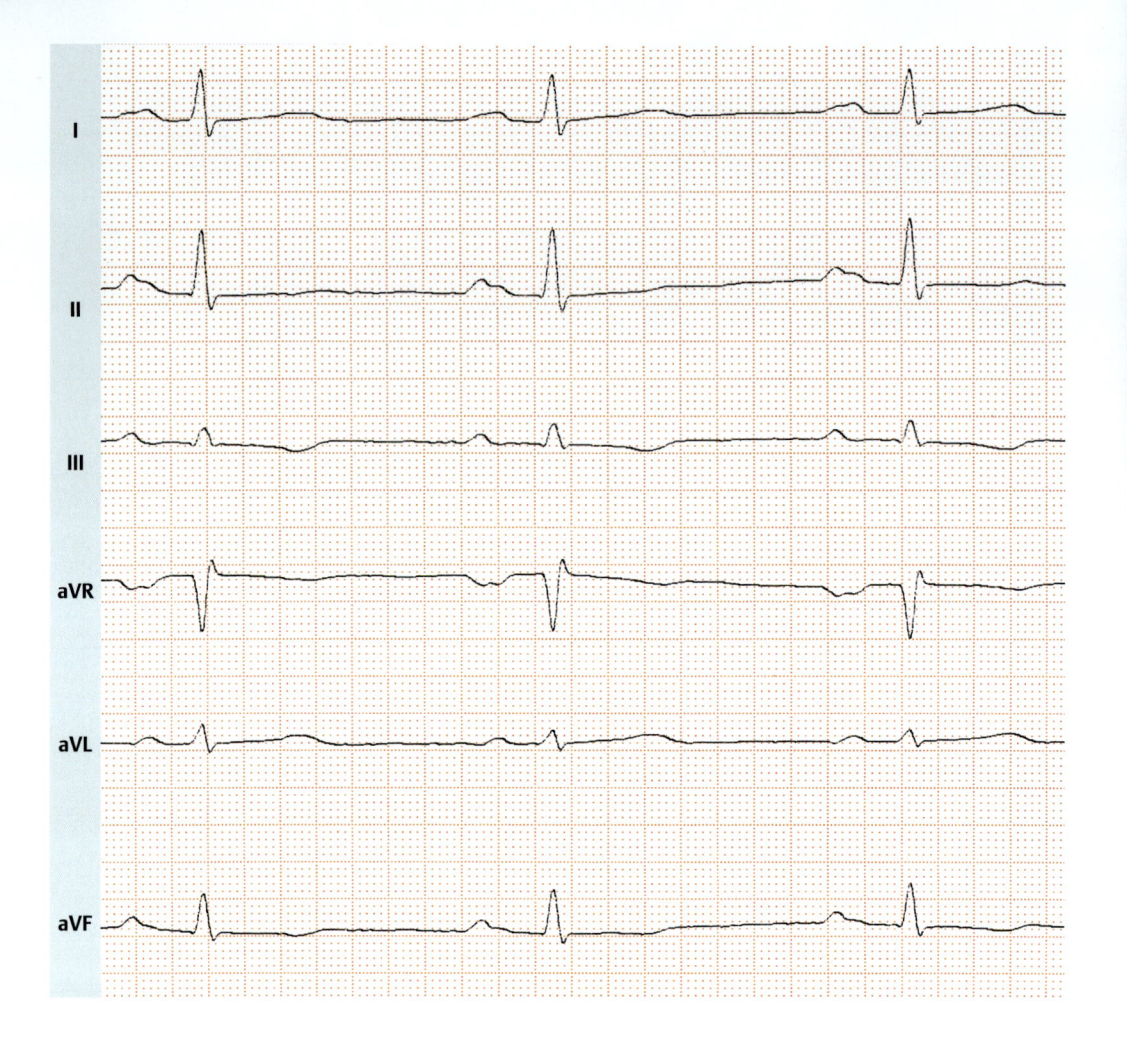

EKG-Beispiel 9: P-sinistroatriale
- Regelrechter Sinusrhythmus, Frequenz 63/min. Die P-Wellen sind auf 0,14 sek verlängert zu Lasten eines verbreiterten terminalen Anteils, der durch eine deutliche Kerbung vom initialen Anteil abgesetzt ist (am deutlichsten in Ableitung II); P ist in V_1 breit und tief negativ, auch in V_2 terminal negativ. PQ-Zeit 0,18 sek.
- Indifferenztyp
- regelrechte Q-Zacken
- unauffälliger Verlauf der R- und S-Zacken
- abgeflachte, fast isoelektrische T-Wellen

Deutung: P-sinistroatriale; unspezifische Erregungsrückbildungsstörungen.

P-sinistroatriale EKG-Beispiel 9

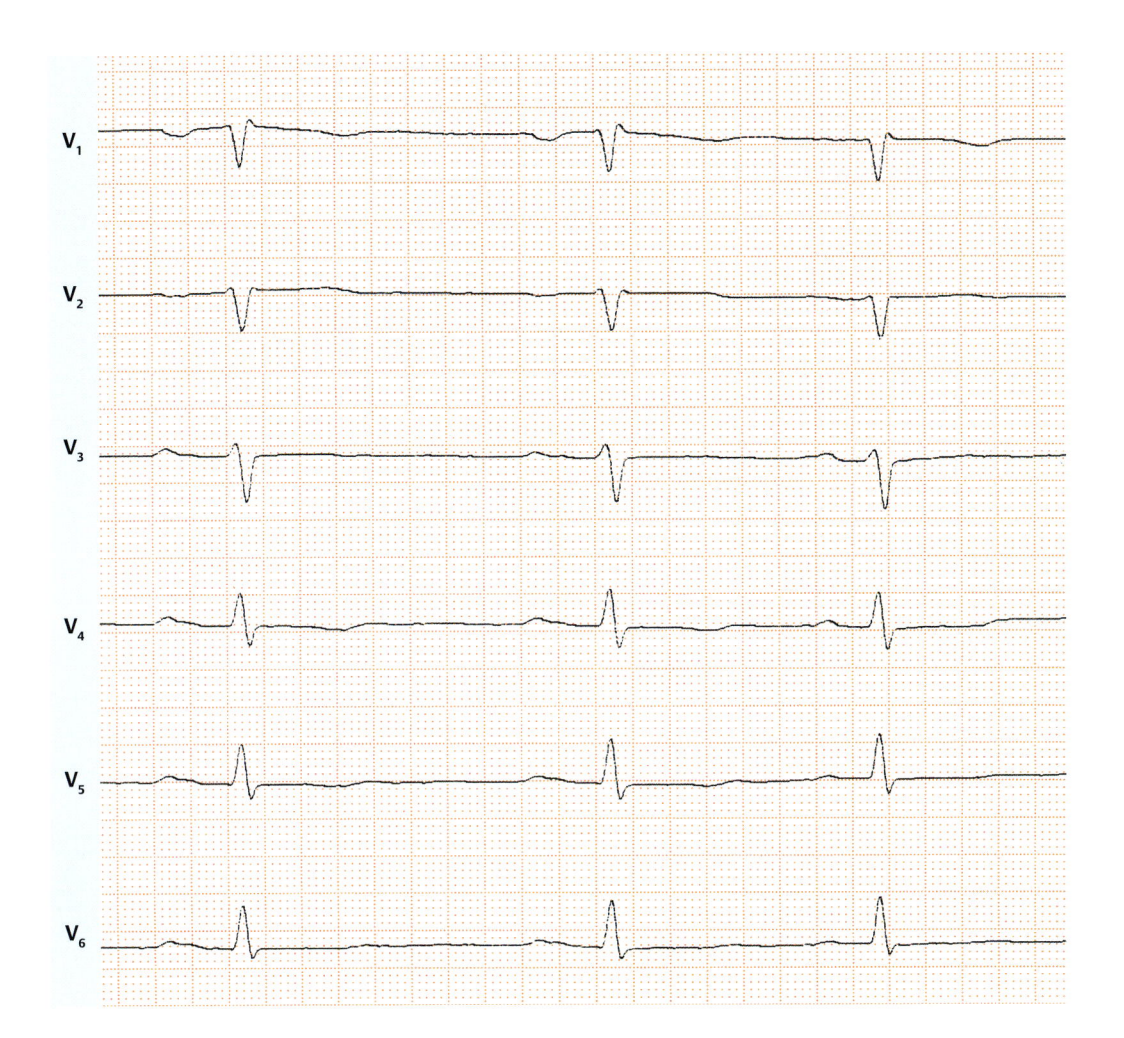

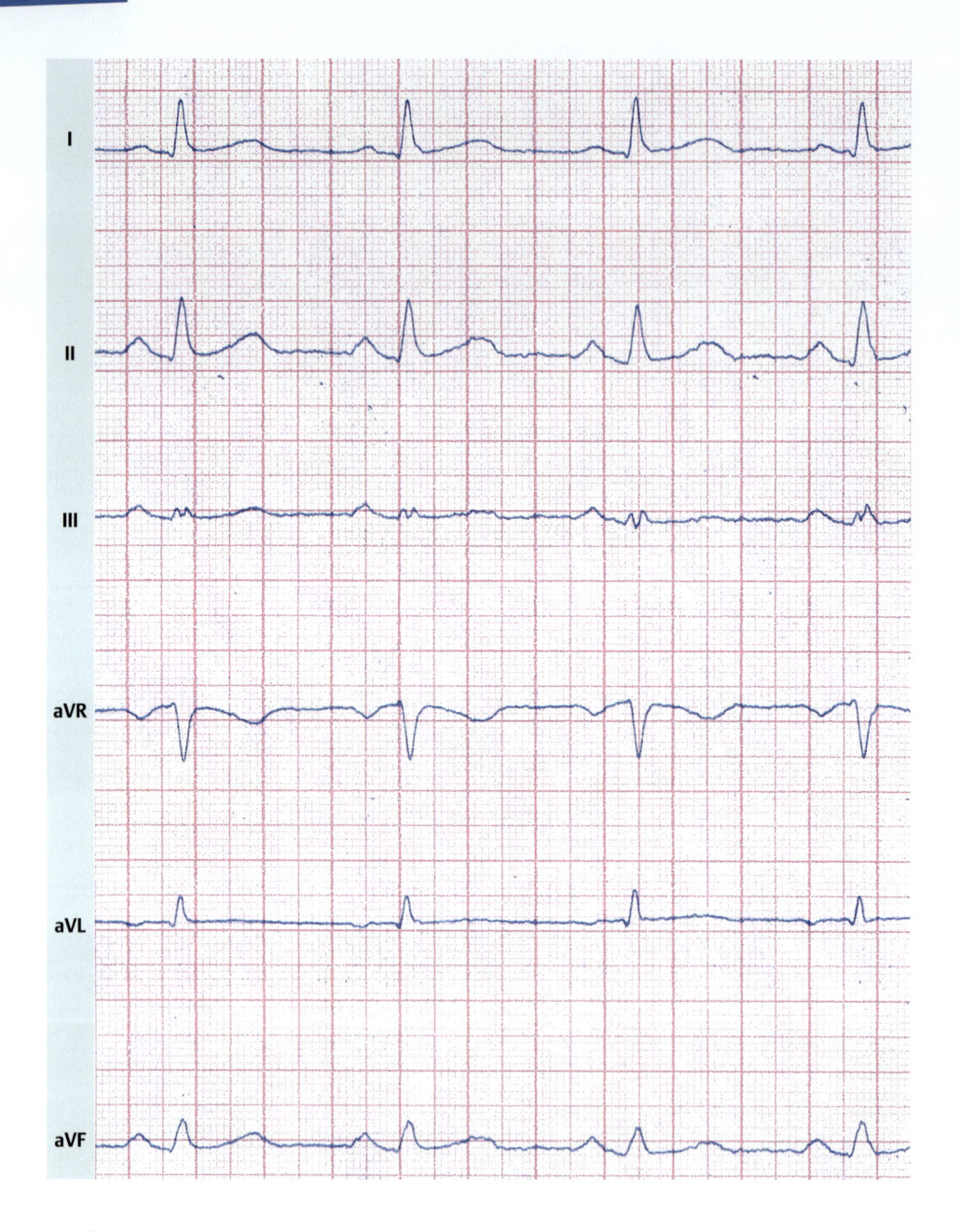

EKG-Beispiel 10: P-biatriale
- Regelmäßiger Sinusrhythmus, Frequenz 90/min. Auffällig ist ein hohes spitzes P, vor allem in den Extremitätenableitungen II, III, aVF, das maximal 0,3 mV erreicht. P ist weiterhin auf 0,12 sek verbreitert; die hohe spitze Welle ist gegen den terminalen P-Anteil durch eine Kerbung abgesetzt. P ist in V_1 bis V_3 terminal negativ. PQ-Zeit 0,16 sek.
- Indifferenztyp
- regelrechtes Verhalten der Q-Zacken
- unauffälliges R und S
- regelrechte Erregungsrückbildung

P-biatriale EKG-Beispiel 10

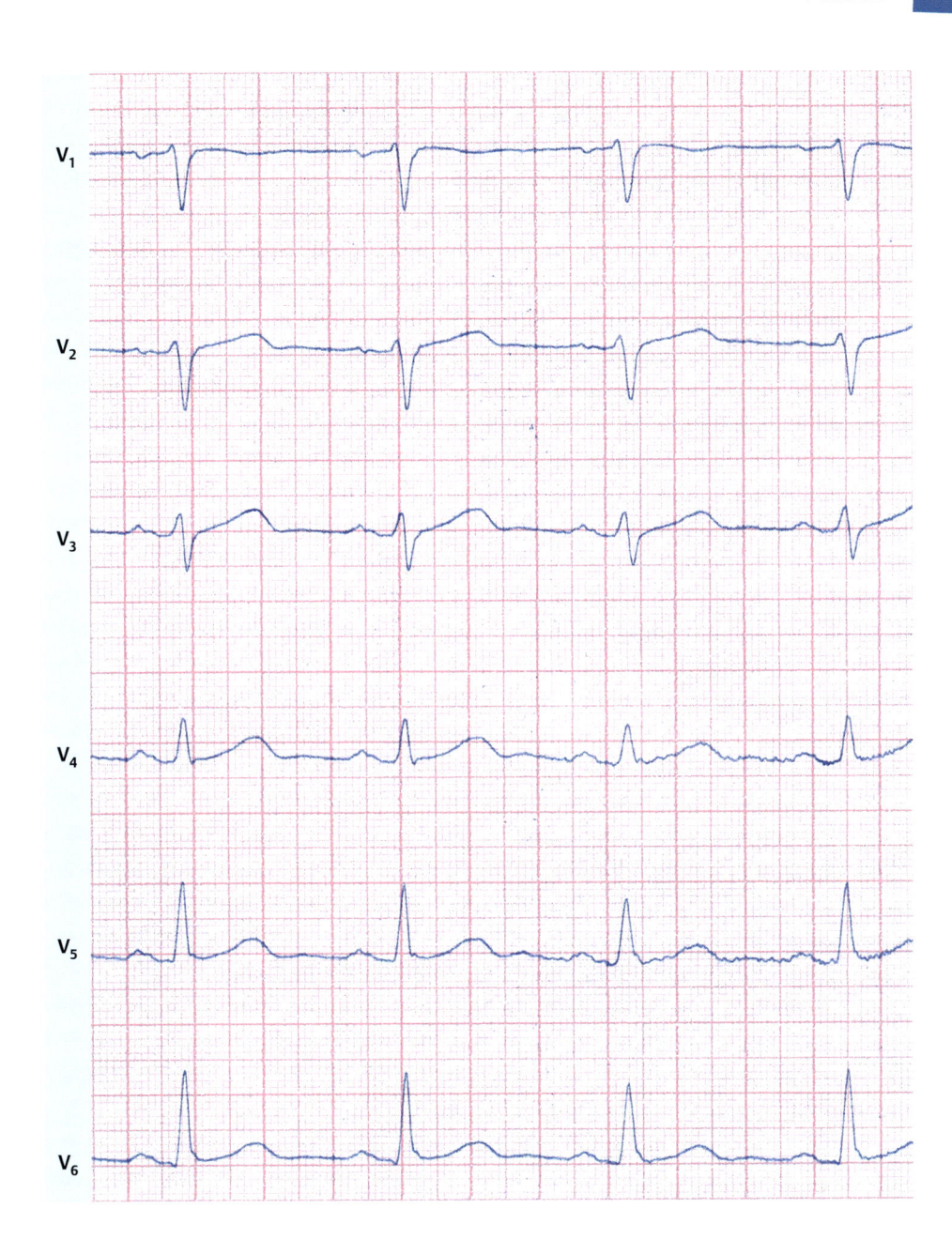

Deutung: P-biatriale.
Kommentar: Das P-biatriale setzt sich zusammen aus Charakteristika eines P-dextroatriale (überhöhtes spitzes P vor allem in den Extremitätenableitungen) sowie den Charakteristika eines P-sinistroatriale (verbreitertes P; durch eine Kerbe abgesetzter terminaler P-Teil, der in den vorderen Brustwandableitungen terminal negativ ist).

Obwohl dieses EKG sonst unauffällig ist, ist das P-biatriale ein wesentlicher Befund und verlangt nach einer exakten klinischen Untersuchung, gegebenenfalls einer Echokardiografie.

▶ **Lektion 13**

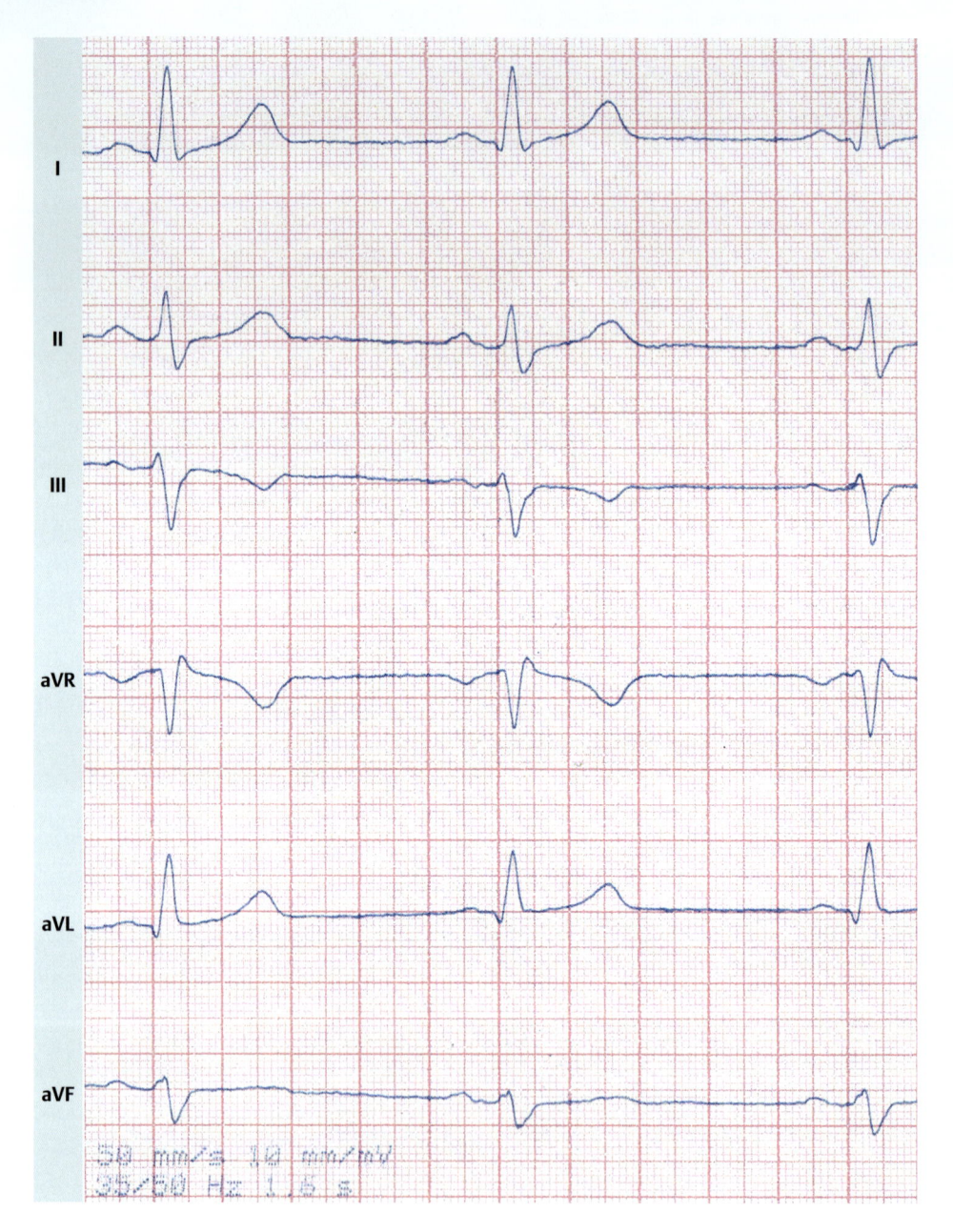

EKG-Beispiel 11: Inkompletter Rechtsschenkelblock
- regelmäßiger Sinusrhythmus, Frequenz 61/min, PQ-Zeit 0,17 sek
- Linkstyp
- kleine Q-Zacken in I und aVL
- Regelrechte Darstellung von R und S in den Extremitätenableitungen sowie in den Brustwandableitungen V_2 bis V_6. In V_1 erkennt man eine rSR'-Konfiguration bei einer QRS-Dauer von 0,10 sek (100 msek).
- Die Ableitung V_1 mit der beschriebenen Erregungsausbreitungsstörung zeigt eine T-Negativierung bei sonst unauffälligem Verhalten von ST und T.

Inkompletter Rechtsschenkelblock   EKG-Beispiel 11

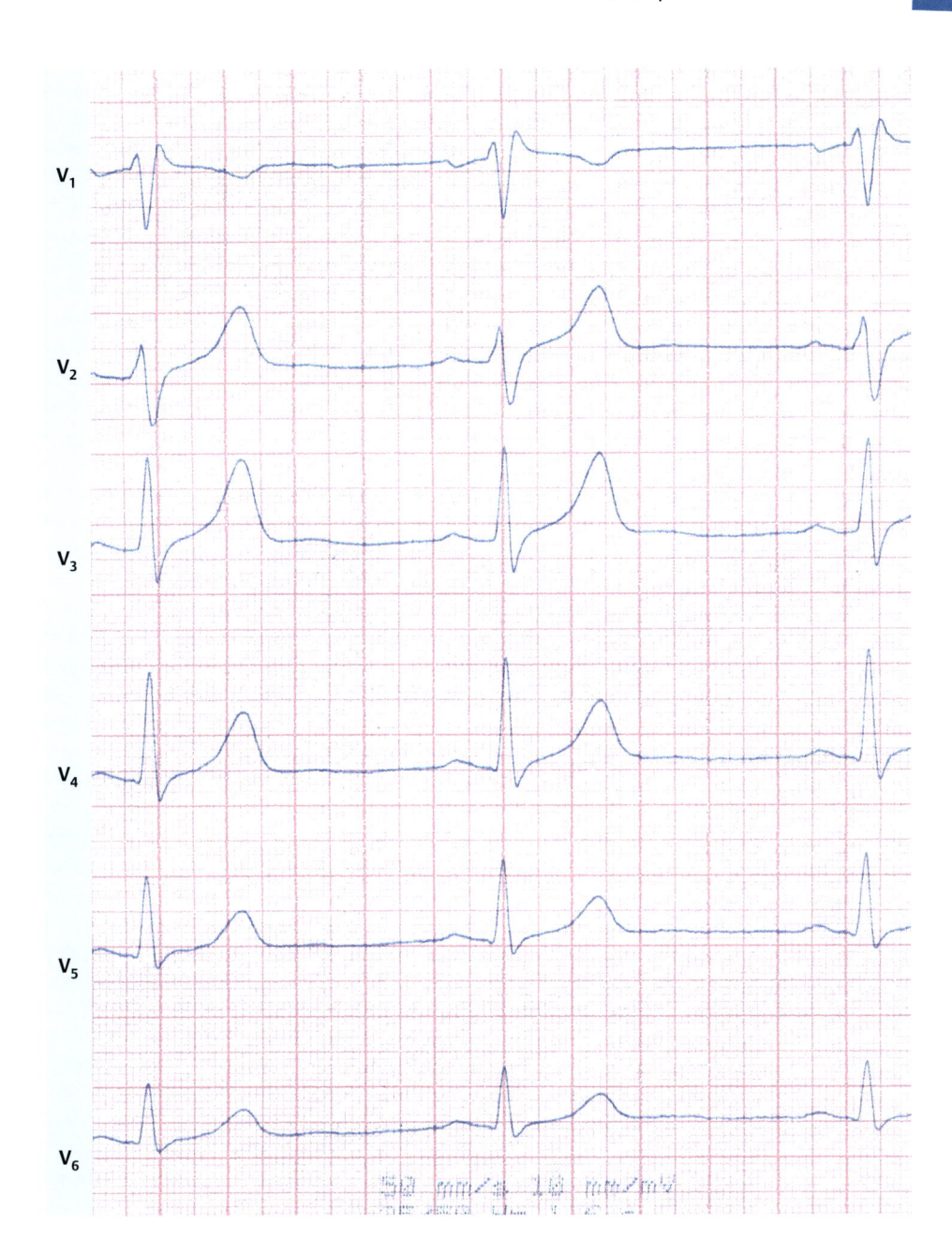

Deutung: inkompletter Rechtsschenkelblock.
Kommentar: Die Diagnose inkompletter Rechtsschenkelblock ergibt sich aus der rSR′-Konfiguration bei noch normal breitem QRS-Komplex in Ableitung V_1. Bei sonst unauffälligem Elektrokardiogramm entspricht dies am ehesten einer physiologischen Veränderung, wie sie vor allem bei jüngeren Menschen recht häufig ist.

Der Linkstyp ist ausgeprägt, erkennbar an dem tiefen S in II, jedoch noch nicht überdreht. Beim überdrehten Linkstyp wäre die Ableitung II überwiegend negativ.

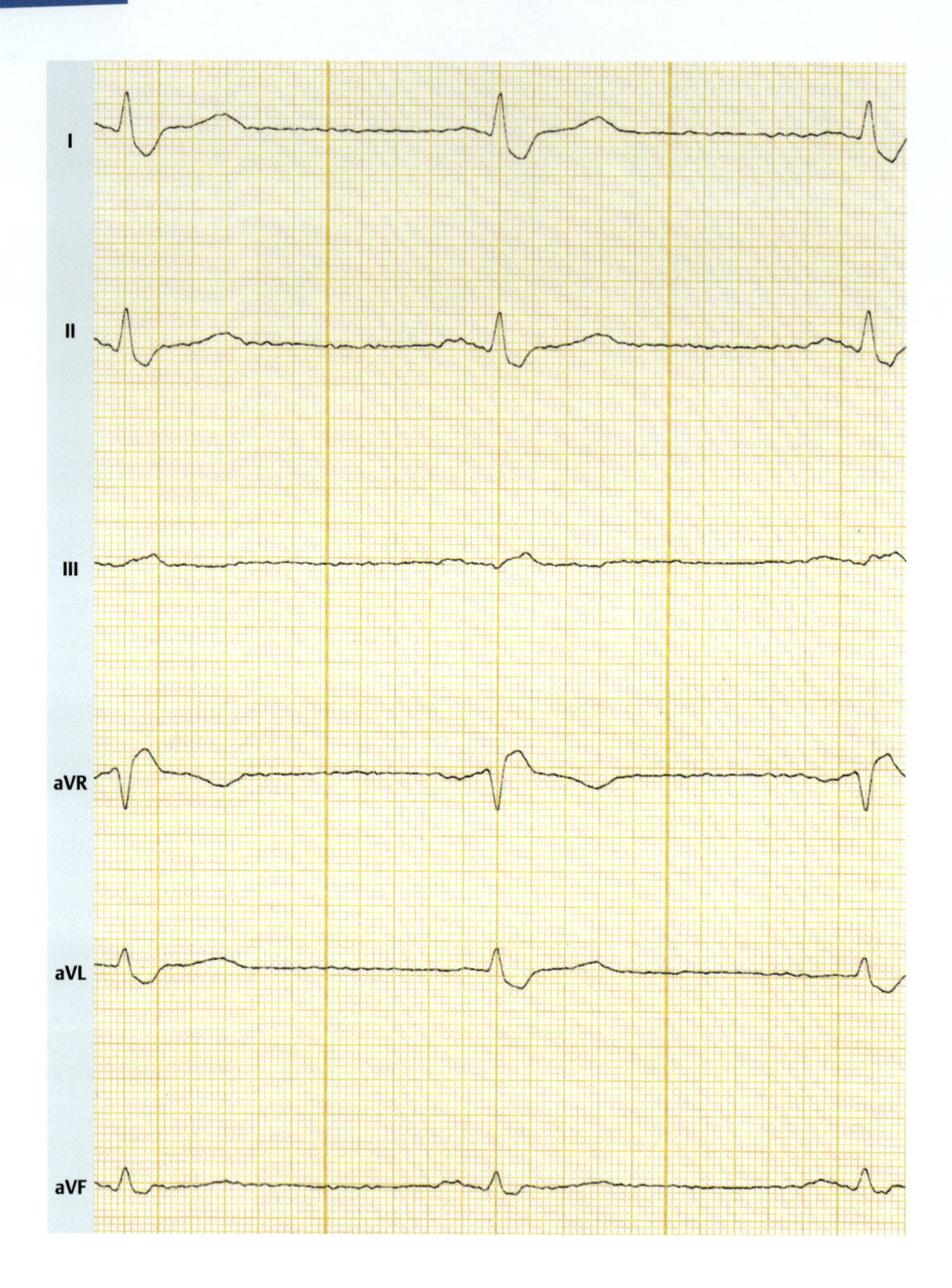

▶ **Lektion 13**

EKG-Beispiel 12: Kompletter Rechtsschenkelblock
- regelmäßiger Sinusrhythmus mit einer Frequenz von 55/min, PQ-Zeit 0,16 sek, geringgradig eingeschränkte Beurteilbarkeit durch Verzitterung der Null-Linie in den Extremitätenableitungen
- Indifferenztyp
- unauffällige Q-Zacken

Kompletter Rechtsschenkelblock — EKG-Beispiel 12

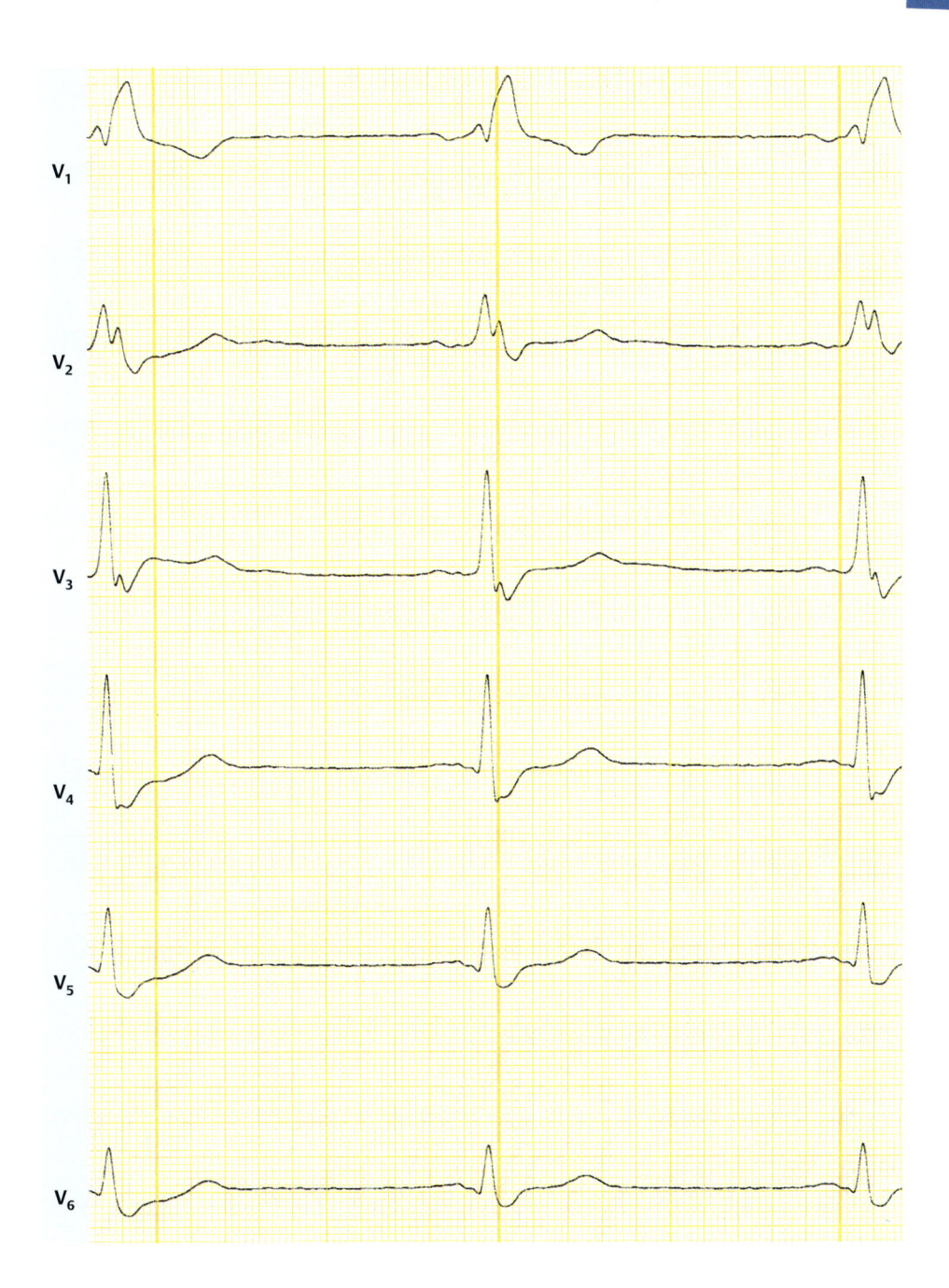

- Der QRS-Komplex ist auf 180 msek verbreitert. In den Extremitätenableitungen I, II, aVL und in den Ableitungen V_5 und V_6 erkennt man ein breites, plumpes S. In der Ableitung V_1 besteht eine rsR'-Konfiguration; eine Aufsplitterung von QRS ist auch in V_2 und V_3 erkennbar.
- T-Negativierung in V_1 bei sonst regelrechtem Verlauf von ST und T.

Deutung: kompletter Rechtsschenkelblock.

Kommentar: Der Rechtsschenkelblock ist dargestellt durch Verbreiterung von QRS, rsR'-Konfiguration in den vorderen Brustwandableitungen mit begleitendem tiefen plumpen S in den Ableitungen I, II, aVL, V_5 und V_6.

▶ **Lektion 13**

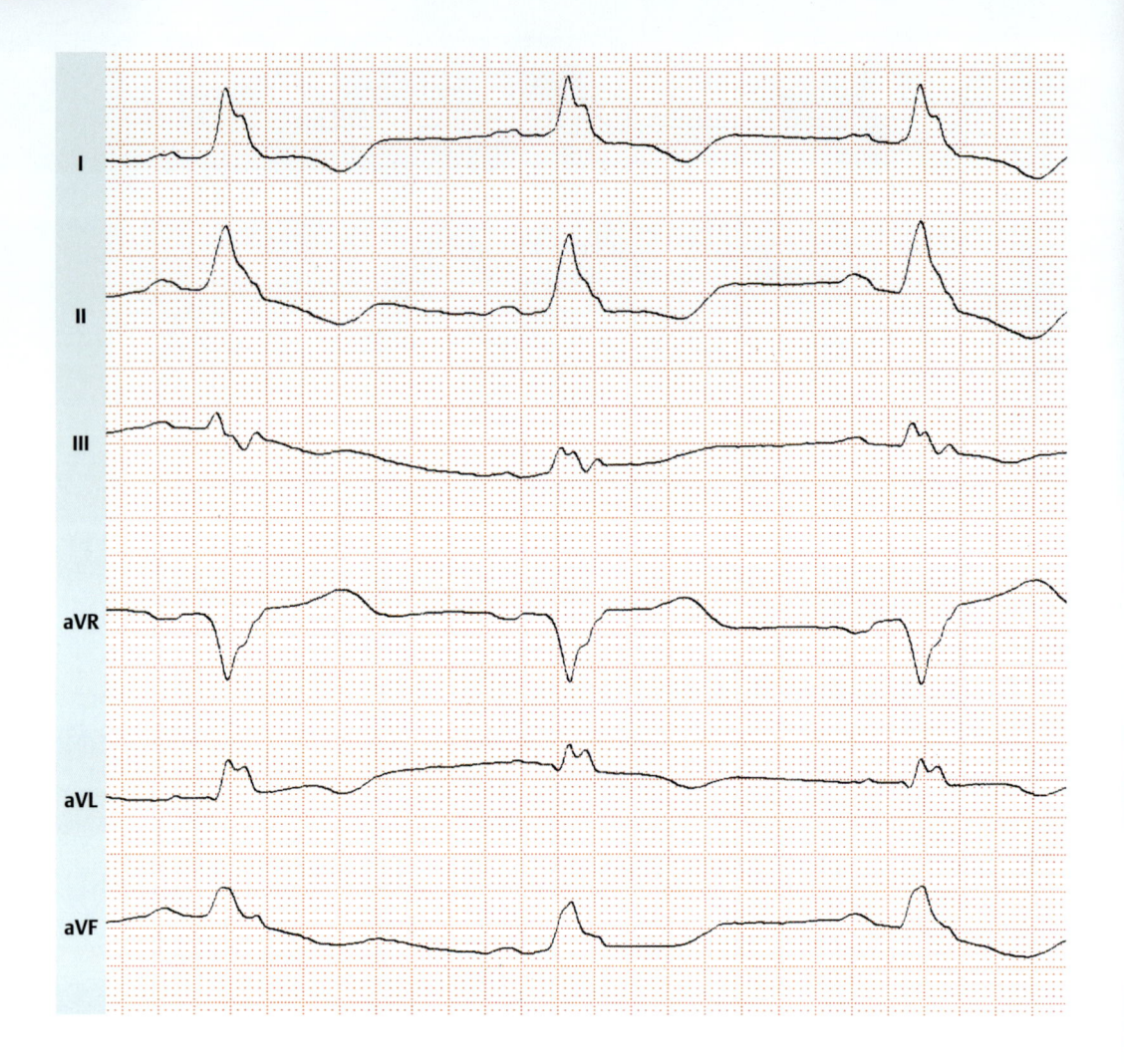

EKG-Beispiel 13: Kompletter Linksschenkelblock
- regelrechter Sinusrhythmus, Frequenz 63/min, P-Welle auf 0,12 sek verbreitert (mit einer Kerbung in Ableitung II sowie terminal negativem Anteil in V_1 bis V_3), PQ-Dauer 0,16 sek
- Indifferenztyp
- Q-Zacken sind nicht dargestellt
- Der QRS-Komplex ist auf 160 msek verbreitert mit einer RsR′-Konfiguration (M-förmige Deformierung) am deutlichsten in den Ableitungen V_5, V_6, aVL und I. In diesen Ableitungen finden sich deszendierende ST-Strecken-Senkungen mit abgeflachtem, präterminal negativem T.

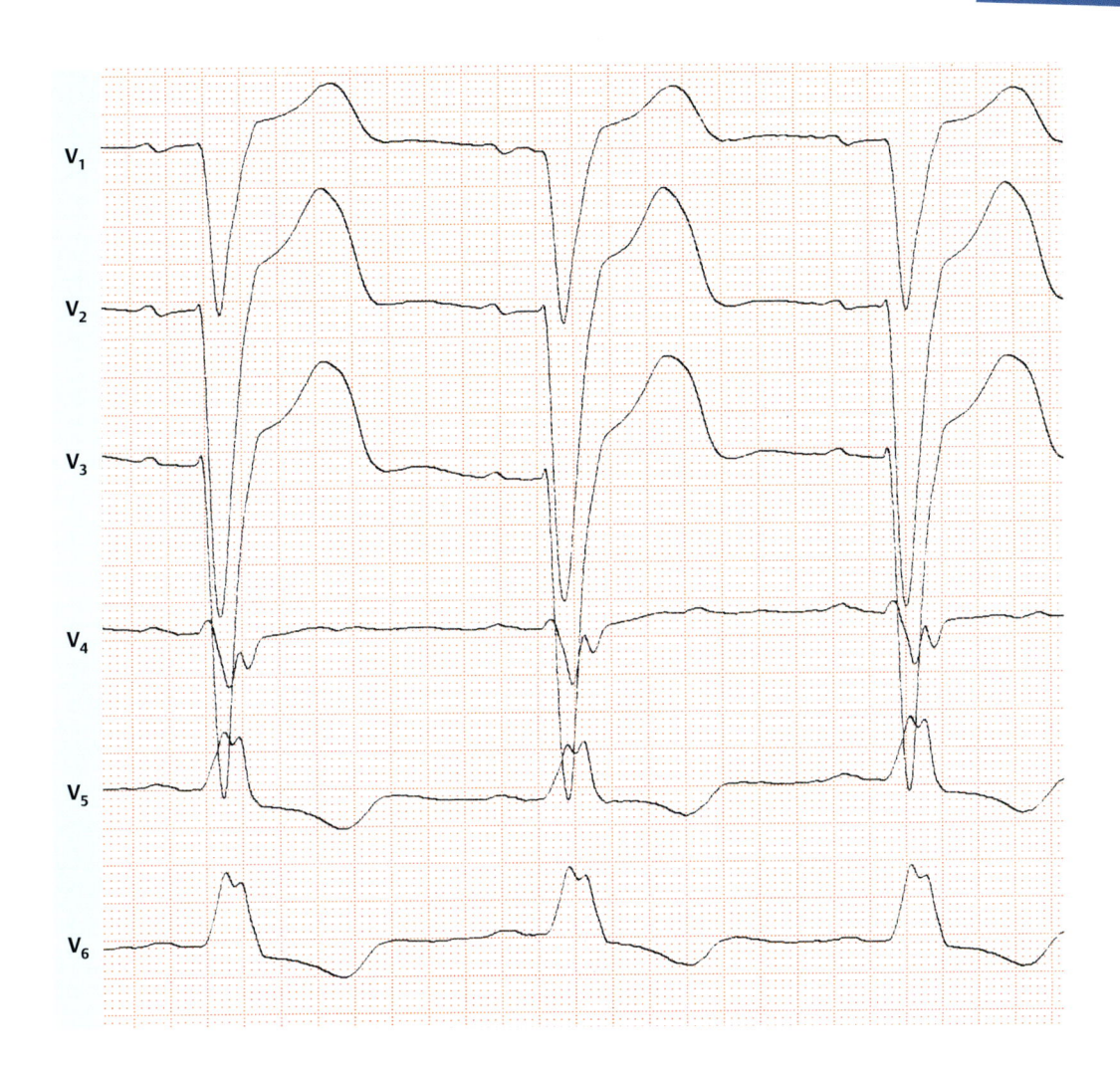

Deutung: kompletter Linksschenkelblock.
Kommentar: Ein begleitendes P-sinistroatriale findet sich häufig und ist Ausdruck der Tatsache, dass die Erregungsleitungsstörung auch den linken Vorhof betrifft. Die hoch pathologischen Erregungsrückbildungsstörungen, Lektion 16 (S. 59), folgen der Störung der Erregungsausbreitung und sind per se nicht als zusätzlicher Ausdruck einer Herzmuskelschädigung zu bewerten. Das Fehlen von Q-Zacken erklärt sich wie folgt: Q präsentiert die initiale Erregung des Kammerseptums, die über den linken Leitungsschenkel erfolgt. Ist dieser blockiert, so finden sich auch keine Q-Zacken.

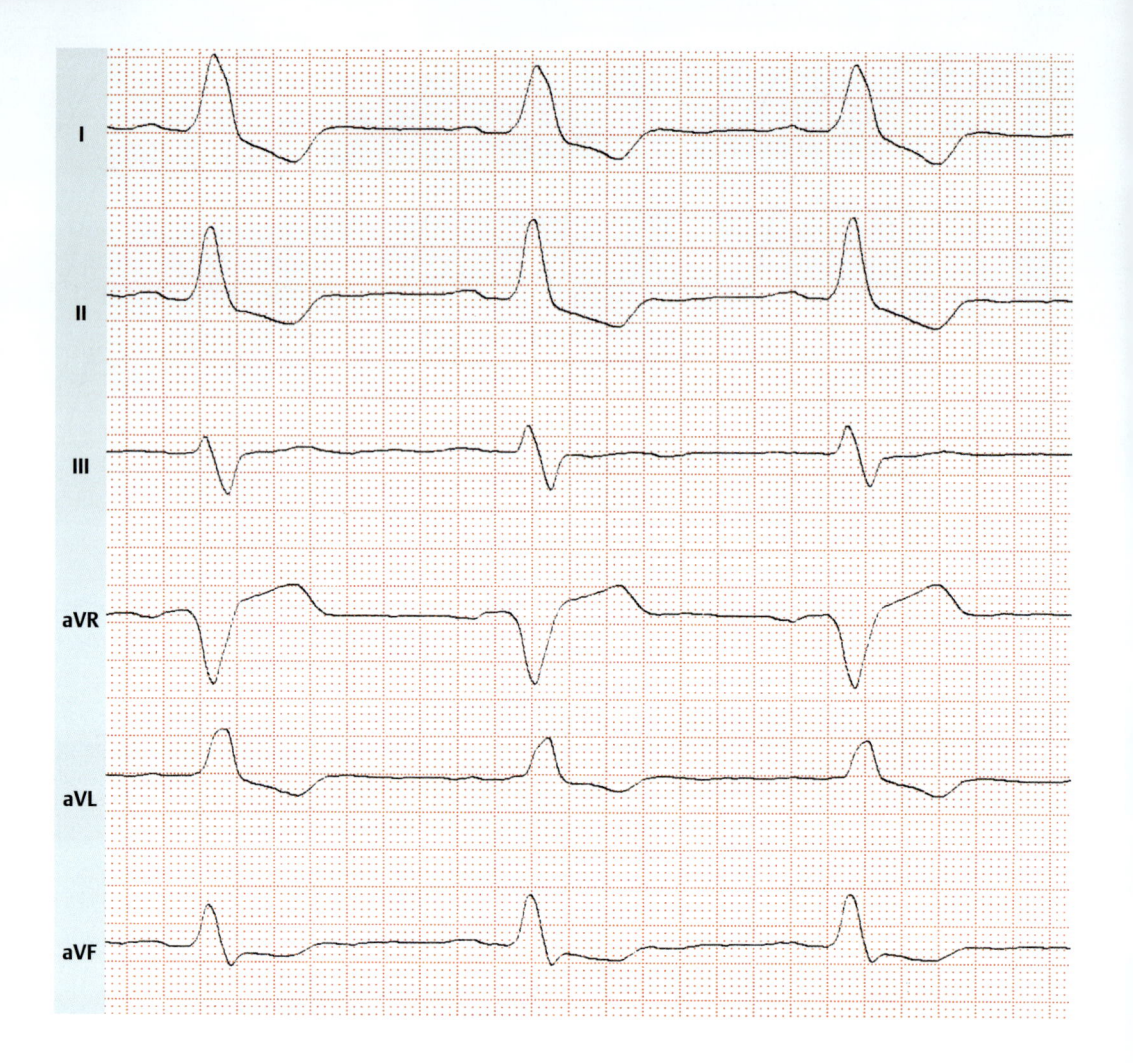

▶ **Lektion 13**

EKG-Beispiel 14: Myokardiale Schädigung
- regelrechter Sinusrhythmus, Frequenz 69/min, etwas flache, aber sonst unauffällige P-Wellen, PQ-Zeit 0,16 sek
- Linkstyp
- Q-Zacken nicht sicher abgrenzbar
- Der QRS-Komplex ist auf 0,16 sek verbreitert, R und S stellen sich plump deformiert dar, Rsr'-Konfiguration angedeutet lediglich in V_4.
- In den Ableitungen I, II, aVL, V_4–V_6 deszendierende ST-Strecken-Senkungen von maximal 0,2 mV mit Übergang in ein abgeflachtes, präterminal negatives T.

Myokardiale Schädigung   EKG-Beispiel 14

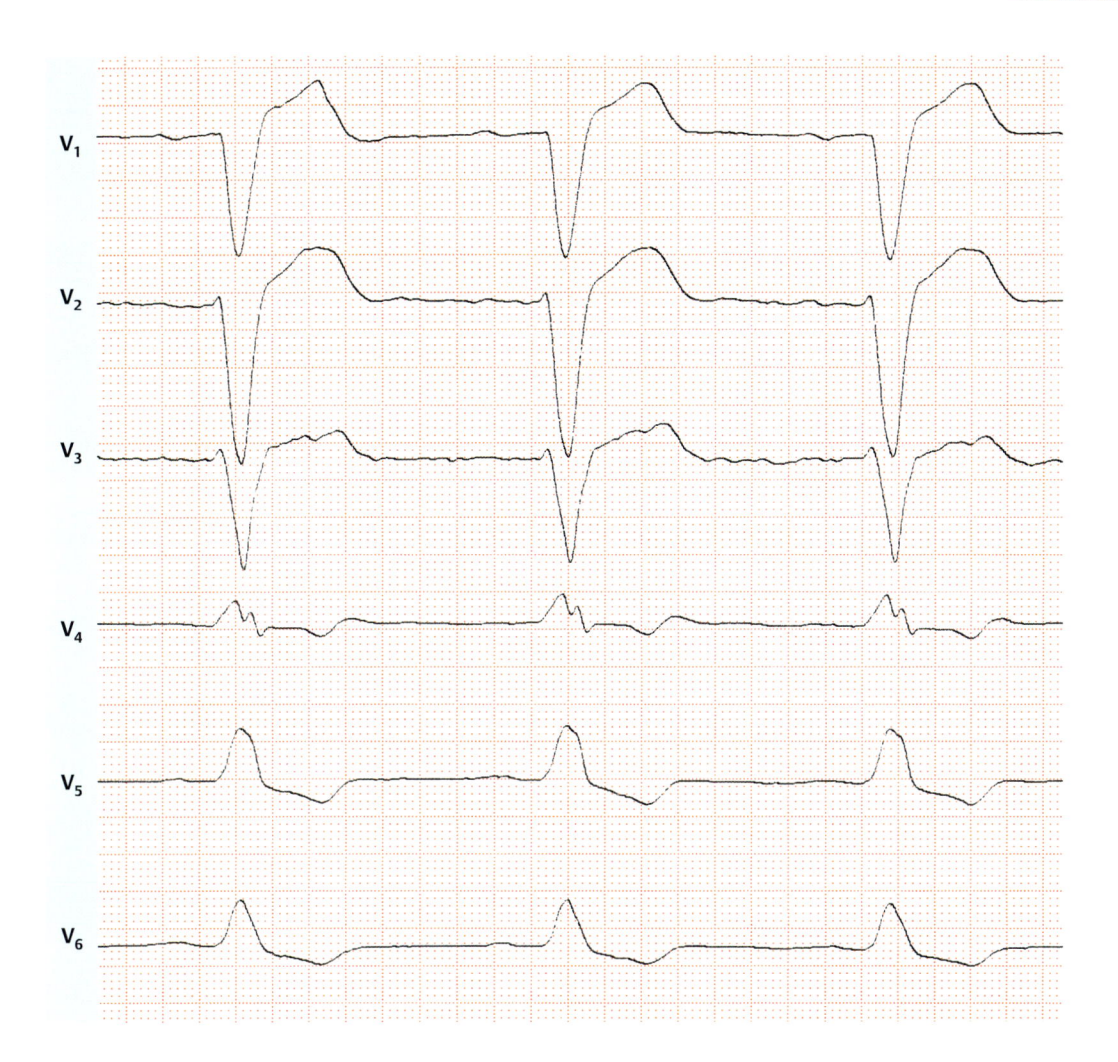

Deutung: Ausgeprägte linksventrikuläre Erregungsausbreitungsstörung, wahrscheinlich infolge einer tiefgreifenden myokardialen Schädigung (differenzialdiagnostisch Überdosierung von Antiarrhythmika).
Kommentar: Bei Verbreiterung und Deformierung der den linken Ventrikel abbildenden Ableitungen (I, II, aVL, V_4–V_6) fehlt die für den Schenkelblock typische M-förmige Deformierung. Zur weiteren Klärung wäre die Ableitung von V_7 bis V_9 indiziert, die jedoch nicht erfolgt ist. Sie werden solche EKGs jedoch auch als Linksschenkelblock gedeutet finden.

▶ **Lektion 14**

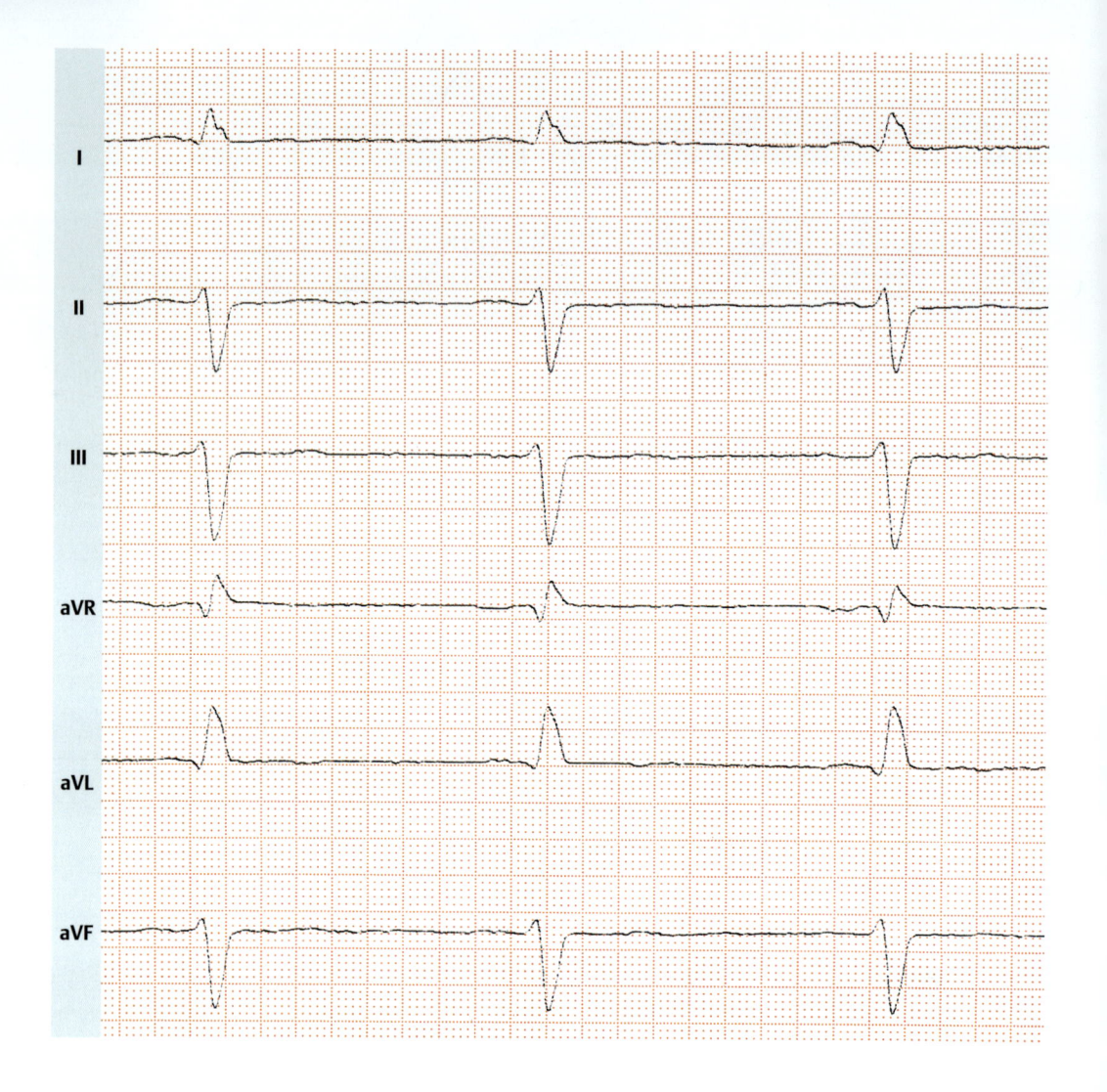

EKG-Beispiel 15: Linksanteriorer Hemiblock
- regelrechter Sinusrhythmus, Frequenz 63/min, flache, teilweise gekerbte P-Wellen in allen Ableitungen, PQ-Dauer 0,16 sek
- überdrehter Linkstyp
- Es findet sich ein Q in den Ableitungen I und aVL.
- Schmale, schlanke R- und S-Zacken mit deutlich persistierendem, tiefen S bis V_6; QRS 0,11 sek
- Abgeflachte T-Wellen in allen Extremitätenableitungen sowie in V_5–V_6 mit dort biphasischem Verlauf als Ausdruck unspezifischer Erregungsrückbildungsstörungen der Kammern

Linksanteriorer Hemiblock — **EKG-Beispiel 15**

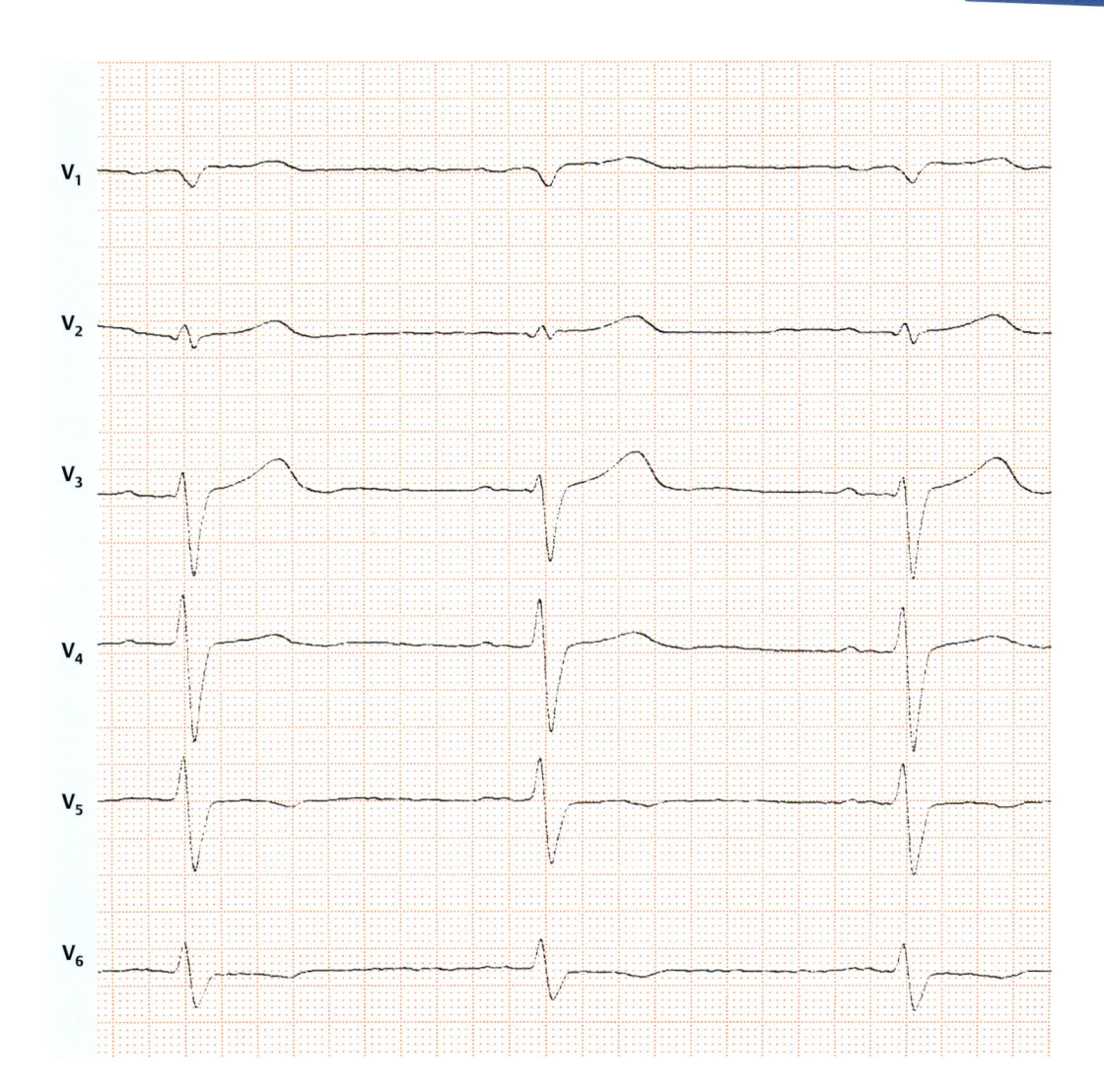

Deutung: linksanteriorer Hemiblock.
Kommentar: Eine unspezifische Vorhofleitungsstörung begleitet einen faszikulären Block häufig und ist Ausdruck der Tatsache, dass die Erregungsleitung auch auf Vorhofebene nicht regelrecht abläuft. Die unspezifischen Erregungsrückbildungsstörungen können mit dem faszikulären Block zusammenhängen, jedoch auch Ausdruck einer zusätzlichen Störung sein.

EKG-Beispiel 16

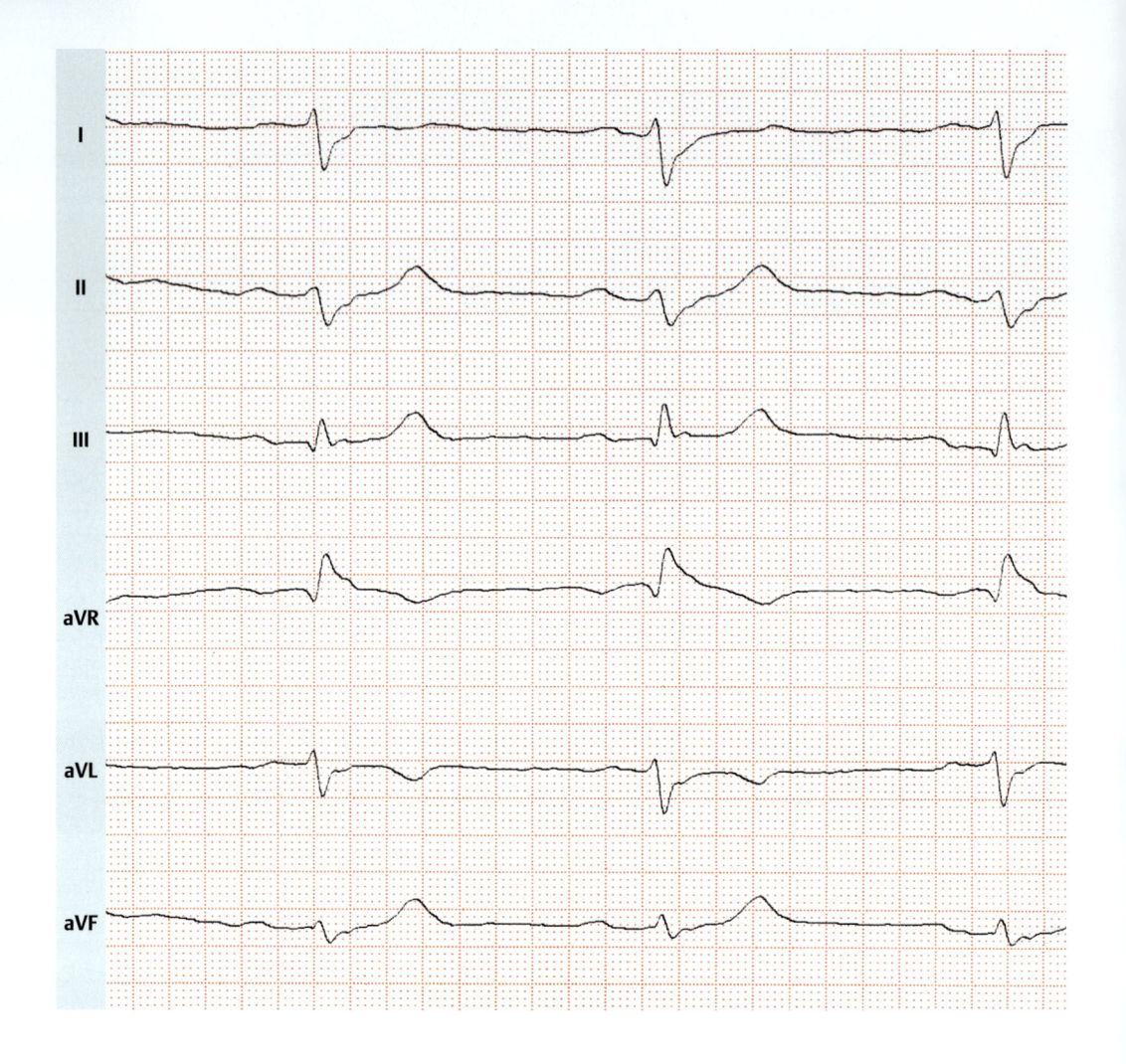

▶ **Lektion 14**

EKG-Beispiel 16: Bifaszikulärer Block
- regelrechter Sinusrhythmus, Frequenz 64/min, unauffällige P-Welle, PQ-Zeit 0,18 sek
- überdrehter Rechtstyp
- unauffällige Q-Zacken
- QRS auf 180 msek verbreitert und deformiert mit rsR'-Konfiguration in den Ableitungen V_1 bis V_3, angedeutet auch in V_4, III und aVR. In den gleichen Ableitungen deszendierende ST-Strecken-Senkungen mit präterminal negativen und abgeflachten T-Wellen.

Deutung: bifaszikulärer Block (kompletter Rechtsschenkelblock + linksposteriorer Hemiblock [RSB + LPH]).

Bifaszikulärer Block EKG-Beispiel 16

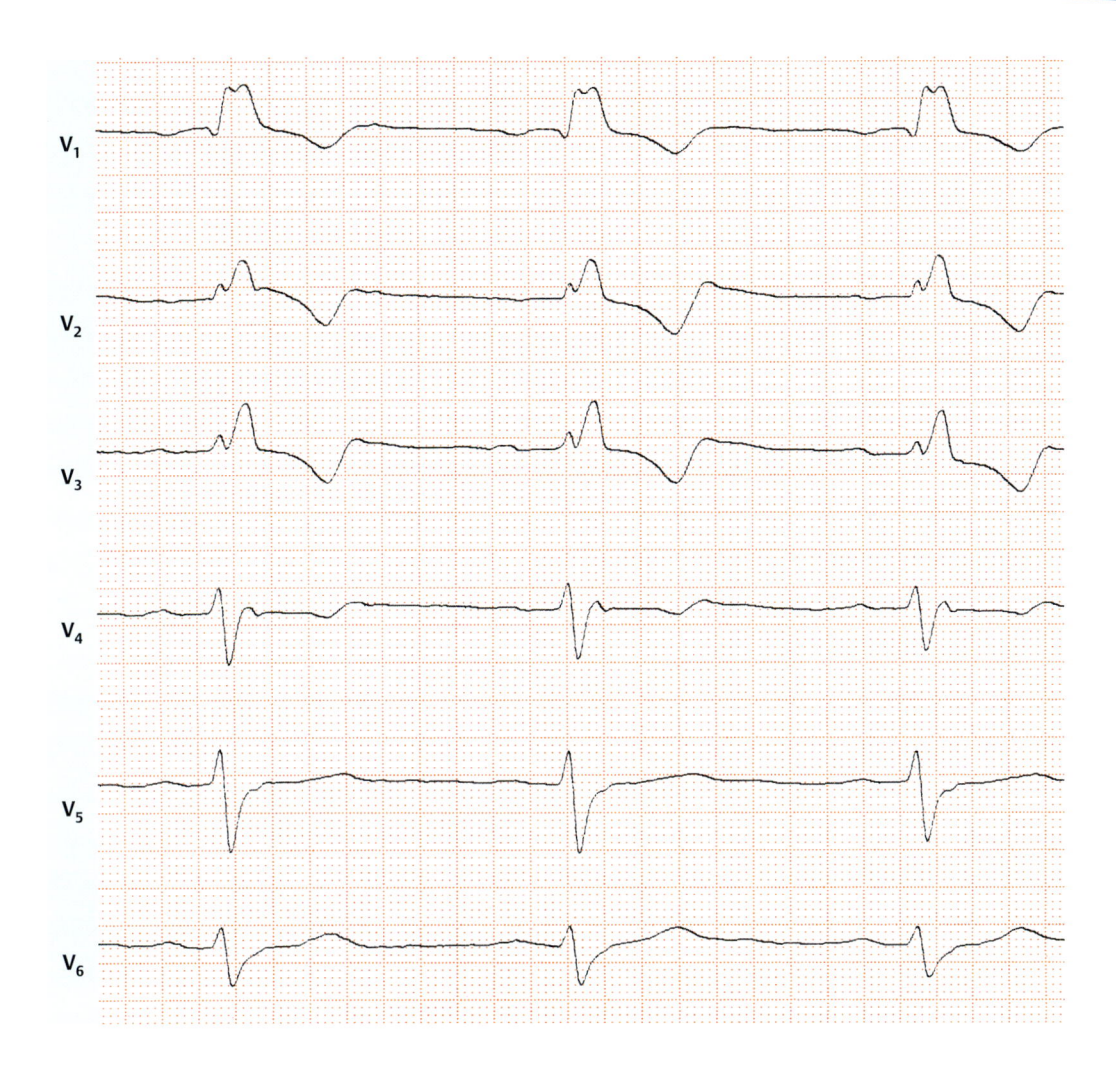

V₁

V₂

V₃

V₄

V₅

V₆

Kommentar: Das EKG ist ganz schön kompliziert, aber so etwas kommt vor. Es ist für den Patienten wichtig, es richtig zu deuten – und es lässt sich wie immer in der Elektrokardiografie logisch erklären. Also: Der komplette Rechtsschenkelblock (RSB) ist durch die Verbreiterung und typische Deformierung der den rechten Ventrikel abbildenden Ableitungen V_1 bis V_2, III und aVR mit zugehörigen Erregungsrückbildungsstörungen dokumentiert. Der linksposteriore Hemiblock (LPH) dokumentiert sich in dem überdrehten Rechtstyp. Differenzialdiagnostisch ist lediglich eine Rechtsherzhypertrophie – Lektion 18 (S. 69) – zu diskutieren (es ist umstritten, ob bei Schenkelblockbildern die Spannungskriterien entsprechend Lektion 18 angewendet werden dürfen). Diese Frage lässt sich jedoch durch den klinischen Befund eindeutig klären.

▶ **Lektion 15**

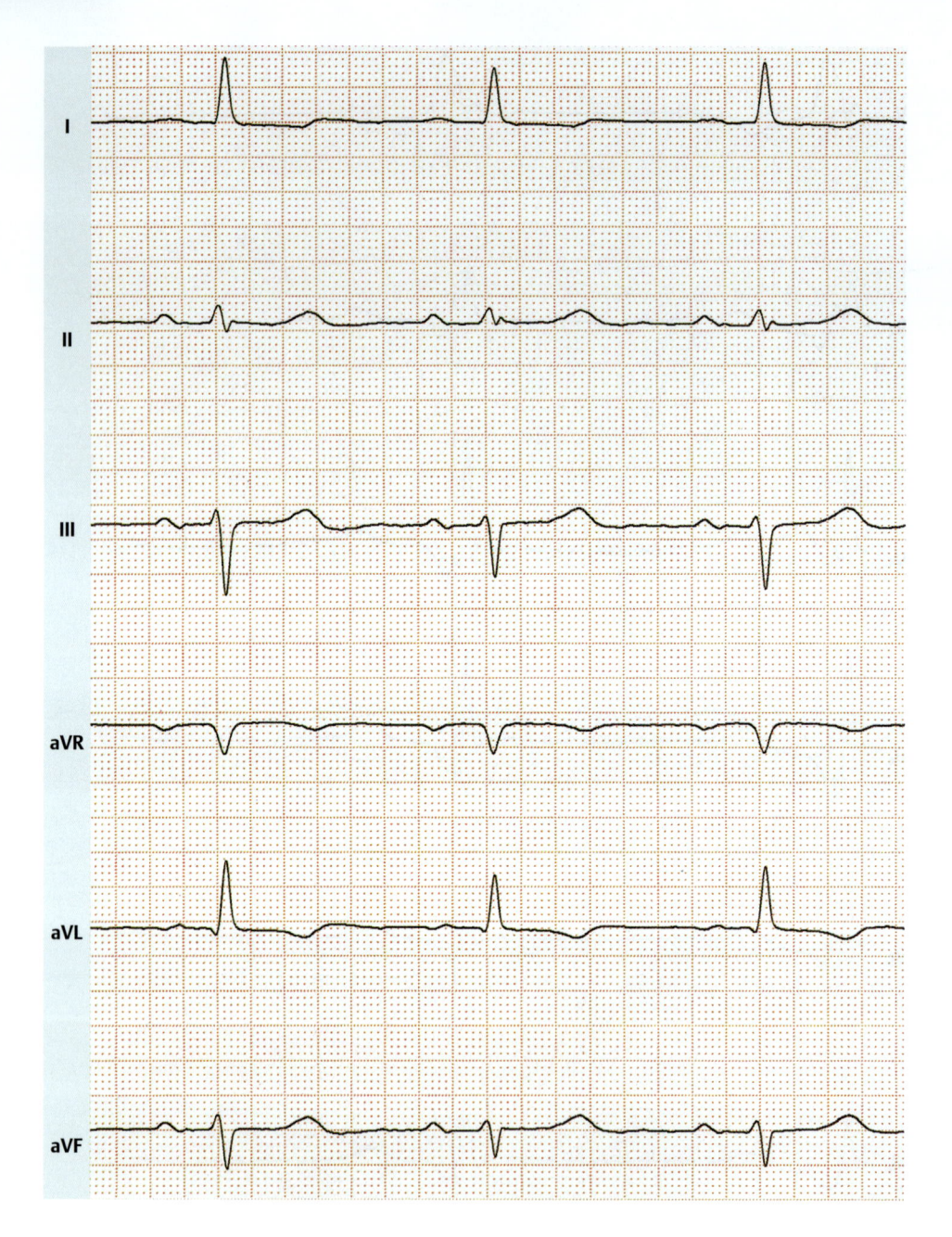

EKG-Beispiel 17: Gestörte R-Progression
- Regelmäßiger Sinusrhythmus mit einer Frequenz von 77/min. Betonter initialer Anteil der P-Wellen, die sich in einem Teil der Ableitungen biphasisch darstellen. PQ-Zeit 0,18 sek.
- Linkstyp
- unauffälliges Verhalten der Q-Zacken
- R und S sind in den meisten Ableitungen schmal und spitz; in II findet sich eine Splitterung des QRS-Komplexes. Verzögerte R-Progression in V_2–V_4 mit einer R/S-Umschlagzone V_4/V_5.

Gestörte R-Progression — EKG-Beispiel 17

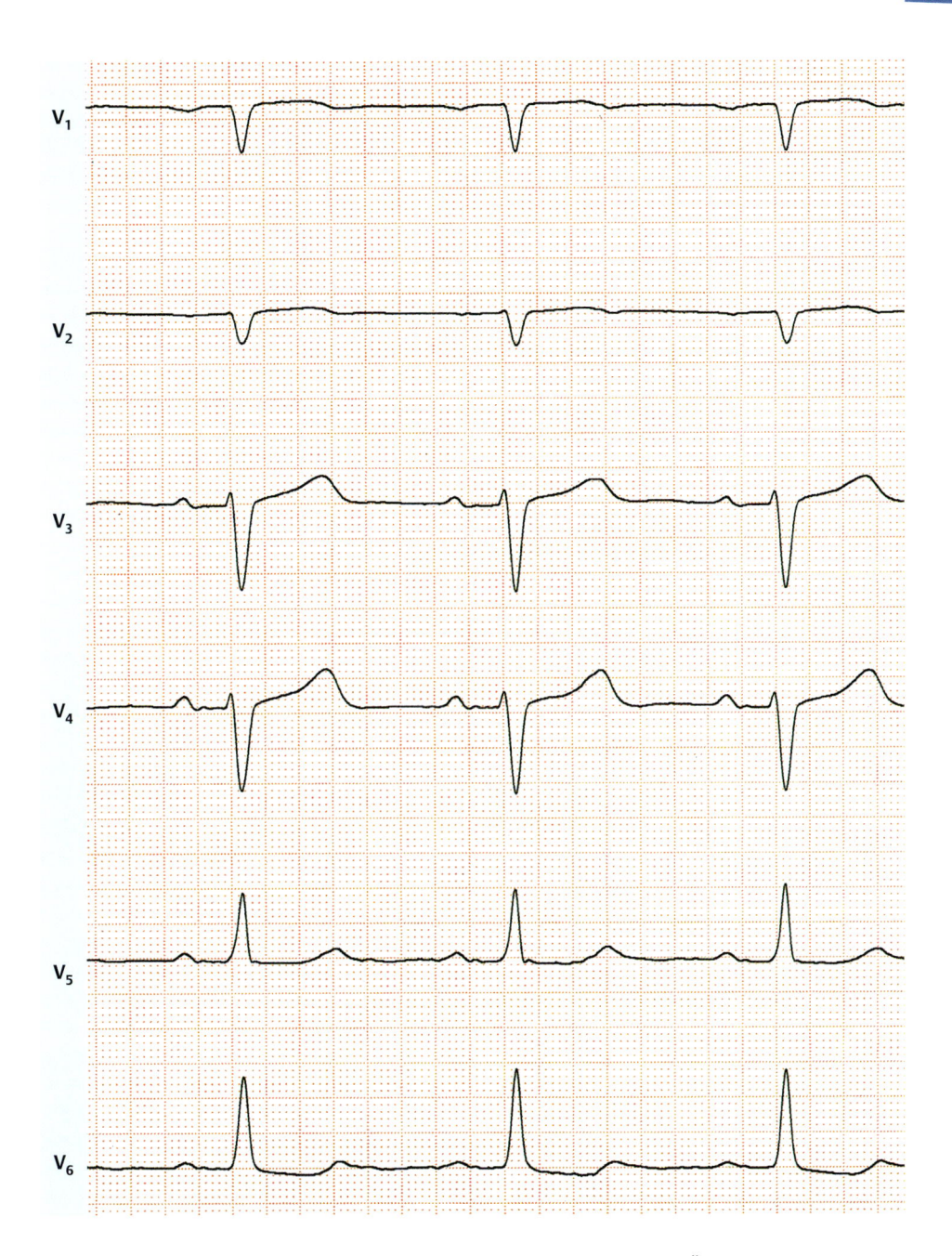

- deszendierende ST-Strecken-Senkung in I, aVL, V_6 bis maximal 0,1 mV; Übergang in präterminal negative, abgeflachte T-Wellen in den gleichen Ableitungen

Deutung: unspezifische Vorhofleitungsstörung, mangelhafte R-Progression in den Brustwandableitungen mit unspezifischen Erregungsrückbildungsstörungen.

Kommentar: Die Ursache dieser EKG-Veränderungen ist aus dem Elektrokardiogramm selbst nicht ableitbar, sie muss zusammen mit anamnestischen und klinischen Daten gefunden werden. In diesem EKG fehlen Zeichen, die einen abgelaufenen Infarkt wahrscheinlicher machen (Q-Zacken, R-Verlust, Knotung in der Übergangsableitung V_5). Dennoch ist ein abgelaufener Vorder-Seitenwandinfarkt möglich (nur kleine R-Zacken in V_2–V_4, Erregungsrückbildungsstörungen in I, aVL).

▶ **Lektion 15**

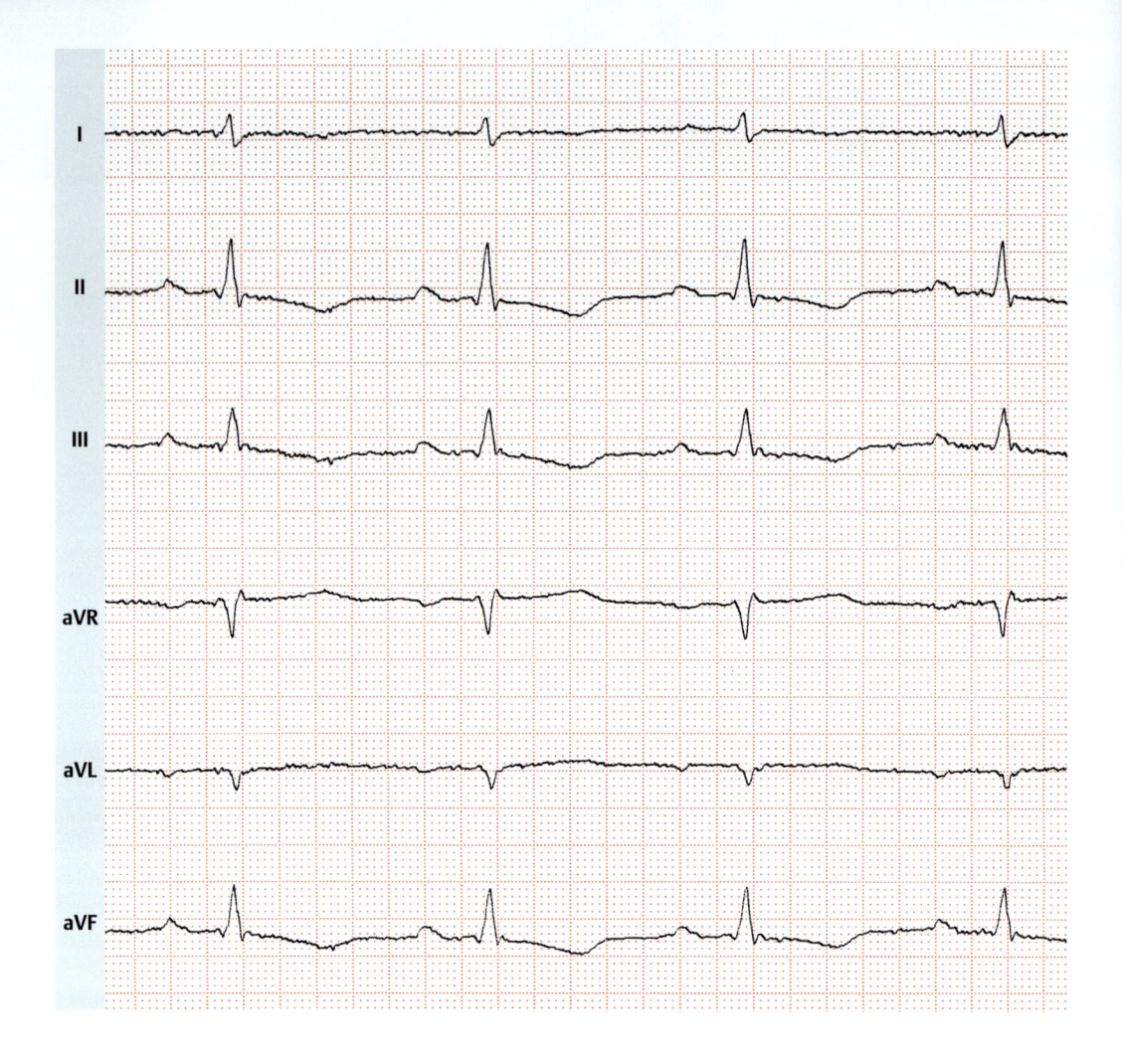

EKG-Beispiel 18: S-Persistenz
- EKG-Aufzeichnung von Muskelzittern überlagert
- regelmäßiger Sinusrhythmus, Frequenz 86/min, PQ-Zeit 0,16 sek
- Steiltyp mit relativ tiefem S in Ableitung I
- regelrechte Q-Zacken
- QRS-Dauer 0,10 sek, bei regelrechten R-Zacken Persistenz eines tiefen S bis V_6
- normales Verhalten der ST-Strecken; präterminal negative T-Wellen in nahezu allen Ableitungen

Deutung: S-Persistenz in den Brustwandableitungen, unspezifische Erregungsrückbildungsstörungen, Rechtsherzbelastung möglich.

Kommentar: Auffälligster Befund ist die S-Persistenz. Zusammen mit dem Lagetyp und den unspezifischen Erregungsrückbildungsstörungen könnte dies auf eine Rechtsherzbelastung hinweisen. Der klinische Befund und die Echokardiografie müssen das klären.

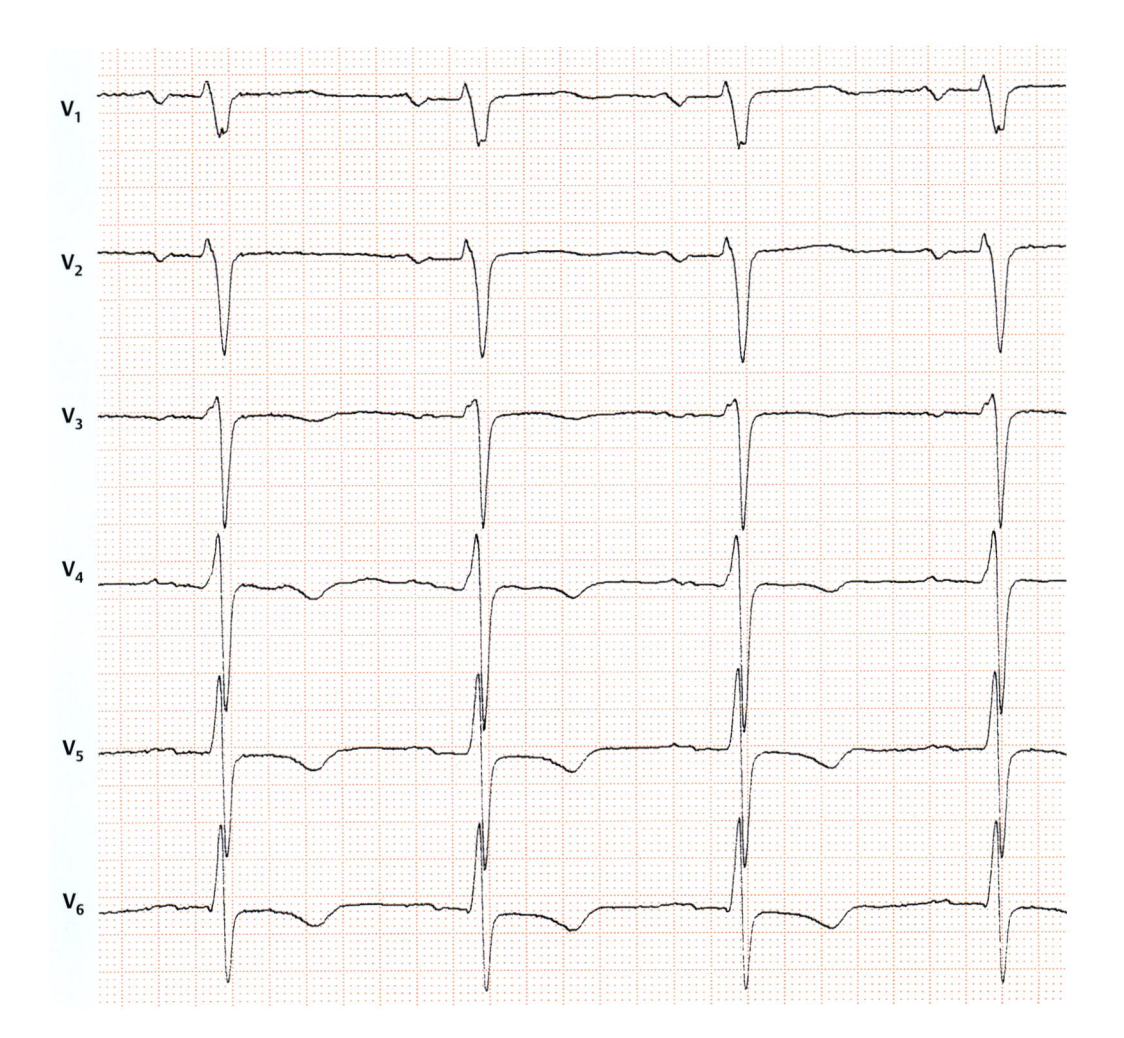

S-Persistenz · EKG-Beispiel 18

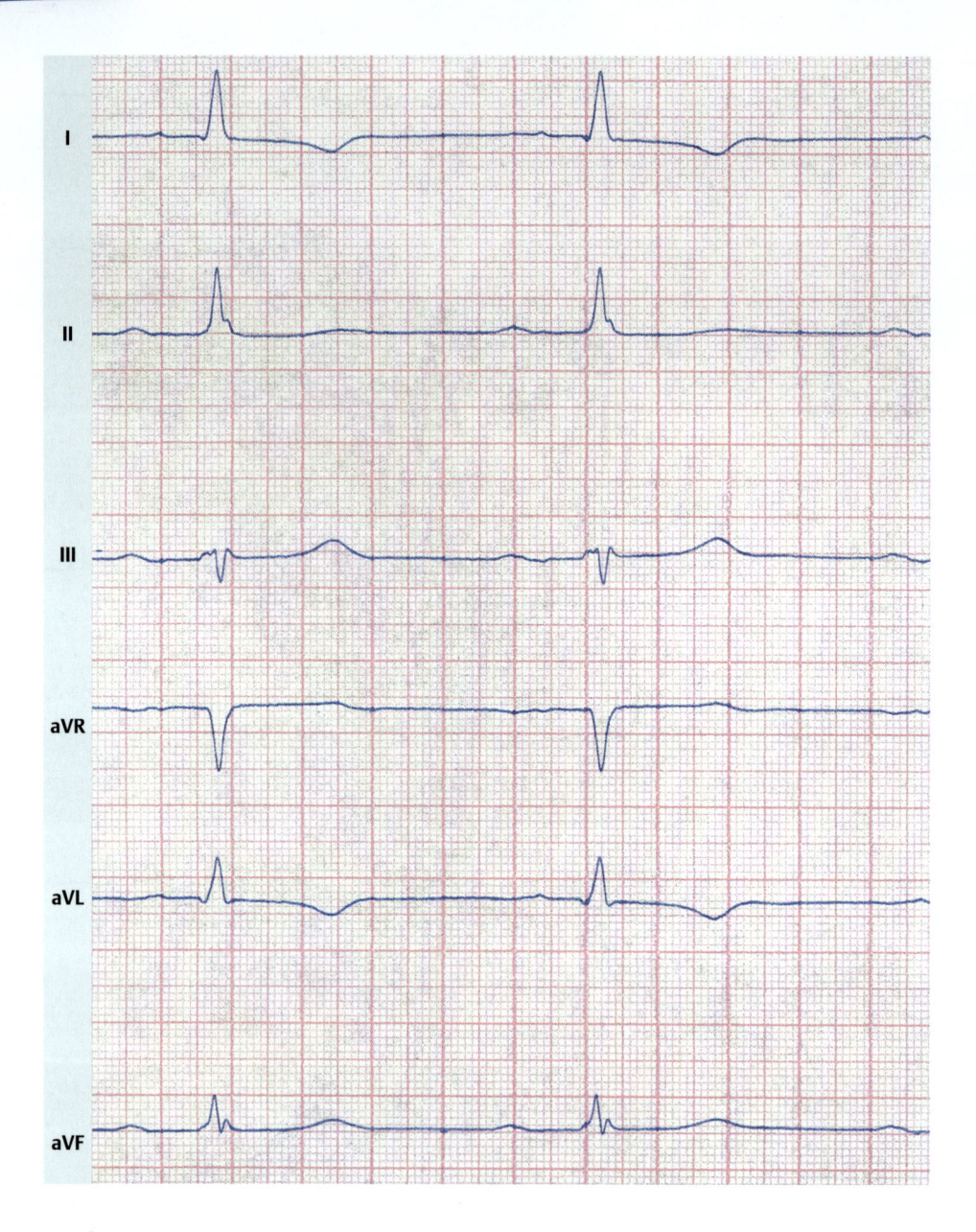

EKG-Beispiel 19: Präterminale T-Negativierung

- Sinusrhythmus mit einer Frequenz von 55/min, die PQ-Zeit ist auf 0,24 sek verlängert
- Linkstyp
- Auffällig sind die kleinen Q-Zacken in V_2, V_3, V_4, wobei sich gleichzeitig ein kleines Q in I und aVL nachweisen lässt.
- unspezifische Erregungsausbreitungsstörungen in Form einer Stufung im absteigenden R in Ableitung II, einer rSr'-Konfiguration in III sowie einem gesplitterten QRS-Komplex in aVF
- In den Ableitungen V_3–V_5 sowie I und aVL findet sich eine deszendierende ST-Strecken-Senkung mit Übergang in ein präterminal negatives T.

Präterminale T-Negativierung   EKG-Beispiel 19

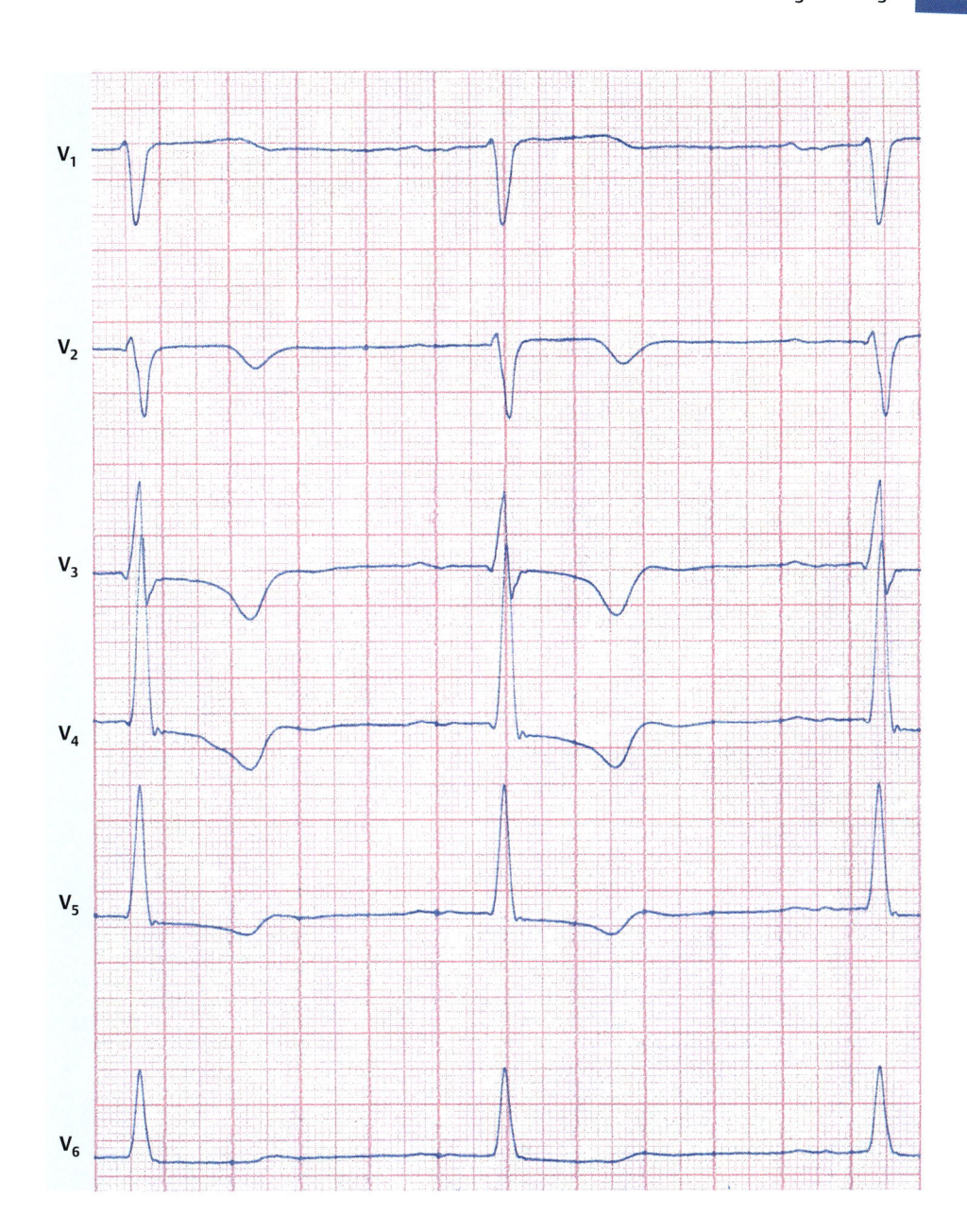

Deutung: Präterminale T-Negativierung in den anterolateralen Ableitungen.
Kommentar: Als Ursache ist ein abgelaufener Vorder-Seitenwandinfarkt wahrscheinlich, da Q-Zacken in den vorderen und mittleren Brustwandableitungen nachweisbar sind. Sie sind zwar klein, aber in dieser Lokalisation pathologisch, zumal sich in den Ableitungen V_5 und V_6 kein Q nachweisen lässt. Zusammen mit den beschriebenen Erregungsrückbildungsstörungen ergibt dies den Verdacht auf einen abgelaufenen Vorder-Seitenwandinfarkt. Die Sicherung der Diagnose erfolgt durch Anamnese und Befund, wobei das Ventrikulogramm (Echokardiografie und/oder Angiokardiografie und/oder Isotopenventrikulografie) und die Darstellung der Koronargefäße den Ausschlag für die Diagnose geben.

▶ **Lektion 16**

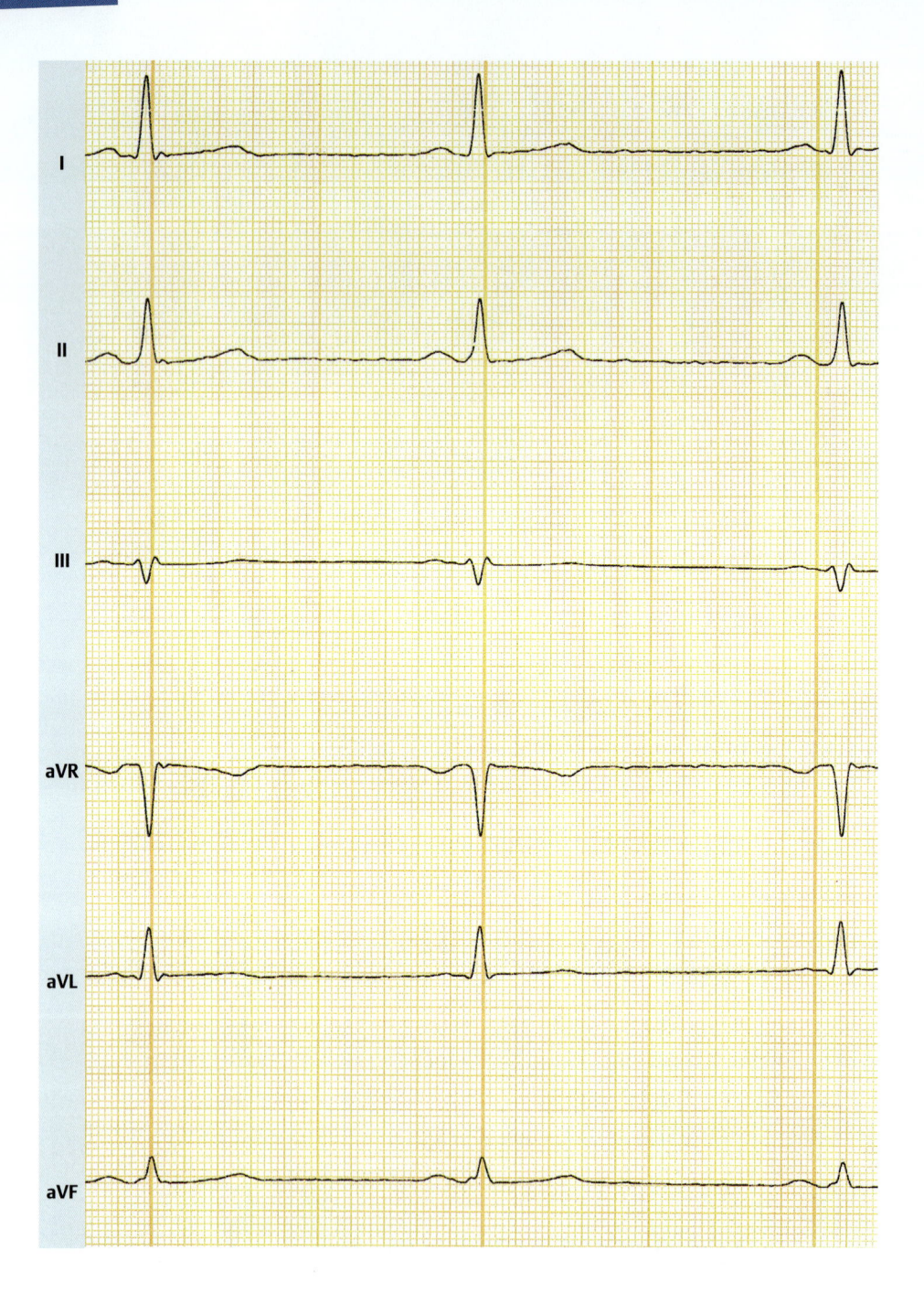

EKG-Beispiel 20: Terminale T-Negativierung
- Sinusrhythmus mit einer Frequenz von 58/min, P-Wellen unauffällig, PQ-Zeit 0,14 sek
- Linkstyp
- keine pathologischen Q-Zacken
- unauffälliges Verhalten von R und S
- terminal negative T-Wellen in V_2–V_5 mit T-Abflachung in aVL

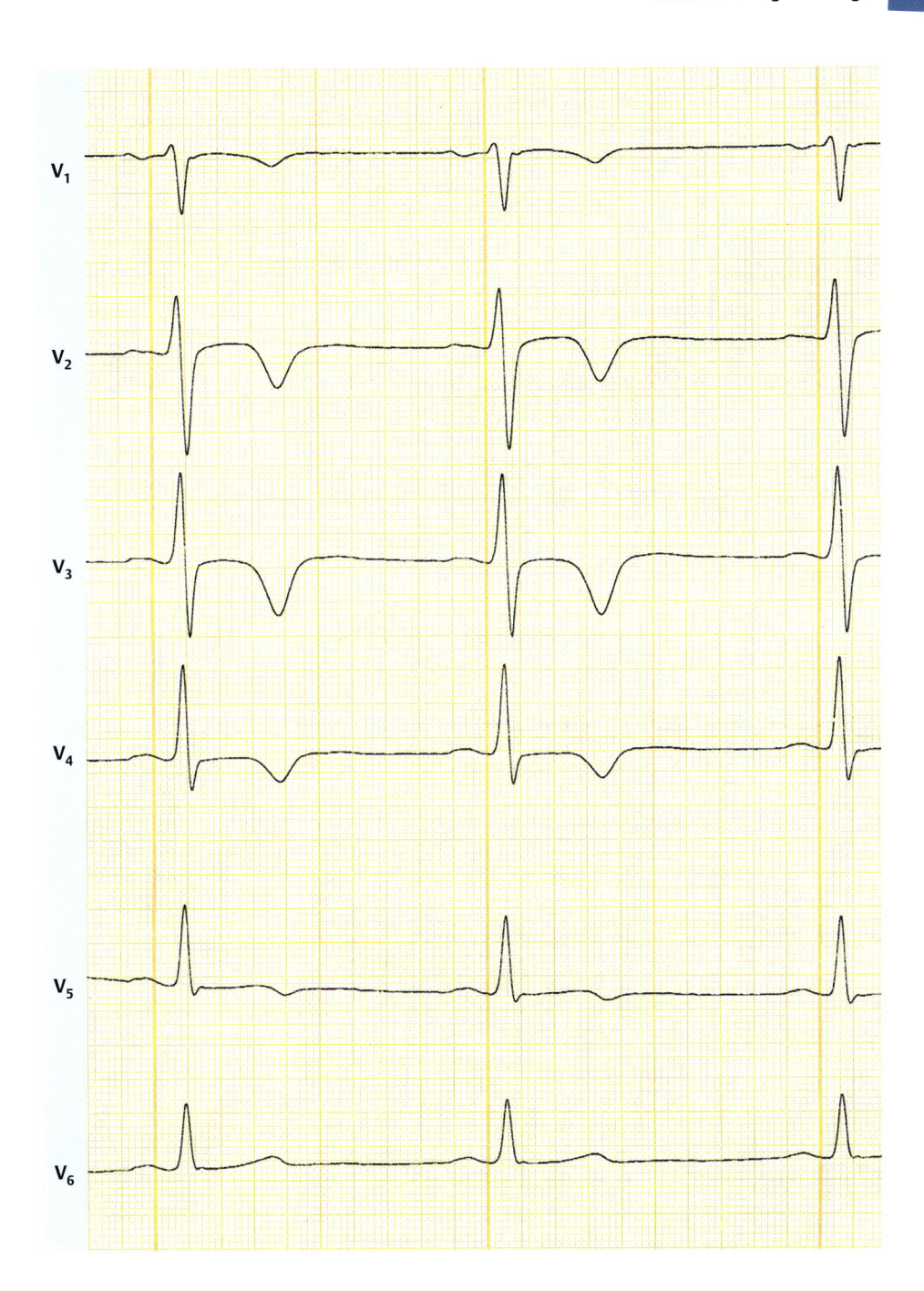

Deutung: terminale T-Negativierung im Vorderwandbereich.
Kommentar: Wahrscheinliche Ursache ist ein abgelaufener Vorderwandinfarkt, Lektion 19 (S. 75). Die Annahme eines Vorderwandinfarktes ergibt sich aus den hierfür typischen terminal negativen T-Wellen im Bereich des Versorgungsgebietes der linken Herzkranzarterie.

EKG-Beispiel 21

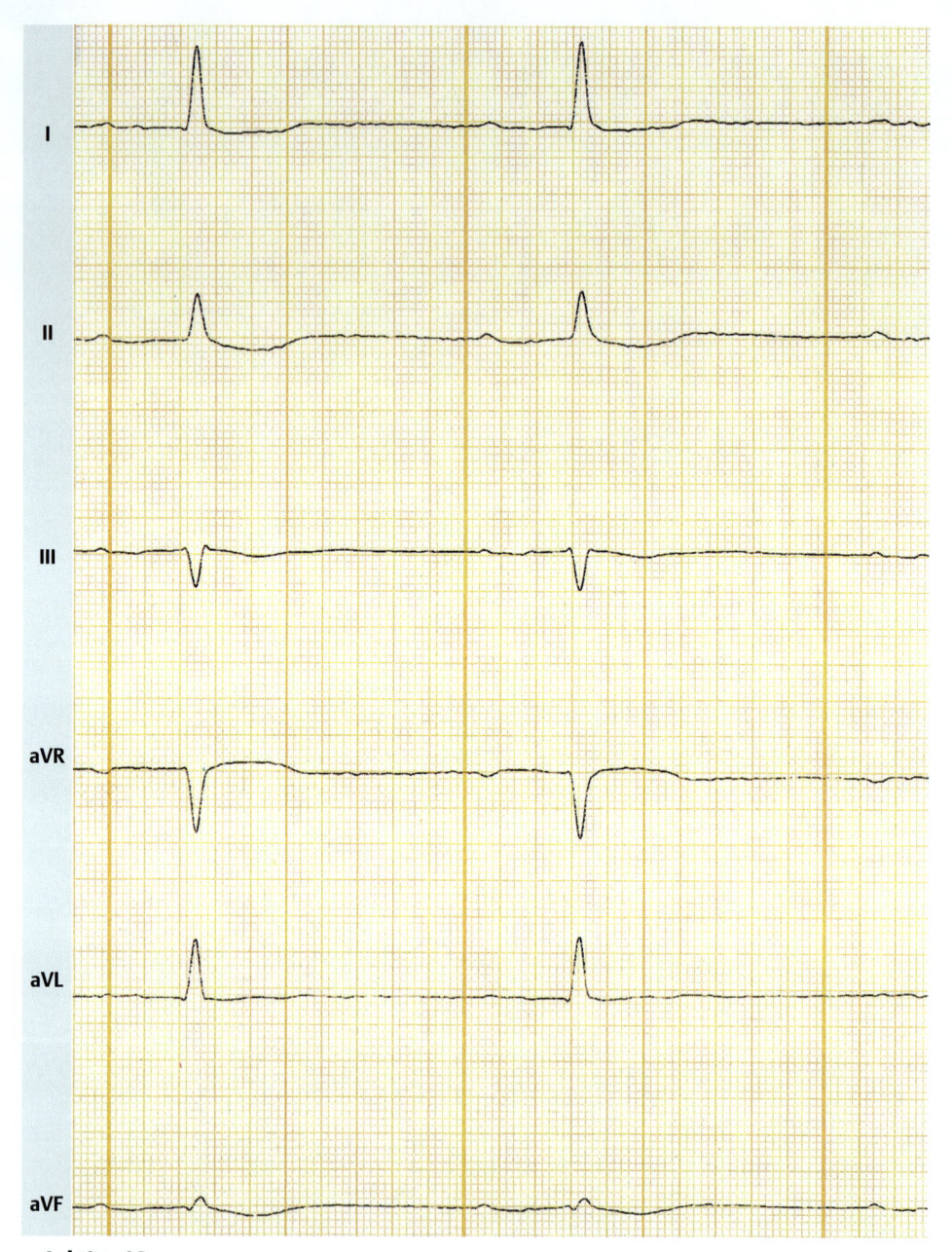

▶ Lektion 16

EKG-Beispiel 21: Digitaliseinwirkung
- Sinusrhythmus mit einer Frequenz von 61/min, PQ-Zeit 0,26 sek
- Linkstyp
- regelrecht dargestellte Q-Zacken
- Bei regelrecht dargestellten R- und S-Zacken ist der zweite Kammerkomplex in der Aufzeichnung der Brustwandableitungen verbreitert (0,15 sek) und rechtsschenkelblockartig deformiert; er ist weiterhin etwas vorzeitig nach sehr kurzem PQ-Intervall (0,08 sek).
- ausgesprochen muldenförmige Senkung der ST-Strecken, am deutlichsten in den Brustwandableitungen (V_2–V_6), mit Übergang in eine abgeflachte T-Welle

Digitaliseinwirkung EKG-Beispiel 21

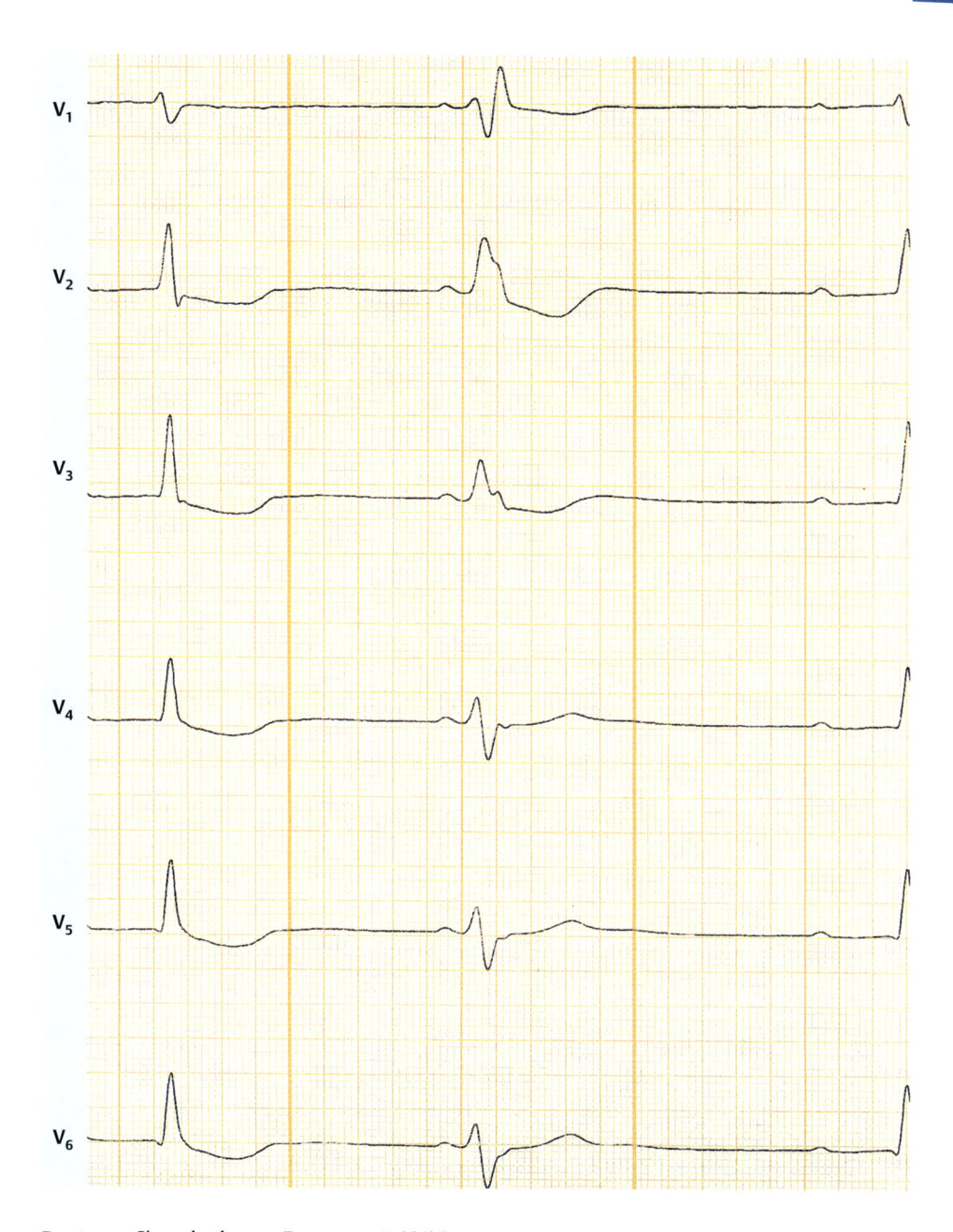

Deutung: Sinusrhythmus, Erregungsrückbildungsstörungen wie bei Einwirkung von Digitalispräparaten, Fusionsschlag, AV-Block I°.

Kommentar: Die hier dargestellten muldenförmigen ST-Strecken-Senkungen sind für Digitaliseinwirkung typisch, wenn auch nicht absolut spezifisch. Der eine verbreiterte Kammerkomplex in den Brustwandableitungen ist als Fusionsphänomen zu deuten: Eine vom Sinusknoten ausgehende Erregung (vorangehende regelrecht dargestellte P-Welle) kombiniert sich mit der Kammererregung durch eine Extrasystole. Man spricht bei einem solchen Fusionsphänomen daher auch von Kombinationserregungen oder Kombinationsschlag. Bei solch typischen Störungen der Erregungsrückbildung und Erregungsausbreitung ist stets an eine Digitalisüberdosierung zu denken und eine Blutspiegelanalyse anzufordern. Die pathologischen EKG-Phänomene sind nach Absetzen von Digitalis rückläufig.

▶ Lektion 17

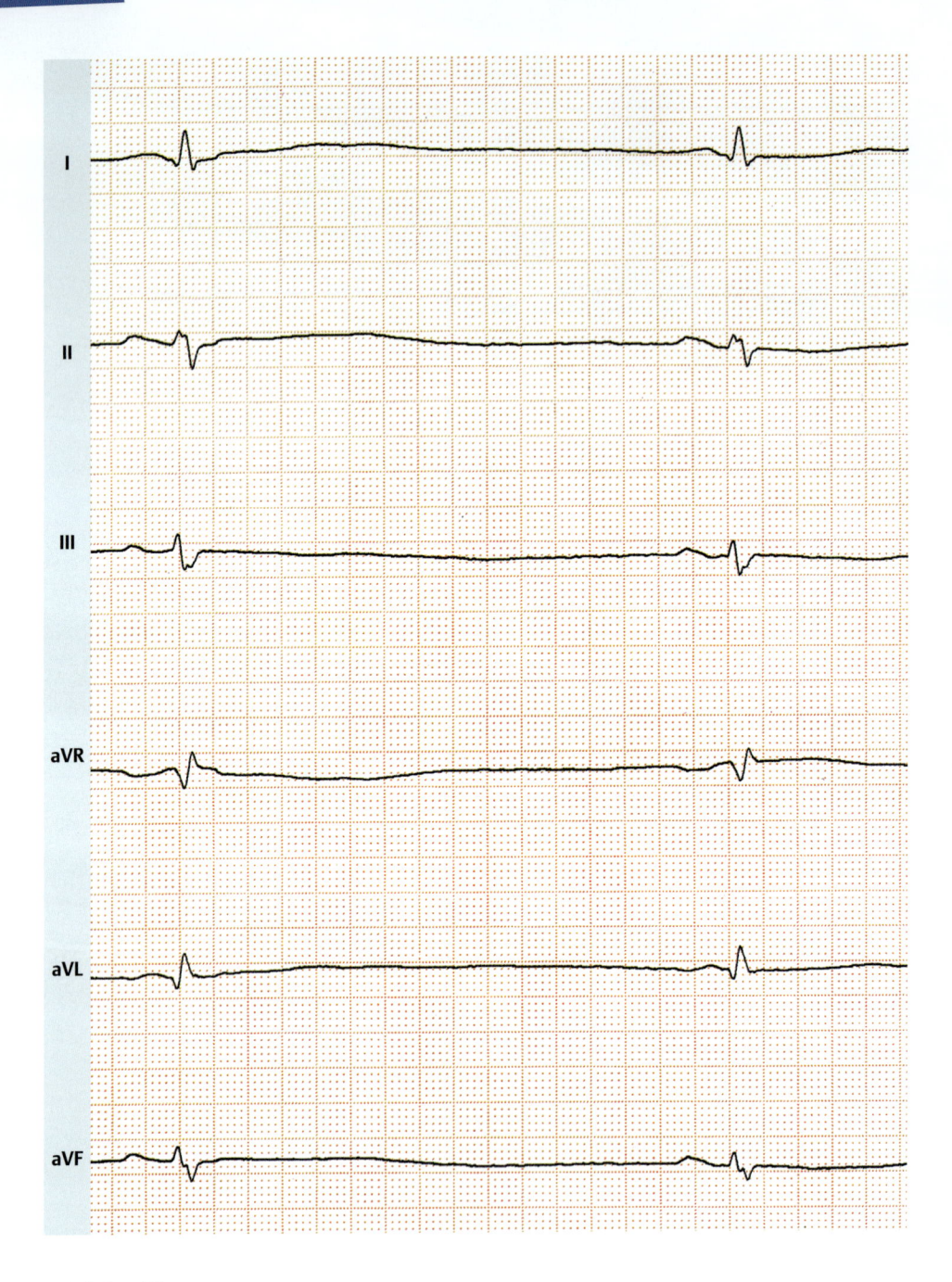

EKG-Beispiel 22: Langes QT-Syndrom
- Sinusbradykardie, Frequenz 37/min, P-Dauer 0,12 sek, PQ-Zeit 0,16 sek
- Linkstyp
- unauffällige Q-Zacken, QRS-Breite 0,10 sek, rSr'-Konfiguration in V_1, QT-Zeit-Verlängerung auf 0,68 sek
- deszendierende ST-Strecken-Senkungen in V_3–V_5

Langes QT-Syndrom EKG-Beispiel 22

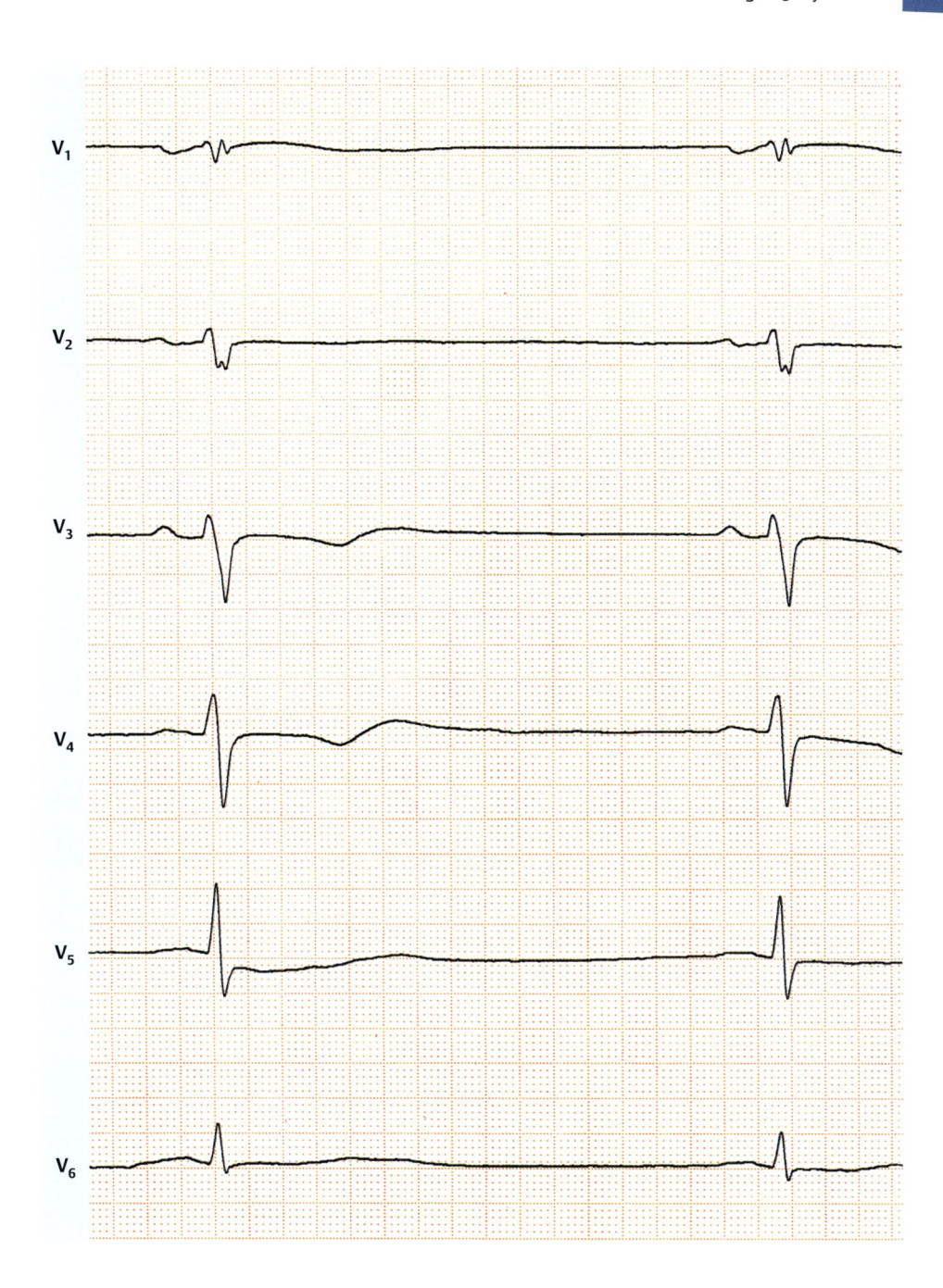

Deutung: Verlängerung der QT-Zeit.
Kommentar: Die QT-Zeit-Verlängerung ist der bedeutendste Befund dieses EKGs: Neben angeborenen QT-Syndromen (Romano-Ward-Syndrom, Jervell-Lange-Nielsen-Syndrom) ist vor allem an eine durch Antiarrhythmika bedingte Verlängerung der QT-Zeit zu denken. Hierfür spricht auch die Bradykardie.

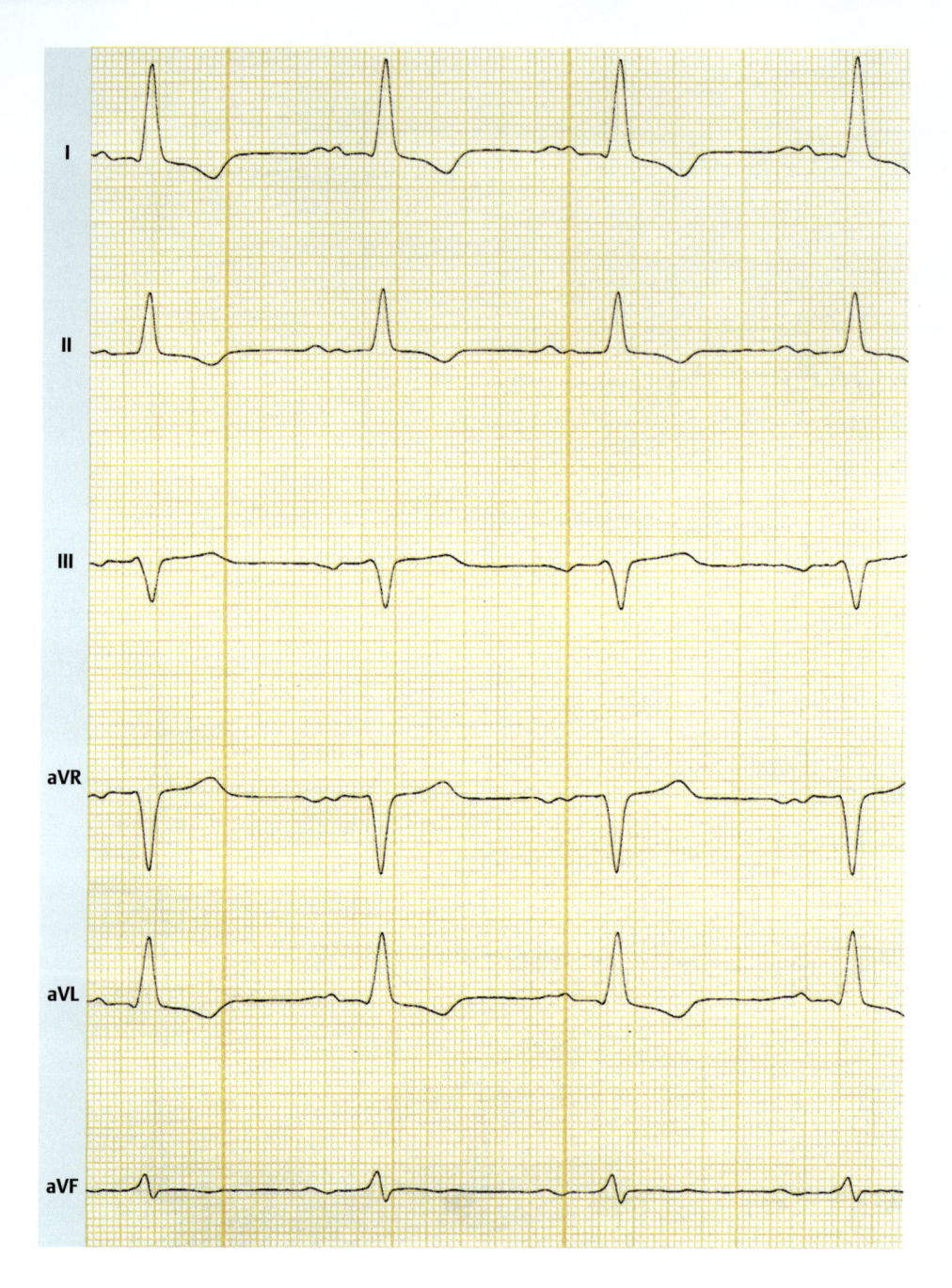

▶ Lektion 18

EKG-Beispiel 23: Linksherzhypertrophie
- regelrechter Sinusrhythmus, Frequenz 90/min, P-Dauer 0,14 sek, Deformierung der P-Welle in Form einer Kerbung in Ableitung II und mit terminal negativem P in V_1 und V_2, PQ-Zeit 0,18 sek
- Linkstyp
- unauffällige Q-Zacken
- auffällig hohes R in I, aVL, V_4 und V_5: Lewis-Index 2,0 mV; Sokolow-Lyon-Index 3,9 mV

Linksherzhypertrophie — EKG-Beispiel 23

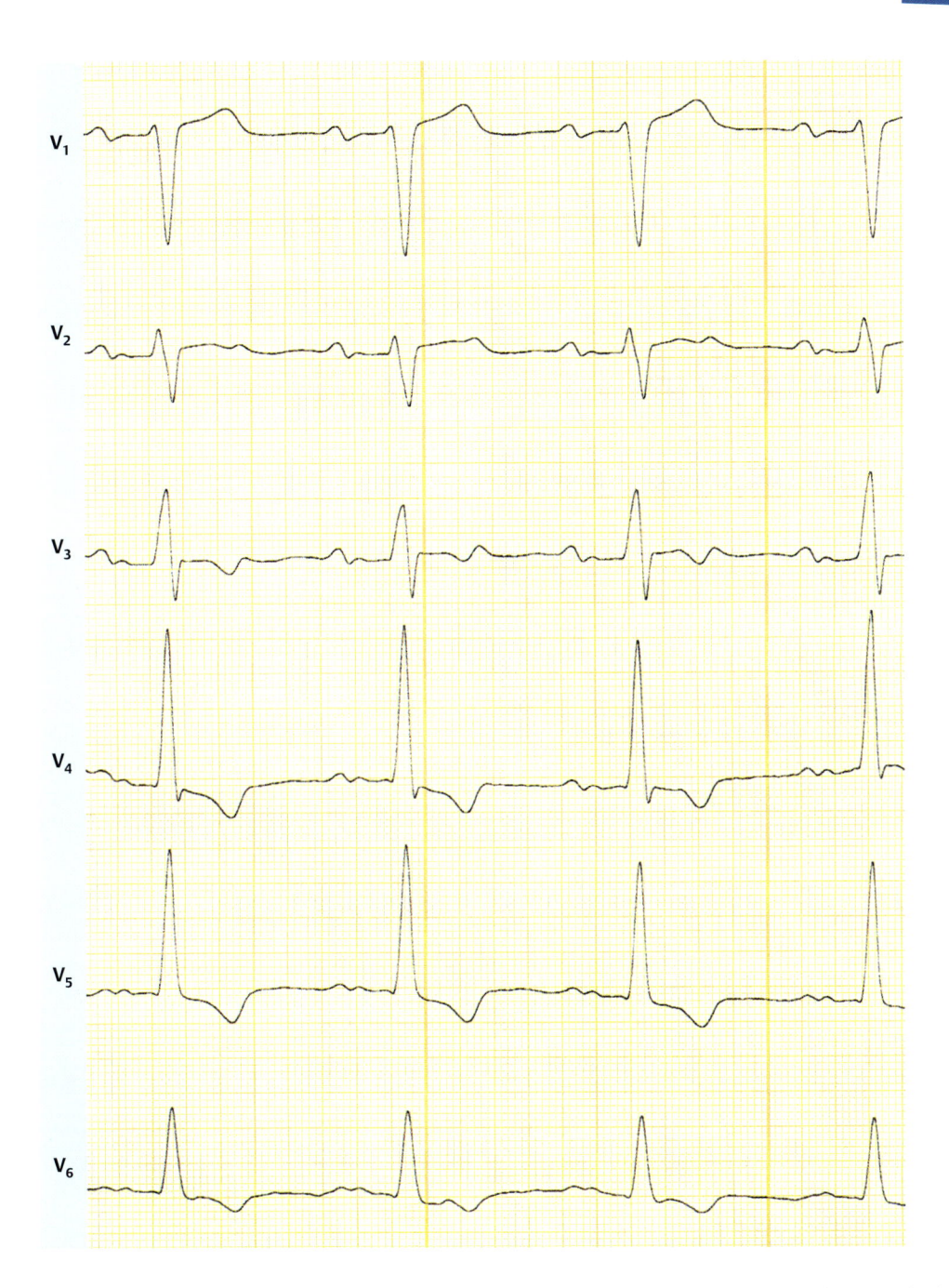

- deszendierende ST-Strecken in den Ableitungen I, II, aVL, V_4–V_6 bis maximal 0,2 mV mit präterminal negativem T in den gleichen Ableitungen

Deutung: Linksherzhypertrophie mit Linksherzschädigung.

Kommentar: Die Linksherzhypertrophie ist belegt durch P-sinistroatriale, Linkslagetyp, abnorm hohe Spannungsausschläge in den linkspräkordialen Ableitungen. Die Linksherzschädigung ist belegt durch die Erregungsrückbildungsstörungen in Form deszendierender ST-Strecken-Senkungen und präterminal negativer T-Wellen.

EKG-Beispiel 24

▶ **Lektion 18**

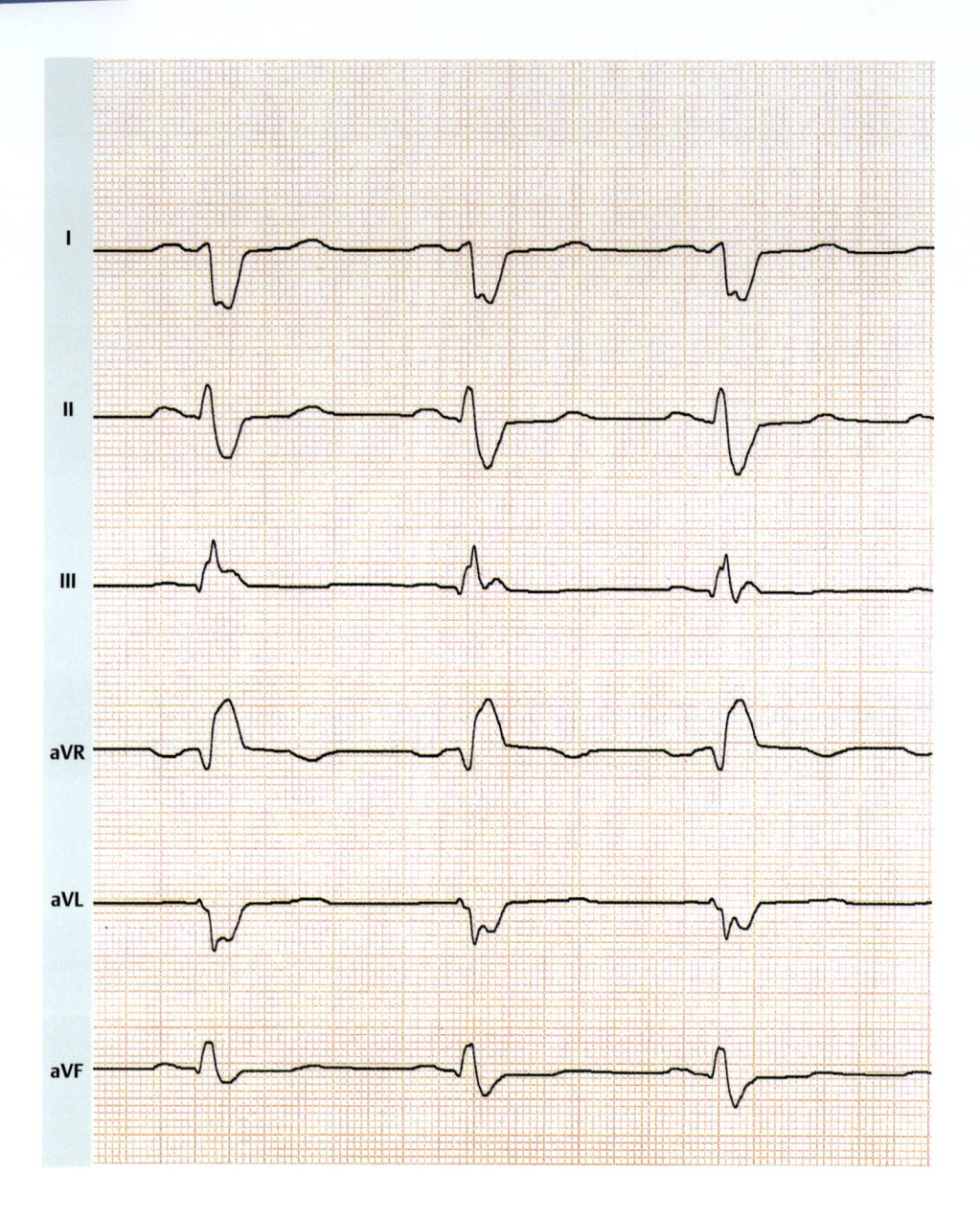

EKG-Beispiel 24: Rechtsherzhypertrophie
- regelmäßiger Sinusrhythmus mit einer Frequenz von 82/min, PQ-Zeit 0,14 sek
- überdrehter Rechtstyp
- auffällig sind kleine Q-Zacken in V_1 und V_2
- Der QRS-Komplex ist auf 140 msek verbreitert und deformiert: breites, plumpes S mit einer Kerbung in I, II, aVL, V_5 und V_6 sowie einer Stufenbildung in dem aufsteigenden R-Schenkel in III, aVR, V_1 und V_2. Am häufigsten sind extrem hohe R-Zacken in den vorderen Brustwandableitungen. Der Sokolow-Lyon-Index ist mit 3,5 mV hoch pathologisch.

Rechtsherzhypertrophie — EKG-Beispiel 24

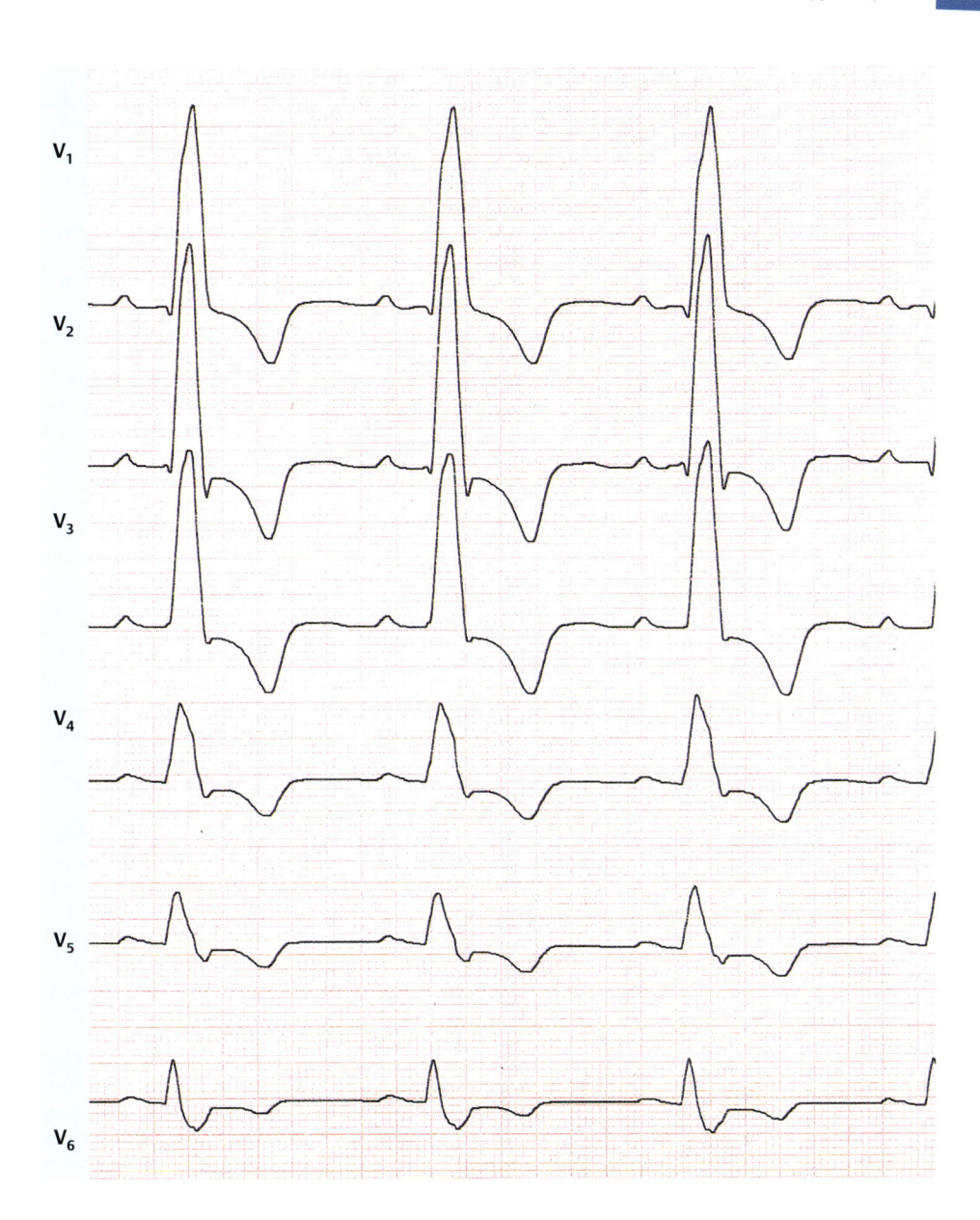

- Es finden sich insbesondere in den Brustwandableitungen T-Negativierungen, die in V_1–V_3 als terminal negative T-Wellen, in V_4–V_6 als präterminal negative T-Wellen imponieren.

Deutung: Rechtsherzhypertrophie mit Rechtsherzschädigung.

Kommentar: Die Diagnose der Rechtsherzhypertrophie gründet sich auf die Kriterien überdrehter Rechtstyp, hohes R-Potenzial in den rechtspräkordialen Ableitungen mit pathologischem Sokolow-Lyon-Index, intraventrikuläre Erregungsausbreitungsstörungen im R-Anteil der rechtspräkordialen Ableitungen sowie in Form tiefer, plumper, deformierter S-Zacken in den linkspräkordialen Ableitungen. In diesem Zusammenhang sind auch die initial spitz gestalteten P-Wellen in den Ableitungen V_1–V_3 zu verwerten, auch wenn nicht alle Kriterien eines P-dextroatriale erfüllt sind. Die ausgeprägten Erregungsrückbildungsstörungen vor allem in den vorderen und mittleren Brustwandableitungen sprechen dafür, dass der hypertrophierte rechte Ventrikel bereits Zeichen der Rechtsherzschädigung aufweist.

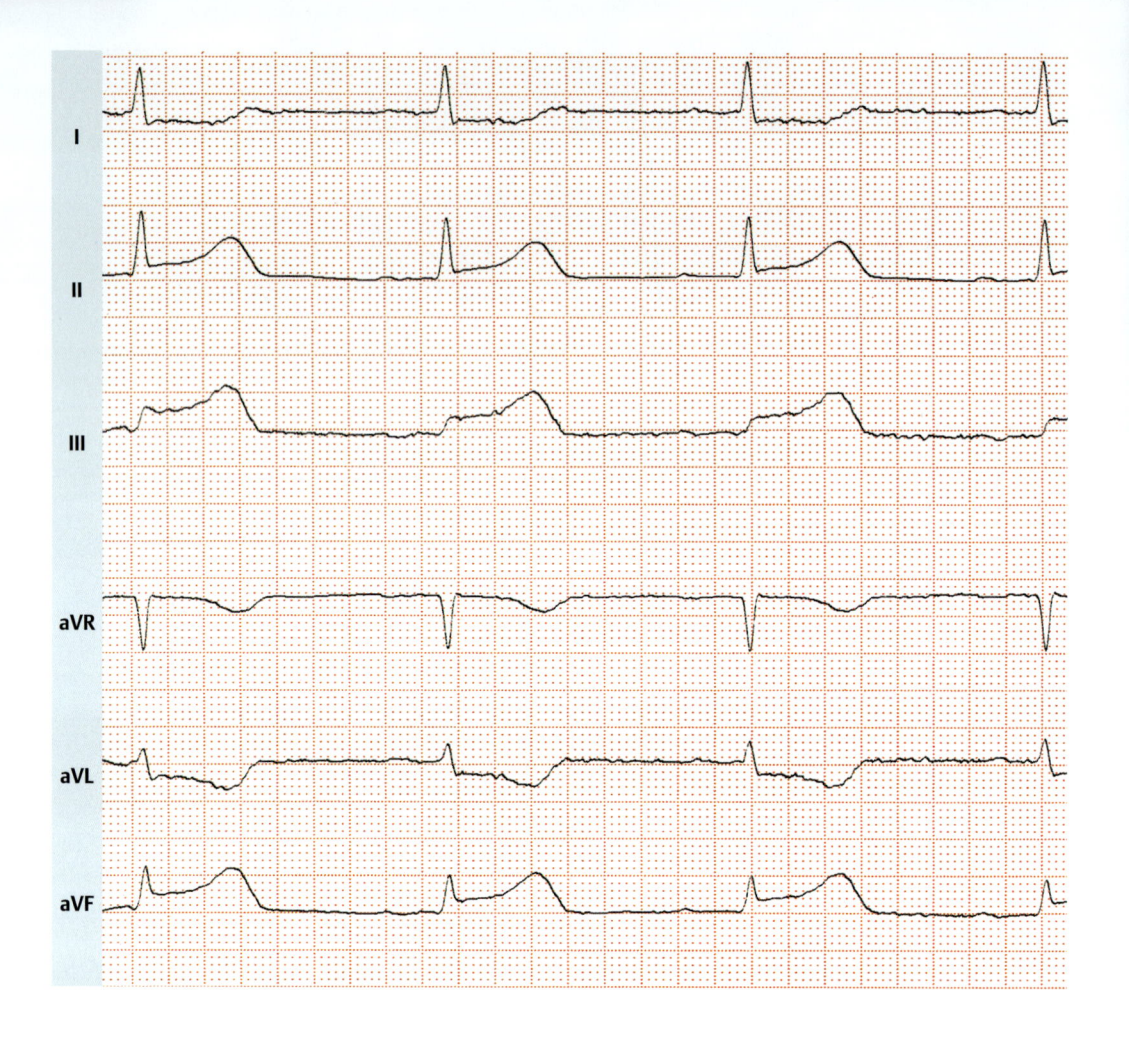

▶ **Lektion 19–20**

EKG-Beispiel 25: Akuter inferiorer Infarkt (STEMI)
- regelmäßiger Sinusrhythmus, Frequenz 74/min, PQ-Dauer 0,14 sek
- Indifferenztyp
- unauffällige Q-Zacken
- Regelrechtes Verhalten von R und S
- Überhöhter Abgang der ST-Strecke aus dem absteigenden R-Schenkel in den Ableitungen II, III und aVF von maximal 0,3 mV; angedeutete ST-Strecken-Hebung auch in Ableitung V_6. Auffällig sind die spiegelbildlichen ST-Strecken-Senkungen in den Ableitungen I, aVL, V_1 und V_2. Regelrechte T-Wellen.

Akuter inferiorer Infarkt (STEMI) — EKG-Beispiel 25

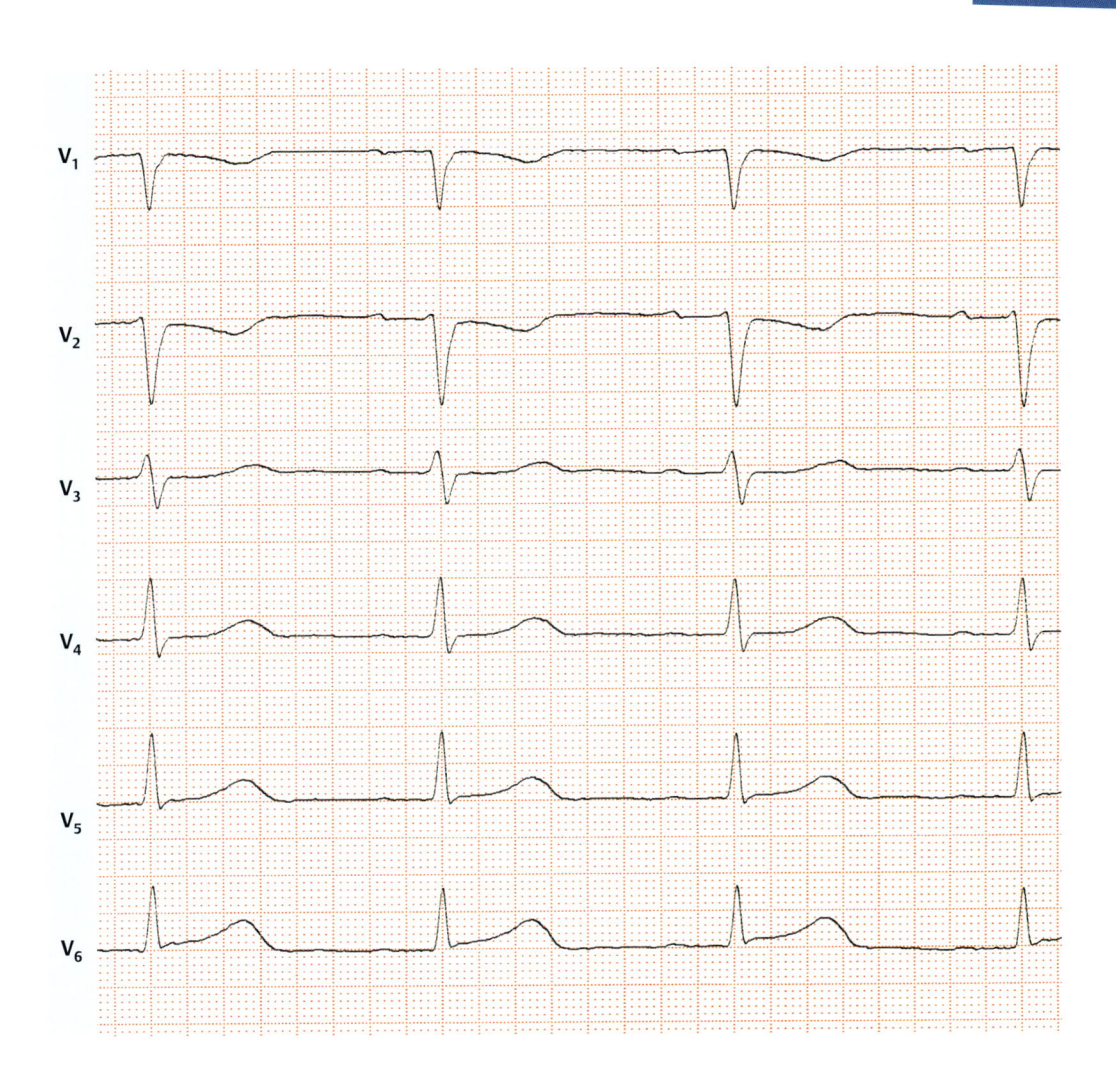

Deutung: akuter inferiorer Infarkt (STEMI).
Kommentar: Der Infarkt zeigt sich elektrokardiografisch in den typischen Hebungen der ST-Strecke, die in den inferioren Ableitungen lokalisiert sind. Die Diagnose wird in diesem ganz akuten Stadium, in dem noch keine Q-Zacken ausgebildet sind und noch keine R-Reduktion stattgefunden hat, aus dem Zusammentreffen mit klinischer Symptomatik und Anstieg der Herzmuskelenzyme gestellt. Nach der aktuellen Nomenklatur handelt es sich um einen STEMI der inferioren Wand.

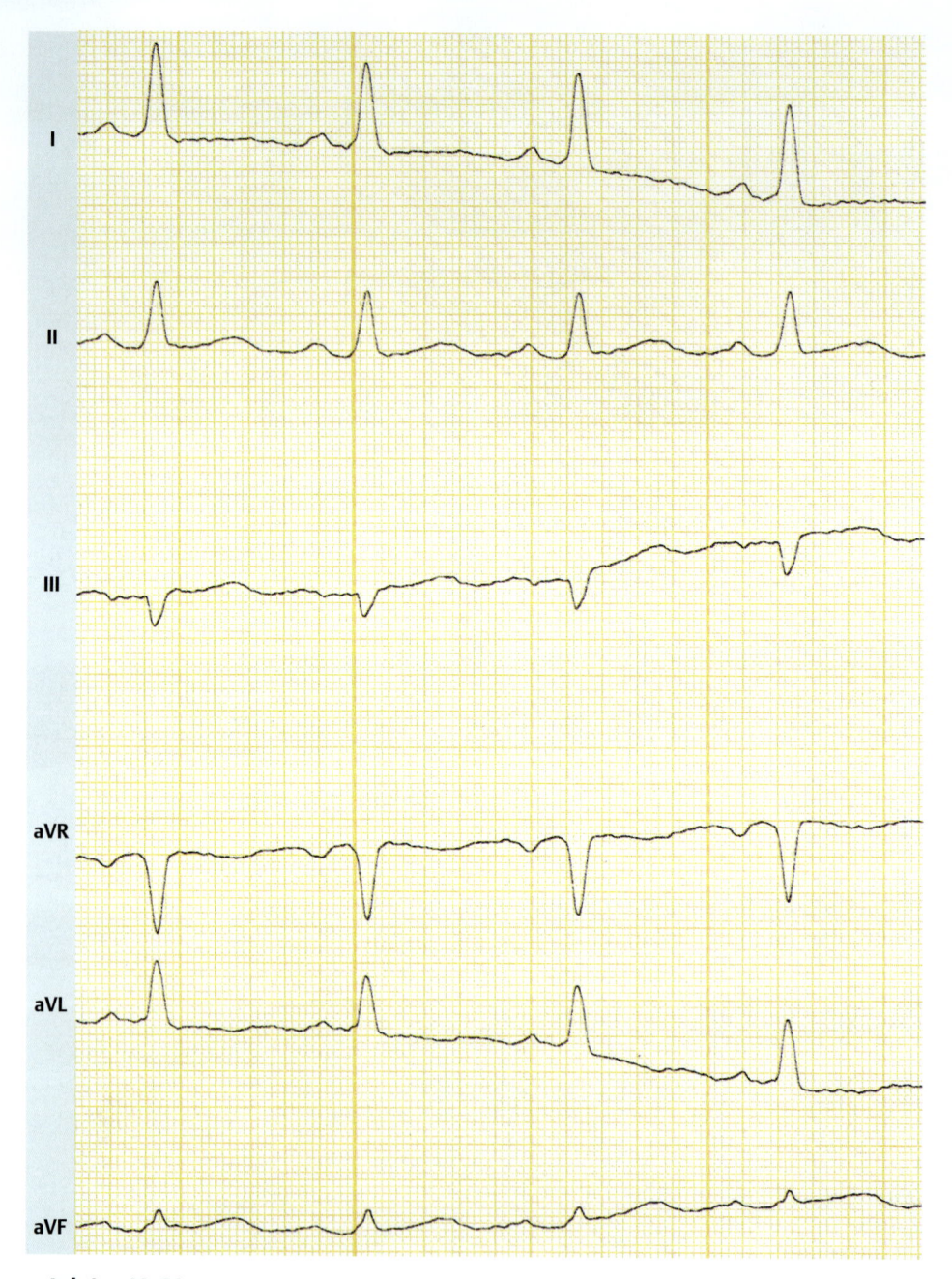

▶ Lektion 19–20

EKG-Beispiel 26: Akuter Vorderwandinfarkt (anteriorer STEMI)
- Sinustachykardie mit einer Frequenz von 101/min, geringgradige Deformierung der P-Wellen in den vorderen und mittleren Brustwandableitungen, wobei Anfang und Endteil der P-Welle durch eine Kerbe getrennt sind und P abgeflacht erscheint, PQ-Zeit 0,16 sek
- Linkstyp
- Q-Zacken sind nicht dargestellt
- Während sich R und S in den Extremitätenableitungen unauffällig verhalten, zeigt sich in den Brustwandableitungen von V_2 bis V_4 ein mangelhafter, fast fehlender R-Aufbau mit einer Verschiebung der Übergangszone nach V_4/V_5.

Akuter Vorderwandinfarkt (anteriorer STEMI) — EKG-Beispiel 26

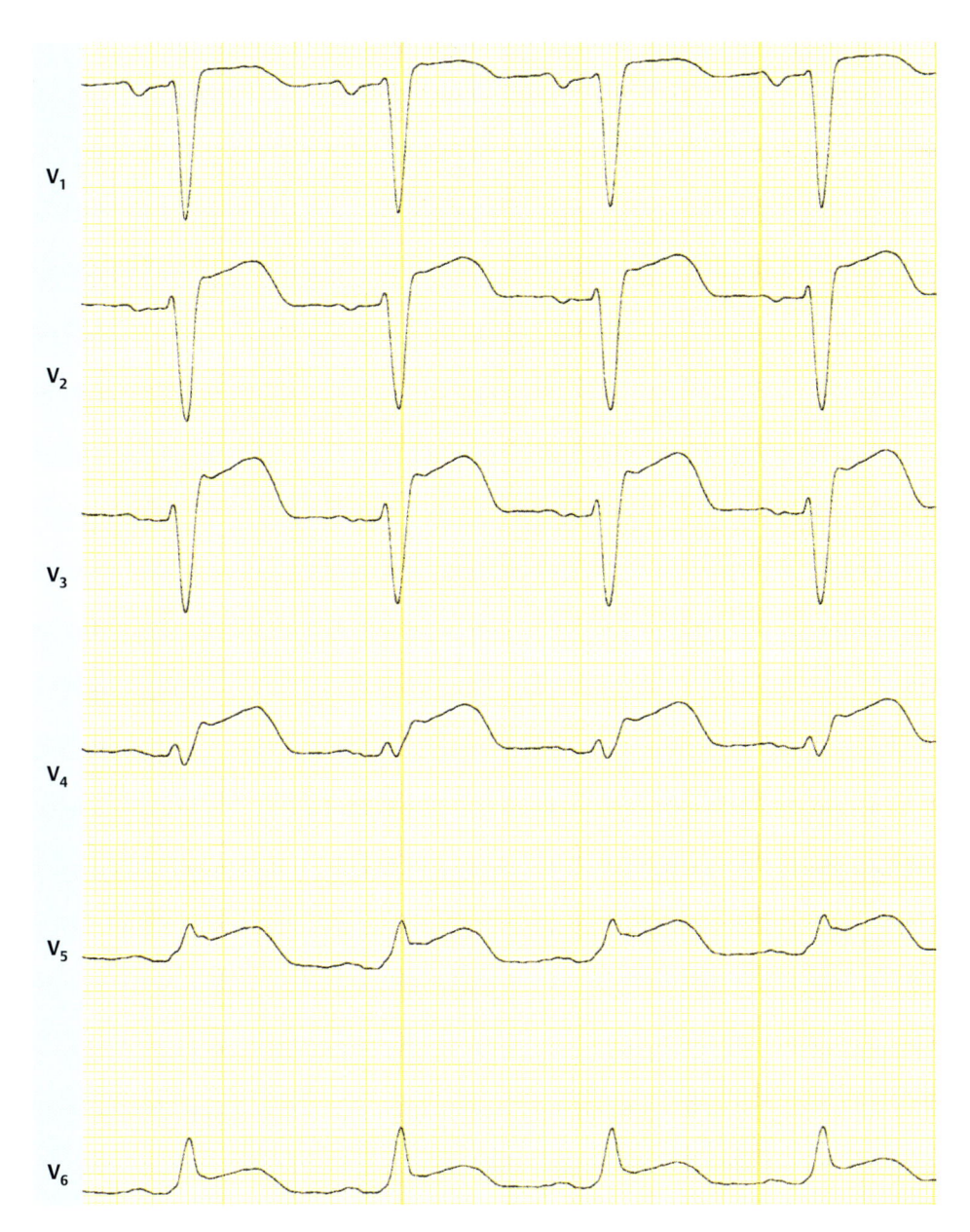

- In allen Brustwandableitungen ist die ST-Strecke bis maximal 0,7 mV angehoben und geht in eine positive T-Welle über. In I und aVL abgeflachtes, nahezu isoelektrisches T.

Deutung: akuter ausgedehnter Vorderwandinfarkt, Sinustachykardie.

Kommentar: Der Vorderwandinfarkt manifestiert sich durch reduzierte R-Zacken und angehobene ST-Strecken. Da die ST-Strecken-Hebung über die gesamten Brustwandableitungen reicht, handelt es sich um einen ausgedehnten Vorderwandinfarkt. Vom Stadium her ist der Infarkt relativ frisch, da zwar R reduziert ist, sich aber noch keine Q-Zacken ausgebildet haben, die ST-Strecke noch angehoben und T-Wellen noch positiv sind. Die unspezifischen Erregungsrückbildungsstörungen in Form abgeflachter T-Wellen in den hohen Lateralwandableitungen sind ein Begleitphänomen der Vorderwandläsion. Die gleichzeitig bestehende Sinustachykardie könnte auf Herzinsuffizienz hinweisen. In der aktuellen Nomenklatur handelt es sich um einen STEMI im anterioren Bereich.

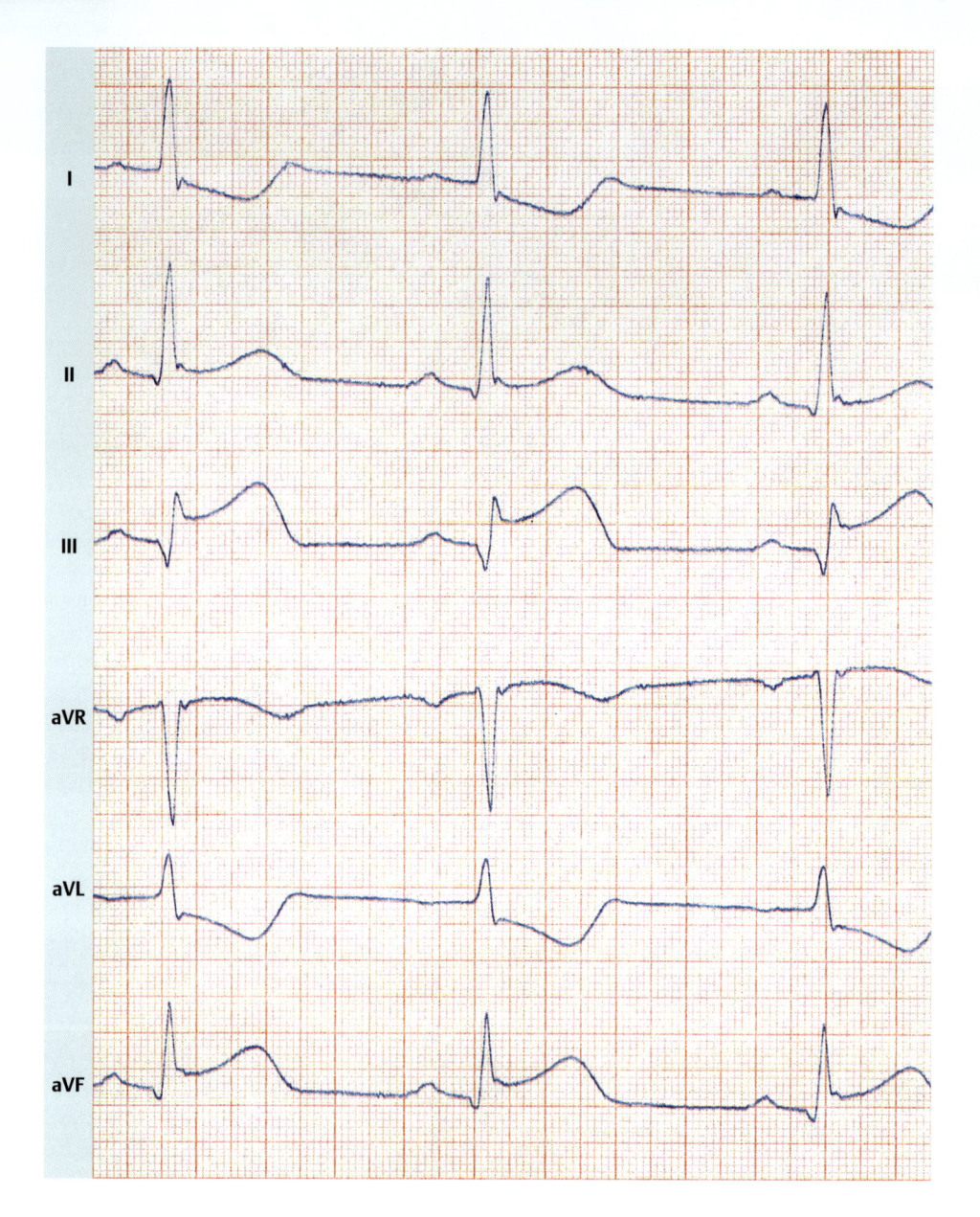

▶ **Lektion 19–20**

EKG-Beispiel 27: Akuter inferiorer Infarkt (STEMI)
- regelmäßiger Sinusrhythmus, Frequenz 63/min, PQ-Dauer 0,18 sek
- Indifferenztyp
- pathologische Q-Zacken in II, III und aVF
- In den gleichen Ableitungen erkennt man bei noch regelrecht ausgeprägtem R und S einen überhöhten Abgang der ST-Strecke aus dem absteigenden R-Schenkel, wobei die ST-Elevation maximal 0,5 mV beträgt (Ableitung III). Auffällig sind die spiegelbildlichen ST-Strecken-Senkungen in den Ableitungen I, aVL, V_2–V_4. Die T-Welle ist in allen Ableitungen positiv.

Deutung: akuter inferiorer Myokardinfarkt.

Akuter inferiorer Infarkt (STEMI) EKG-Beispiel 27

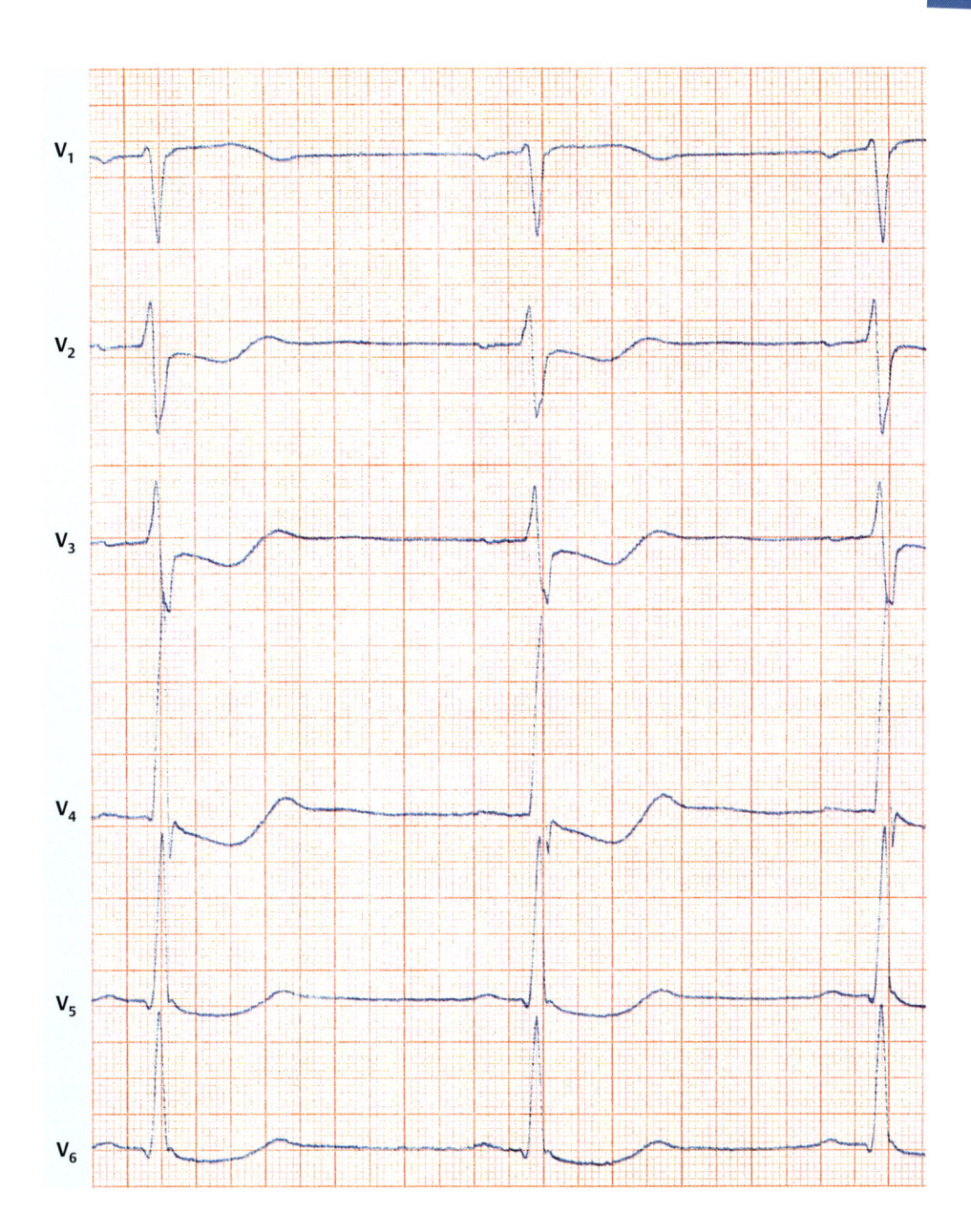

Kommentar: Die Infarktdiagnose ergibt sich aus den pathologischen Q-Zacken sowie den Hebungen der ST-Strecke in den Infarktableitungen. Die Infarktlokalisation betrifft den inferioren Teil der Hinterwand des linken Ventrikels: direkte Infarktzeichen in den diaphragmalen Extremitätenableitungen. Das Infarktgeschehen ist als akut, aber nicht mehr ganz frisch anzusehen, da sich schon pathologische Q-Zacken ausgebildet haben, sich jedoch noch ein gut erhaltenes R darstellt und in den Infarktableitungen ST-Elevationen mit positivem T bestehen. Die ST-Streckensenkungen sind als Spiegelbildphänomen zu den pathologischen ST-Strecken-Hebungen anzusehen: In der Frontalebene verhalten sich die Ableitungen der hohen Seitenwand I und aVL reziprok zu den diaphragmalen Ableitungen, im Verhältnis der Brustwandableitungen zu den Extremitätenableitungen verhalten sich die der Vorderwand zugehörigen Ableitungen der Horizontalebene (Brustwandableitungen) reziprok zu den Hinterwandableitungen der Frontalebene (Extremitätenableitungen). STEMI der inferioren Wand.

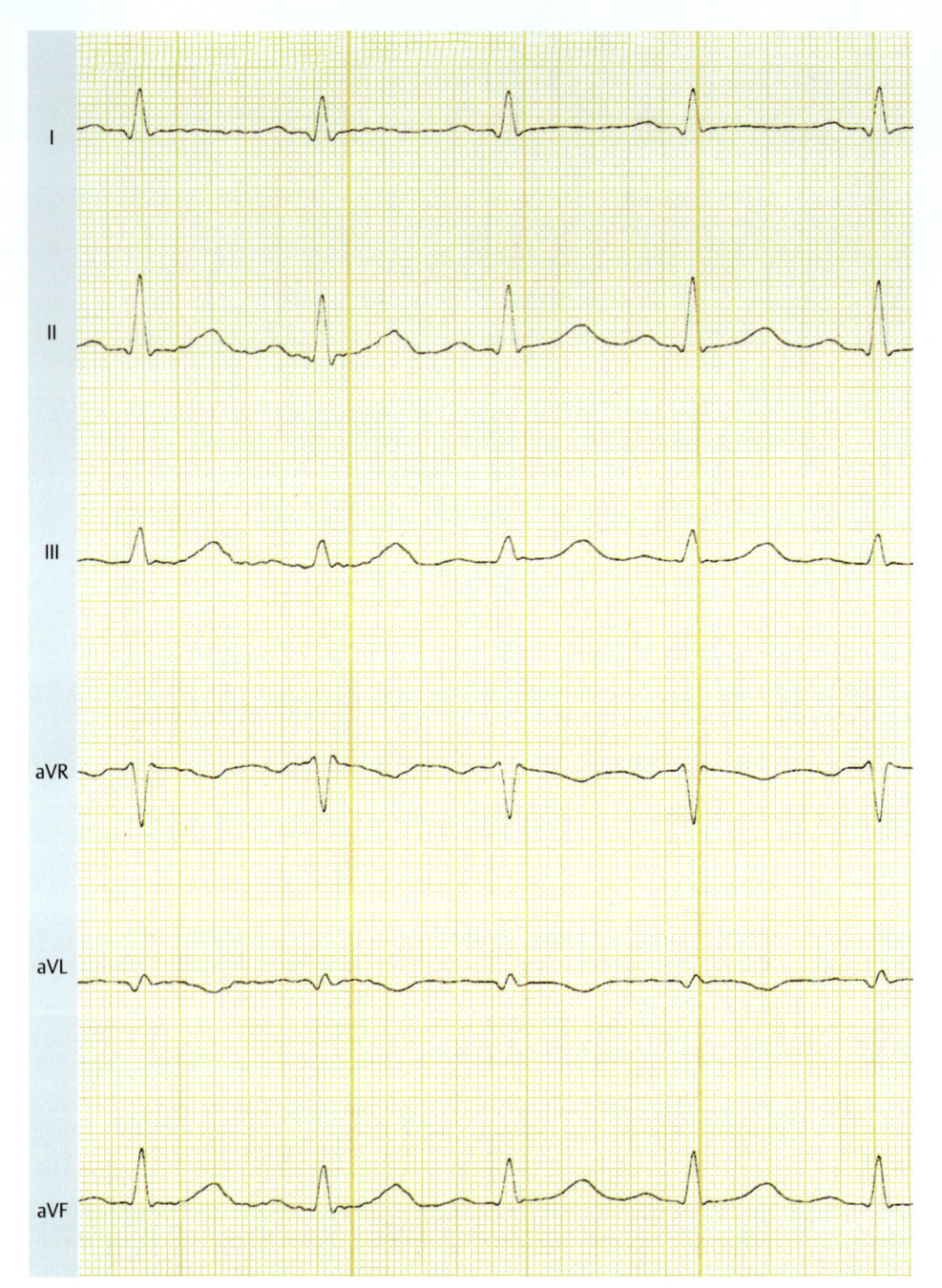

▶ **Lektion 19–20**

EKG-Beispiel 28: Vorderwandinfarkt im Zwischenstadium
- Sinustachykardie, Frequenz 112/min, PQ-Zeit 0,18 sek
- Indifferenztyp
- Q in den Ableitungen I und aVL, wobei sich in aVL zusätzlich ein nur kleines R darstellt; QS-Konfiguration in V_2 und V_3 durch Verlust von R; Nachweis von Q-Zacken auch in V_4
- präterminale T-Negativierung in den Ableitungen aVL und V_2

Vorderwandinfarkt im Zwischenstadium — EKG-Beispiel 28

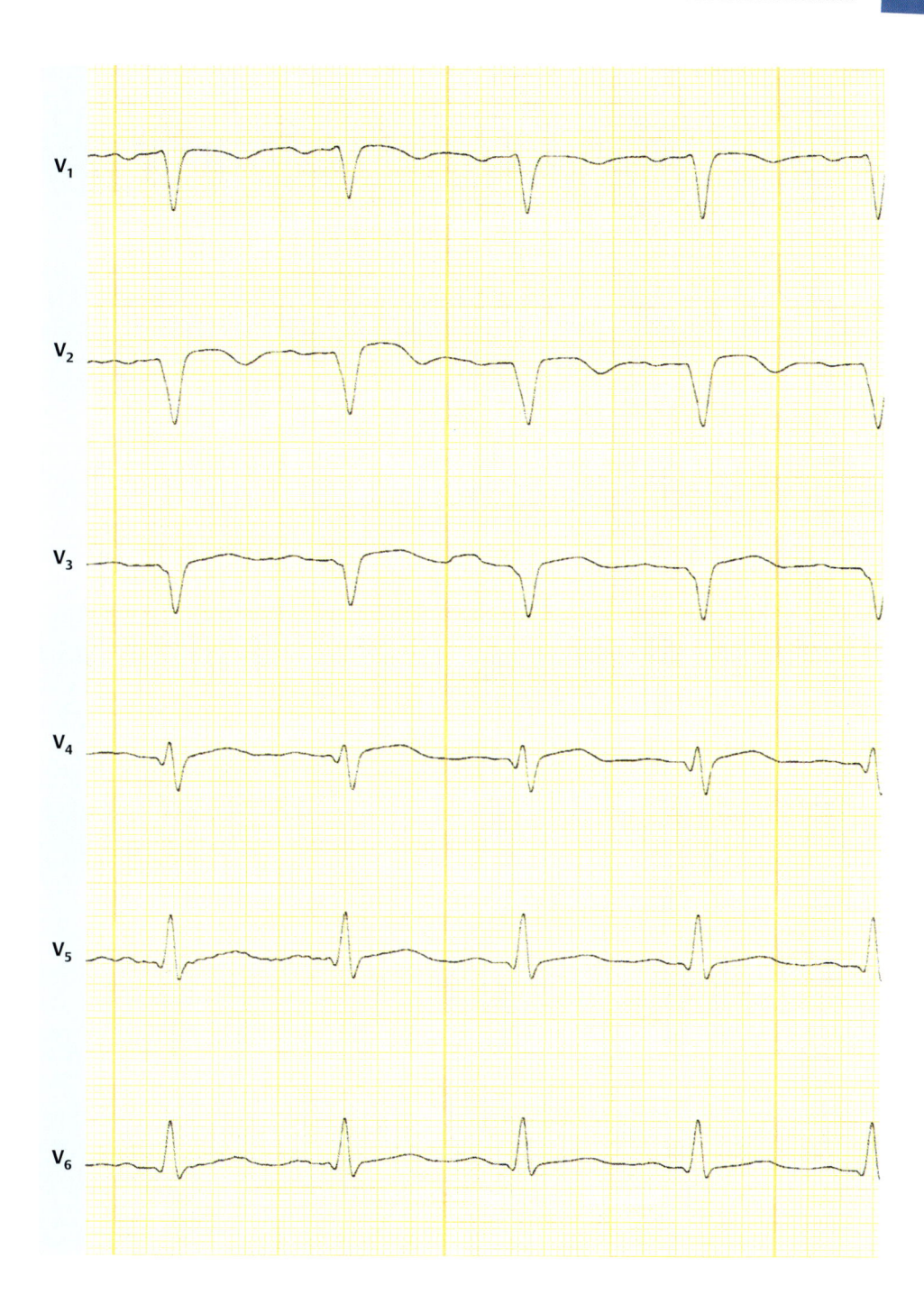

Deutung: Sinustachykardie, Vorderwandinfarkt unter Beteiligung der hohen Seitenwand im Zwischenstadium.

Kommentar: Die Infarktdiagnose ergibt sich aus den Kriterien von R-Verlust (V_2–V_3) beziehungsweise R-Reduktion (V_4, aVL) mit pathologischen Q-Zacken in diesen Ableitungen. Die Ausdehnung zeigt sich darin, dass die Ableitungen aVL (hohe Lateralwand) und V_2–V_4 einbezogen sind. Es zeigen sich die Kriterien des Zwischenstadiums.

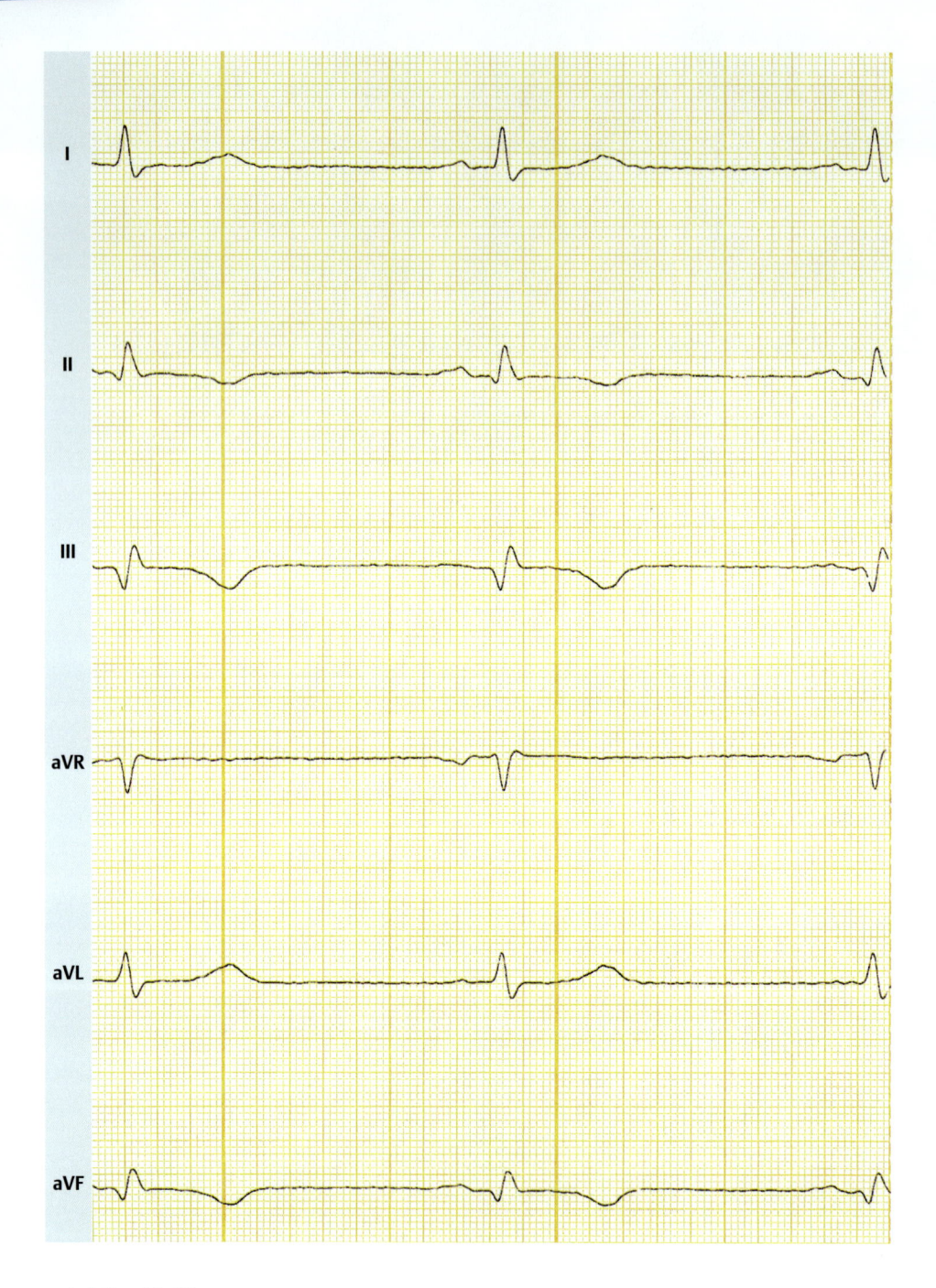

▶ Lektion 19–20

EKG-Beispiel 29: Inferiorer Infarkt im Folgestadium
- Sinusrhythmus mit einer Frequenz von 53/min, PQ-Zeit 0,17 sek
- Linkstyp
- pathologische Q-Zacken in den Ableitungen II, III und aVF
- regelrechtes Verhalten von R und S

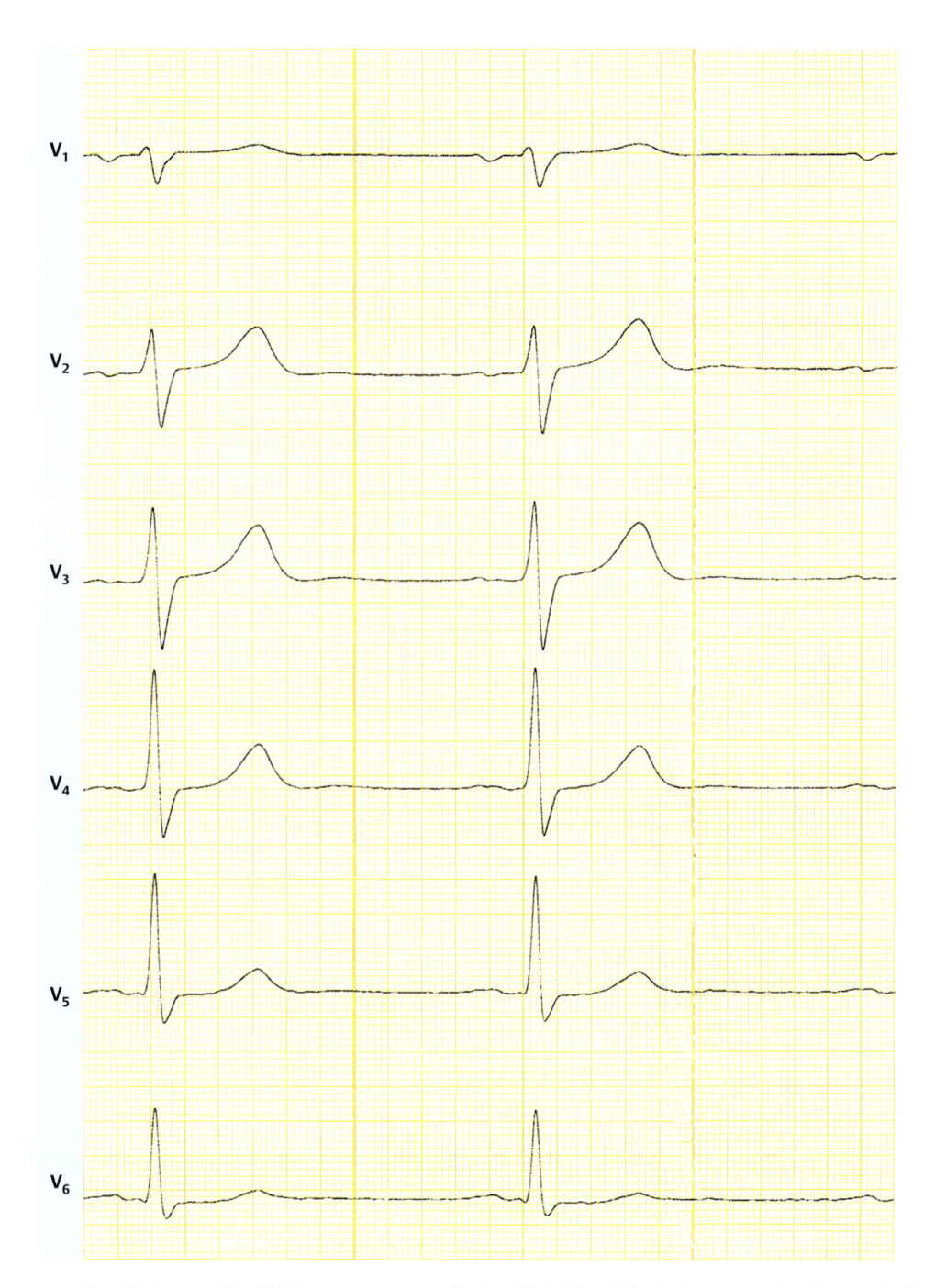

Inferiorer Infarkt im Folgestadium — EKG-Beispiel 29

- In den diaphragmalen Ableitungen II, III, aVF findet sich bei isoelektrischer ST-Strecke ein terminal negatives T.

Deutung: abgelaufener inferiorer Infarkt im Folgestadium.
Kommentar: Die Deutung als abgelaufener inferiorer Infarkt ergibt sich aus dem Auftreten von pathologischen Q-Zacken in den inferioren Ableitungen II, III aVF sowie einem terminal negativen T in den gleichen Ableitungen, bei sonst unauffälligem EKG-Verlauf. Das Q in Ableitung III erfüllt die Kriterien eines Pardee-Q: Es ist abnorm breit (2 mm) und abnorm tief (Q/R-Verhältnis von 1:1).

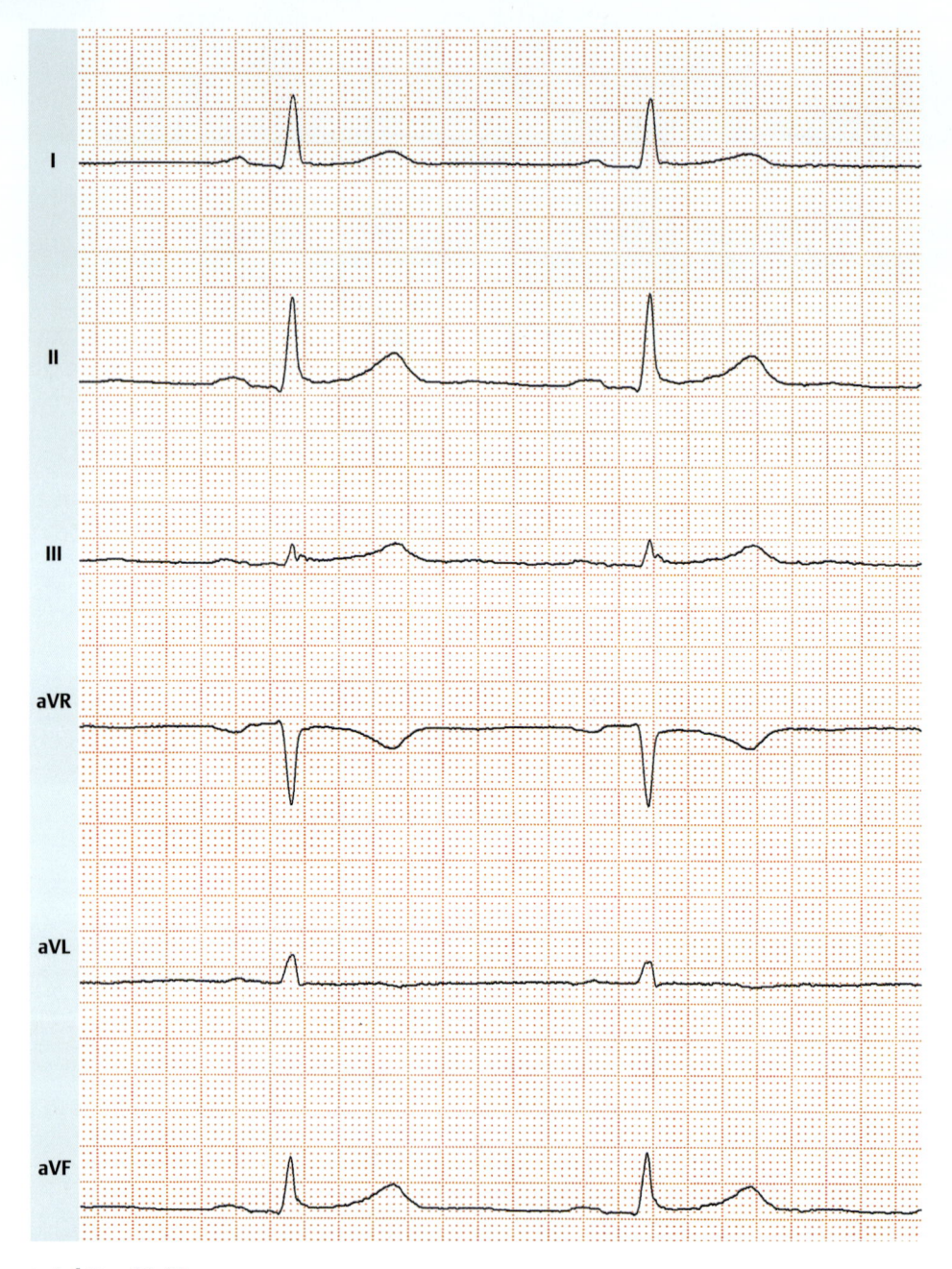

▶ Lektion 19–20

EKG-Beispiel 30: Vorderwandinfarkt im Endstadium
- regelmäßiger Sinusrhythmus, Frequenz 59/min, PQ-Zeit 0,18 sek
- Indifferenztyp
- Während sich in den Extremitätenableitungen der QRS-Komplex unauffällig darstellt, findet sich in den Brustwandableitungen V_2 und V_3 ein R-Verlust mit Ausbildung QS-Komplexen
- In den Ableitungen V_4 und V_5 ist der J-Punkt geringgradig angehoben und es stellt sich eine kleine J-Welle dar.

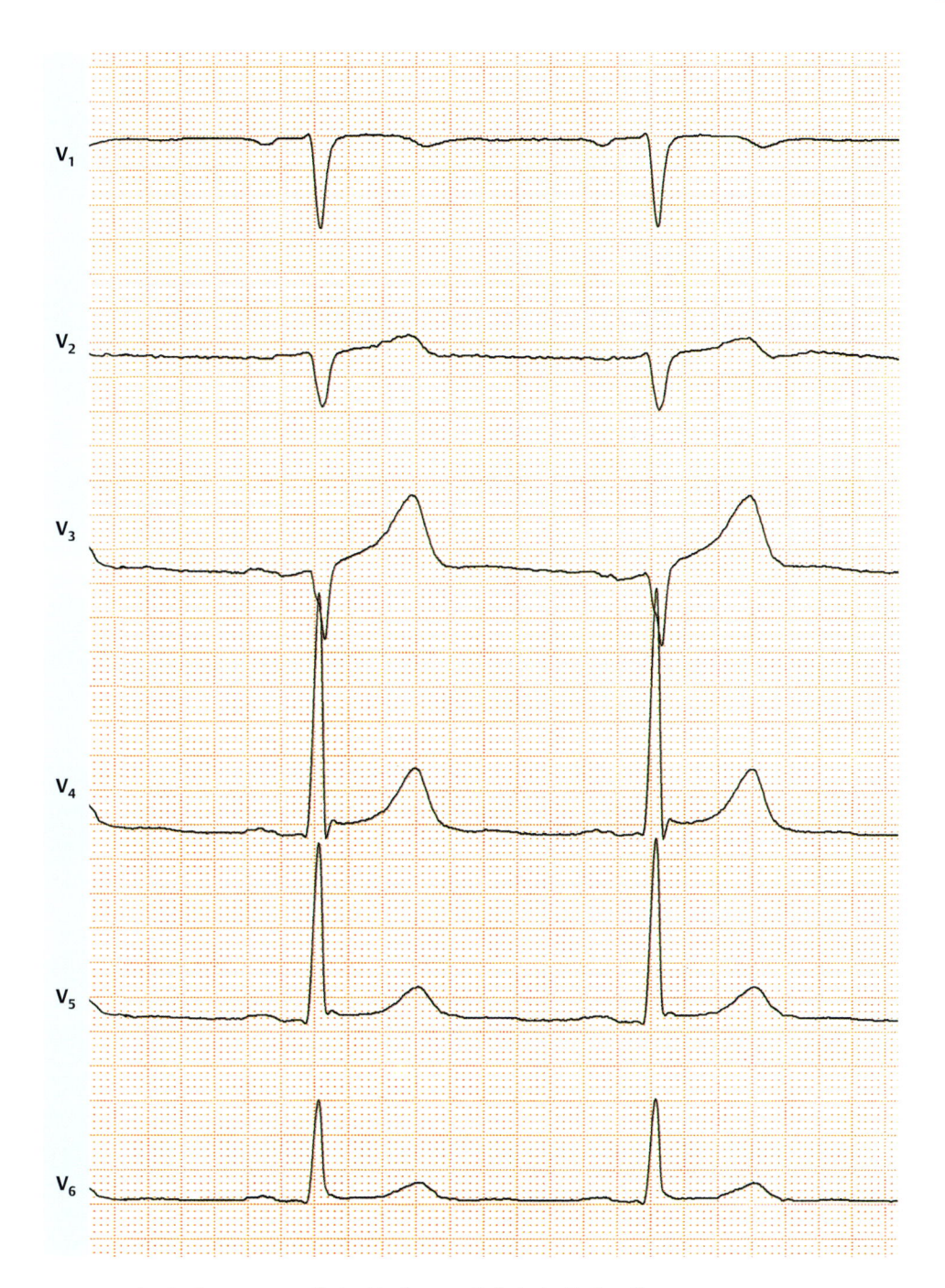

Vorderwandinfarkt im Endstadium — EKG-Beispiel 30

Deutung: abgelaufener supraapikaler Vorderwandinfarkt im Endstadium.
Kommentar: Die Infarktdiagnose ergibt sich aus dem R-Verlust mit Ausbildung von QS-Komplexen, die Lokalisation als supraapikaler Vorderwandinfarkt durch die Darstellung der Infarktnarbe in V_2 und V_3, die Einstufung als Endstadium durch die wieder aufgerichteten T-Wellen in diesen Ableitungen.
Die Darstellung der kleinen J-Welle ist ein unspezifischer Nebenbefund ohne weitere Bedeutung.

EKG-Beispiel 31

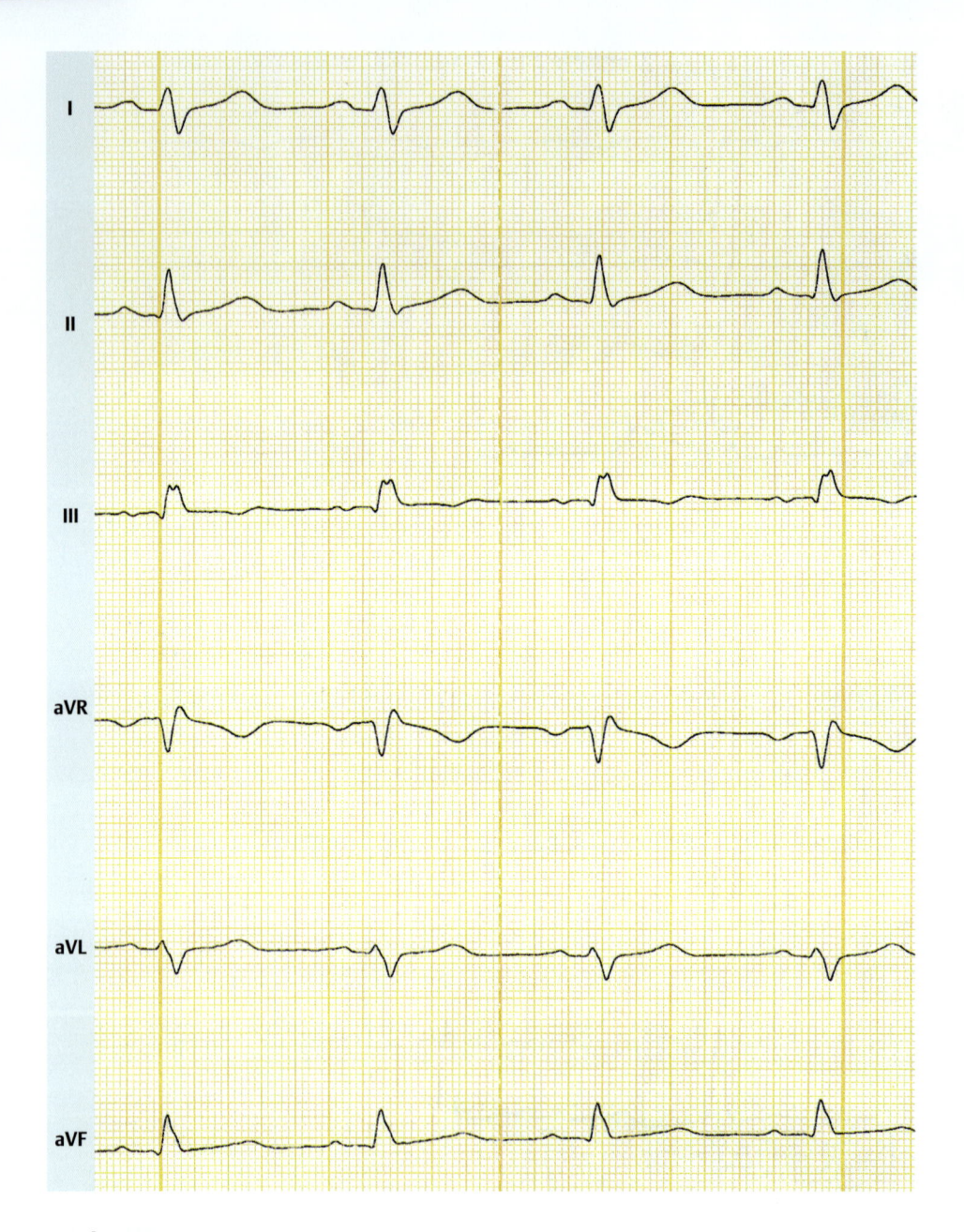

▶ **Lektion 21**

EKG-Beispiel 31: Lungenarterien-Embolie
- regelmäßiger Sinusrhythmus mit einer Frequenz von 95/min, PQ-Zeit 0,14 sek
- Steiltyp
- unauffälliges Verhalten der Q-Zacken
- Die QRS-Dauer liegt mit 100 msek noch im Normbereich. Unspezifische Deformierungen des QRS-Komplexes zeigen sich in Form einer Knotung im aufsteigenden R-Schenkel in III, einer Stufenbildung im absteigenden R-Schenkel von aVL sowie einem breiten, plumpen R in V_1. Auffällig hohe R-Zacken sind in V_2 und V_3 erkennbar, S persistiert bis V_6.

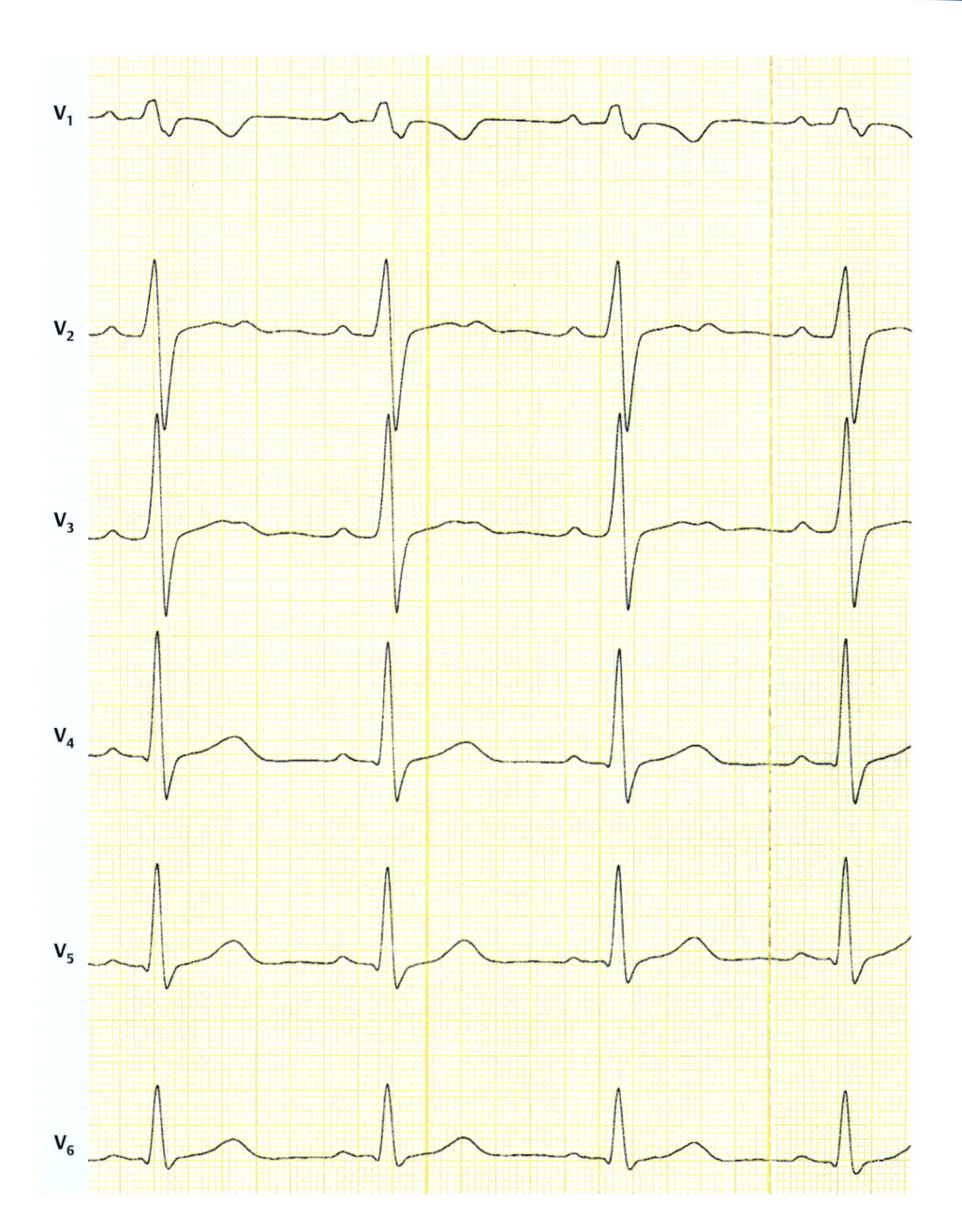

- T-Negativierung in V$_1$ mit abgeflachten und biphasischen T-Wellen in V$_2$ und V$_3$ als Zeichen ventrikulärer Erregungsrückbildungsstörungen in den vorderen Brustwandableitungen.

Deutung: Rechtsherzbelastung bei Lungenarterien-Embolie.

Kommentar: Zeichen der Rechtsherzbelastung sind der Lagetyp, die auffällig hohen R-Zacken in V$_2$ und V$_3$, die Erregungsausbreitungs- und -rückbildungsstörungen in den vorderen Brustwandableitungen sowie in III mit S-Persistenz bis V$_6$. Ein solches EKG der Rechtsherzbelastung kann bei sehr unterschiedlichen Erkrankungen entstehen, beispielsweise einer Lungenarterien-Embolie, einer pulmonalen Hypertonie, einem Cor pulmonale. Im vorliegenden Fall passt zur Lungenarterien-Embolie auch die Herzfrequenz von 94/min in Ruhe. Im Übrigen sind EKG-Veränderungen bei Patienten mit Lungenarterien-Embolie häufig nur dezent ausgeprägt und können auch ganz fehlen.

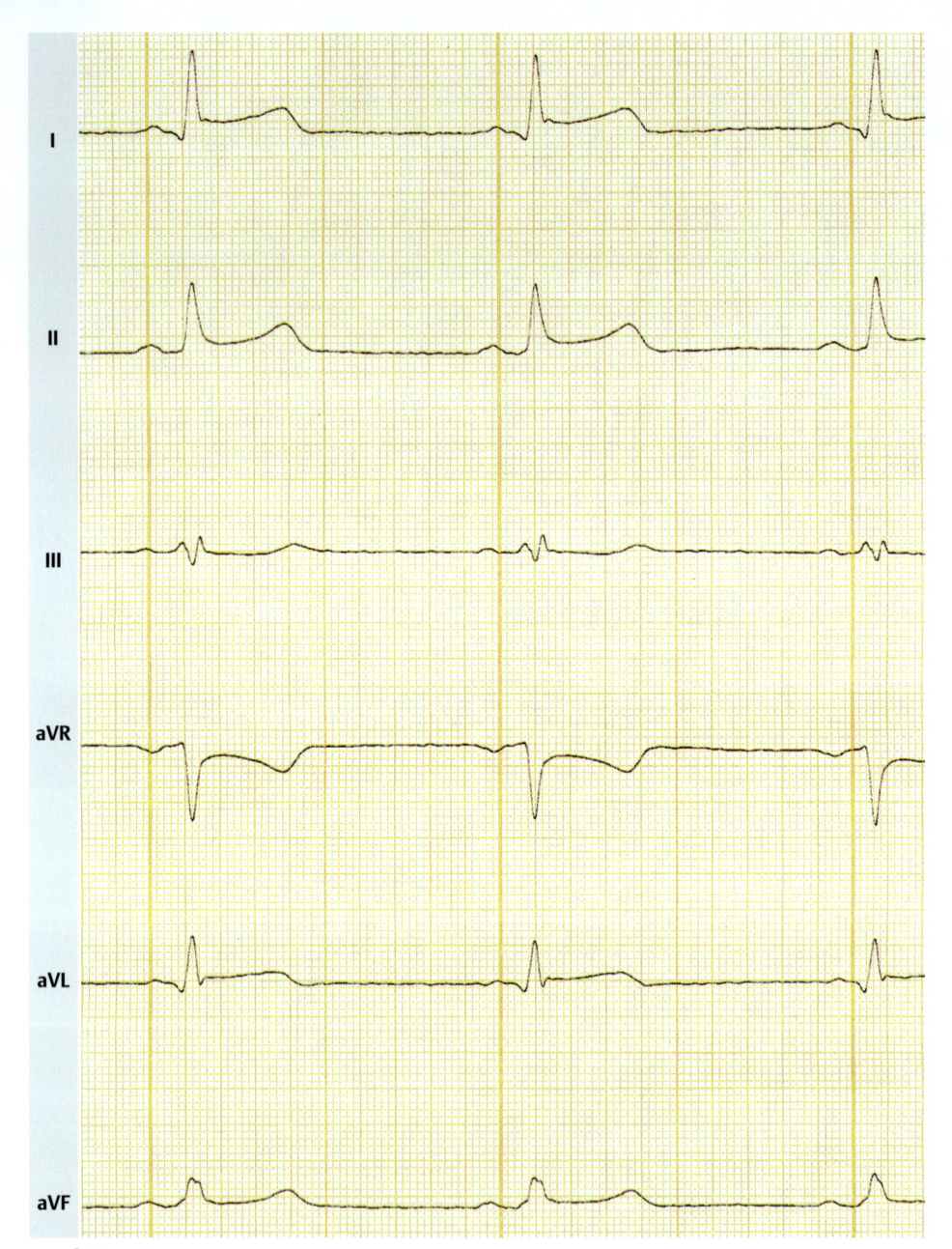

EKG-Beispiel 32: Akute Perikarditis
- regelmäßiger Sinusrhythmus, Frequenz 62/min, PQ-Dauer 0,14 sek
- Indifferenztyp
- regelrechtes Verhalten der Q-Zacken
- Bei regelrechter Darstellung von R und S findet sich ein überhöhter Abgang der ST-Strecke aus dem absteigenden R-Schenkel in den Ableitungen I, II, aVL, angedeutet aVF sowie V_3–V_6. Gleichzeitig bildet sich in einigen dieser Ableitungen am J-Punkt eine kleine J-Welle aus (I, aVL, V_4, V_5). Die T-Wellen sind positiv.

Akute Perikarditis   EKG-Beispiel 32

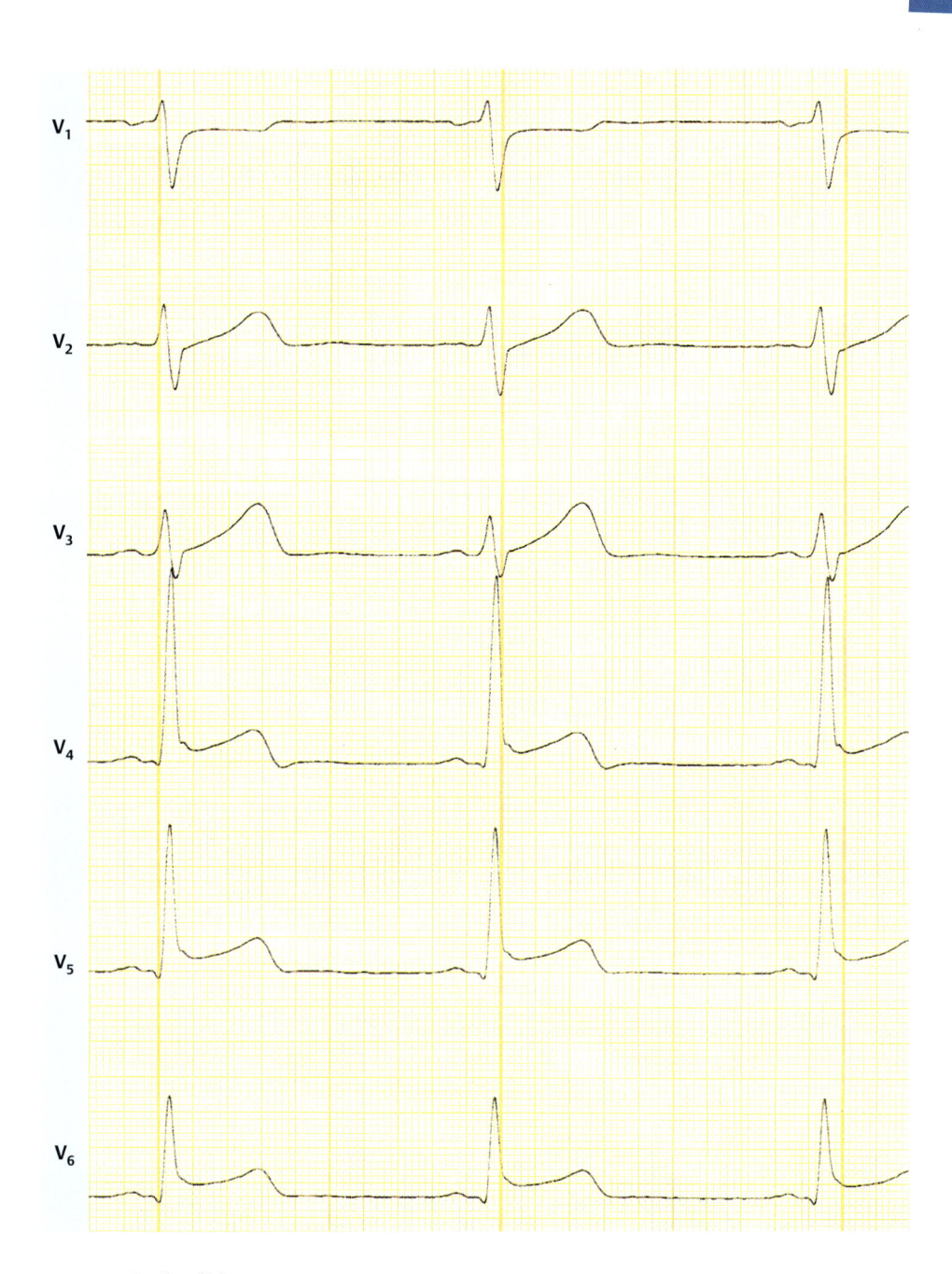

Deutung: Perikarditis.

Kommentar: Die Deutung als akute Perikarditis ergibt sich aus der Tatsache, dass die beschriebenen ST-Strecken-Hebungen mehr oder weniger diffus verteilt sind, sich also an kein koronares Verteilungsmuster halten und dass sie weiterhin ohne Veränderung von Q oder R einhergehen. Auch die kleinen J-Wellen sieht man häufig bei akuter Perikarditis. Das noch akute Stadium ergibt sich aus der Tatsache, dass keine T-Negativierungen zu erkennen sind. Nebenbei bemerkt, ergibt sich sehr schön die spiegelbildliche Darstellung der ST-Strecken-Hebung mit positivem T in II gegenüber der ST-Strecken-Senkung mit negativem T in der reziproken Ableitung aVR. Letztlich kann das EKG die Diagnose der Perikarditis nicht beweisen, sondern nur stützen. Beweisend sind Beschwerdebild, klinischer Befund mit Perikardreiben sowie echokardiografischer Befund.

▶ **Lektion 23**

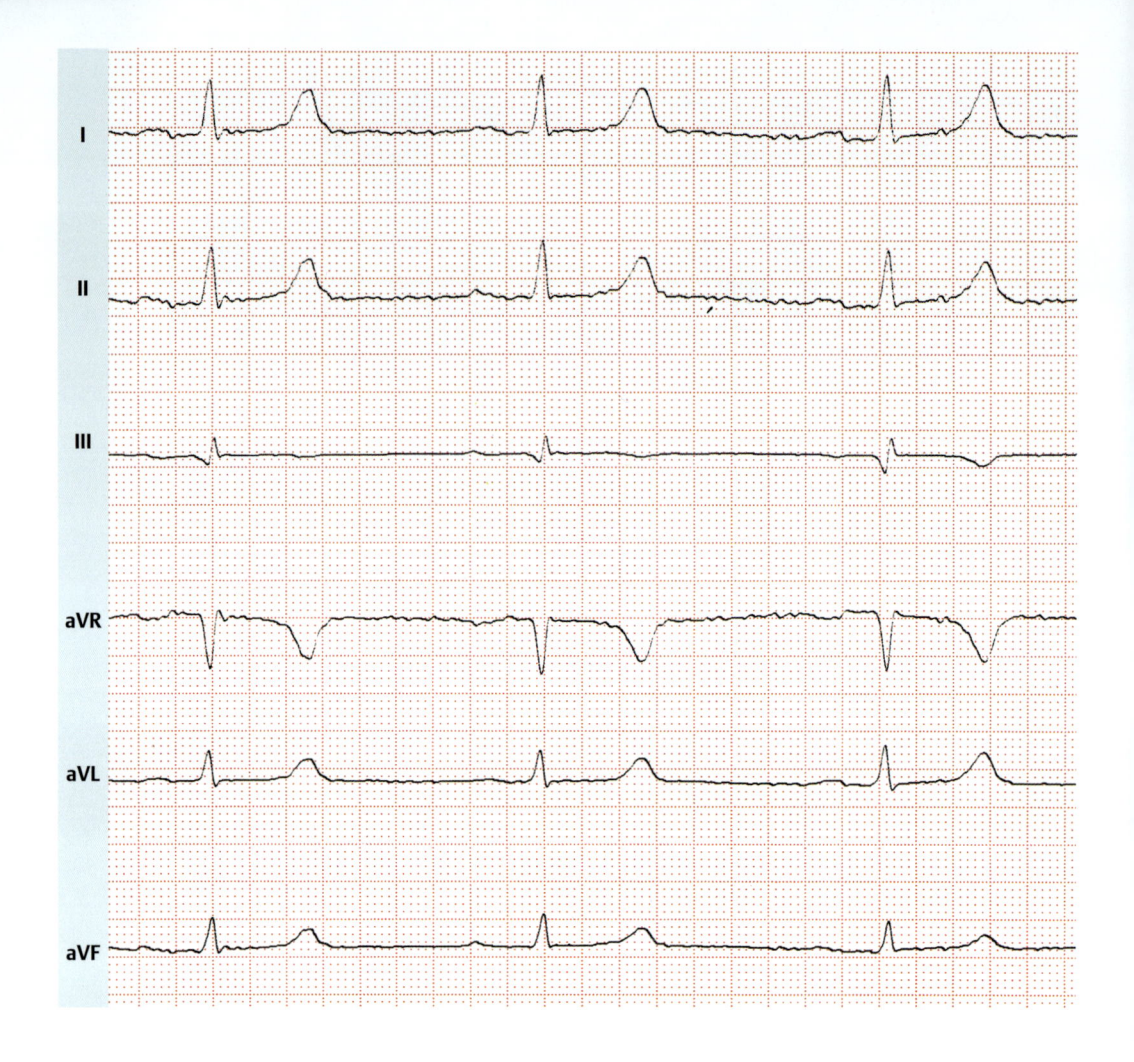

EKG-Beispiel 33: Hyperkaliämie
- regelrechter Sinusrhythmus, Frequenz 65/min, auffällig flache P-Wellen in allen Ableitungen, P-Dauer 0,10 sek, PQ-Zeit 0,18 sek
- Indifferenztyp
- unauffällige Q-Zacken
- regelrechtes Verhalten von R und S
- In allen Ableitungen auffällig hohe spitze T-Wellen, die in den Ableitungen mit positivem QRS-Komplex fast die Höhe von R erreichen.

Deutung: Verdacht auf Hyperkaliämie.

Kommentar: Auffälligster Befund sind die hohen spitzen T-Wellen in allen Ableitungen. Diese lassen an eine Hyperkaliämie denken. Tatsächlich betrug die Serum-Kaliumkonzentration des Patienten 6,4 mmol/l.

Hyperkaliämie — EKG-Beispiel 33

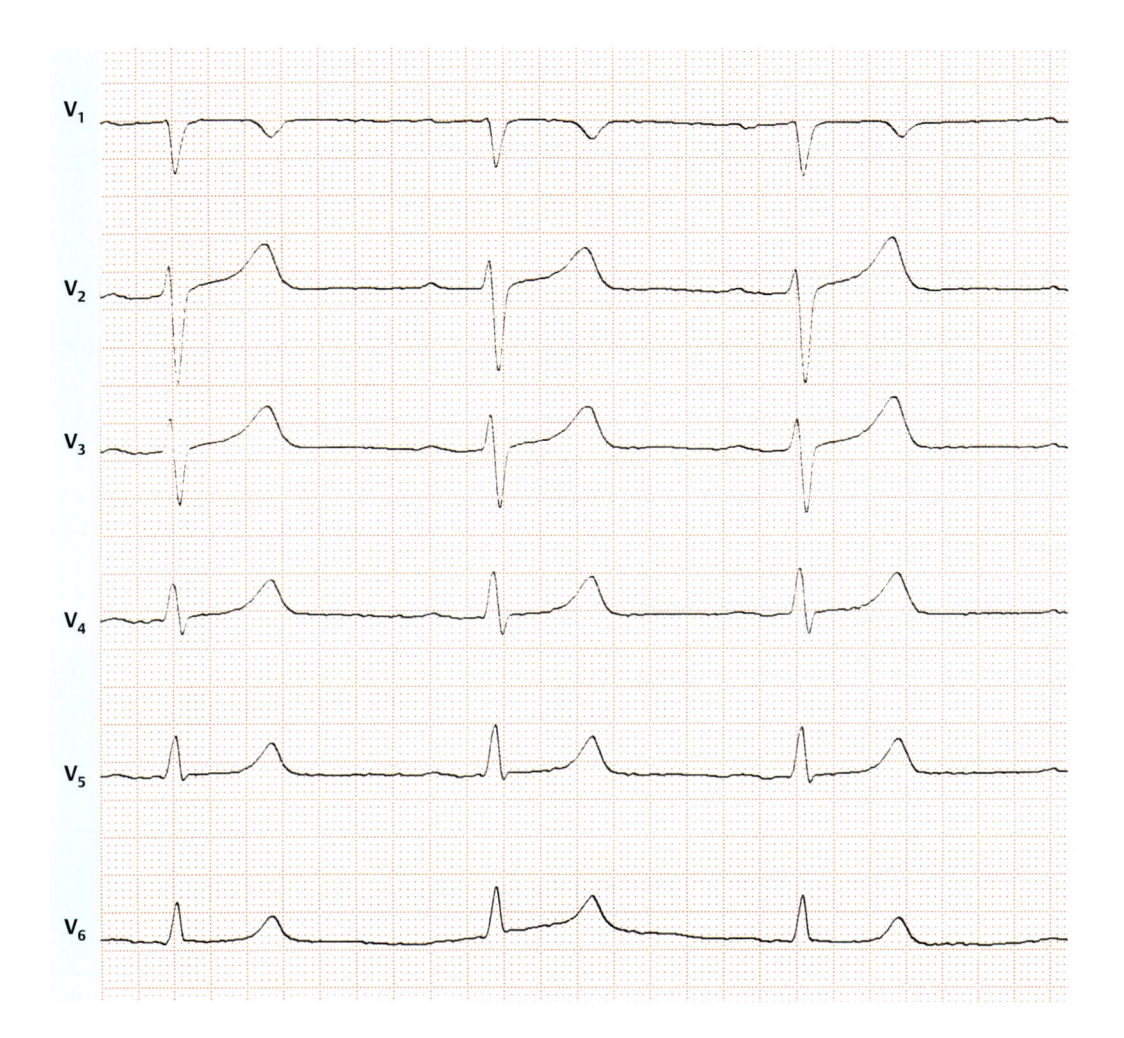

221

▶ **Lektion 24**

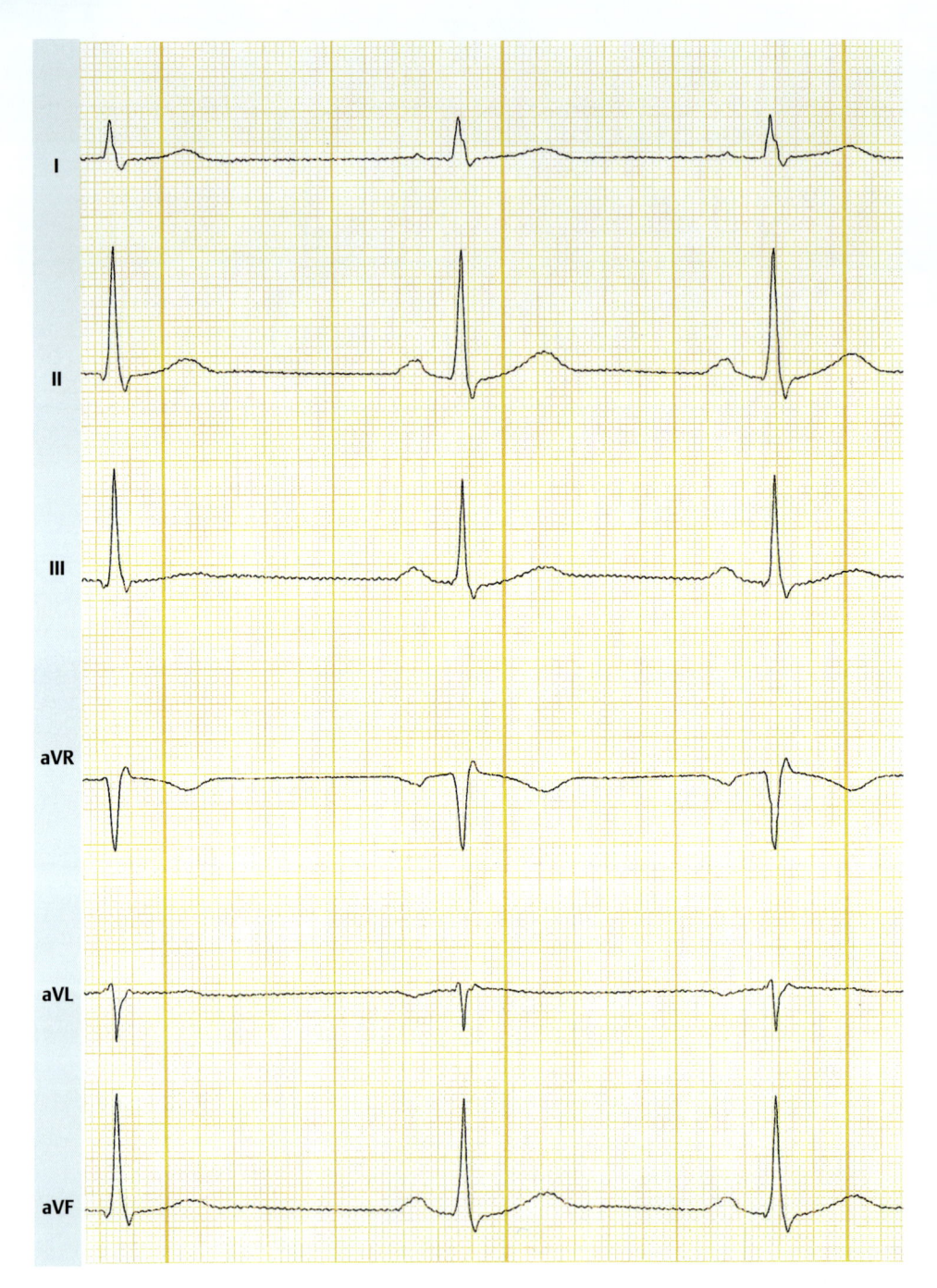

EKG-Beispiel 34: Supraventrikuläre Extrasystolie
- Sinusrhythmus, Frequenz 61/min, P-Dauer 0,10 sek, PQ-Zeit 0,16 sek
- Steiltyp
- QRS-Dauer 0,11 sek, rSr'-Konfiguration in V_1–V_2, regelrechte R-Progression von V_1–V_3, R/S-Umschlag V_3/V_4
- unauffällige ST-Strecken
- Einfall einer vorzeitigen P-Welle mit konsekutivem, nicht verbreitertem QRS-Komplex

Supraventrikuläre Extrasystolie — EKG-Beispiel 34

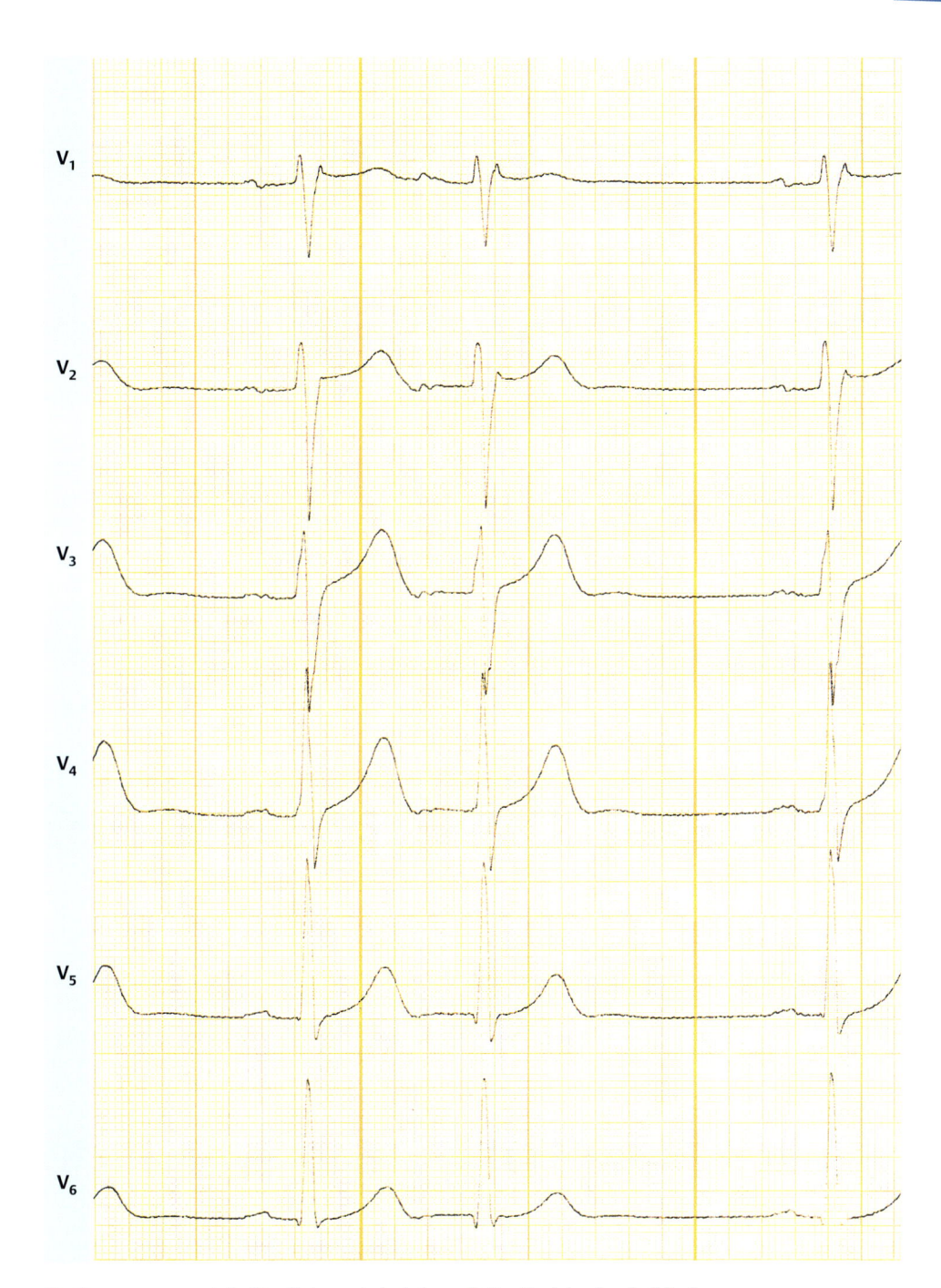

Deutung: supraventrikuläre Extrasystole, inkompletter Rechtsschenkelblock.
Kommentar: Die supraventrikuläre Extrasystolie ist durch einen vorzeitigen Einfall der P-Welle charakterisiert und durch einen normal breiten QRS-Komplex, da der vorzeitige Impuls über das spezifische Erregungsleitungssystem auf die Kammern übergeleitet wird. Die Morphologie der P-Welle erlaubt oft, den Ursprungsort der supraventrikulären Extrasystolie zu identifizieren.

Ein inkompletter Rechtsschenkelblock ist, vor allem bei jüngeren und schlanken Menschen, ein häufig anzutreffender Befund.

▶ **Lektion 24**

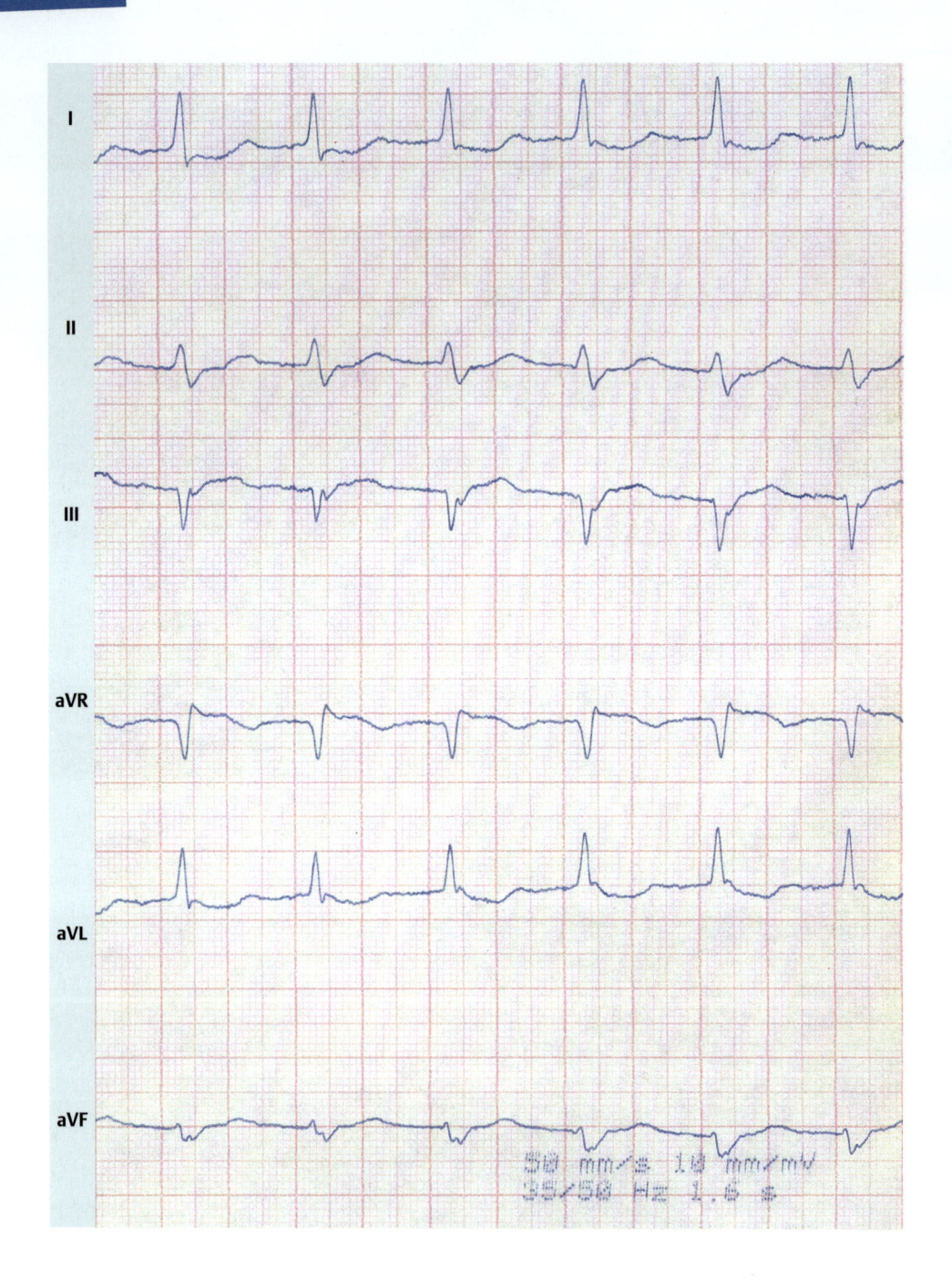

EKG-Beispiel 35: AV-Knoten-(Reentry-)Tachykardie
- Tachykardie mit schmalem QRS-Komplex (QRS-Breite 0,10 sek), Frequenz 150/min, PQ-Zeit: P-Wellen nicht sichtbar und daher nicht messbar
- Linkstyp
- keine sichtbaren Q-Zacken, langsame R-Progression von V_1–V_3

AV-Knoten-(Reentry-)Tachykardie — EKG-Beispiel 35

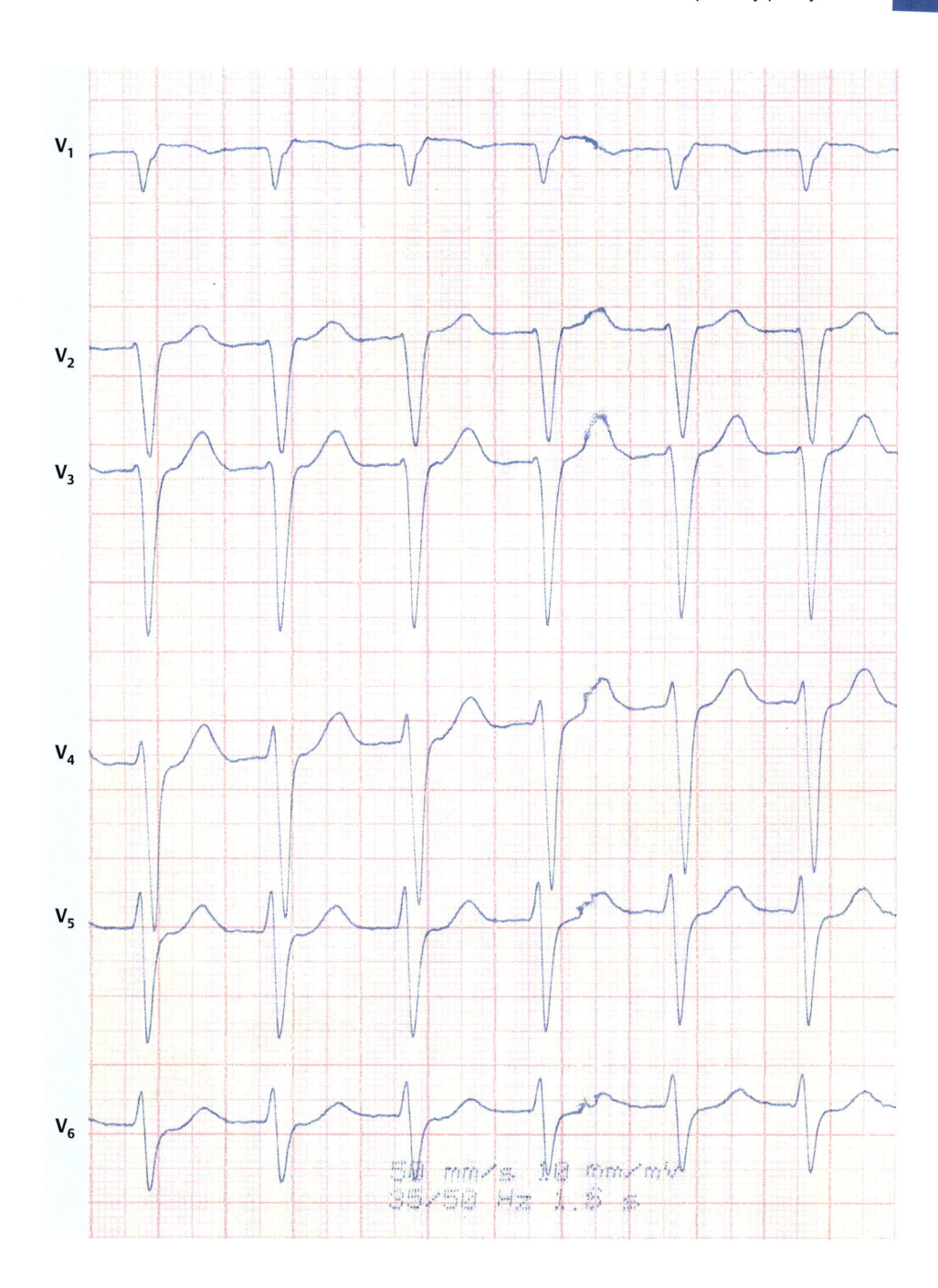

- muldenförmige ST-Strecken-Senkungen in I und aVL, unauffällige ST-Strecken in den Brustwandableitungen

Deutung: AV-Knoten-Reentry-Tachykardie.

Kommentar: Klassisches Beispiel einer Tachykardie mit schmalen QRS-Komplexen und nicht sichtbaren P-Wellen. Möglicherweise liegen die P-Wellen am Ende des QRS-Komplexes mit einer kleinen „Pseudo-S-Zacke" in V_1. Nach vorliegenden EKG-Befunden Diagnose einer AV-Knoten-Tachykardie vom „gewöhnlichen" Typ.

▶ **Lektion 24**

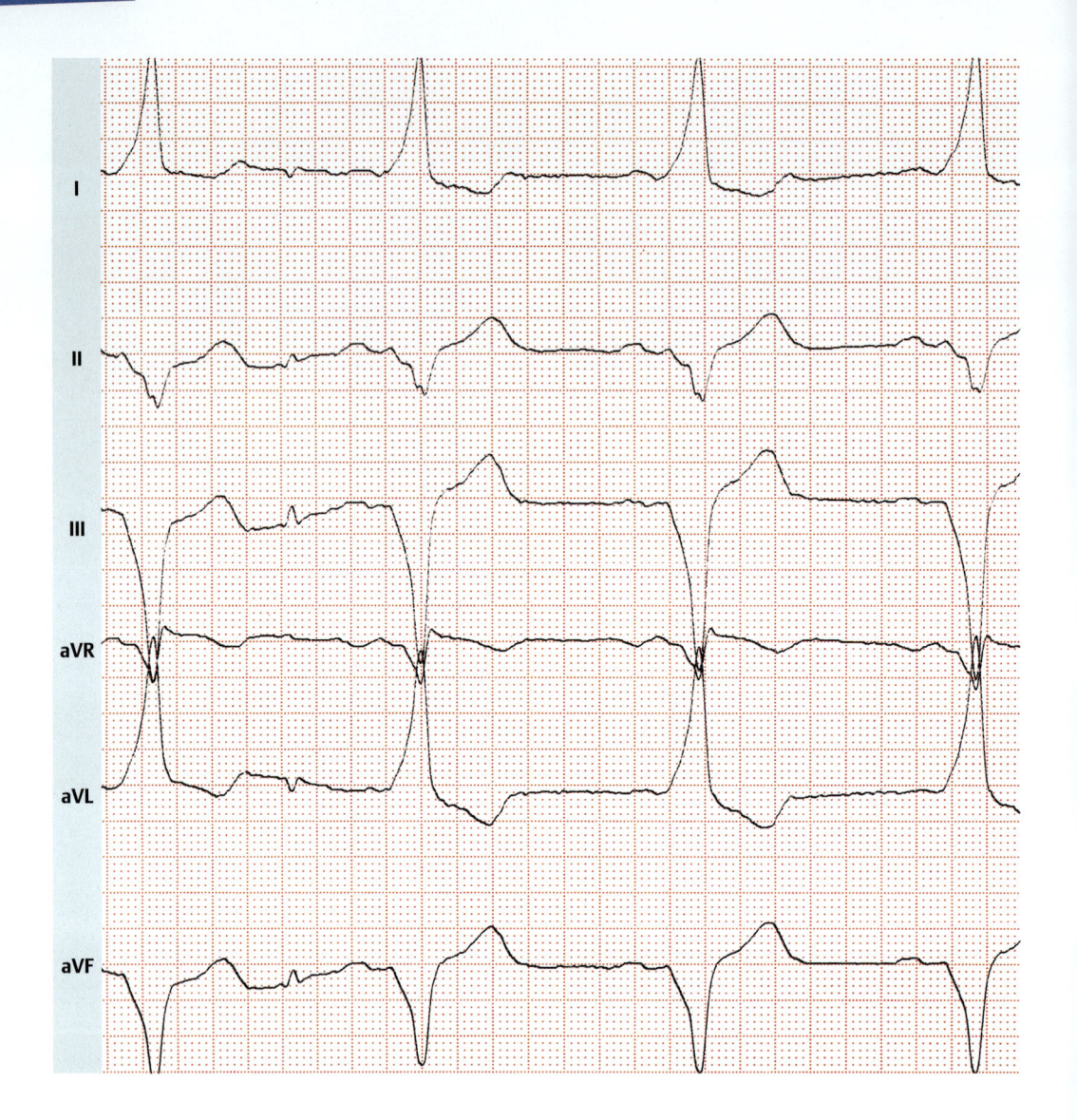

EKG-Beispiel 36: WPW-Syndrom
- regelmäßiger, normofrequenter Sinusrhythmus, Frequenz 78/min, P-Wellen bei sonst unauffälligem Verlauf in den Ableitungen V_1–V_3 flach und gesplittert als Ausdruck unspezifischer intraatrialer Erregungsausbreitungsstörungen
- überdrehter Linkstyp
- Die verkürzte PQ-Zeit von 80–100 msek und die Verbreiterung des QRS-Komplexes auf 160–180 msek sind durch eine ausgeprägte Delta-Welle im aufsteigenden R-Schenkel in allen Ableitungen (bzw. absteigenden S-Schenkel in II, III und aVF) bedingt.
- ausgeprägte Erregungsrückbildungsstörungen in Form deszendierender ST-Strecken-Senkungen mit präterminal negativem T in den Ableitungen I, aVL, V_1–V_4

WPW-Syndrom — EKG-Beispiel 36

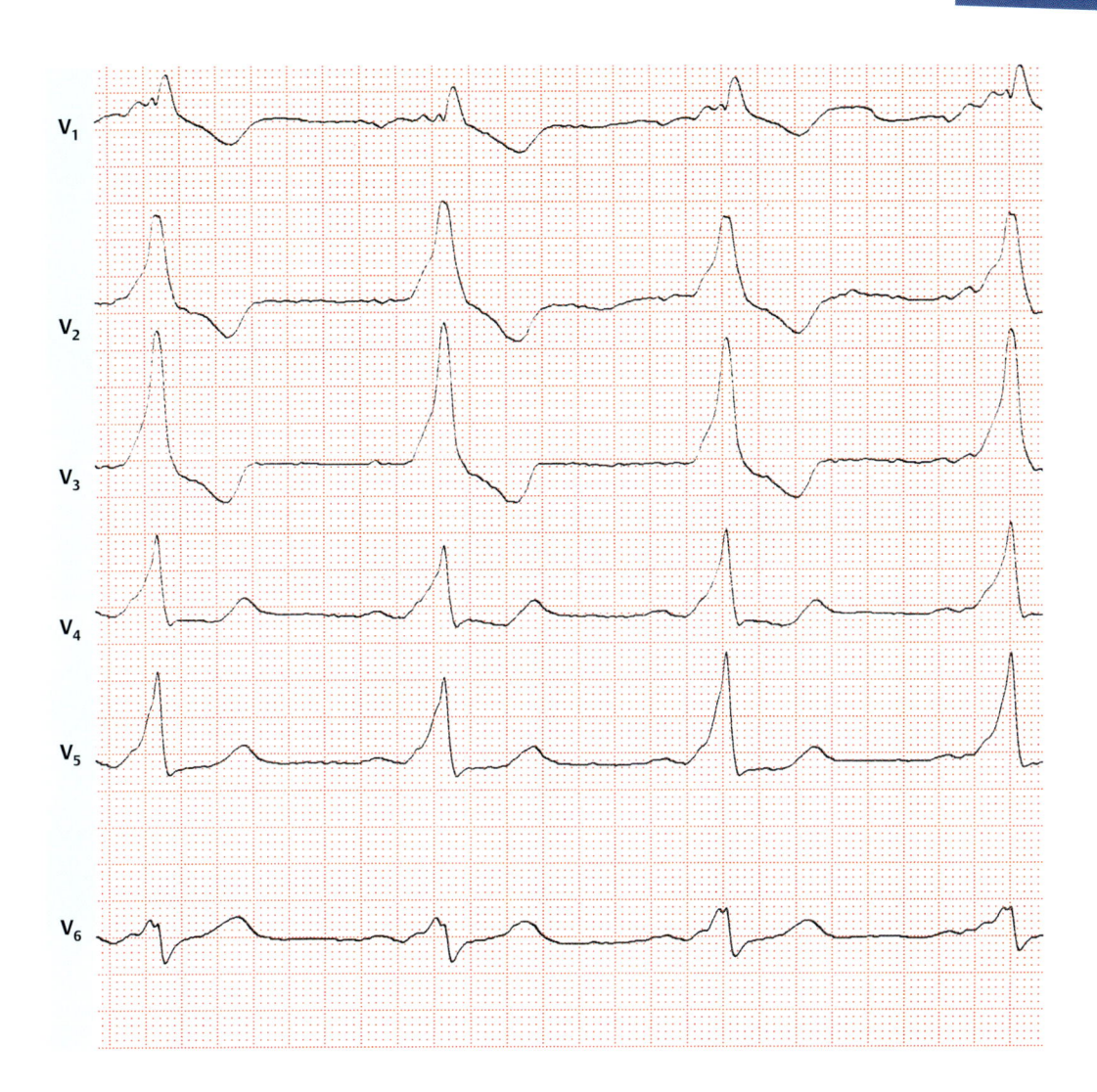

Deutung: typisches WPW-Syndrom.

Kommentar: Durch die ausgeprägten Delta-Wellen erhalten die R-Zacken ihre für das WPW-Syndrom typische plumpe, deformierte Gestalt. Die ausgeprägten Erregungsrückbildungsstörungen sind durch die Erregungsleitungsstörung mit Präexzitation über ein akzessorisches Bündel (Delta-Welle) erklärt und lassen daher per se keinen Rückschluss auf zusätzliche Ischämie oder andere Schädigungen des Herzens zu (veränderte Depolarisation = veränderte Repolarisation).

▶ **Lektion 24**

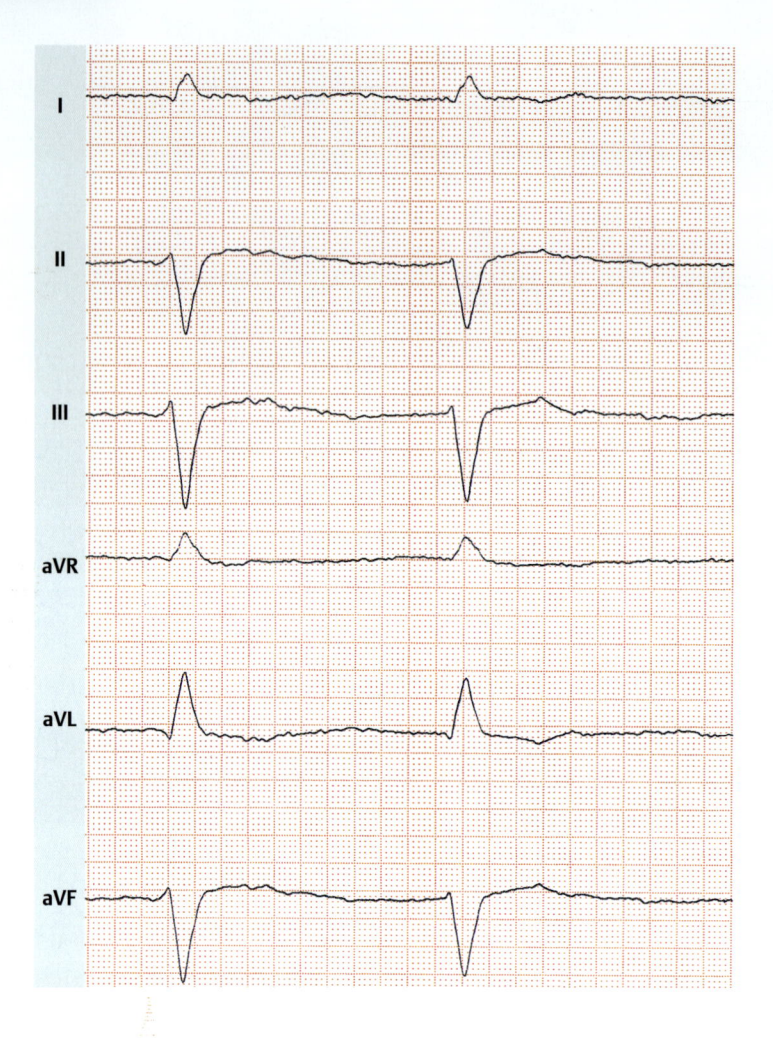

EKG-Beispiel 37: Ektop atriale Tachykardie (nicht maßstabsgerechte Darstellung)
- eingeschränkte Beurteilbarkeit aufgrund technisch mangelhafter Aufzeichnung der Extremitätenableitungen infolge Überlagerung durch Muskelzittern
- In den Brustwandableitungen stellen sich deutliche P-Wellen (Vorhoferregung) mit einer Frequenz von 130/min dar. P-Dauer 0,06 sek; die P-Wellen selbst sind abnorm konfiguriert (positiv in V_1–V_3, flach und biphasisch in V_4–V_6). Nur ein Teil der Vorhoferregungen wird auf die Kammern übergeleitet, wobei die PQ-Zeiten variieren.
- Die Kammerfrequenz beträgt 68/min.
- überdrehter Linkstyp
- Kleine Q-Zacken in I, aVL und V_5; verzögerte R-Progression in den Brustwandableitungen mit nur kleinen rudimentären R-Zacken in V_1–V_3 sowie einem im QS-Komplex versenkten R in V_5 (besonders gut in dem zweiten dargestellten Kammerkomplex zu sehen).
- QRS-Breite 0,12 sek
- deszendierende ST-Strecken-Senkungen in V_6 (0,10 mV)

Ektop atriale Tachykardie (nicht maßstabsgerechte Darstellung) — **EKG-Beispiel 37**

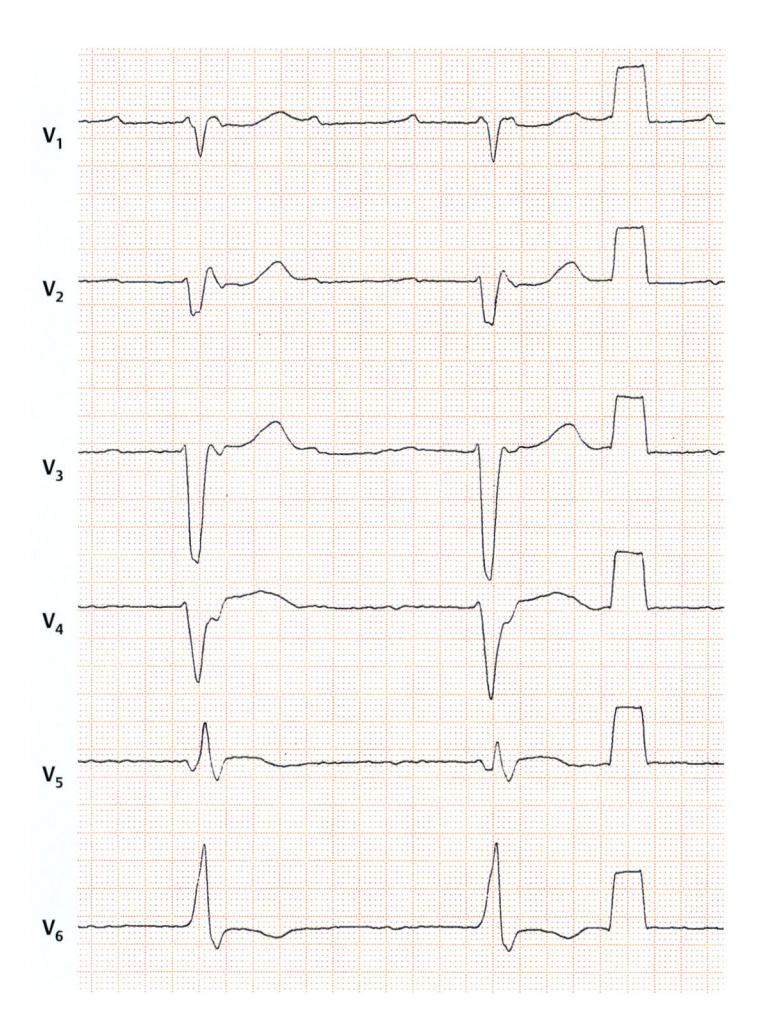

Deutung: ektop atriale Tachykardie mit Block, linksanteriorer Hemiblock, alter ausgedehnter Vorderwandinfarkt im Endstadium.

Kommentar: Dieses EKG ist technisch in den Extremitätenableitungen nicht optimal abgeleitet. Solche technisch mangelhaften EKGs werden Ihnen immer wieder begegnen. Handelt es sich um einen chronischen Dauerbefund, so können Sie die Aufzeichnung aus technischen Gründen leicht wiederholen lassen. Meist geht es aber gerade bei den technisch mangelhaften EKG-Aufzeichnungen um akute oder sporadische Befunde, dann muss man eine Deutung versuchen.

Der schwierigste Befund ist in diesem EKG der Rhythmus. P-Wellen sind in den Brustwandableitungen gut sichtbar, sie sind abnorm geformt und haben eine Frequenz von 180/min. Damit sind sie Ausdruck einer ektop atrialen Tachykardie. Die Vorhoferregungen sind nur zum Teil übergeleitet, sodass – wie es häufig der Fall ist – eine atriale Tachykardie mit Block vorliegt.

▶ **Lektion 25**

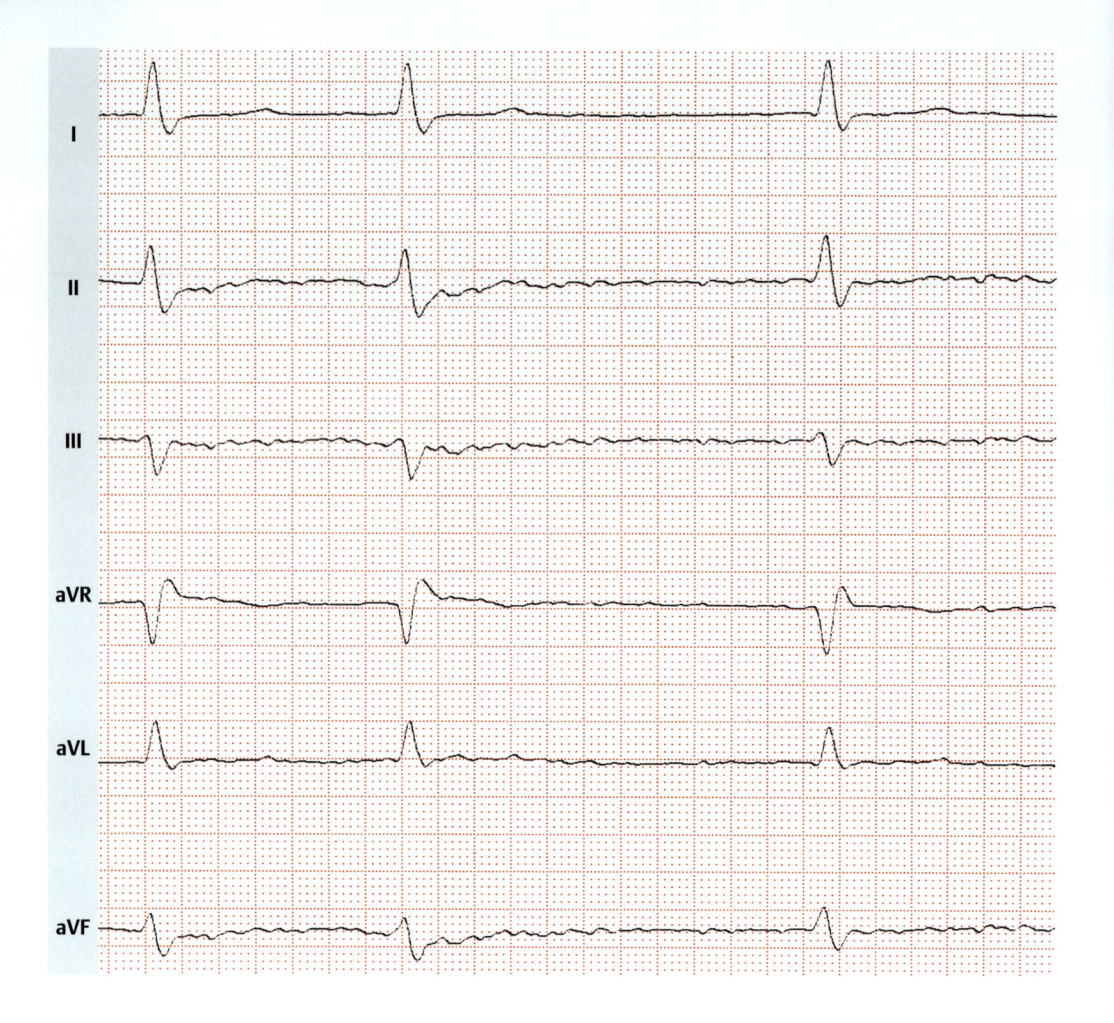

EKG-Beispiel 38: Vorhofflimmern
- Es bestehen permanent Flimmerwellen, deren Frequenz nicht exakt bestimmbar ist, aber sicher über 400/min liegt. P-Wellen sind nicht abgrenzbar. Die Überleitung auf die Kammern ist absolut unregelmäßig, die mittlere Kammerfrequenz beträgt etwa 65/min.
- Linkstyp (mit jedoch auffälligem S in Ableitung I und aVL)
- regelrechte Q-Zacken
- QRS-Komplex 110 msek. In den Brustwandableitungen verzögerte R-Progression mit Verlängerung der R/S-Umschlagzone nach V_4/V_5, S-Persistenz bis V_6
- In allen Ableitungen flache bis isoelektrische T-Wellen mit präterminal negativem Verlauf in V_1–V_5

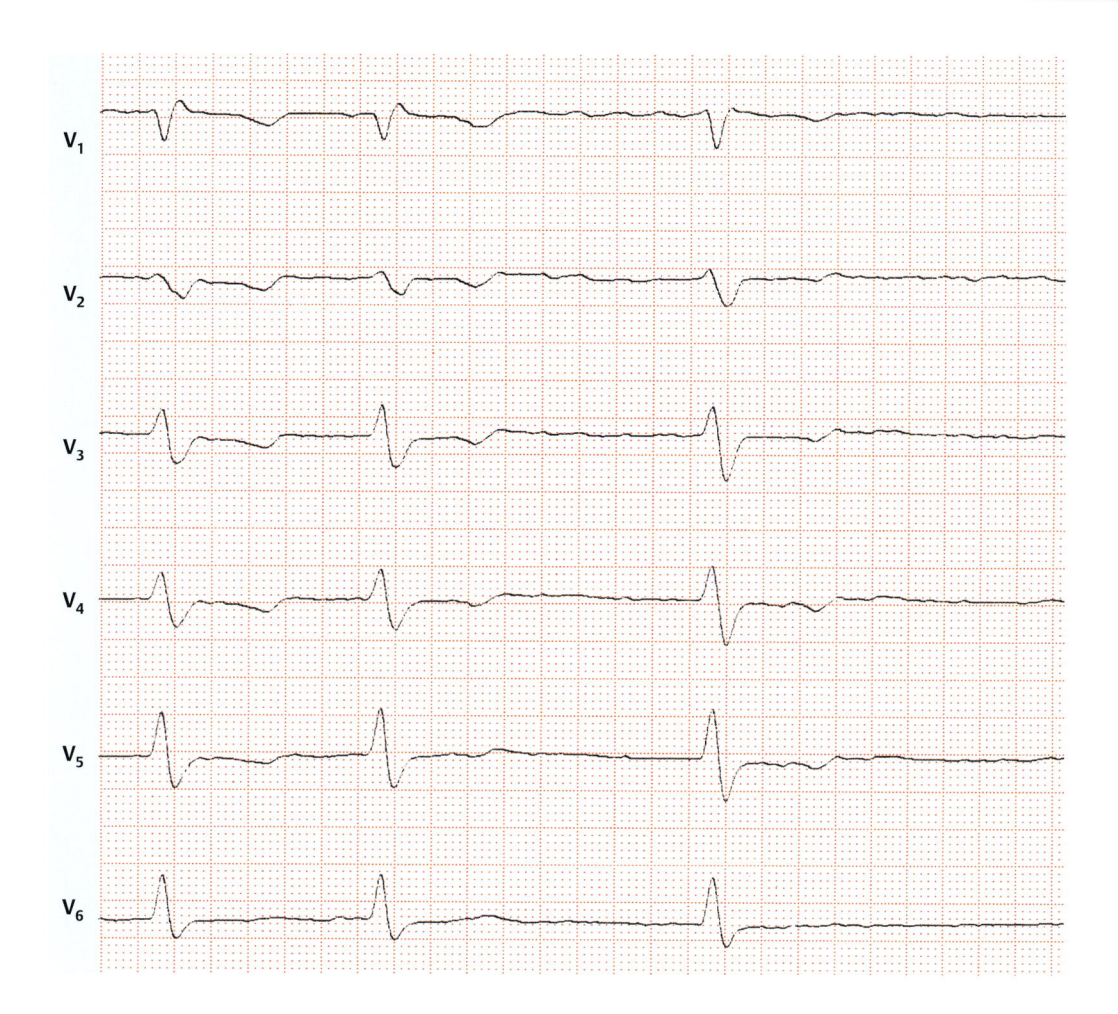

Deutung: normofrequentes Vorhofflimmern mit absoluter Arrhythmie.
Kommentar: Hauptbefund dieses EKGs ist das Vorhofflimmern.

Der Lagetyp macht in seiner Bestimmung etwas Schwierigkeiten: Bei einem ausgeprägten Linkstyp dürfte eigentlich kein S in den Ableitungen I und aVL nachweisbar sein. Man erklärt sich dies wie folgt: Der QRS-Hauptvektor in den Extremitätenableitungen – also der Lagetyp – ist initial linkstypisch (es beginnt mit hohem R in I, II und aVL) und terminal rechtstypisch (es endet mit S in I und aVL). Eine mögliche Erklärung ist eine gleichzeitige Rechtsherzbelastung, die sich in verzögerter R-Progression und S-Persistenz in den Brustwandableitungen zu erkennen gibt.

Die unspezifischen Erregungsrückbildungsstörungen lassen den Verdacht auf Digitaliseinnahme zur Frequenzkontrolle aufkommen, was gut übereinstimmt mit der relativ niedrigen Kammerfrequenz (also einer gut gebremsten Überleitung über den AV-Knoten).

▶ **Lektion 25**

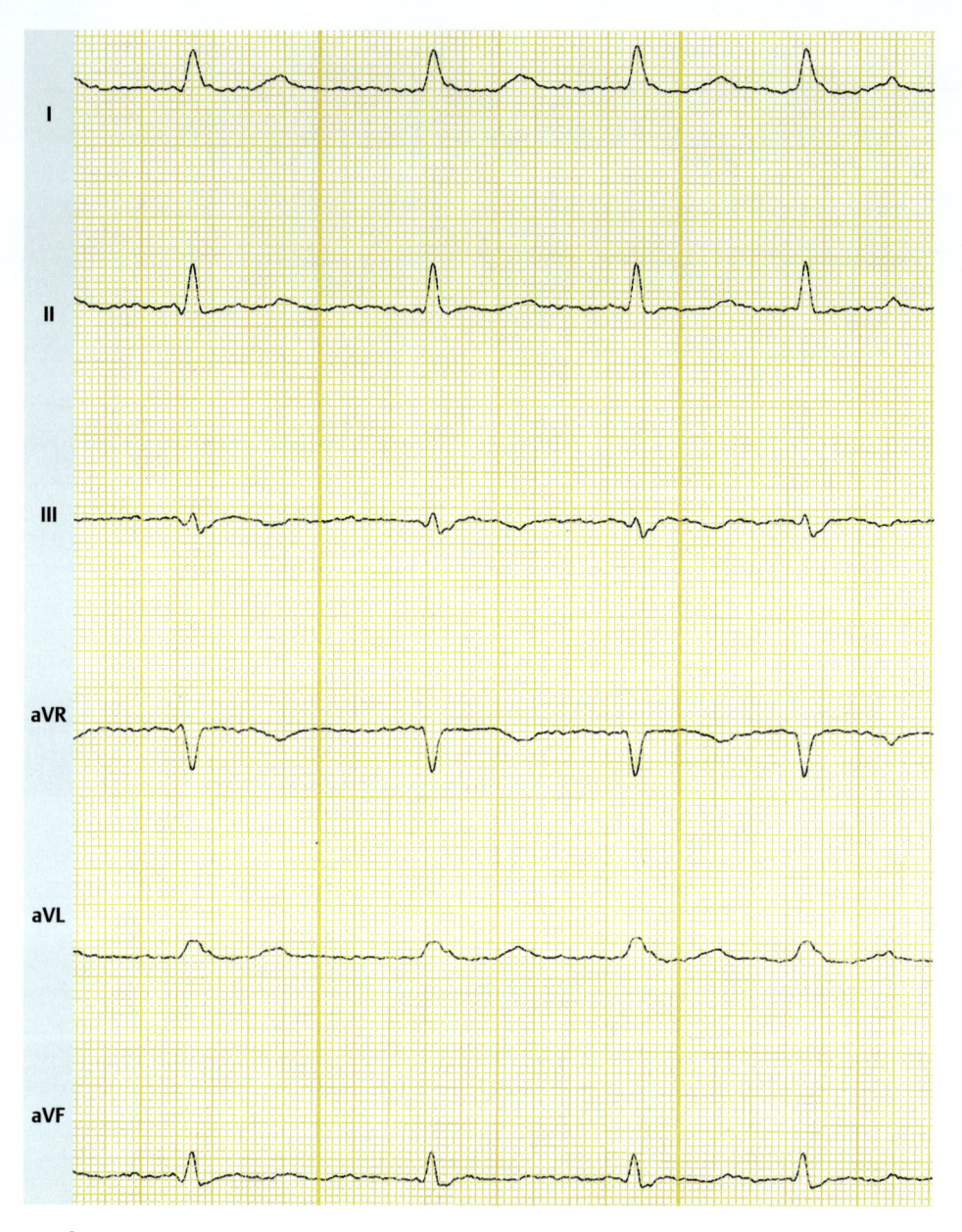

EKG-Beispiel 39: Leitungsaberranz bei Vorhofflimmern
- Vorhofflimmern mit schneller AV-Überleitung auf die Kammern, wobei sich die Vorhofflimmerwellen am besten in den Ableitungen V_1, III und aVF darstellen. Kammerfrequenz etwa 105/min.
- Indifferenz- bis Linkstyp (es gibt Grenzfälle, in denen die Lagetypbestimmung schwierig und nicht eindeutig ist)
- regelrechte Q-Zacken
- Auffällig betonte R-Zacken in V_1 und V_2. In den Brustwandableitungen zeigt sich ein auf 160 msek pathologisch verbreiterter QRS-Komplex mit triphasischem Verlauf (Rsr'), der in V_1–V_3 ausgeprägte Erregungsrückbildungsstörungen in Form tiefer T-Negativierung zeigt.

Leitungsaberranz bei Vorhofflimmern — EKG-Beispiel 39

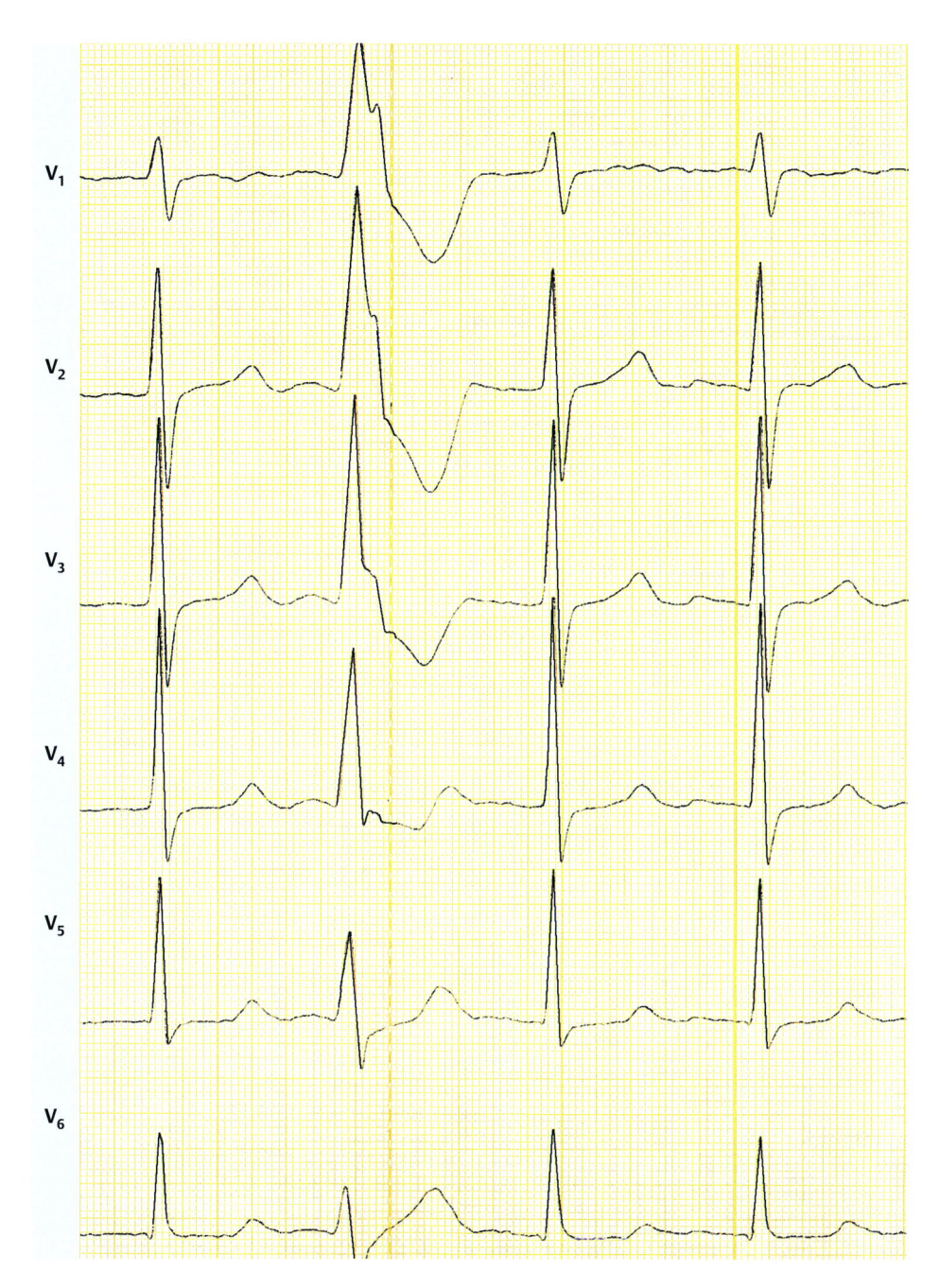

Deutung: Vorhofflimmern mit relativ schneller Überleitung auf die Kammern, Leitungsaberranz.

Kommentar: Der verbreiterte und deformierte Kammerkomplex in den Brustwandableitungen entspricht einer aberranten Erregungsleitung in den Kammern. Die Aberranz erkennt man daran, dass der QRS-Komplex verbreitert und triphasisch deformiert ist, wobei die Deformierung in den vorderen Brustwandableitungen am ausgeprägtesten ist. Weiterhin ist charakteristisch, dass diesen aberranten Leitungen ein eher kurzes RR-Intervall vorausgeht. Das Phänomen kommt dadurch zustande, dass das Erregungsleitungssystem für eine neue Erregungsausbreitung noch teilweise refraktär ist. Aberranz wird häufig mit ventrikulären Extrasystolen verwechselt. Ventrikuläre Extrasystolen sind in der Regel biphasisch und nicht schenkelblockförmig deformiert.

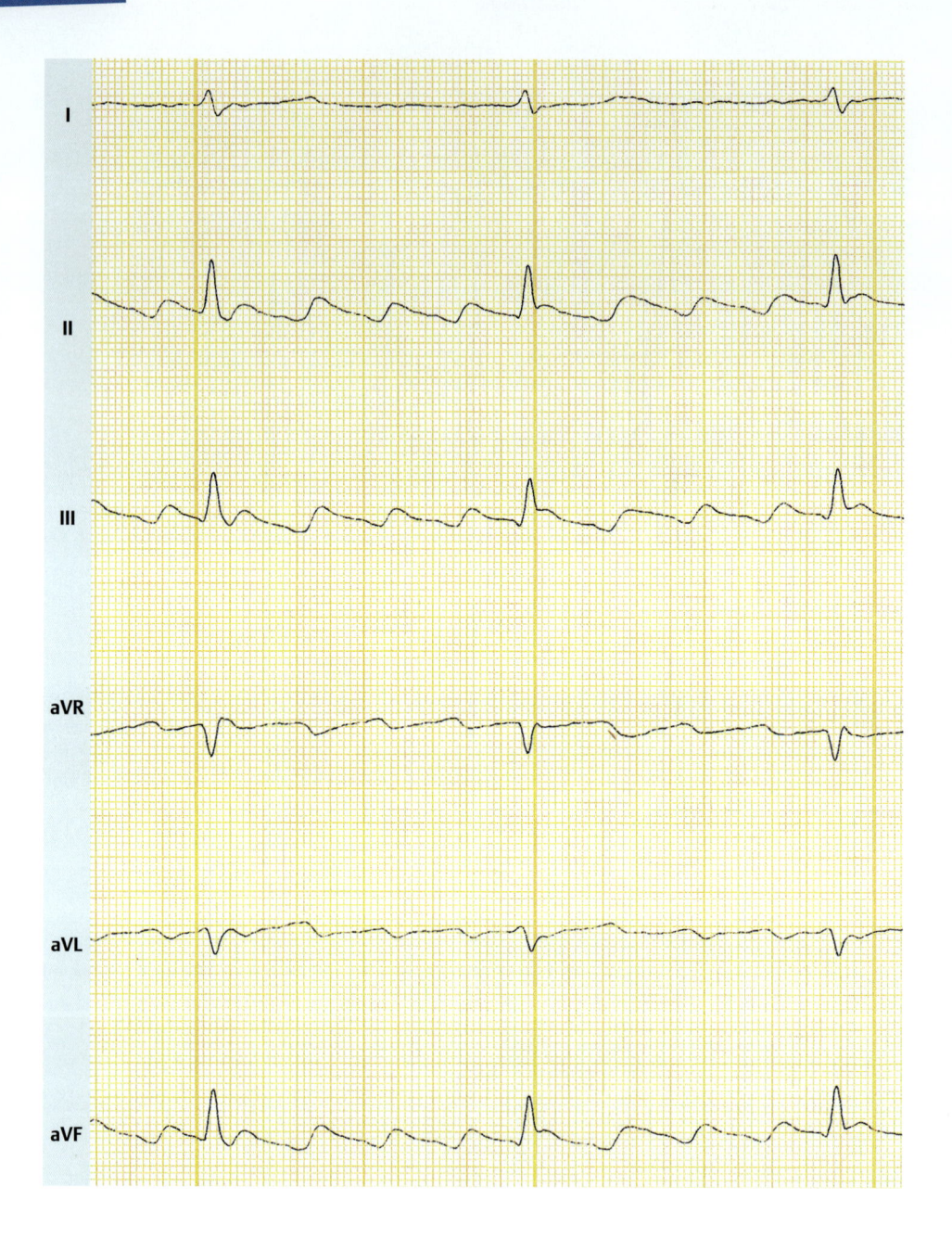

EKG-Beispiel 40: Vorhofflattern

▶ Lektion 25

EKG-Beispiel 40: Vorhofflattern
- Typische Vorhofflatterwellen („Sägezahnphänomen") mit einer Frequenz der Flatterwellen von 280/min. Diese werden in einem 4:1-Modus auf die Kammern übergeleitet, sodass sich eine Kammerfrequenz von etwa 68/min ergibt.
- Steiltyp
- Q-Zacken wegen Überlagerung der QRS-Komplexe durch die Flatterwellen schwierig zu beurteilen; wahrscheinlich physiologische Q-Zacken in den Extremitätenableitungen

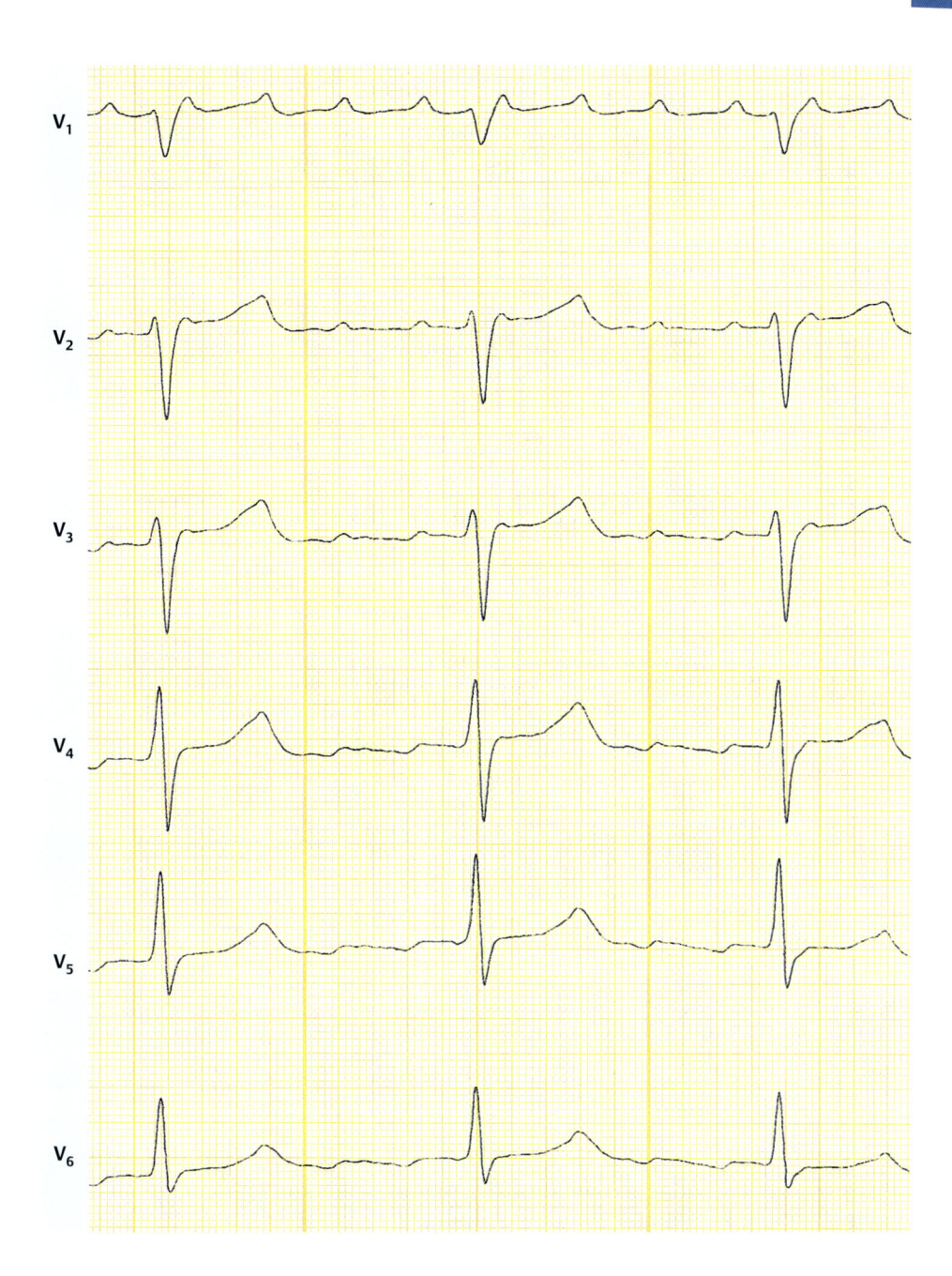

- regelrechtes Verhalten von R und S
- Die ST-Strecken sind, soweit durch Überlagerung durch die Flatterwellen beurteilbar, unauffällig.

Deutung: Vorhofflattern Typ I („gewöhnlicher Typ") mit 4:1-Überleitung.

Kommentar: Ein Typ I des Vorhofflatterns liegt vor, weil die Flatterwellen in II, III, aVF negativ sind. Dies ist bei weitem der am häufigsten anzutreffende Typ. Die typische Vorhoffrequenz bei Vorhofflattern liegt um 300/min. Ein Überleitungsmodus von 4:1 bedeutet, dass von jeweils 4 Flatterwellen eine als Erregung auf die Kammern übertragen wird. Zwar liegt der Überleitungsmodus häufiger bei 2:1, 3:1; wir haben dieses Beispiel gewählt, weil es die Flatterwellen sehr gut studieren lässt.

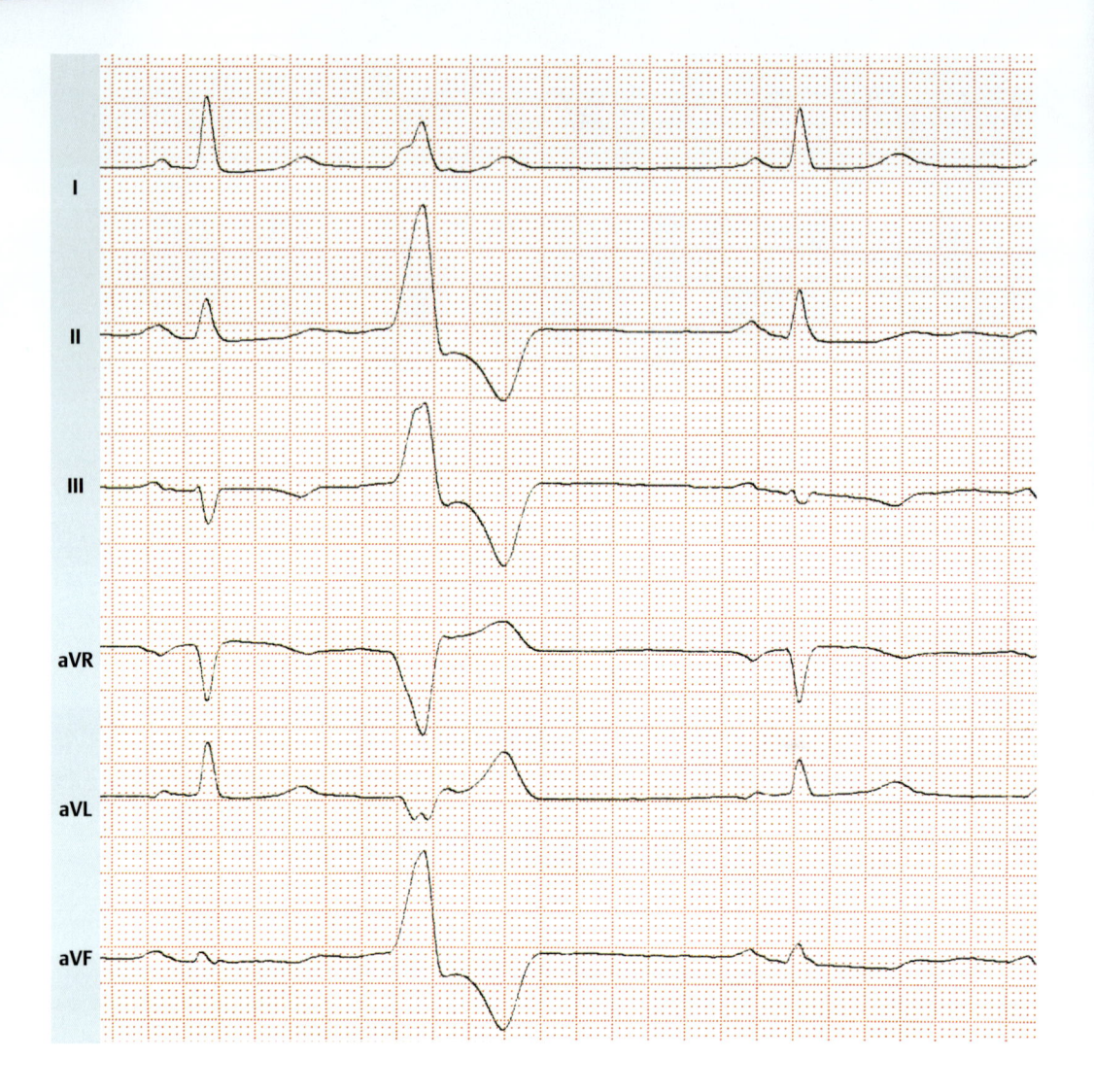

▶ **Lektion 26**

EKG-Beispiel 41: Ventrikuläre Extrasystolie
- Grundrhythmus ist ein Sinusrhythmus, Frequenz 77/min, normale P-Wellen, PQ-Zeit 0,14 sek
- Linkstyp
- regelrechte Q-Zacken
- Bei regelrechtem Verlauf der R- und S-Zacken in den Normalschlägen finden sich vorzeitig einfallende, verbreiterte und linksschenkelblockartig deformierte Kammerkomplexe mit einer QRS-Dauer von 0,16 sek, die von einer kompensatorischen Pause gefolgt sind. In den Brustwandableitungen folgt jeder regelrechten Aktion eine vorzeitige Kammeraktion. In den dem Sinusrhythmus zugehörigen Kammeraktionen finden sich unspezifische Erregungsrückbildungsstörungen in Form von biphasischen, in Ableitung V_4 präterminal negativen T-Wellen. Den verbreiterten QRS-Komplexen folgen ausgeprägte Erregungsrückbildungsstörungen im Sinne eines diskordanten Verhaltens von ST und T.

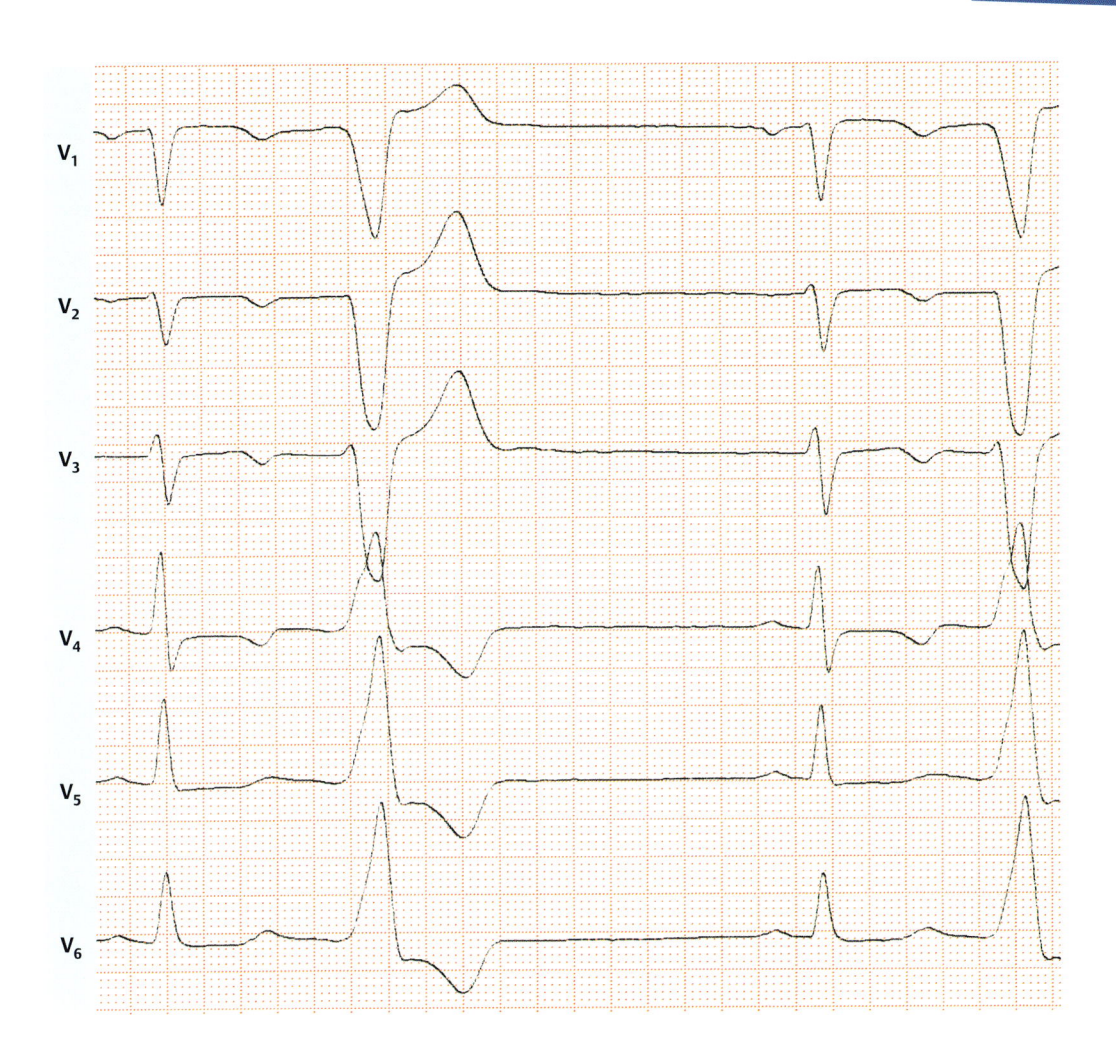

Ventrikuläre Extrasystolie — EKG-Beispiel 41

Deutung: ventrikuläre Extrasystolie.

Kommentar: In den Brustwandableitungen stellt sich eine bigeminusartige Koppelung der ventrikulären Extrasystolen (VES) dar. Ventrikuläre Bigeminie kann phasenweise auftreten, sie kann im Wechsel mit sporadischen VES vorkommen und sie kann langfristig konstant bestehen. Die Erregungsrückbildungsstörungen der Extrasystolen mit sogenannter Diskordanz (QRS positiv – ST-T negativ [II, III, aVF, V_4–V_6], QRS negativ – ST-T positiv [aVL, V_1–V_3]) folgen der Regel, dass einer bei ventrikulärem Ursprung stark deformierten Erregungsausbreitung eine ebenso ausgeprägte Erregungsrückbildungsstörung folgt.

▶ **Lektion 26**

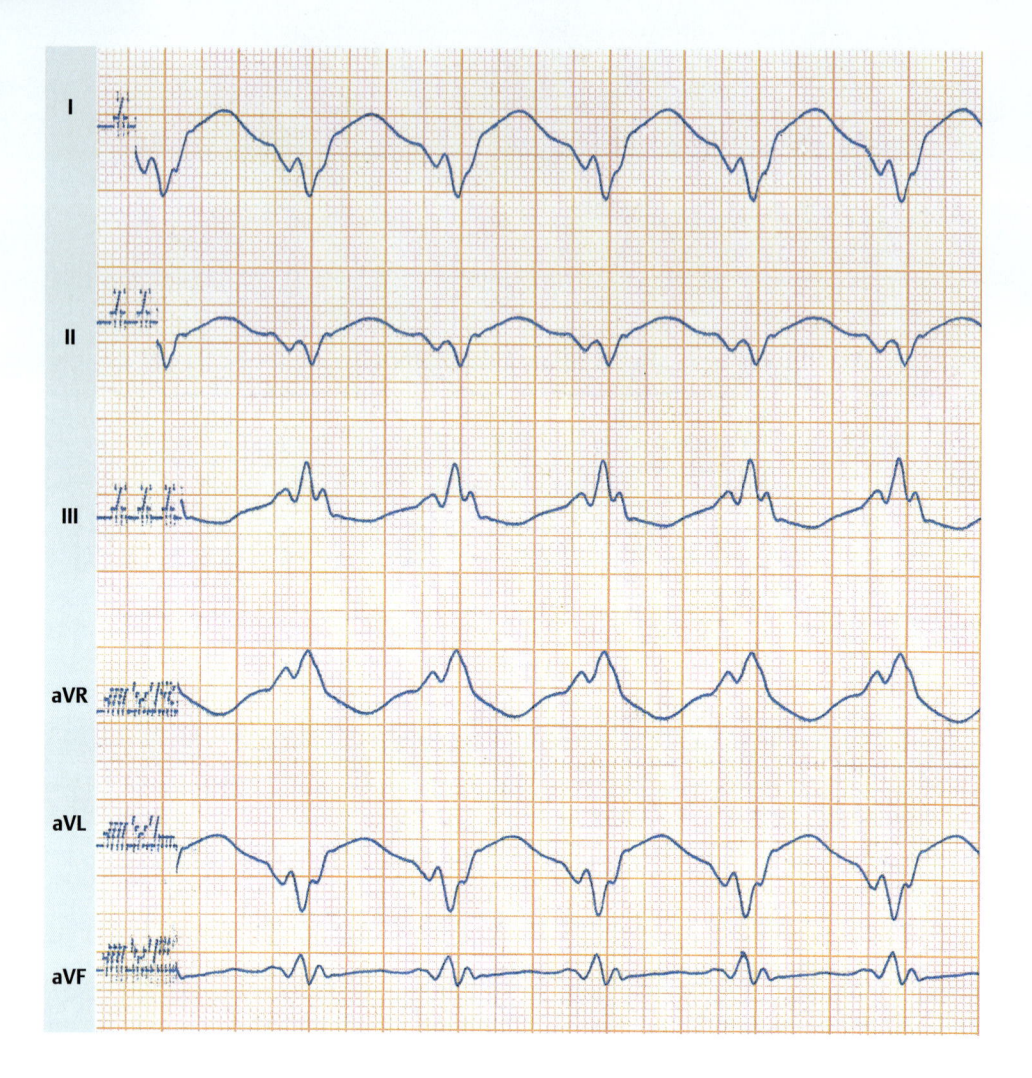

EKG-Beispiel 42: Kammertachykardie
- Tachykardie mit breiten QRS-Komplexen, Frequenz 148/min, PQ-Zeit und P-Welle nicht bestimmbar
- überdrehter Rechtstyp
- Q-Zacken bei Tachykardie mit breitem QRS-Komplex nicht sicher beurteilbar
- QRS-Komplexe mit rechtsschenkelblockartiger Konfiguration, monophasische Deformierung in V_1 und R/S-Relation < 1 in V_6 als diagnostische Hinweise für eine ventrikuläre Tachykardie.

Kammertachykardie — EKG-Beispiel 42

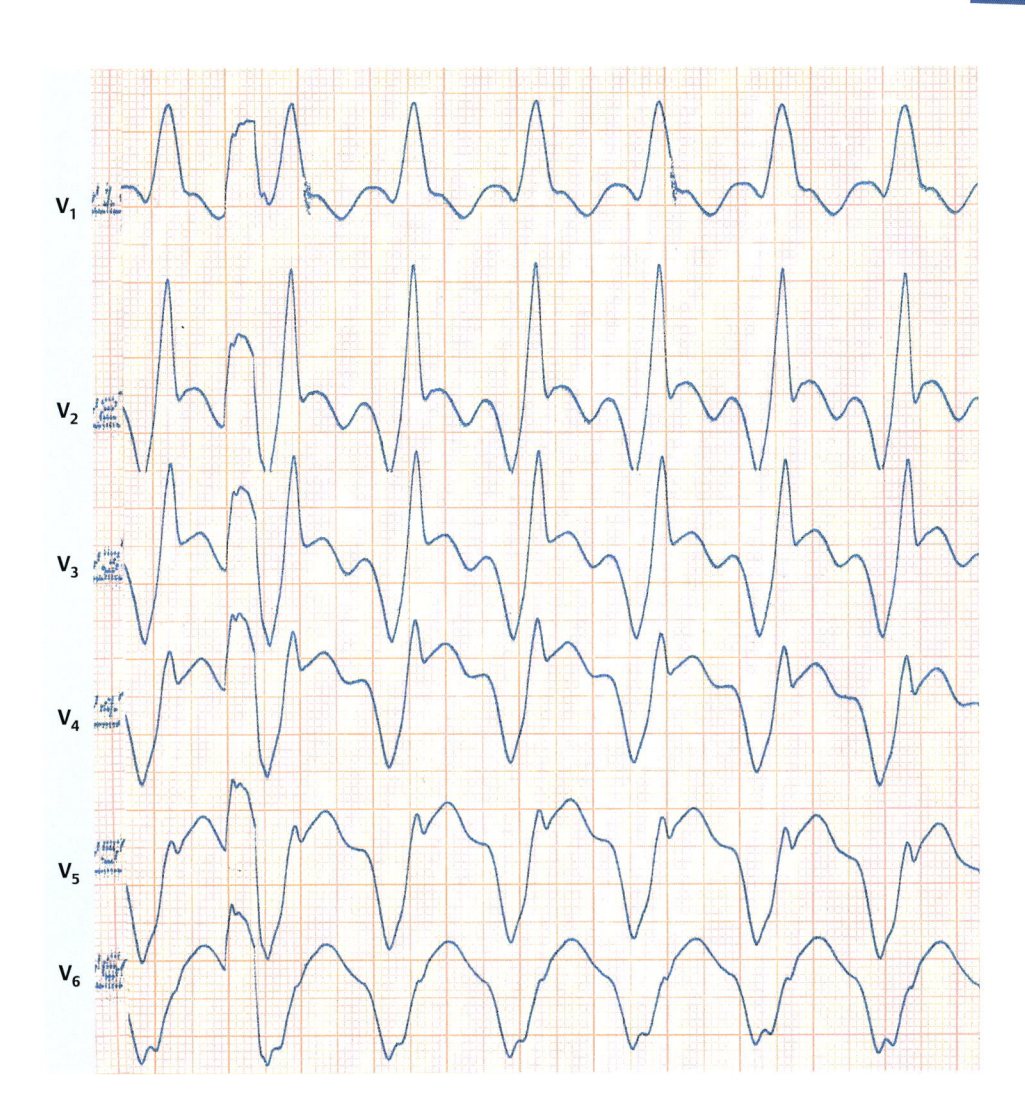

Deutung: ventrikuläre Tachykardie.
Kommentar: Nicht jede Tachykardie mit breiten Kammerkomplexen ist eine Kammertachykardie. Wenn jedoch die in der Befundung genannten typischen Hinweiszeichen vorliegen, erlaubt dies die Deutung „ventrikuläre Tachykardie" aus dem Oberflächen-EKG.

▶ **Lektion 27**

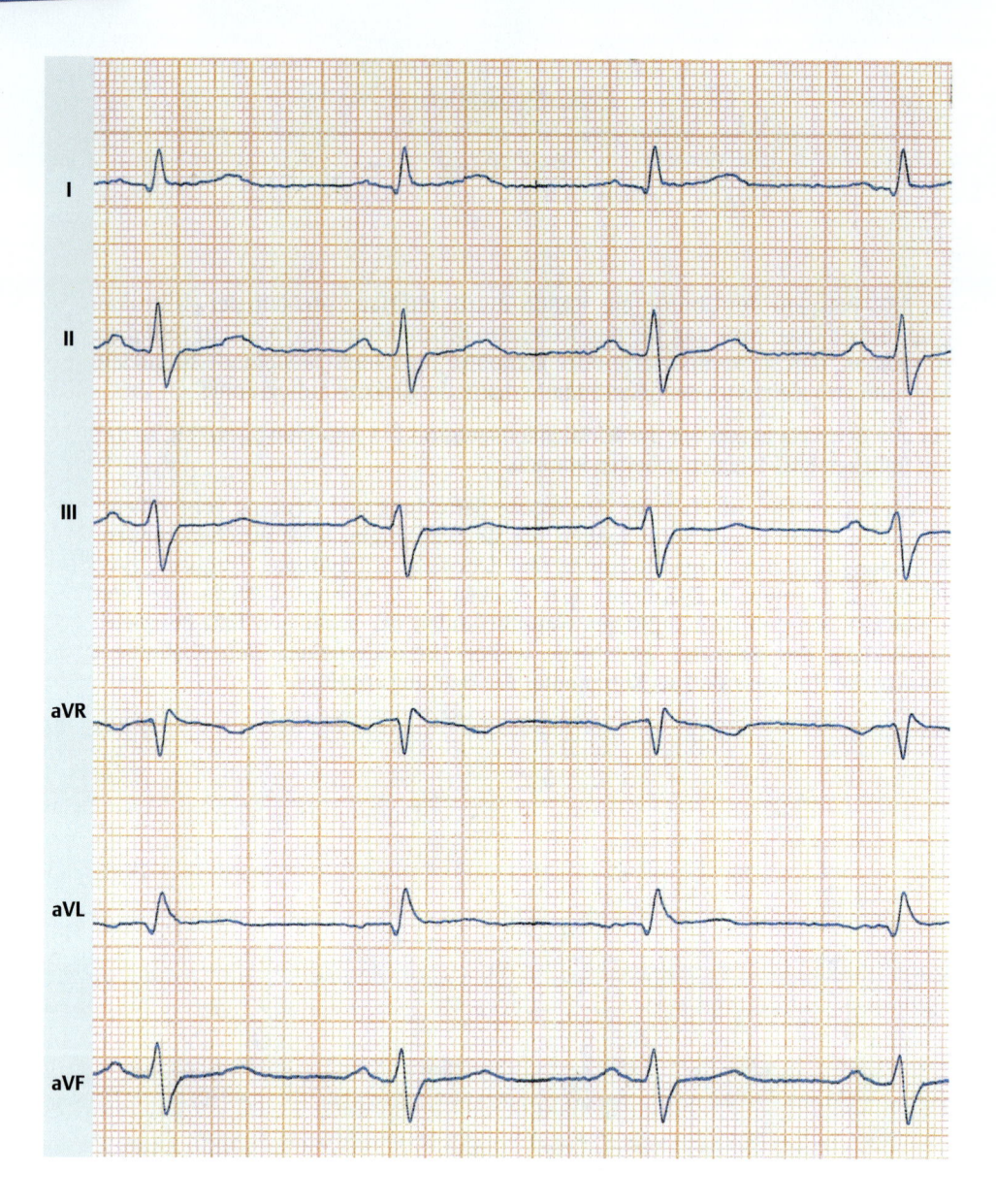

EKG-Beispiel 43: Brugada-Syndrom
- regelrechter Sinusrhythmus, Frequenz 85/min, P-Dauer 0,10 sek, PQ-Zeit 0,16 sek
- Linkstyp
- kleine Q-Zacken in I, aVL, V_6, QRS-Komplex-Breite 0,11 sek, rSr'-Konfiguration in V_1 und V_2
- Hebung der ST-Strecke in V_1–V_3, unauffällige T-Welle

Deutung: Verdacht auf Brugada-Syndrom.

Kommentar: Dieses EKG eines 38-jährigen Mannes (Aufnahme nach Synkope) ist verdächtig auf das Vorliegen eines Brugada-Syndroms: inkompletter Rechtsschenkelblock, verbunden mit ST-Strecken-Hebung in V_1–V_3. Weitere Diagnostik (Ajmalin-Test) ist zur Diagnosesicherung notwendig. Die kleinen Q-Zacken in I, aVL und V_6 sind ohne diagnostische Bedeutung.

Brugada-Syndrom — EKG-Beispiel 43

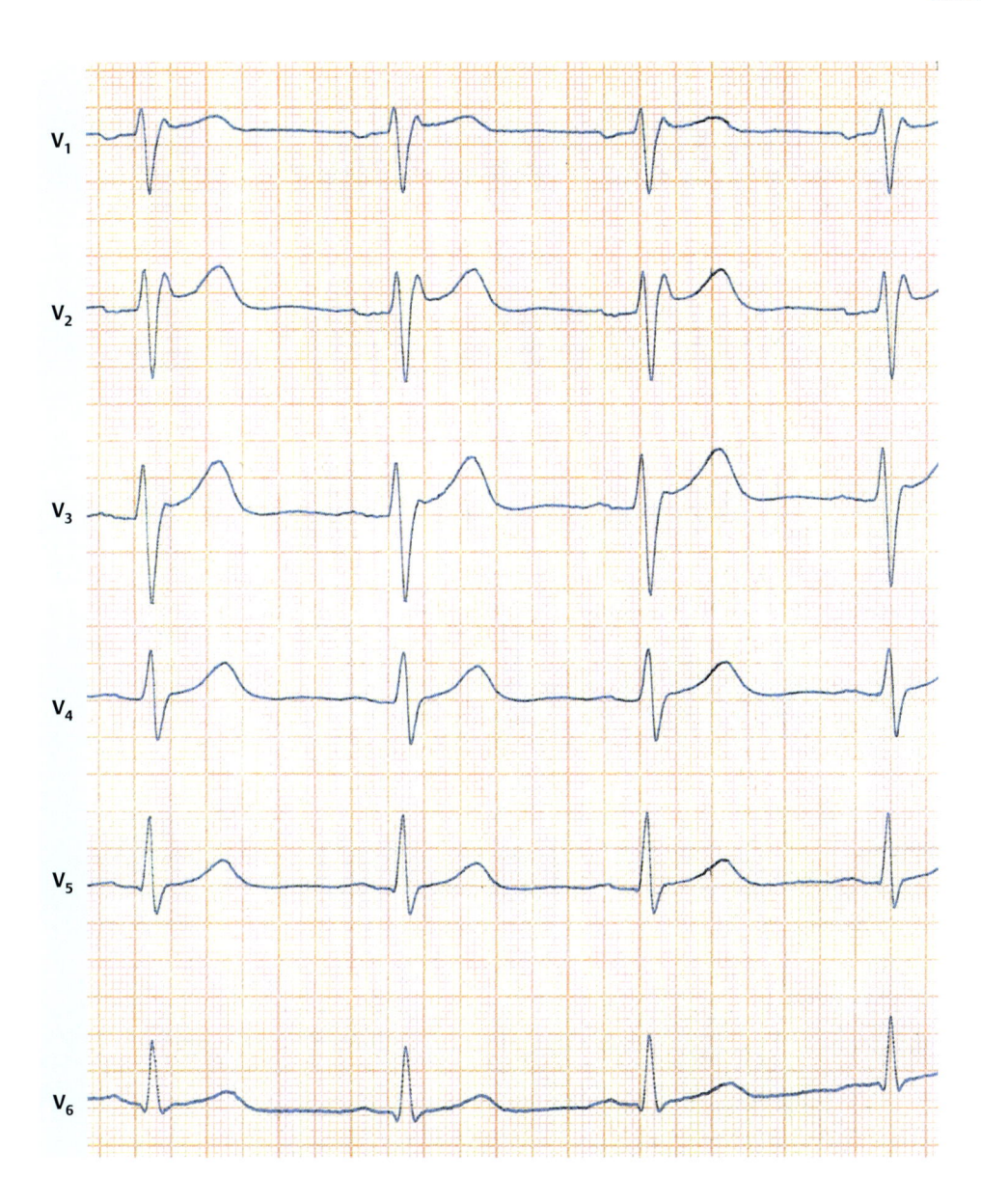

241

▶ **Lektion 30**

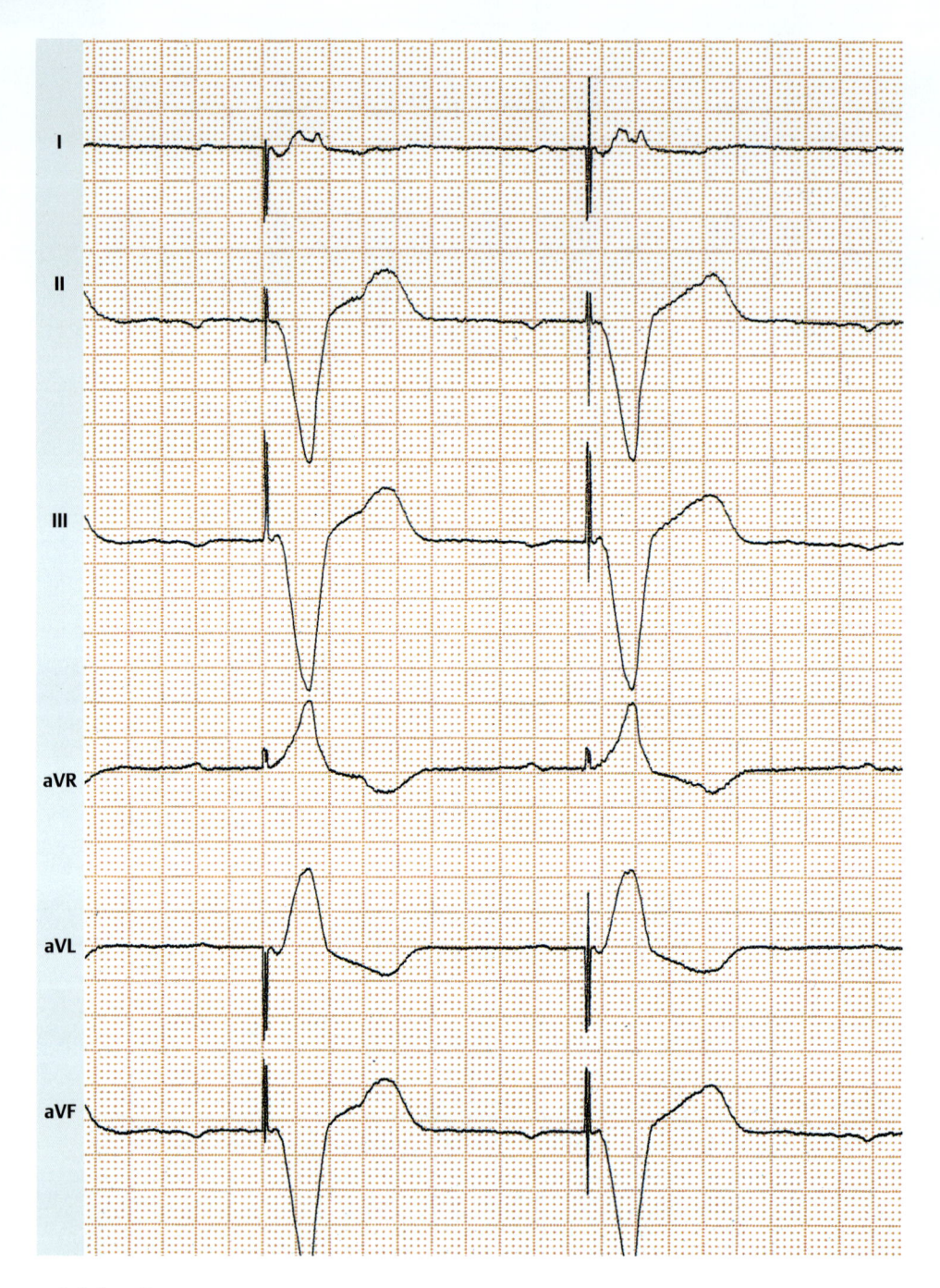

EKG-Beispiel 44: VVI-Schrittmacher
- Schrittmacherrhythmus, Frequenz 63/min, P-Wellen erkennt man in verschiedenen Ableitungen (am besten in aVR) ohne feste Zuordnung zu den Schrittmacher-induzierten Kammerkomplexen (AV-Dissoziation).
- überdrehter Linkstyp bei Schrittmacher-Stimulation

VVI-Schrittmacher EKG-Beispiel 44

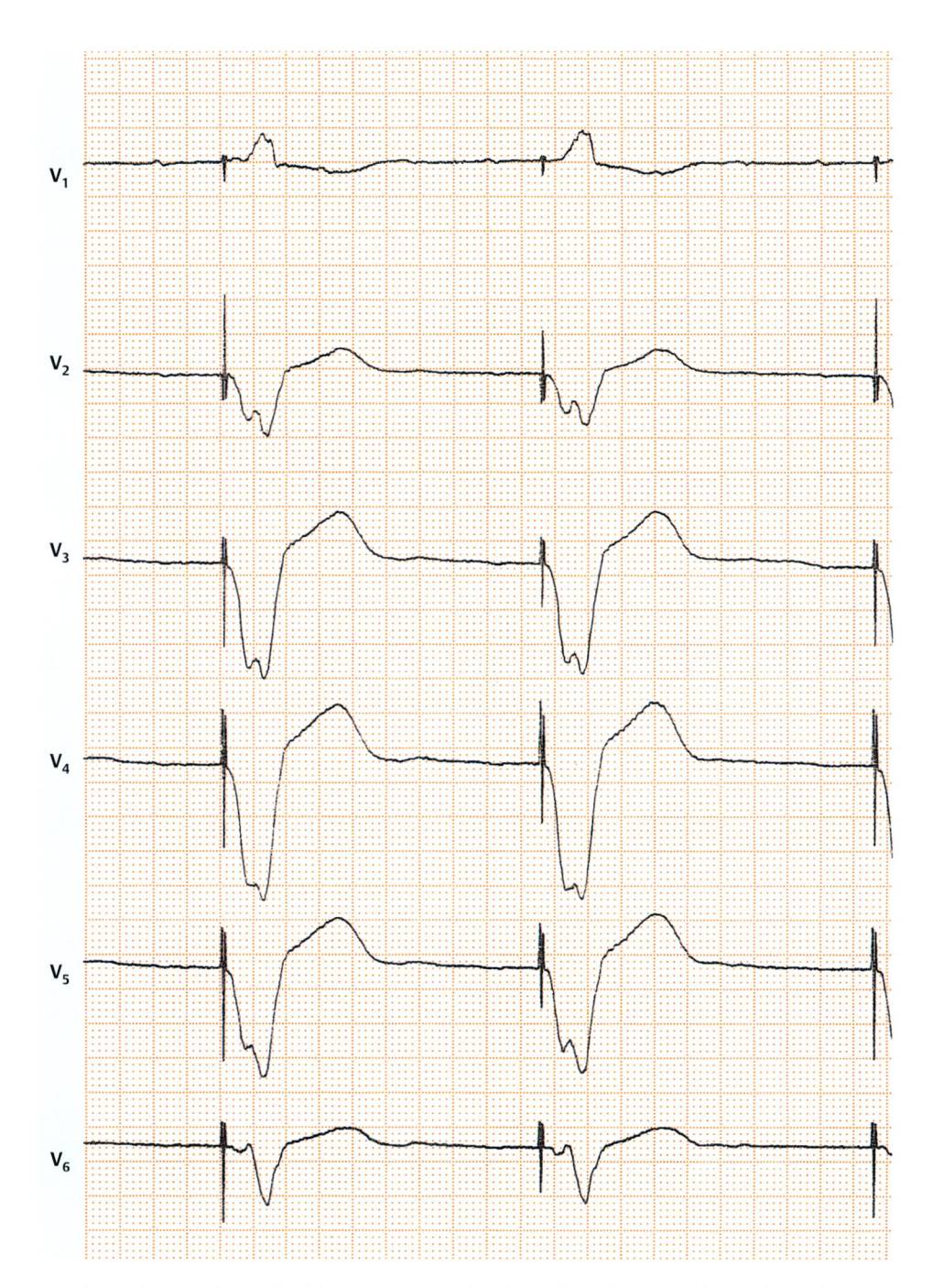

- Jedem Schrittmacher-Spike folgt eine Kammerdepolarisation mit in typischer Weise verbreitertem und schenkelblockartig deformiertem Kammerkomplex.

Deutung: Schrittmacher-EKG mit Einkammerstimulation (VVI-Stimulation).

Kommentar: Der Nachweis eines Schrittmacher-Spikes, gefolgt von einer Kammerdepolarisation, ist der charakteristische Befund einer VVI-Stimulation (Wahrnehmung und Stimulation im Ventrikel). Aufgrund der veränderten Depolarisation (Schrittmacher-Stimulation) kommt es immer zu einer schenkelblockartigen Verbreiterung der QRS-Komplexe.

▶ **Lektion 30**

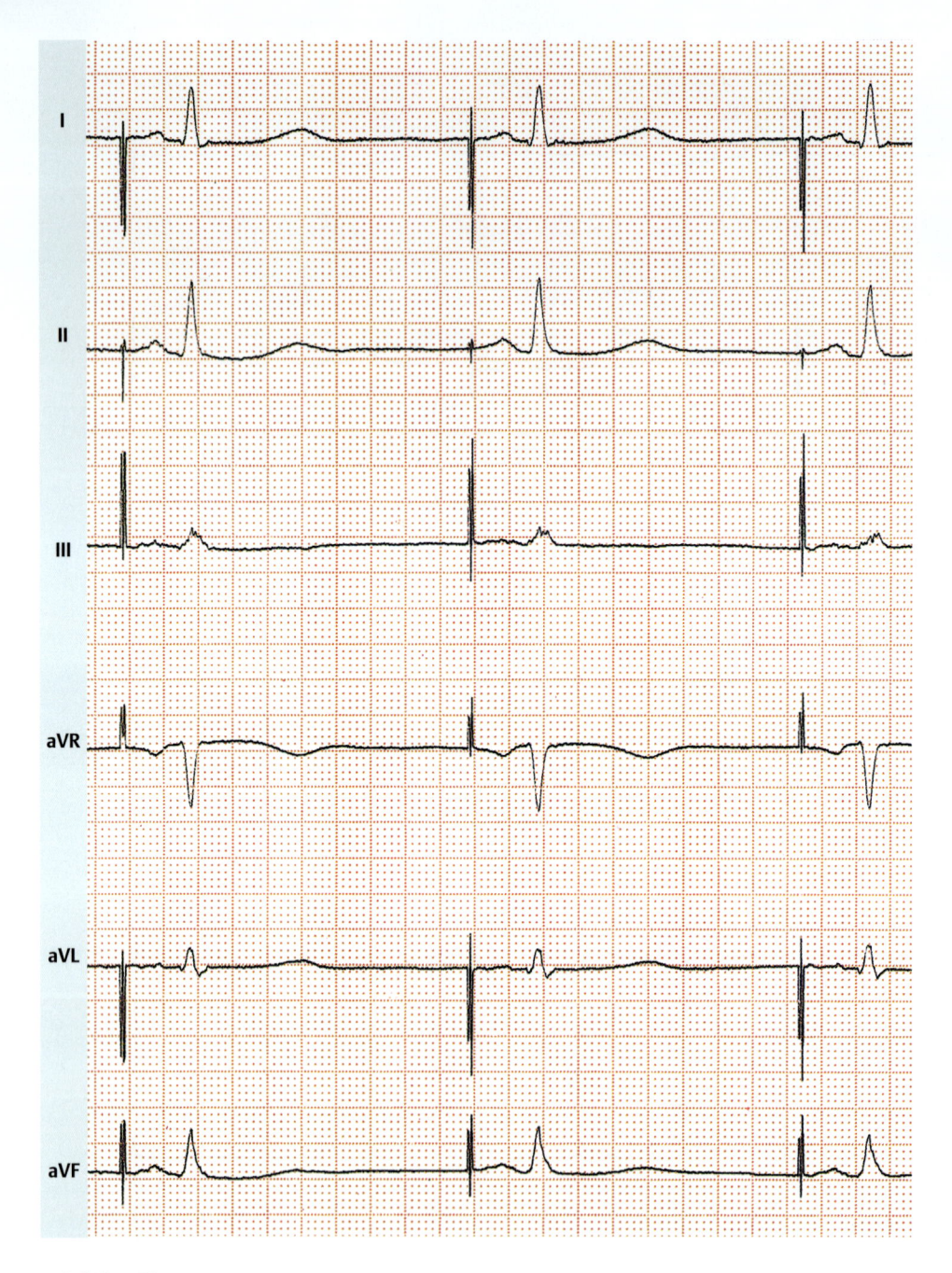

EKG-Beispiel 45: AAI-Schrittmacher
- Schrittmacher-EKG, Frequenz 60/min, P-Dauer 0,10 sek, PQ-Zeit 0,14 sek, Schrittmacher-Spike vor jeder P-Welle
- Indifferenztyp
- unauffällige Q-Zacken, QRS-Dauer 0,10 sek
- unauffällige ST-Strecken

AAI-Schrittmacher   EKG-Beispiel 45

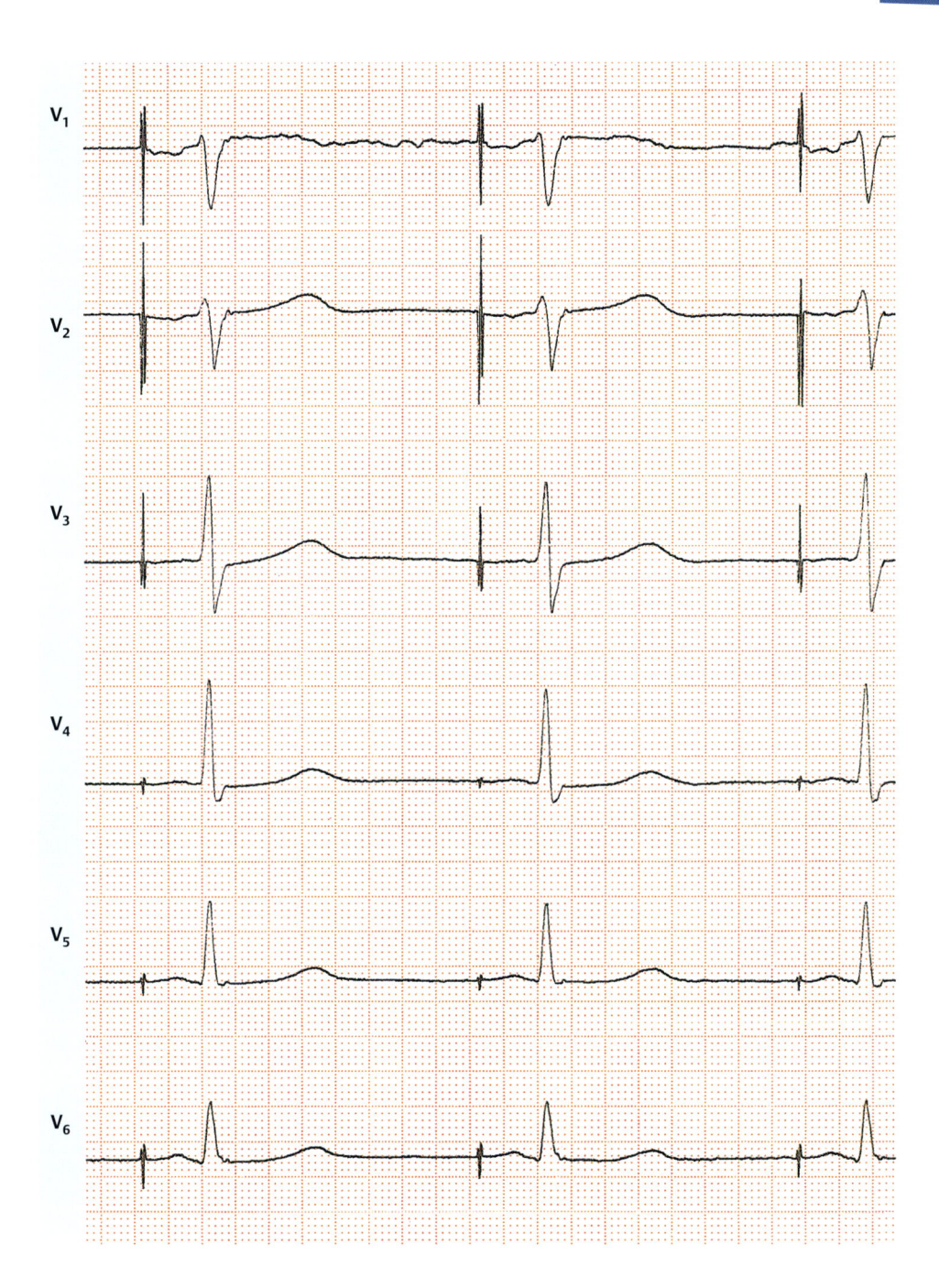

Deutung: AAI-Schrittmacher-Stimulation.
Kommentar: Der charakteristische Befund dieses EKGs ist der Schrittmacher-Spike vor jeder P-Welle. Eine Schrittmacher-Elektrode muss daher im Vorhof plaziert sein, die den Vorhof depolarisiert. Dieser vom Schrittmacher ausgelöste Impuls wird über das AV-Knoten-His-Bündel-System auf die Kammern übergeleitet. Da PQ-Zeit und QRS-Komplex-Breite unauffällig sind, ist von einem primär atrialen „elektrischen Problem" auszugehen (kranker Sinusknoten, sinuatriale Leitungsstörungen).

EKG-Beispiel 46

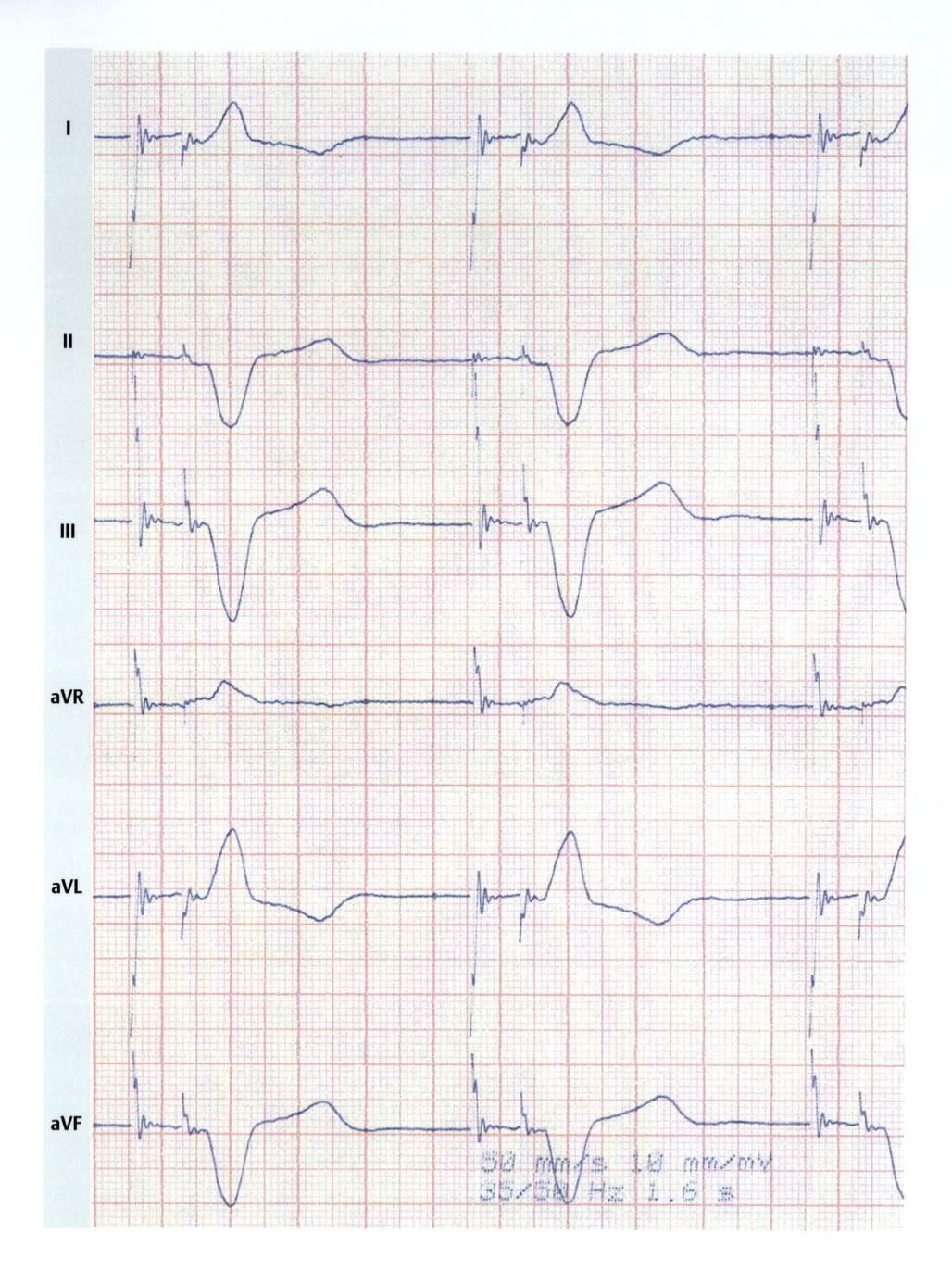

▶ **Lektion 30**

EKG-Beispiel 46: DDD-Schrittmacher
- Schrittmacher-Rhythmus, Frequenz 60/min. In dem vorliegenden EKG sind P-Wellen nach dem Vorhof-Schrittmacher-Spike nicht sicher erkennbar. Das kann bedeuten, dass es sich um eine Schädigung der Vorhofmuskulatur handelt. Es können sich jedoch in der etwas zersplitterten Aufzeichnung der Spikes im Vorhof P-Wellen verbergen.
- überdrehter Linkstyp bei Schrittmacher-Stimulation

DDD-Schrittmacher — EKG-Beispiel 46

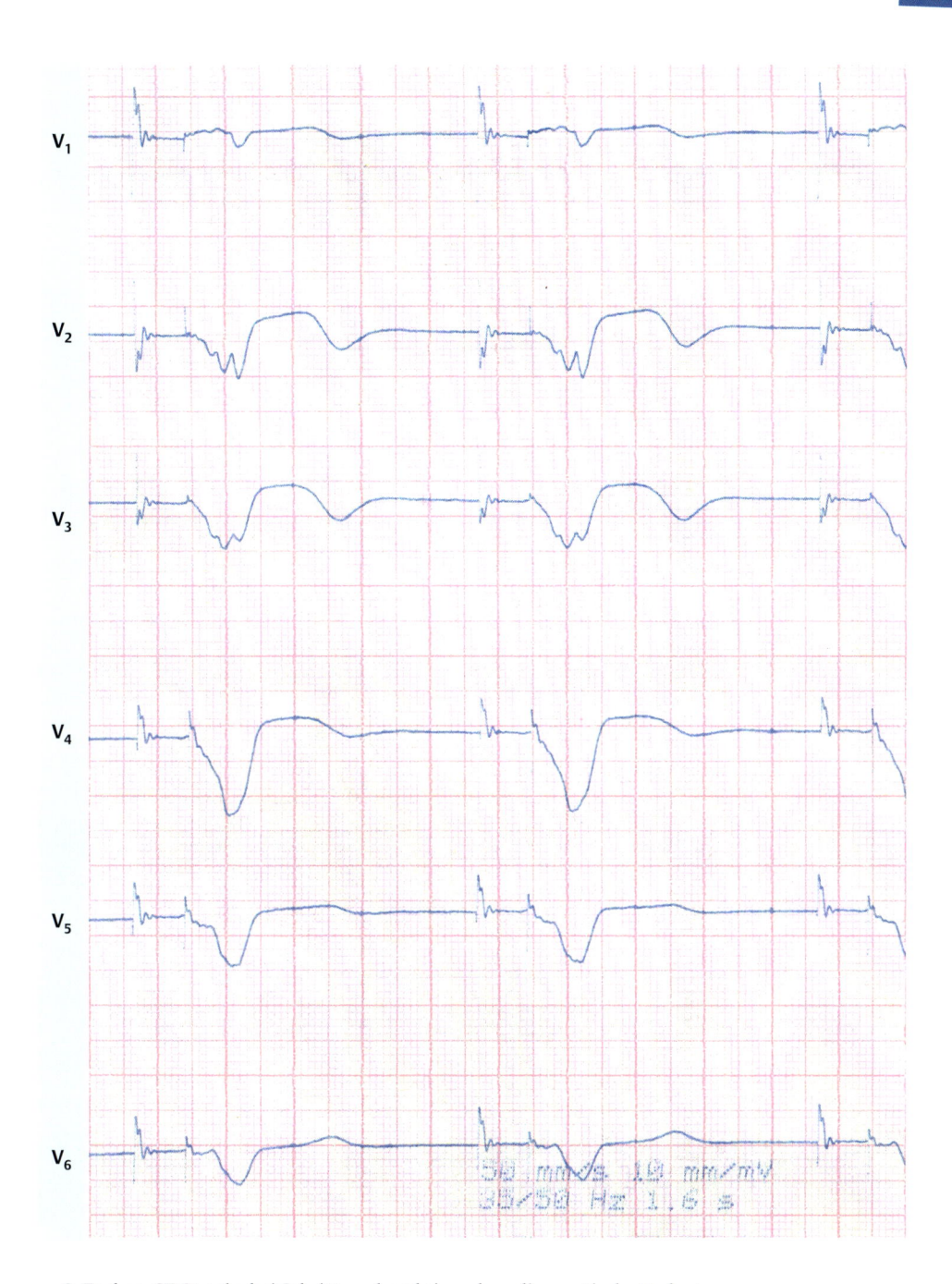

- Q-Zacken, ST-Strecke bei Schrittmacheraktion ohne diagnostische Bedeutung
- Nachweis von 2 Schrittmacher-Spikes zur Vorhofdepolarisation und zur Kammerdepolarisation, AV-Überleitung (Intervall zwischen 1. und 2. Spike) 0,14 sek

Deutung: Schrittmacher-EKG mit Zweikammerstimulation („DDD"-Stimulation).

Kommentar: Der Nachweis von 2 Schrittmacher-Spikes ist der charakteristische Befund einer DDD-Stimulation (Wahrnehmung und Stimulation im Vorhof und im Ventrikel). Diese Art der Stimulation entspricht am ehesten der physiologischen Erregungsbildung/-leitung. Aufgrund der veränderten Depolarisation (Schrittmacher-Stimulation) kommt es immer zu einer schenkelblockartigen Verbreiterung der QRS-Komplexe.

▶ **Lektion 30**

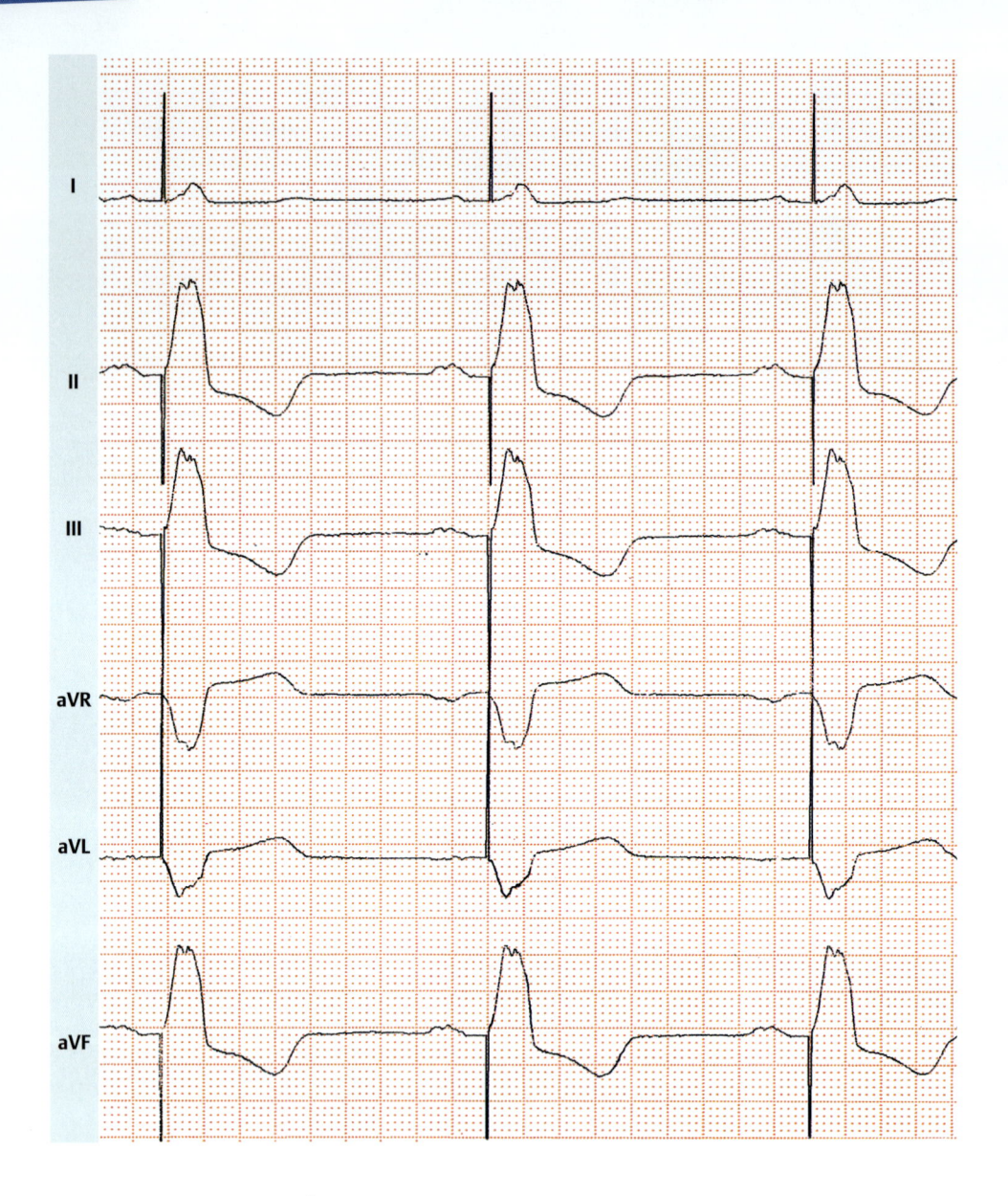

EKG-Beispiel 47: VDD-Schrittmacher
- Sinusrhythmus, Schrittmacher-EKG, Frequenz 65/min, P-Dauer 0,12 sek, P-Stimulus-Zeit 0,16 sek. Deformierung der P-Welle in Form einer Kerbung in Ableitung II und mit terminal negativem P in V_1
- Steiltyp bei Schrittmacher-Stimulation
- QRS-Komplex bei Schrittmacher-Stimulation schenkelblockartig verbreitert (QRS-Breite 0,14 sek); jeder QRS-Komplex folgt einem Schrittmacher-Spike
- deszendierende ST-Strecken-Senkungen in II, III, aVF, V_5–V_6 bei Schrittmacher-Stimulation

VDD-Schrittmacher — EKG-Beispiel 47

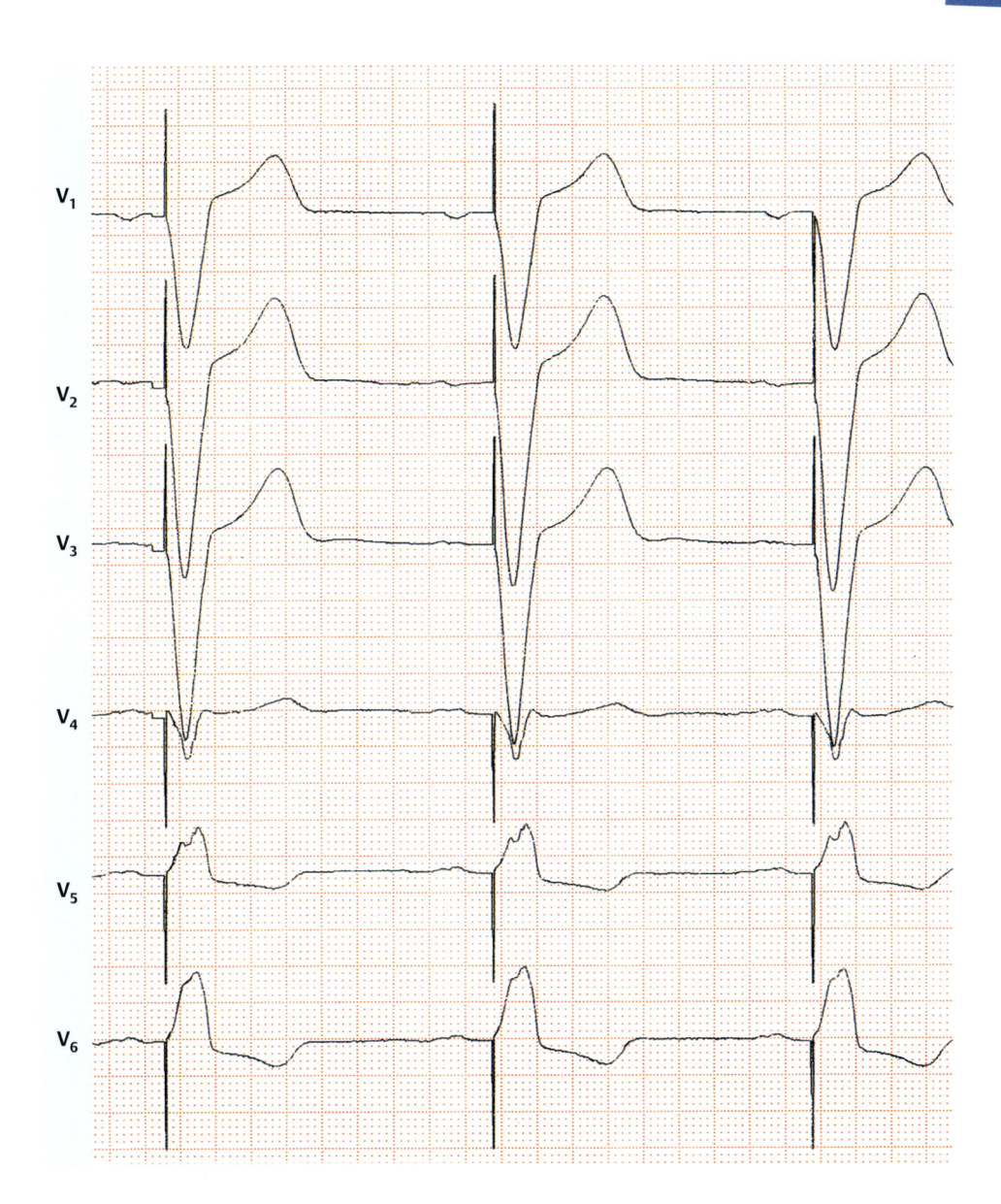

Deutung: Schrittmacher-EKG, sequenzielles Schrittmacher-System (VDD-Schrittmacher), regelrechte Stimulation bei Sinusrhythmus; P-sinistroatriale.

Kommentar: Schrittmacher-EKGs werden oft fehlbefundet, weil keine systematische EKG-Analyse erfolgt. Das Besondere dieses EKGs ist das Vorliegen eines regelrechten Sinusrhythmus und einer dann erfolgten Schrittmacher-Stimulation der Ventrikel. Auf jeden Schrittmacher-Spike folgt eine schenkelblockartig deformierte Kammeraktion. Das vorliegende EKG zeigt eindeutig, dass die Kammeraktion durch eine normale Sinusfunktion getriggert wird: Es werden im Vorhof Signale registriert, die zu einer ventrikulären Stimulation führen. Eine Vorhofstimulation findet nicht statt, Schrittmacher-Spikes im Vorhof sind nicht nachzuweisen. Es handelt sich im vorliegenden Fall um ein VDD-Schrittmacher-System, bei dem über Ringelektroden Vorhofsignale registriert werden, die dann zu einer regelrechten Schrittmacher-Stimulation der Ventrikel führen. Das P-sinistroatriale weist darauf hin, dass im Rahmen der Erkrankung des Erregungsleitungssystems auch die Erregungsleitung in den Vorhöfen beeinträchtigt ist.

EKG-Beispiel 48

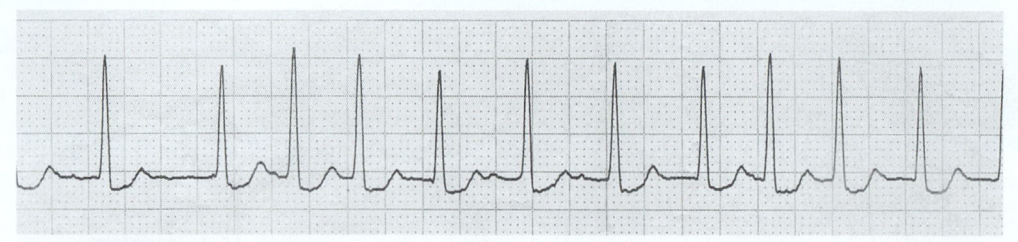

(1) Vorhofflimmern

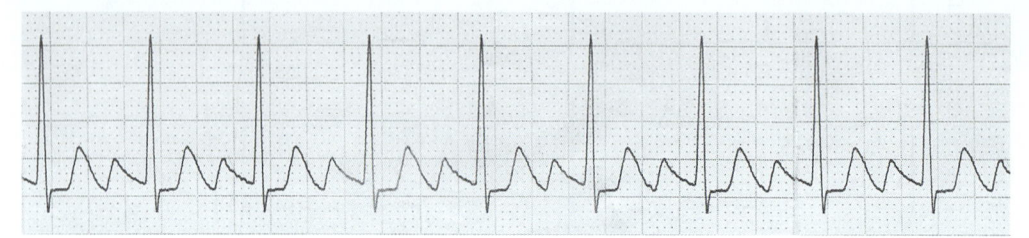

(2) Vorhofflattern

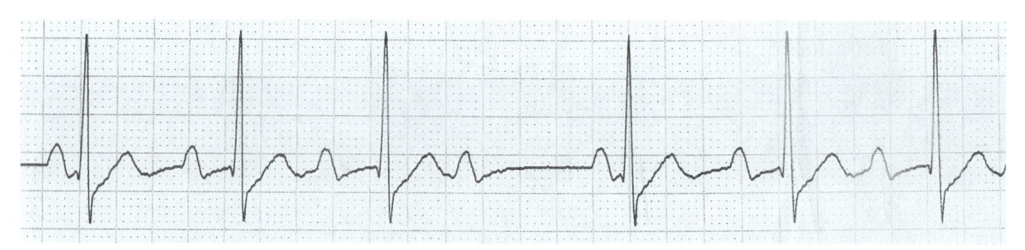

(3) AV-Block II°, Typ Wenckebach

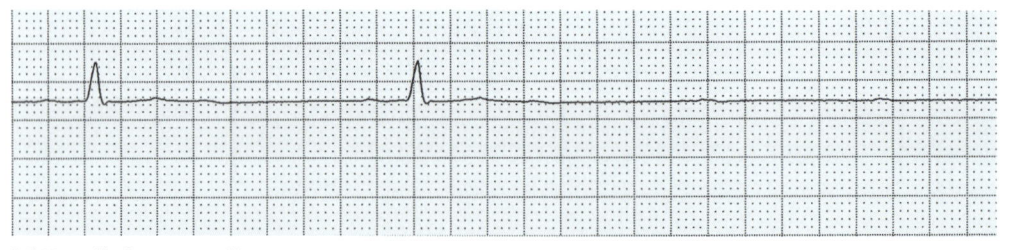

(4) Ventrikuläre Asystolie

▶ **Lektion 31**

EKG-Beispiel 48: Monitor-EKG

Monitor-EKG EKG-Beispiel 48

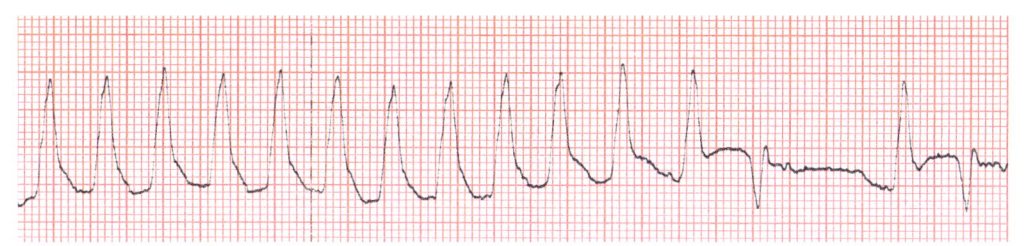

(5) Kammertachykardie, selbstlimitiert

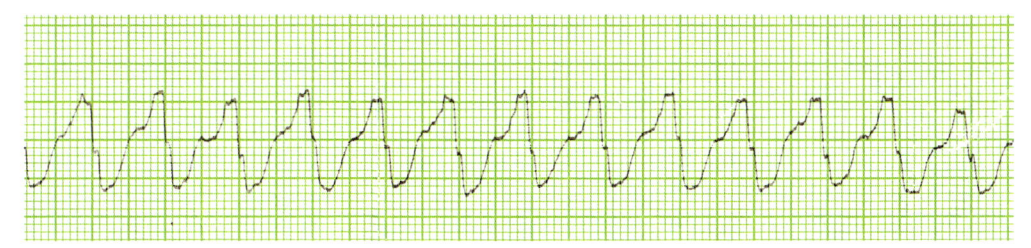

(6) Anhaltende ventrikuläre Tachykardie

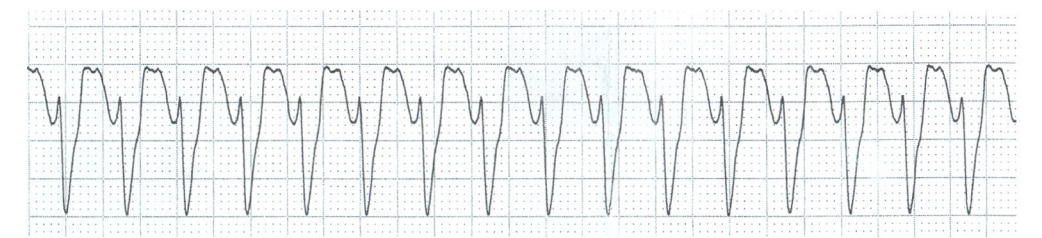

(7) Tachykardie mit breitem QRS-Komplex

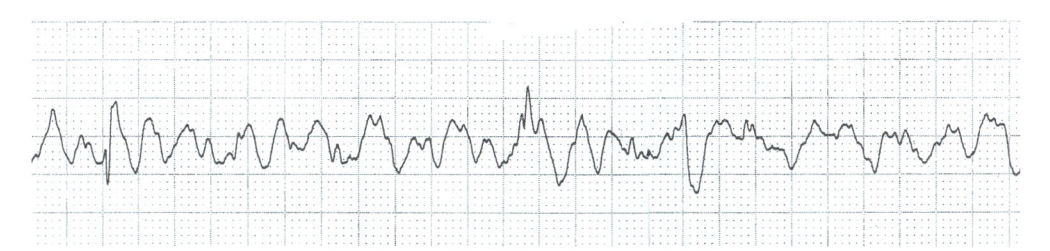

(8) Kammerflimmern

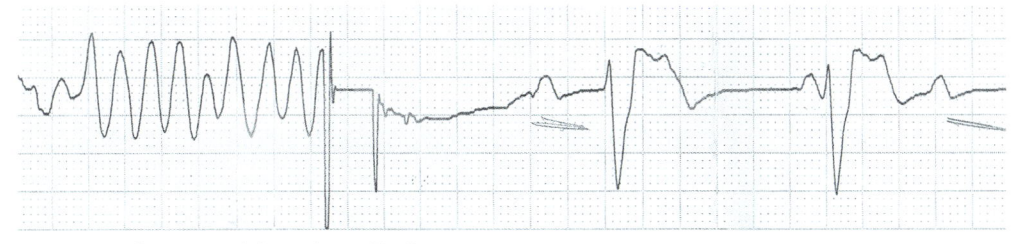

(9) Kammerflimmern, elektrische Defibrillation

▶ **Lektion 32**

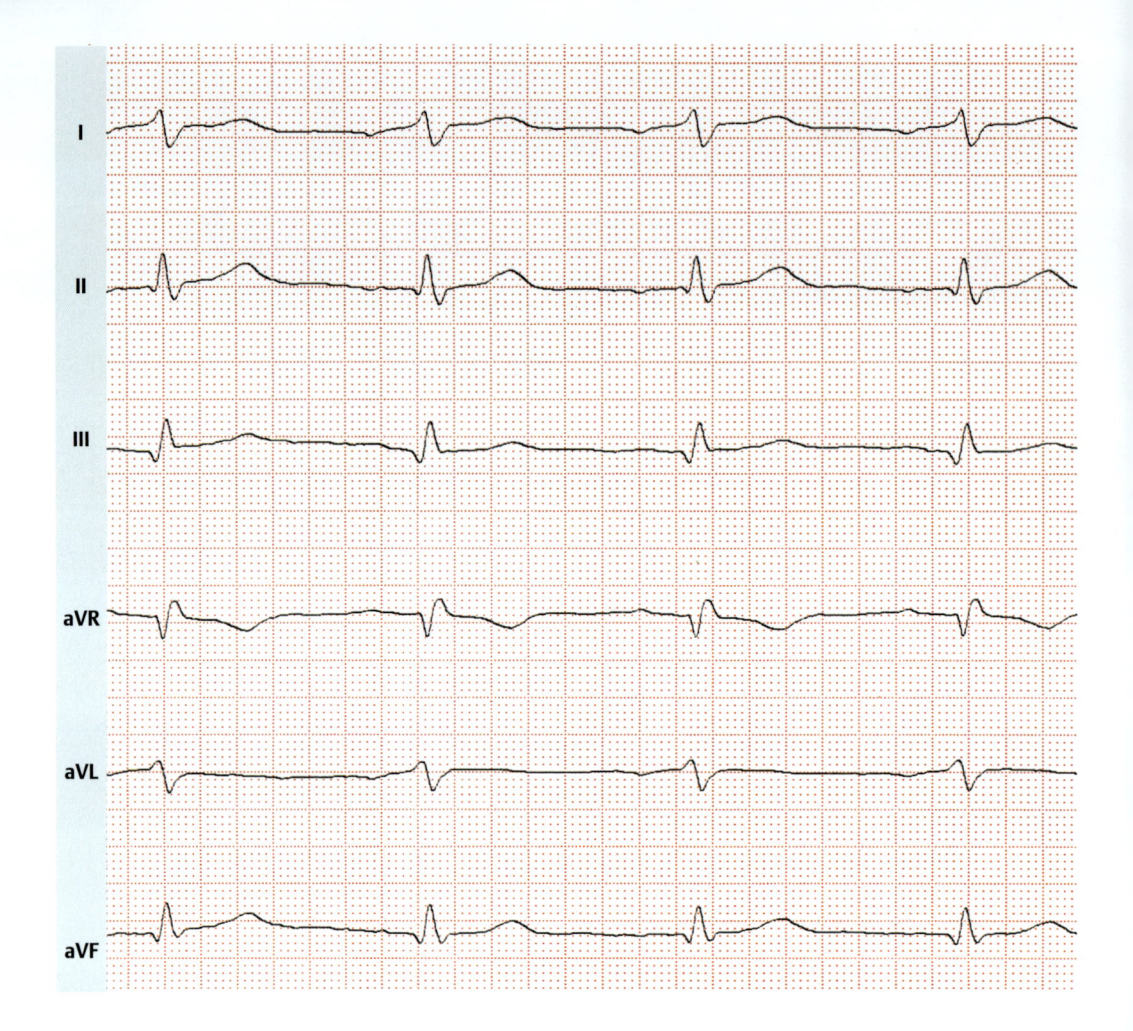

EKG-Beispiel 49: Situs inversus cordis
- regelrechter Sinusrhythmus, Frequenz 84/min, negative P-Wellen in Ableitungen I und aVL, P-Dauer 0,10 sek, PQ-Zeit 0,16 sek
- Rechtstyp
- Q-Zacken unauffällig
- negatives QRS mit tiefen S-Zacken in den Ableitungen I und aVL, hohe R-Amplitude in V_1 mit Abnahme der Höhe der R-Zacke bis V_6 und tiefen S-Zacken in V_5 und V_6
- ST-Strecke und T-Wellen regelrecht

Deutung: Verdacht auf Situs inversus cordis.
Kommentar: Alle in Lektion 32 (S. 129) genannten Zeichen des Situs inversus liegen vor. Die Sicherung der Diagnose, die in diesem Fall gegeben war, erfolgt durch Röntgenuntersuchung des Thorax.

Situs inversus cordis — EKG-Beispiel 49

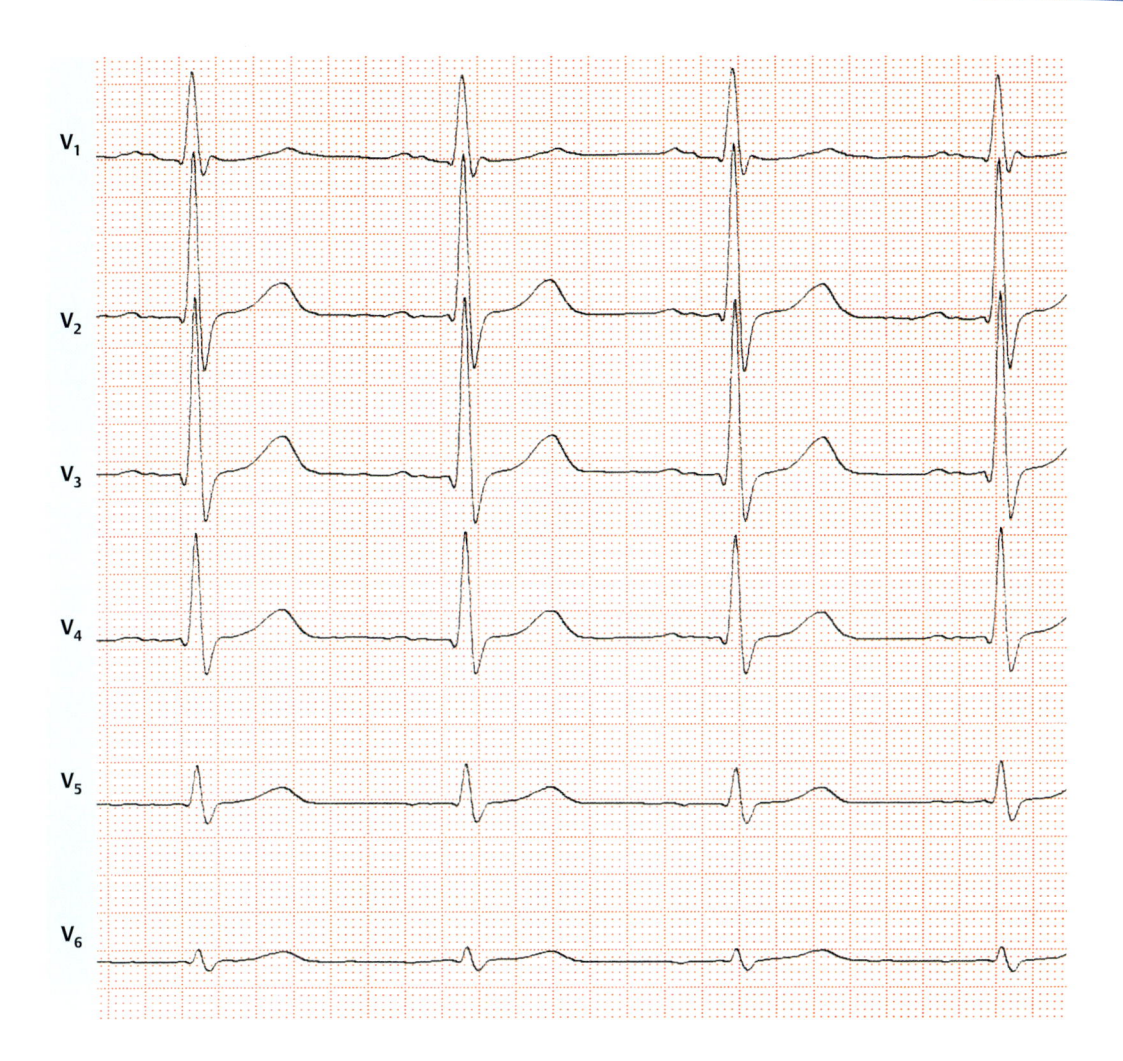

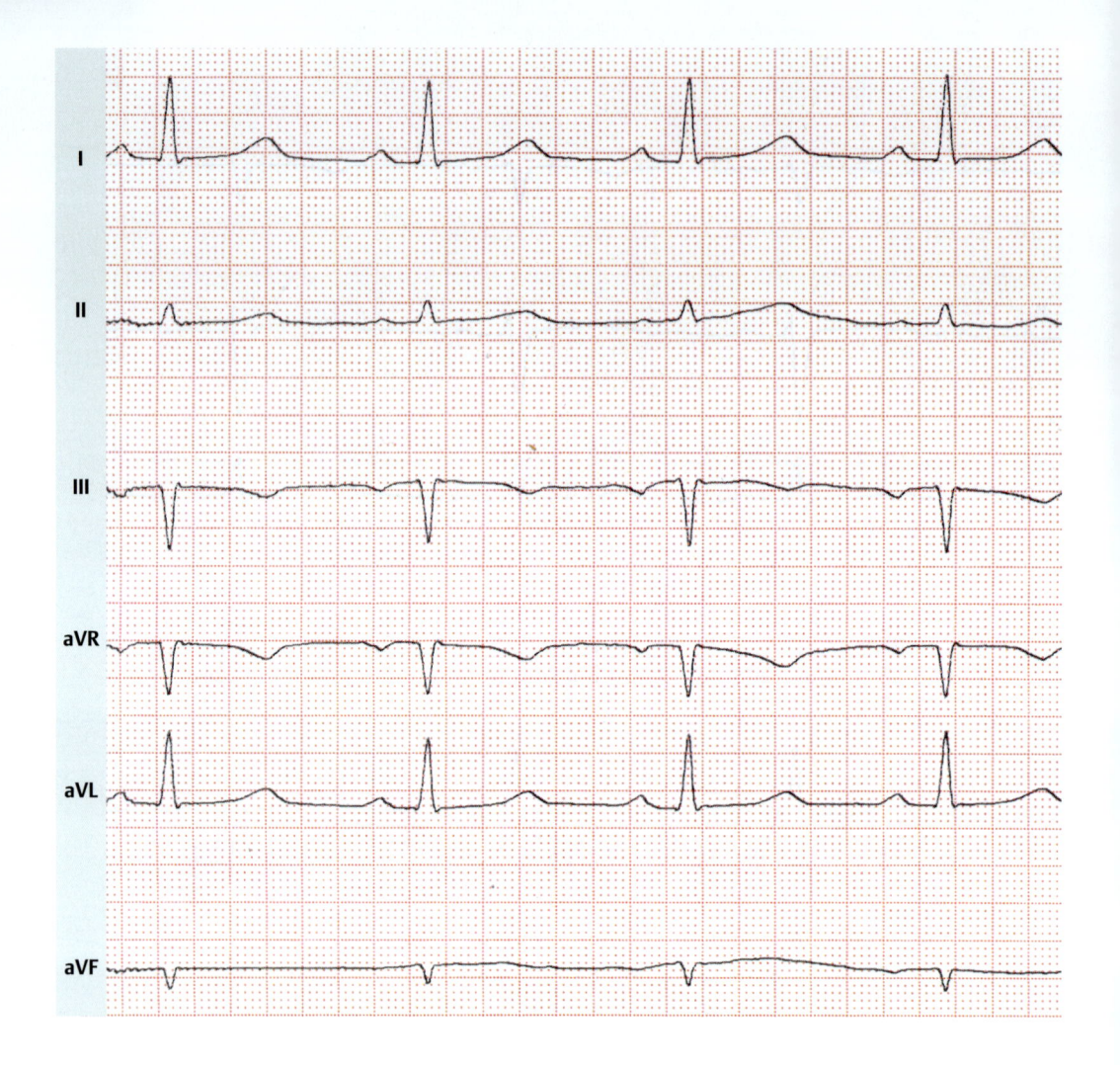

▶ **Lektion 37**

EKG-Beispiel 50: Vertauschte EKG-Ableitungen
- regelrechter Sinusrhythmus, Frequenz 93/min, P 0,06 sek, PQ 0,14 sek
- Linkstyp
- QRS 0,06 sek, QT 0,38 sek
- unauffällige Brustwandableitungen; „identische" Morphologie in den EKG-Ableitungen III und aVR

Deutung: vertauschte EKG-Elektroden („Gelb und Grün" vertauscht).

Kommentar: Die Extremitäten-EKG-Ableitungen (III, aVR, aVL, aVF) „passen" nicht zusammen. Es muss der Verdacht aufkommen, dass es sich um falsch angelegte EKG-Elektroden handelt. Im vorliegenden EKG sind die Ableitungen „Gelb" und „Grün" vertauscht worden.

Vertauschte EKG-Ableitungen — EKG-Beispiel 50

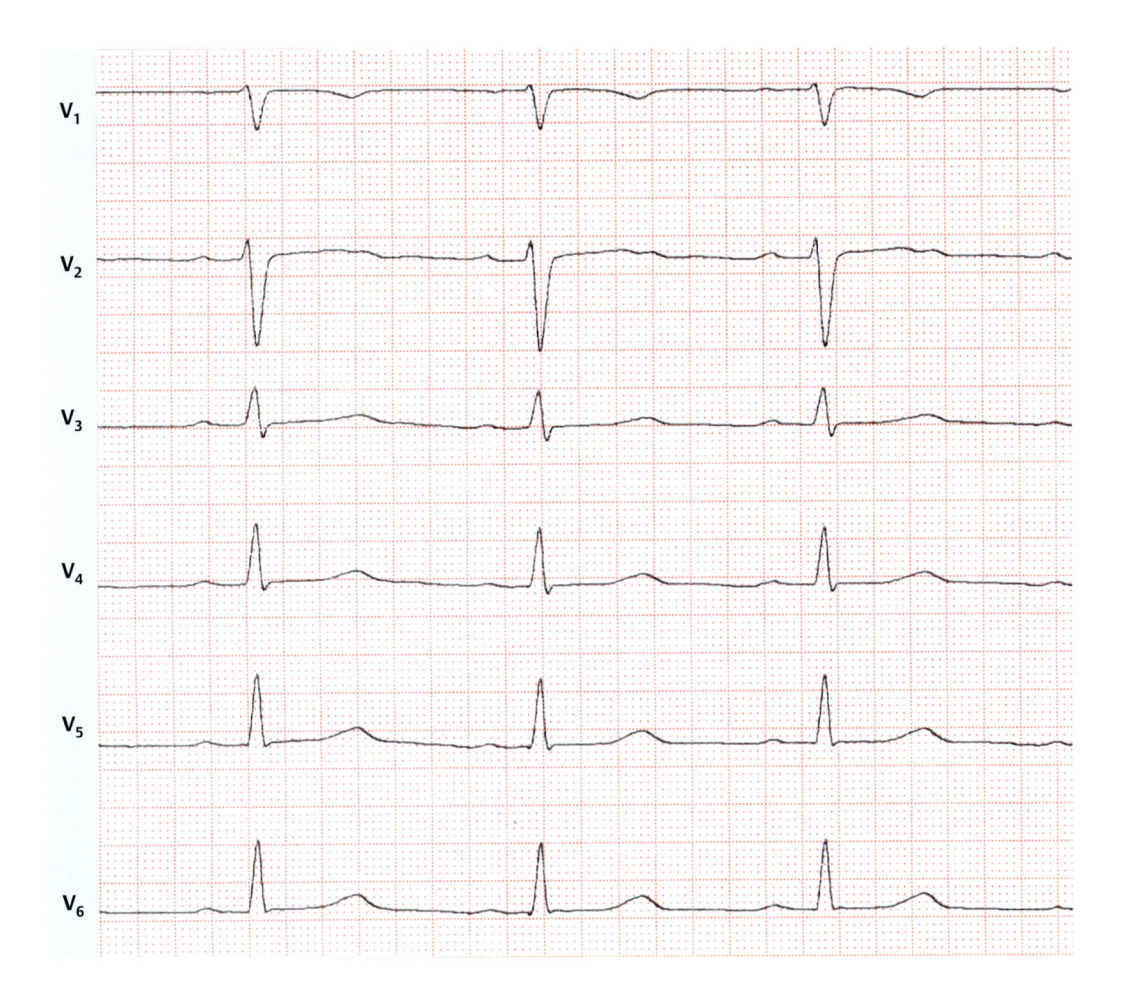

255

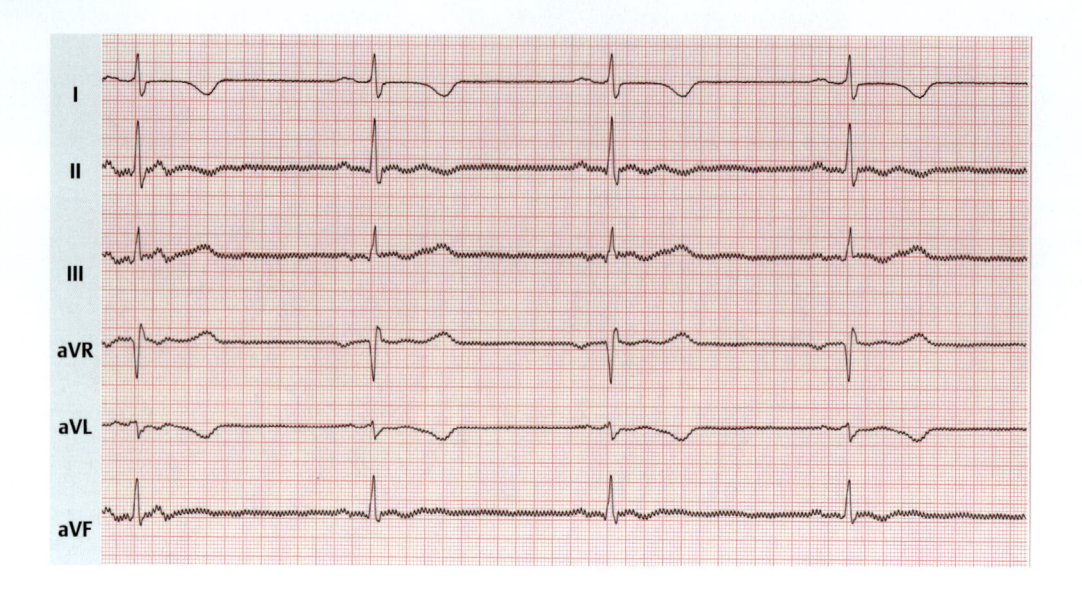

▶ **Lektion 37**

EKG-Beispiel 51: Wechselstrom-Überlagerung (um 50 % verkleinerte Abbildungen)
- regelrechter Sinusrhythmus, Frequenz 47/min (Sinusbradykardie), P 0,12 sek, doppelgipfelige P-Welle, PQ 0,16 sek
- Steiltyp
- QRS 0,10 sek, rSr'-Konfiguration in V_1, langsame R-Progression, QT 0,50 sek
- negative T-Wellen in I, aVL, V_2-?

Deutung: Wechselstrom-Überlagerung des EKG

Kommentar: Das EKG ist durch Wechselstrom-Überlagerung nur bedingt beurteilbar. Insbesondere in V_1, V_5-V_6 ist nicht auszumachen, wie die P-Wellen und die T-Wellen zu befunden sind. Ursache ist mit größter Wahrscheinlichkeit ein Elektroden- oder Kabelproblem. In solchen Fällen sind die Elektroden oft nicht richtig fest oder das Elektrodengel reicht nicht aus. Auch können Kabelbrüche oder lose Kontaktstellen zwischen Elektroden und Kabel ursächlich sein.

Wechselstrom-Überlagerung (um 50% verkleinerte Abbildungen) — EKG-Beispiel 51

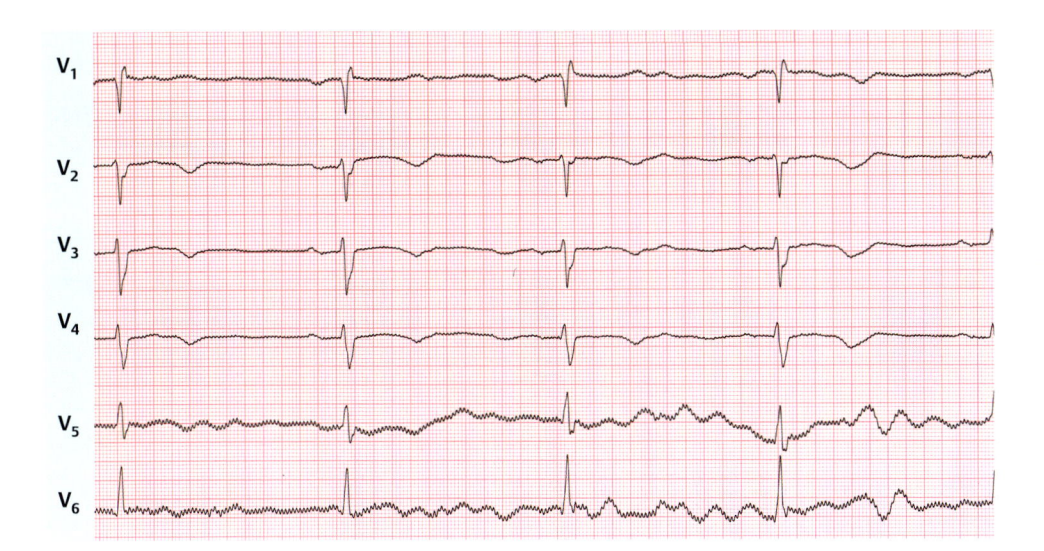

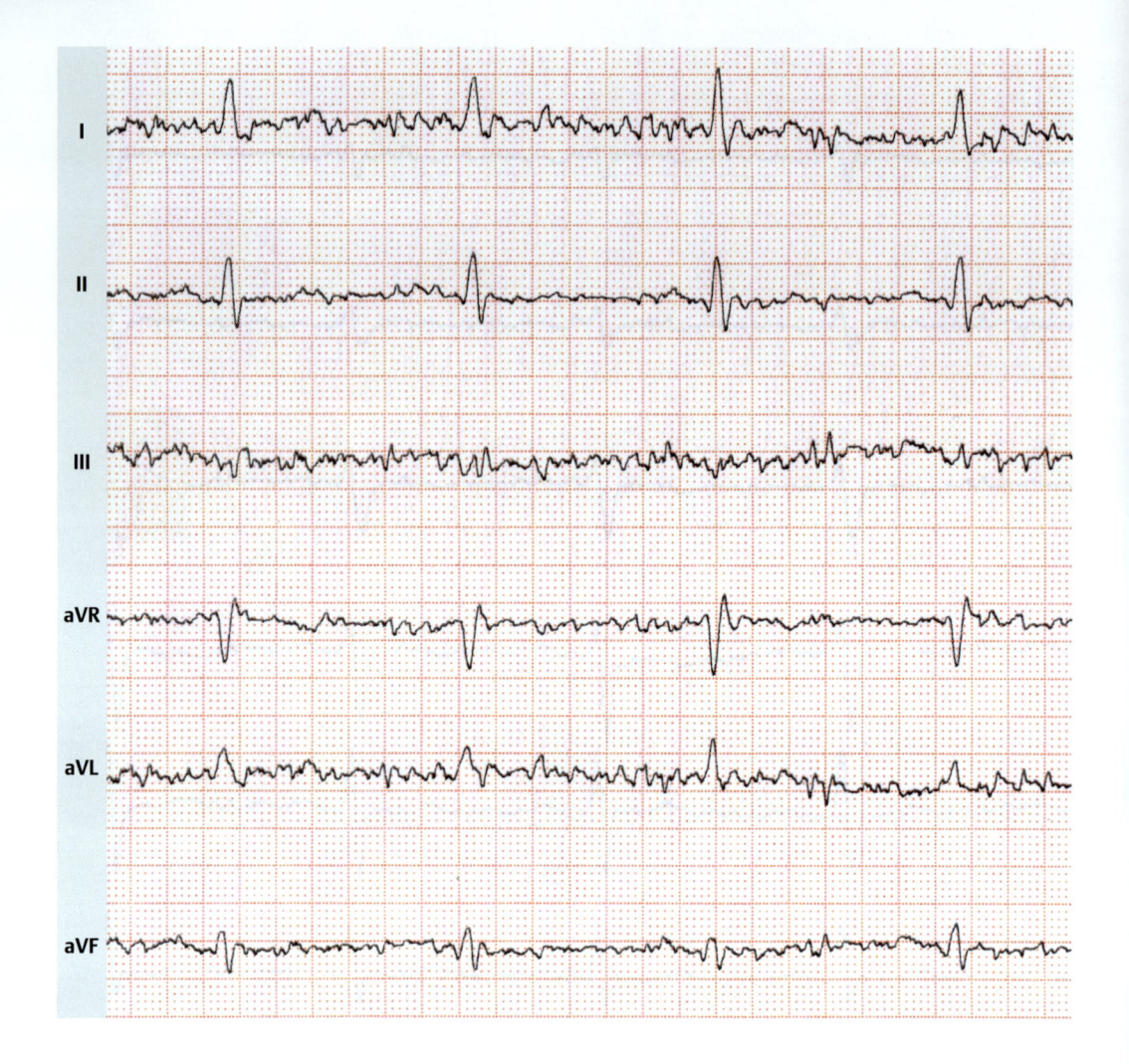

▶ **Lektion 37**

EKG-Beispiel 52: Muskelartefakte
- Rhythmus? Frequenz 96/min, P? PQ?
- Linkstyp
- QRS 0,10 sek, QT?

Deutung: Muskelartefakte durch Zittern des Patienten.
Kommentar: Das EKG ist nicht beurteilbar. Alle EKG-Ableitungen sind durch Muskelartefakte stark verzittert und lassen eine Auswertung nicht zu.

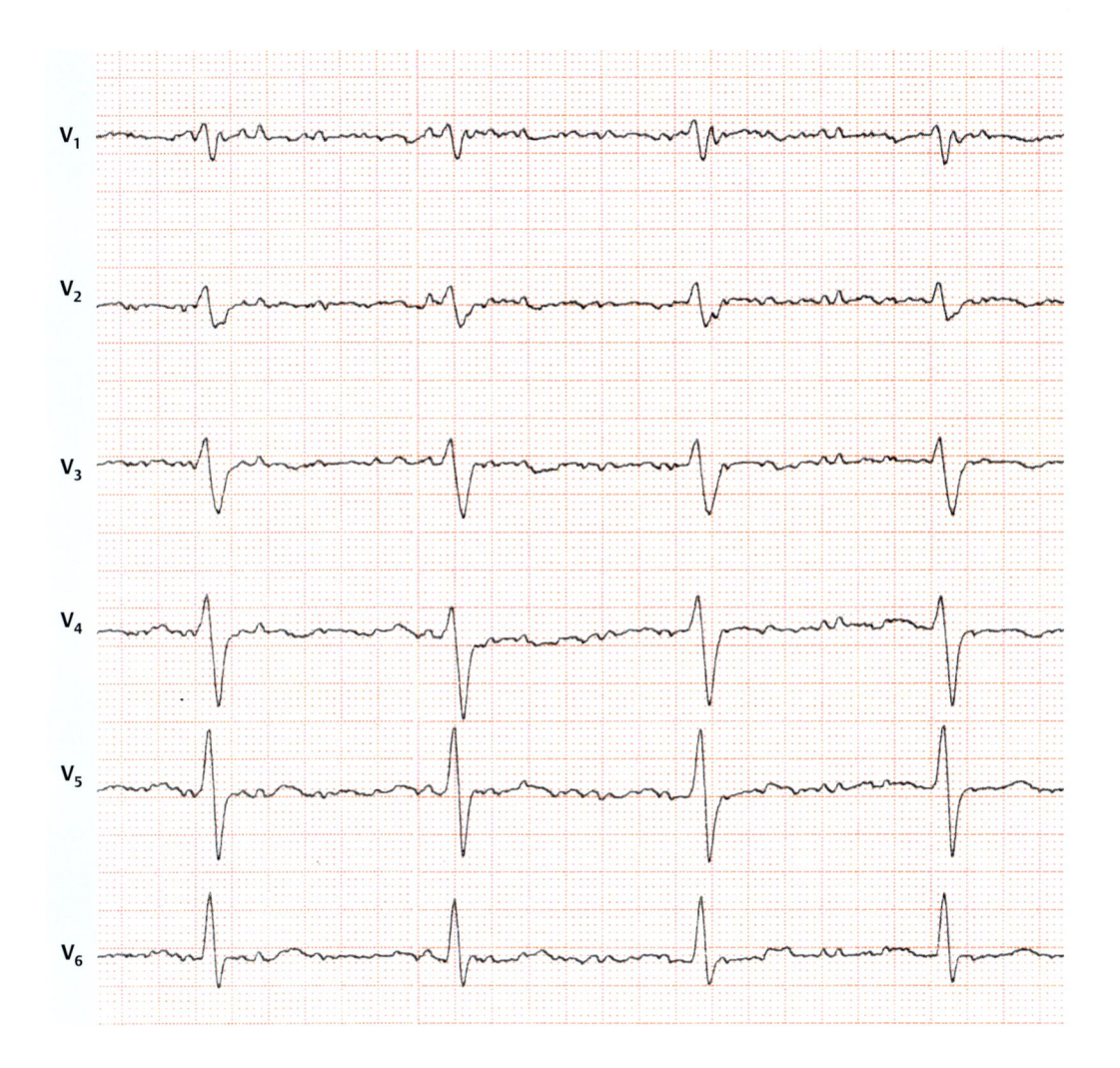

Muskelartefakte EKG-Beispiel 52

259

4 EKG-Quiz

Einführung 262

Multiple-Choice-Fragen (MC) 264

Lösungen und Deutungen der Multiple-Choice (MC)-Fragen 322

EKG-Quiz
Einführung

In den Original-Aufgabenheften, die die Grundlage der schriftlichen Prüfungen bilden, werden Fragen verschiedener Typen gestellt. Zur Prüfungsvorbereitung sollen in diesem „EKG-Kurs für Isabel" Fragen zum Thema Elektrokardiografie auch mit Hilfe von Multiple-Choice-Fragen vorgestellt und besprochen werden. Jede Aufgabe wird im Lösungsteil ausführlich diskutiert und Befunde und Deutung von Elektrokardiogrammen vorgestellt.

Aufgabentypen

Aufgabentyp A: Einfachauswahl

Bei diesem Aufgabentyp ist von fünf mit **A** bis **E** gekennzeichneten Antwortmöglichkeiten eine einzige auszuwählen und zwar entweder die einzig richtige oder die am ehesten zutreffende Aussage. Wenn eine Falschaussage zu markieren ist, wird dieses deutlich mit **nicht** vermerkt.

Beispiele:
Die Elektrokardiografie wurde maßgeblich entwickelt von:
A Johannes Linzbach
B Willem Einthoven
C Dirk Durrer
D Ferdinand Sauerbruch
E Hans-Jürgen Bretschneider
Richtige Lösung: B

Zu einer QT-Zeit-Verlängerung im EKG kommt es **nicht** bei:
A Gabe von Chinidinpräparaten
B Myokarditis
C Amiodarongabe
D WPW-Syndrom
E Antidepressiva
Richtige Lösung: D

Aufgabentyp B: Aufgabengruppe mit gemeinsamem Antwortangebot-Zuordnungsaufgaben

Jede Aufgabengruppe besteht aus einer Liste mit nummerierten Begriffen, Graden oder Aussagen (Aufgabengruppe) und einer Liste von 5 durch die Buchstaben **A–E** gekennzeichneten Antwortmöglichkeiten (Antwortgruppe). Aus der Antwortgruppe soll die Aussage gewählt werden, die am zutreffendsten ist oder die im engen Zusammenhang mit der Aufgabe steht.

Beispiele:
Für ein Elektrokardiogramm sind mehrere Ableitungen notwendig:
1 richtige Anlage von Extremitäten- und Brustwandableitungen nach anatomisch definierten Ableiteorten
2 3 Extremitätenableitungen
3 3 Brustwandableitungen
4 6 Extremitäten- und 6 Brustwandableitungen („12-Kanal-EKG")
A nur 1 und 3 sind richtig
B nur 1 und 4 sind richtig
C nur 2 und 3 sind richtig
D nur 2 und 4 sind richtig
E nur 3 und 4 sind richtig
Richtige Lösung: B

Ordnen Sie den verschiedenen Infarkttypen (Liste 1) diejenigen EKG-Ableitungen zu (Liste 2), in denen die Infarktveränderungen am deutlichsten zu erkennen sind:

	Liste 1		Liste 2
Frage I	Vorderwandinfarkt	**A**	I, V_1–V_3
Frage II	inferolateraler Infarkt	**B**	I, II, aVL, V_2–V_4
		C	V_5, V_6
		D	II, III, aVF, V_5, V_6
		E	III, aVF, Nehb

Richtige Lösungen:
Frage I: **B**
Frage II: **D**

Aufgabentyp C – Kausale Verknüpfung

Bei diesem Aufgabentyp besteht die Aufgabe aus zwei Aussagen (Aussage 1 und Aussage 2), die mit „weil" verknüpft sind. Jede der beiden Aussagen kann unabhängig von der anderen richtig oder falsch sein. Wenn beide Aussagen richtig sind, so kann die Verknüpfung durch „weil" richtig oder falsch sein. Es ergeben sich folgende Antwortmöglichkeiten:

Antwort	Aussage 1	Aussage 2	Verknüpfung
A	richtig	richtig	richtig
B	richtig	richtig	falsch
C	richtig	falsch	–
D	falsch	richtig	–
E	falsch	falsch	–

Beispiel:
Kammerflimmern bedeutet hämodynamisch gesehen einen Herzstillstand,
weil
beim Kammerflimmern Puls und Herztöne verschwinden und die Untersuchung einer Asystolie nur im EKG möglich ist.
Richtige Lösung: B

Aufgabentyp D – Aussagekombinationen

Bei diesem Aufgabentyp ist die Richtigkeit mehrerer nummerierter Aussagen zu beurteilen. Es können je nach vorgegebenen Aussagekombinationen (A)–(E) eine einzige, mehrere, alle oder keine der Aussagen richtig sein. Eine Aufgabe wird als richtig gelöst gewertet, wenn der Lösungsbuchstabe markiert wurde, der für die zutreffende Beurteilung aller Aussagen als richtig oder falsch steht.

Beispiel:
Bei einem Patienten mit chronischer Niereninsuffizienz und einem Serumkaliumspiegel von 6,3 mmol/l zeigt das EKG
1 hohe spitz-gleichschenklige T-Wellen
2 ST-Strecken-Senkungen
3 verbreiterte QRS-Komplexe
4 verlängerte QT-Zeiten
A nur 1 ist richtig
B nur 1 und 3 sind richtig
C nur 1, 2 und 4 sind richtig
D nur 2 und 4 sind richtig
E alle Aussagen sind richtig
Richtige Lösung: B

Verwendete Abkürzungen

CMT	Circus-movement-Tachykardie
FW	Flimmerwellen
HF	Herzfrequenz
LT	Linkstyp
prog.	progredient
unreg.	unregelmäßig
üLT	überdrehter Linkstyp
sek	Sekunden
VH	Vorhof

EKG-Quiz

Multiple-Choice-Fragen (MC)

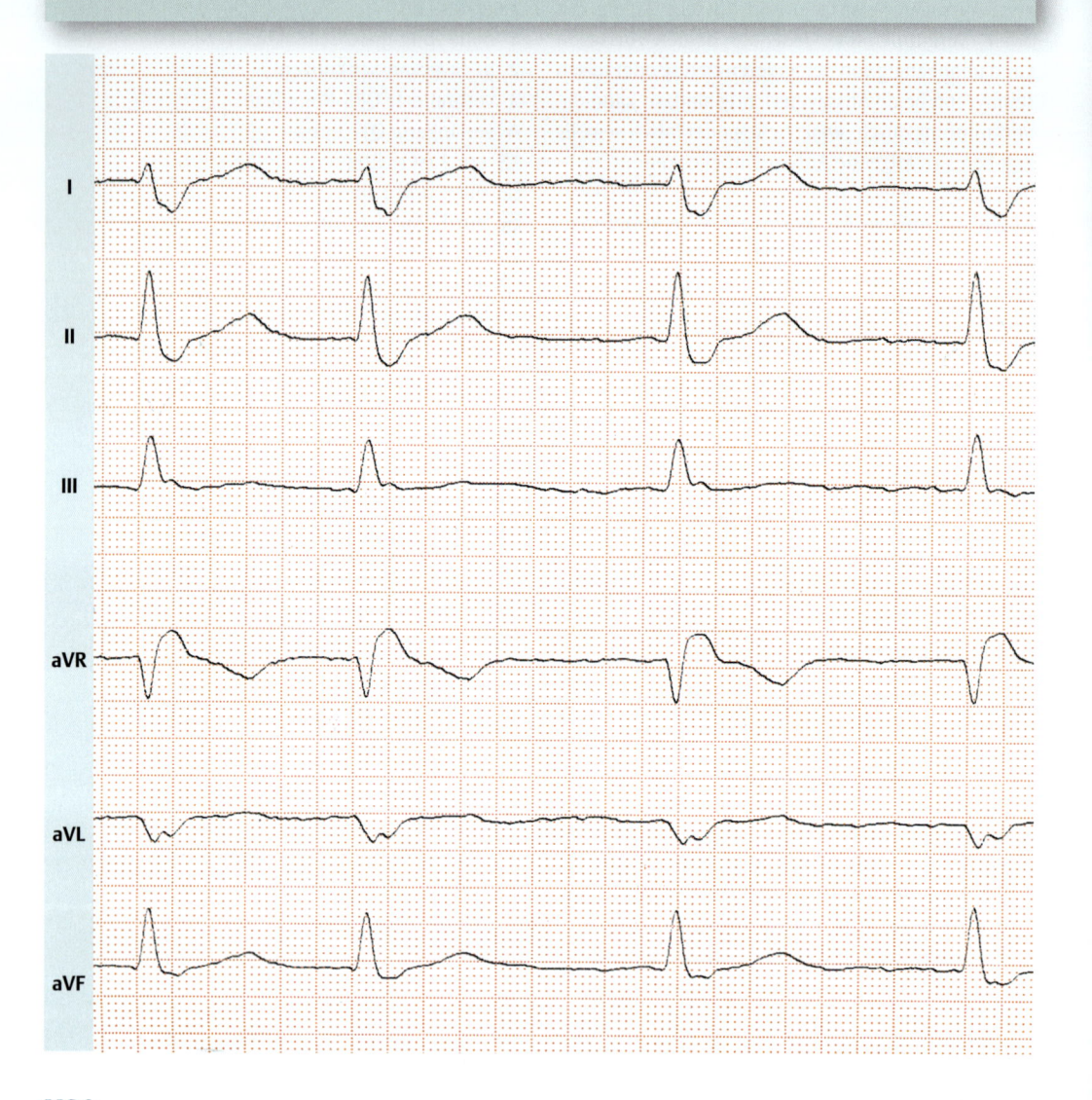

MC 1:

Bei einem 67-jährigen Patienten ist es vor 3 Stunden plötzlich aus völliger Ruhe heraus zu Palpitationen und Dyspnoe gekommen. Da die Symptomatik nicht besser geworden ist, Vorstellung in der Notfallambulanz.
Welche Befunde sind in dem Elektrokardiogramm sichtbar:

1 Sinusrhythmus
2 Vorhofflimmern
3 kompletter Linksschenkelblock
4 kompletter Rechtsschenkelblock
5 Steiltyp

A nur 2 ist richtig
B 2, 3 und 5 sind richtig
C 2, 4 und 5 sind richtig
D 1 und 5 sind richtig
E 2 und 3 sind richtig

MC 1 EKG-Quiz

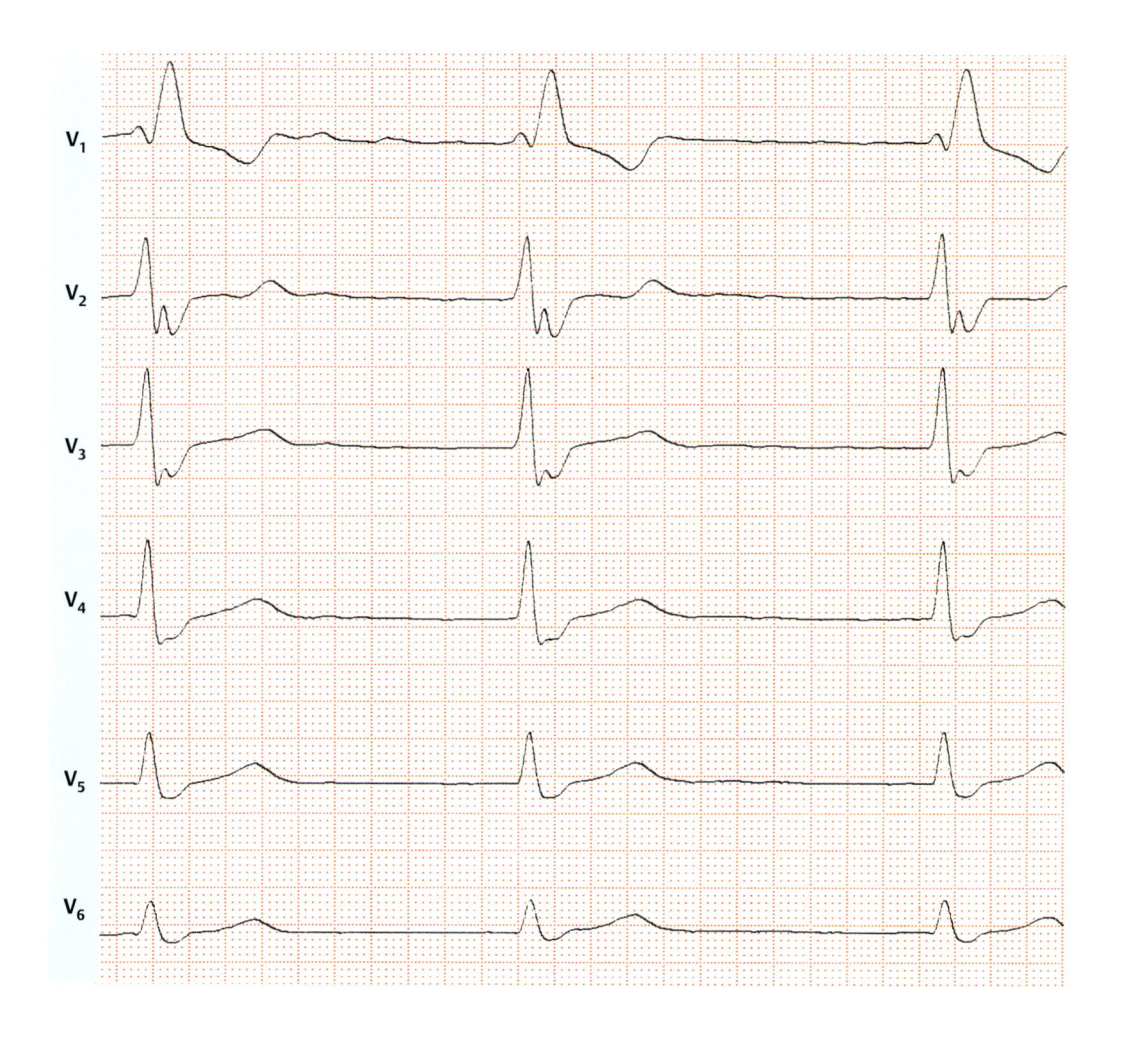

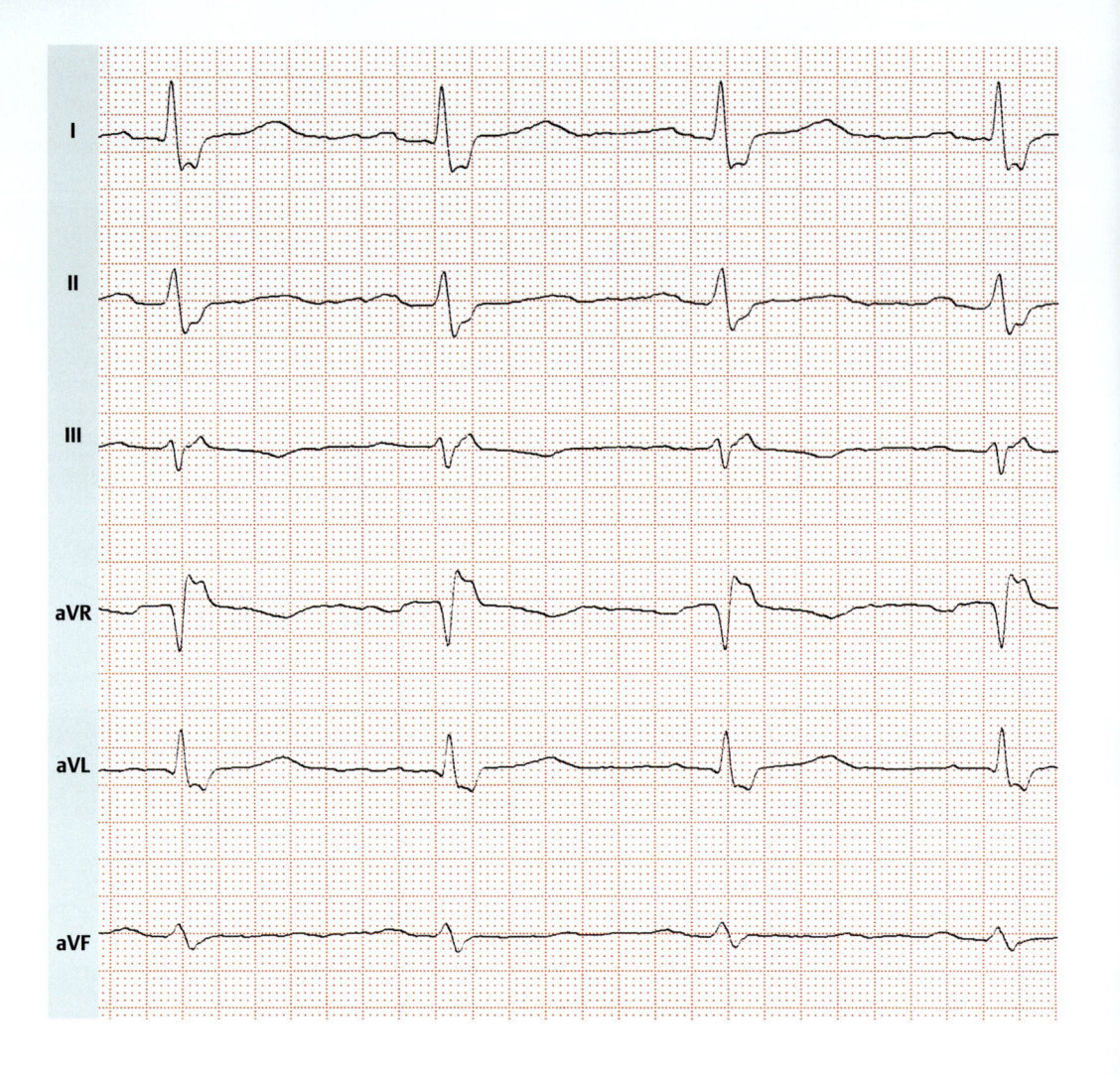

MC 2:

Vor einer Leistenhernien-Op wird bei einem 54-jährigen, völlig beschwerdefreien Patienten ein 12-Kanal-EKG aufgezeichnet. Welches ist der herausstechende pathologische Befund?

- **A** Lagetyp
- **B** Herzfrequenz
- **C** ST-Strecken-Hebungen in aVR
- **D** ST-Senkungen in V_1
- **E** kompletter Rechtsschenkelblock

MC 2 EKG-Quiz

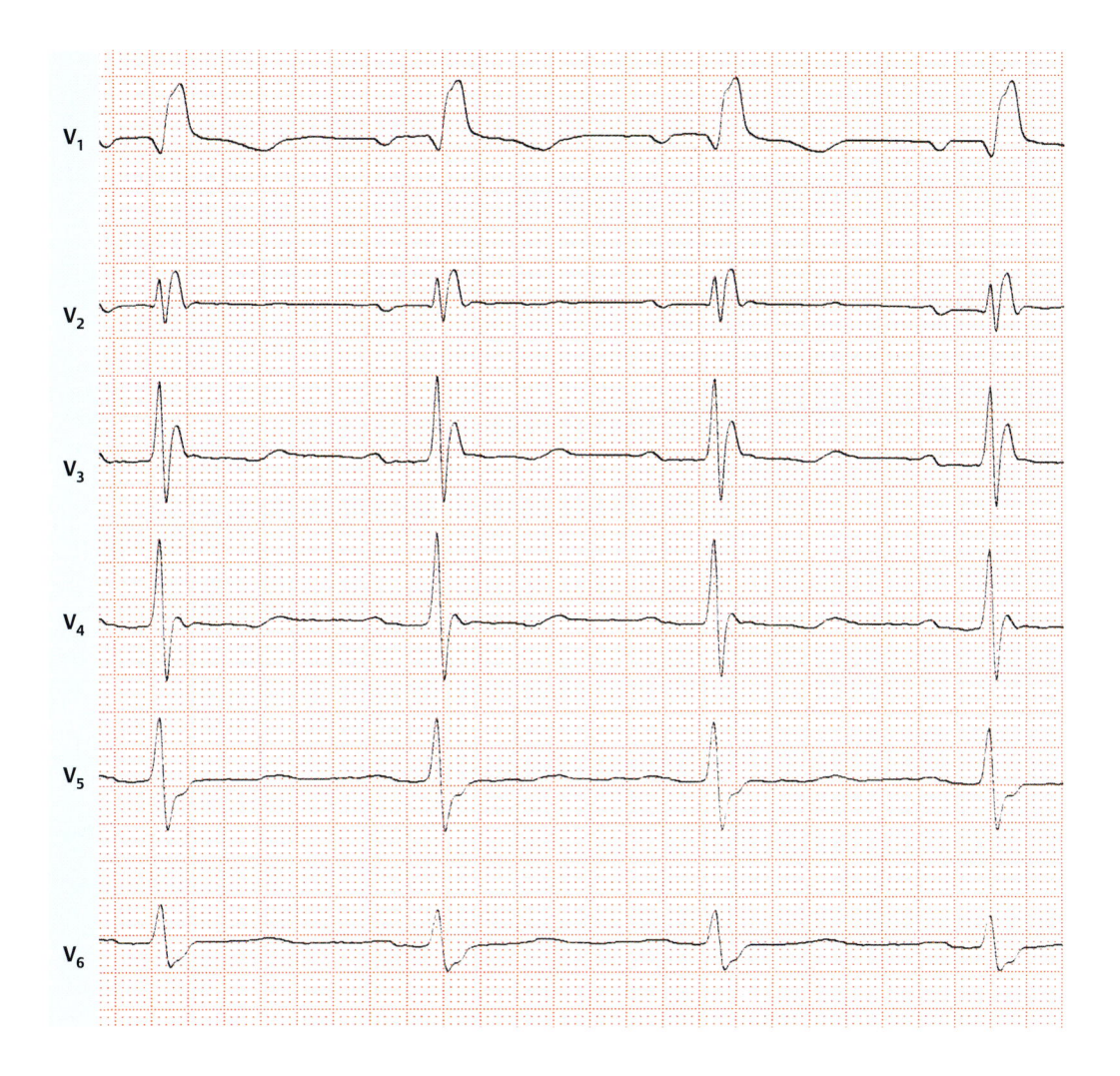

V₁

V₂

V₃

V₄

V₅

V₆

267

EKG-Quiz

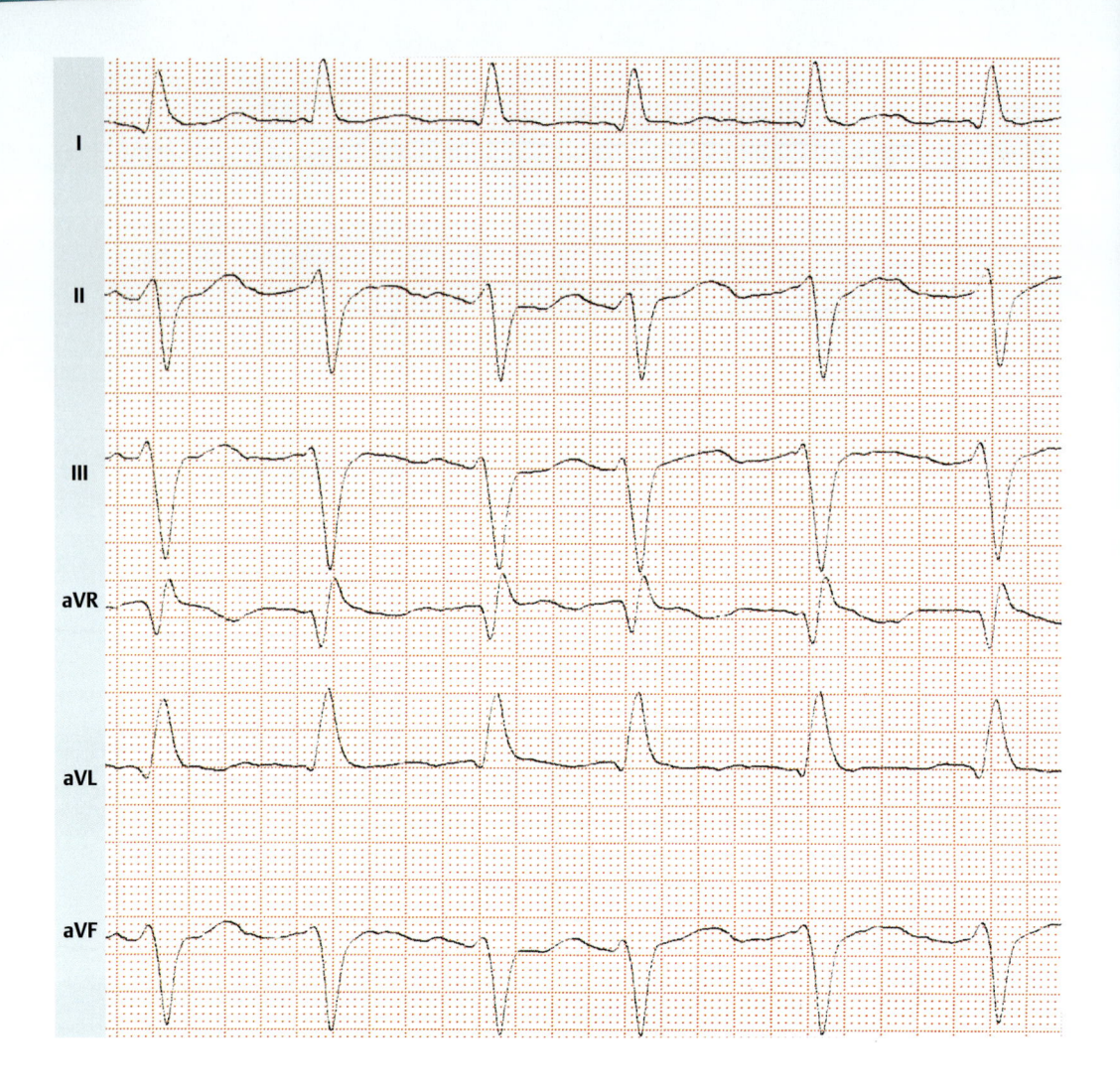

MC 3 und MC 4:

Notfallmäßige Vorstellung eines 64-jährigen Patienten mit Palpitationen, Dyspnoe und Kaltschweißigkeit. Blutdruck 90/60 mmHg. Keine bekannten kardialen Vorerkrankungen. Sonst immer gesund gewesen.

Ordnen Sie diejenigen EKG-Befunde zu (Liste 2), die eine Diagnose „linksanteriorer Hemiblock" bzw. „Tachyarrhythmia absoluta" ermöglichen:

	Liste 1	Liste 2
MC 3	Tachyarrhythmia absoluta	A üLT, Q (1 und aVL), S-Persistenz bis V_6
MC 4	linksanteriorer Hemiblock	B LT, ST-Hebungen II, III und aVF
		C HF ≈ 137/min, RR-Intervalle unreg., FW in V_1
		D rSr' in V_1 und V_2, mangelnde R-Prog.
		E VH-FW in II, III, V_1

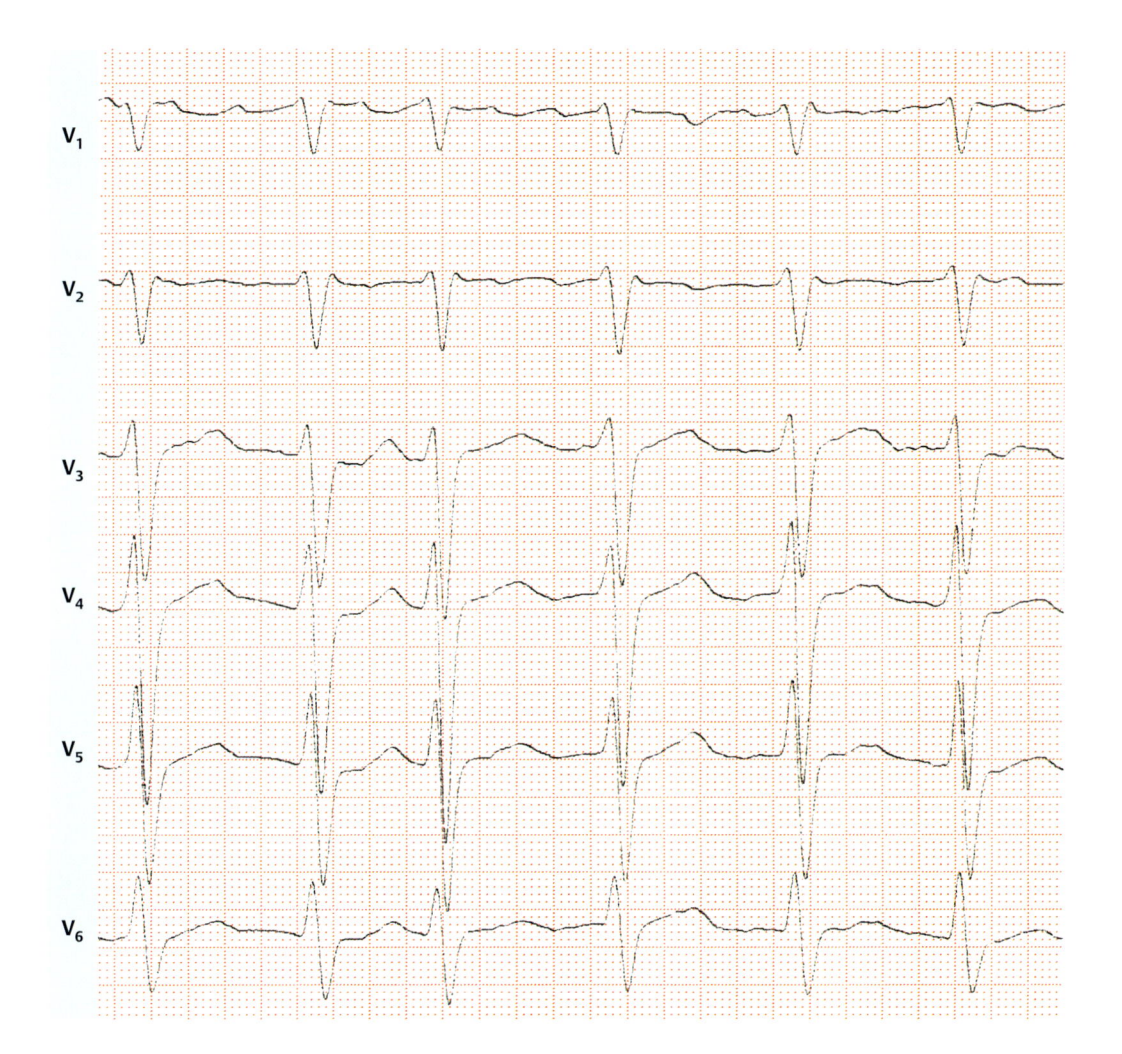

MC 3 und MC 4 **EKG-Quiz**

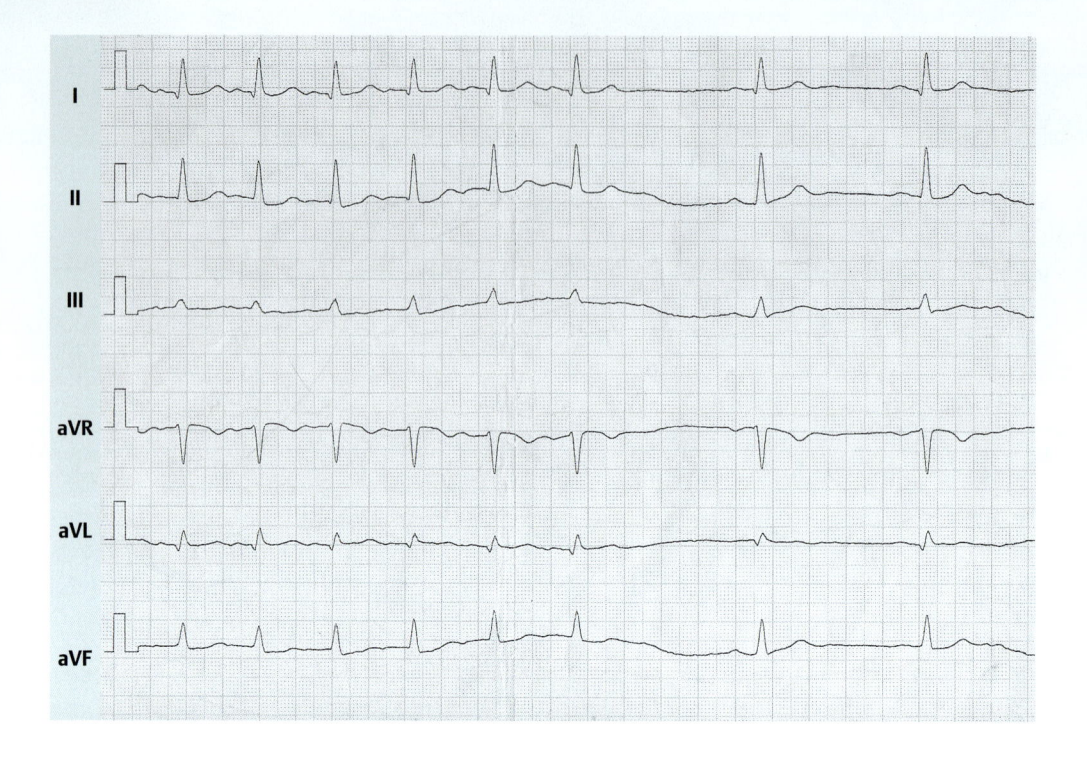

MC 5 (um 50 % verkleinerte Abbildung):

Bei der 36-jährigen Patientin sind seit Jahren rezidivierende Phasen von Herzrasen bekannt, die plötzlich beginnen und abrupt enden. Diese Rhythmusstörungen lassen sich nicht provozieren, dauern wenige Minuten an und enden spontan. Kardiale Erkrankungen sind nicht bekannt.
   Welches ist nach dem 12-Kanal-EKG die wahrscheinlichste Diagnose:

A Sinustachykardie
B ektop atriale Tachykardie
C AV-Knoten-Reentry-Tachykardie
D Vorhofflattern
E CMT bei akzessorischer Leitungsbahn

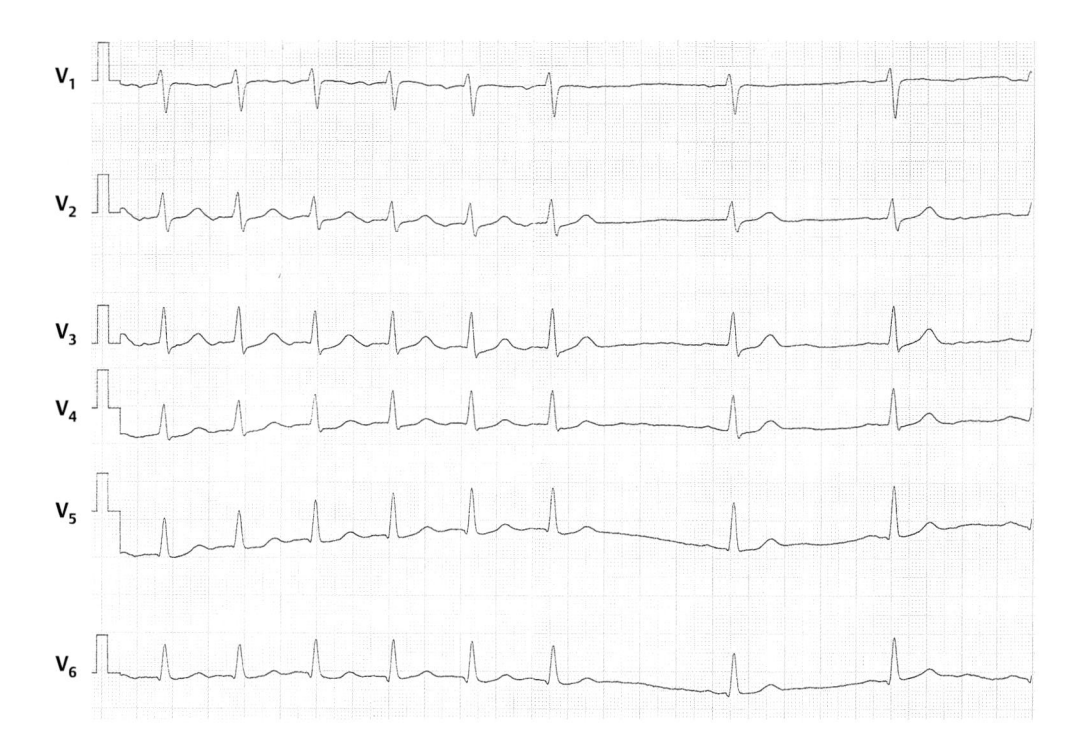

MC 5 (um 50% verkleinerte Abbildung) EKG-Quiz

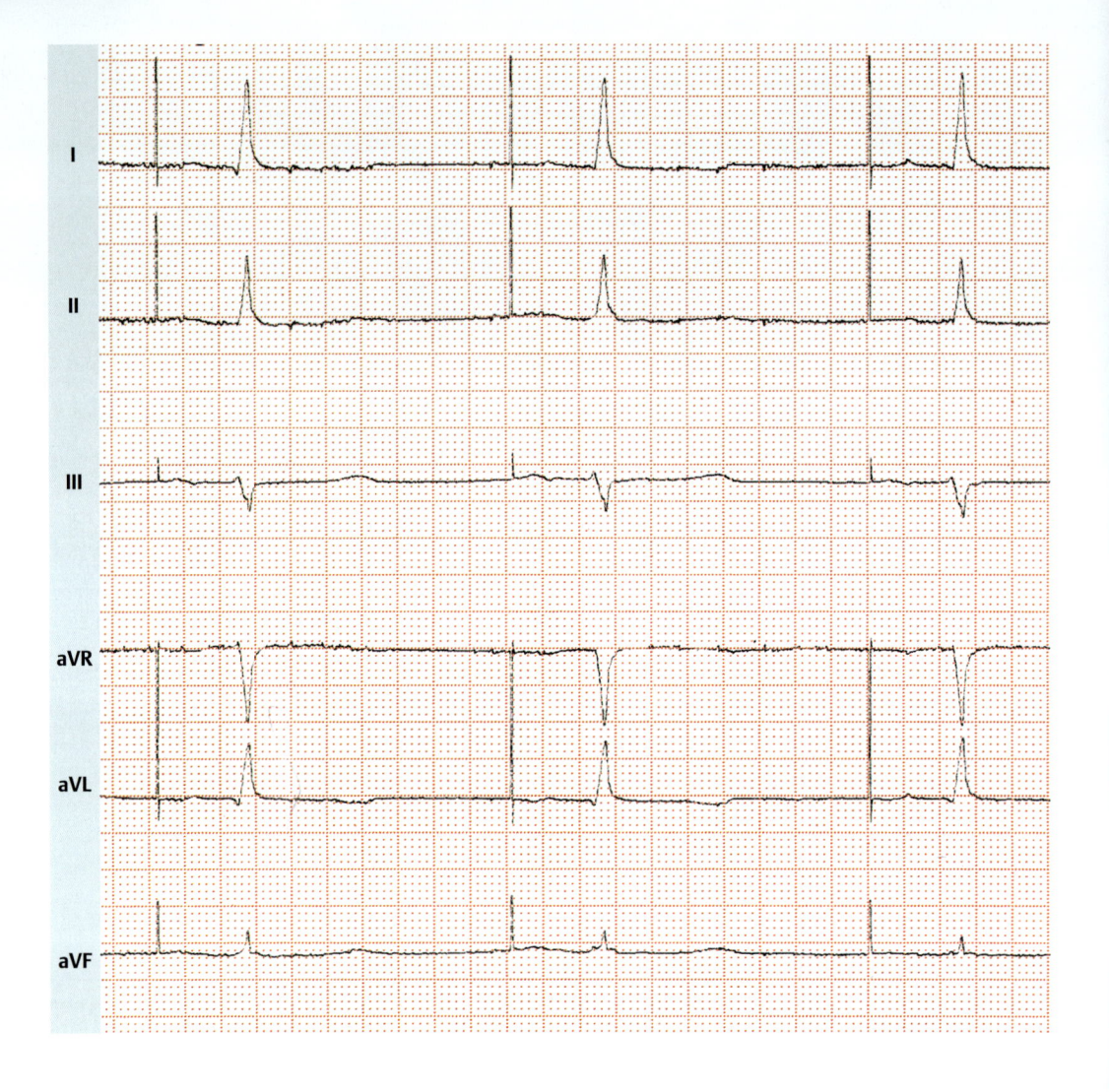

MC 6:

Bei einer 77-jährigen Patientin mit rezidivierenden Schwindelattacken wird nach mehrtägiger telemetrischer Überwachung die Diagnose eines Sinusknotensyndroms gestellt und eine Schrittmacherimplantation vorgenommen.
Um welche Stimulationsform handelt es sich im vorliegenden EKG:

A AAI
B VOO
C VVI
D VAT
E DDD

MC 6 EKG-Quiz

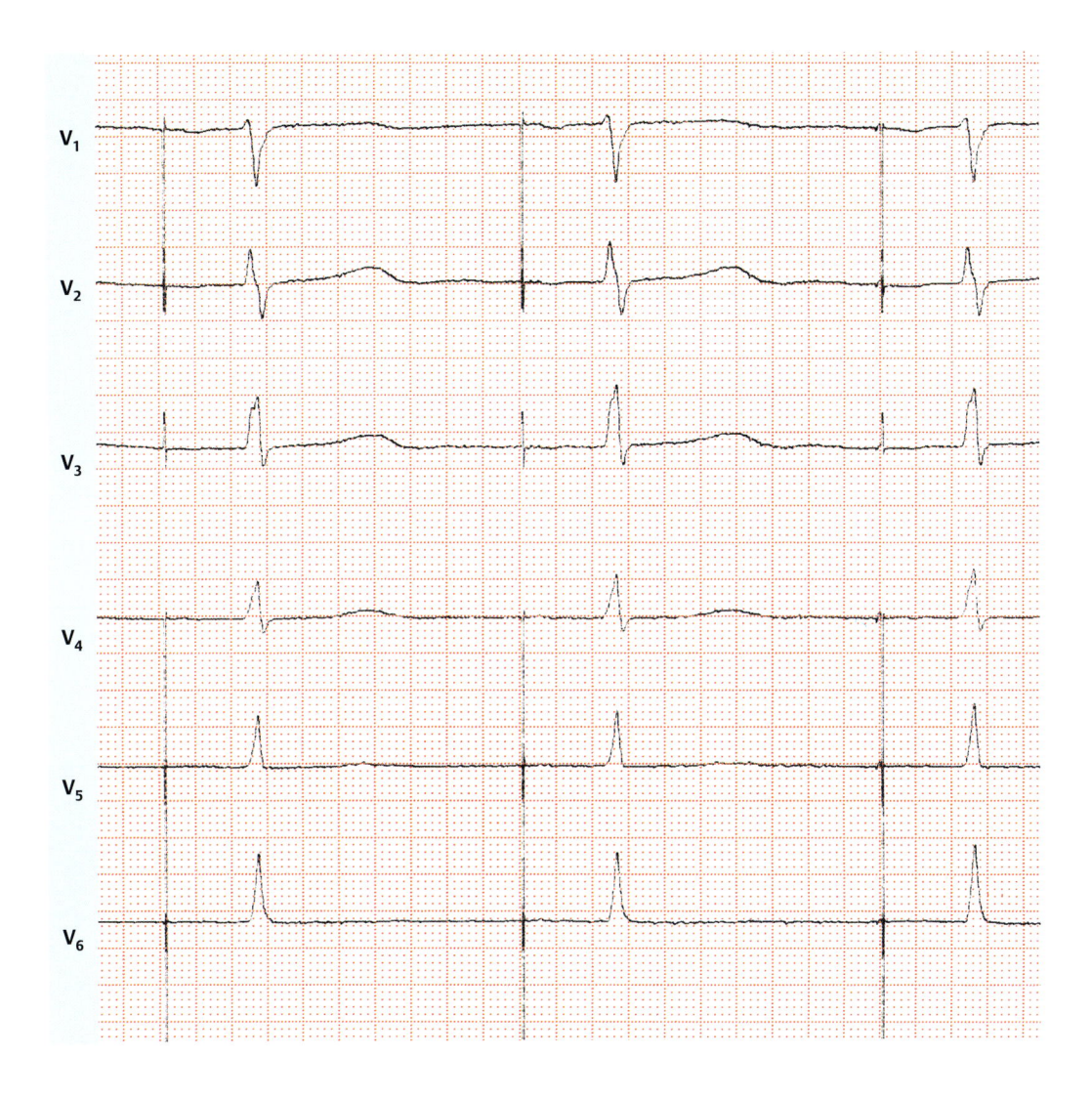

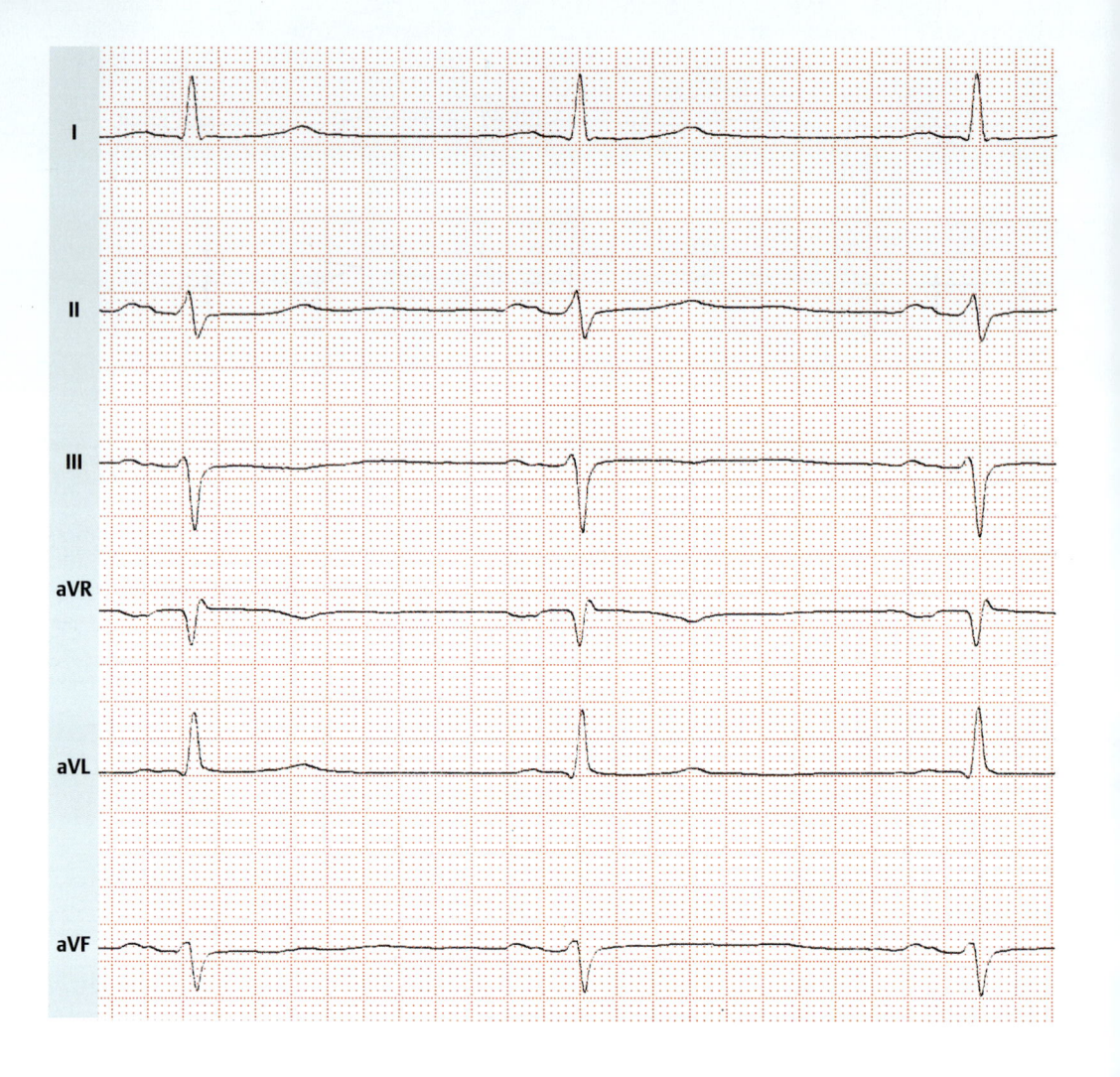

MC 7:

Bei einer 68-jährigen Patientin wird vor der chirurgischen Entfernung eines autonomen Adenoms der Schilddrüse ein 12-Kanal-EKG aufgezeichnet. Welche Befunde liegen vor:

1 Sinusbradykardie
2 P-sinistroatriale
3 P-dextroatriale
4 linksanteriorer Hemiblock
5 linksposteriorer Hemiblock

A Nur 1 ist richtig
B 1, 3 und 5 sind richtig
C 2 und 4 sind richtig
D 1, 2 und 5 sind richtig
E alle Antworten sind richtig

MC 7 EKG-Quiz

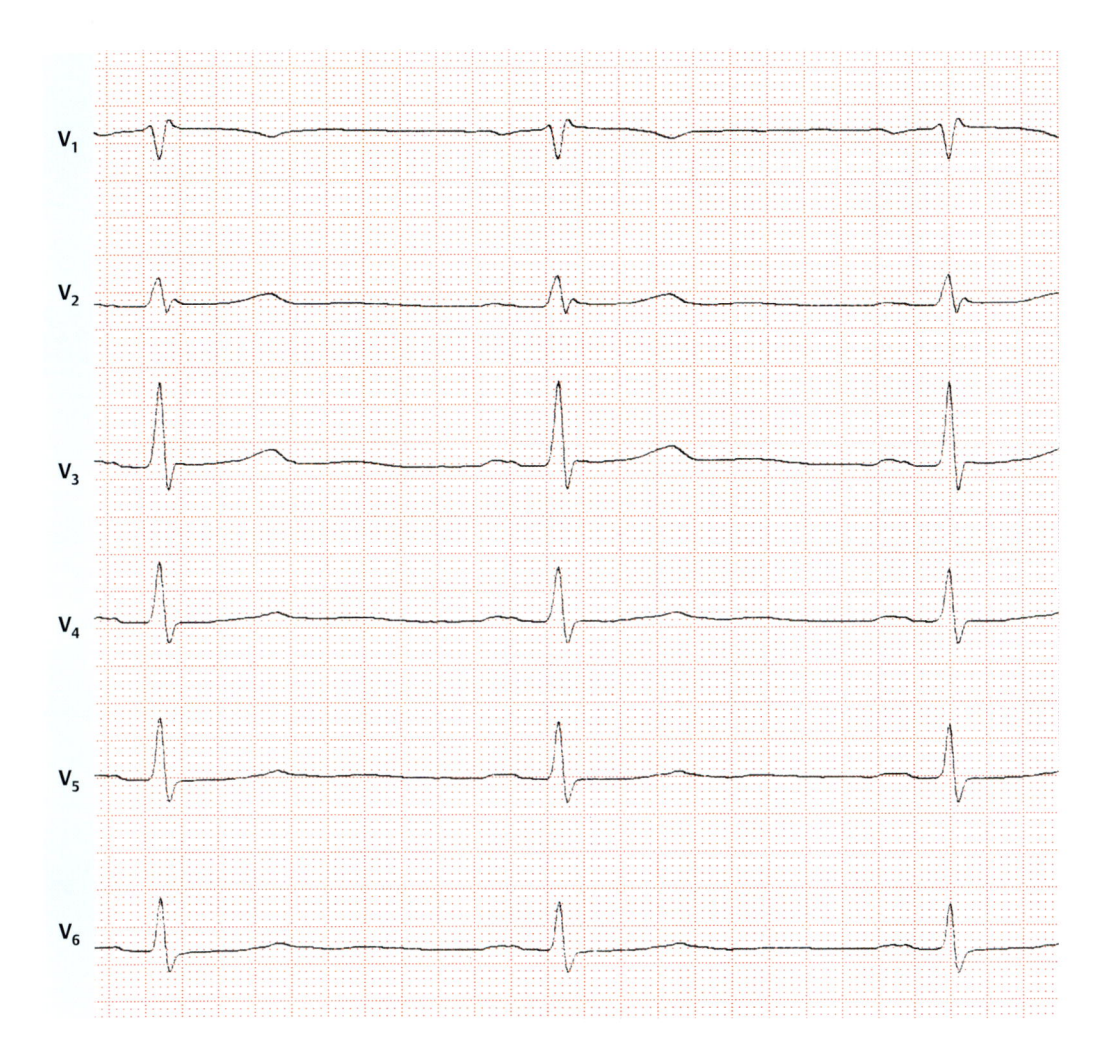

EKG-Quiz

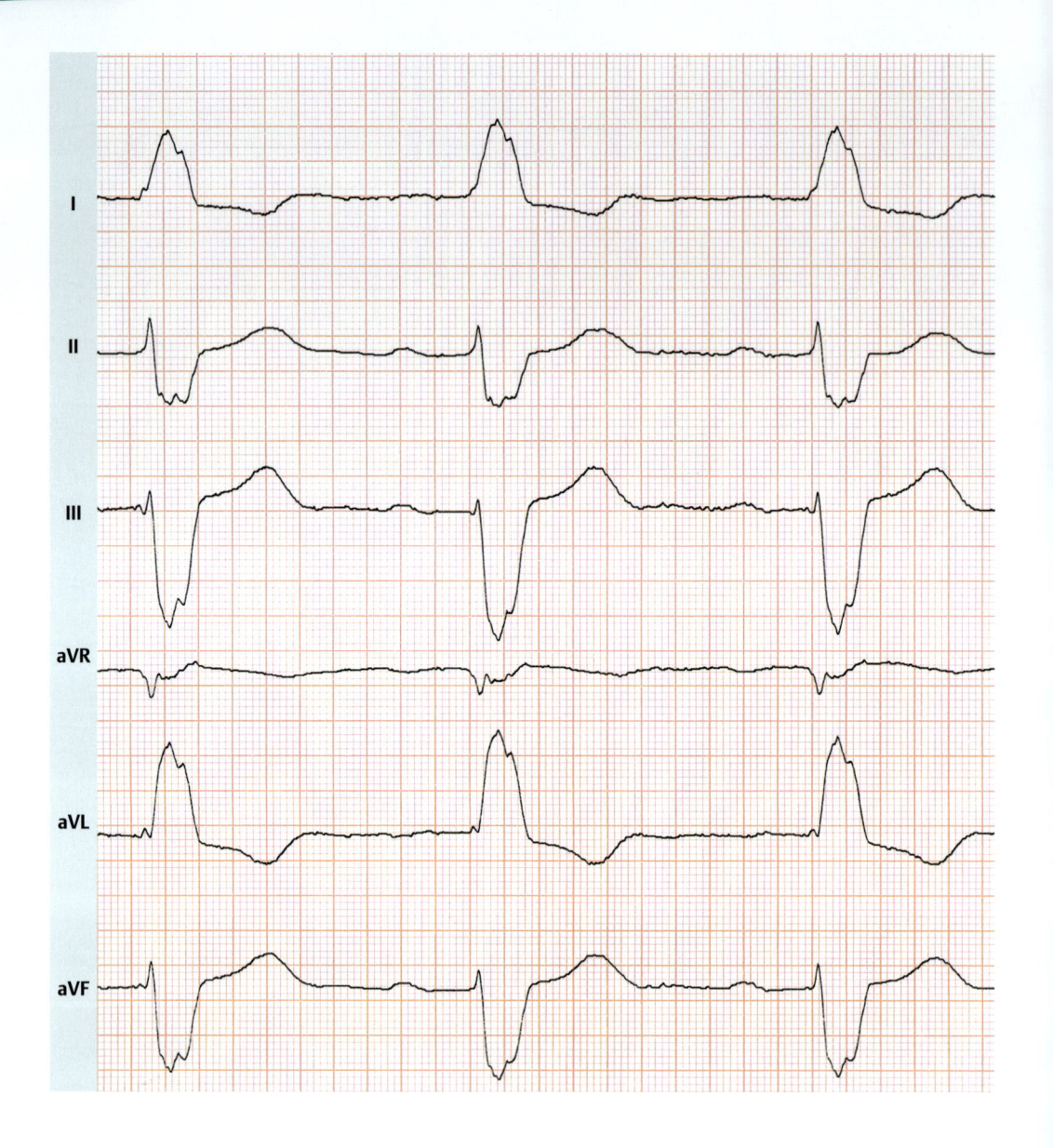

MC 8:

Ein 66-jähriger Patient stellt sich wegen Müdigkeit, Abgeschlagenheit, verminderter Leistungsfähigkeit und Dyspnoe bei kleineren körperlichen Belastungen (≈ NYHA-Stadium III) vor. Bisher sind keine kardialen Erkrankungen bekannt. Das EKG zeigt folgende Befunde:

1. P-sinistroatriale
2. AV-Block I°
3. kompletter Linksschenkelblock
4. kompletter Rechtsschenkelblock
5. P-dextroatriale

A nur 1 ist richtig
B 1 und 2 sind richtig
C 1, 2 und 3 sind richtig
D nur 4 ist richtig
E 4 und 5 sind richtig

MC 8 EKG-Quiz

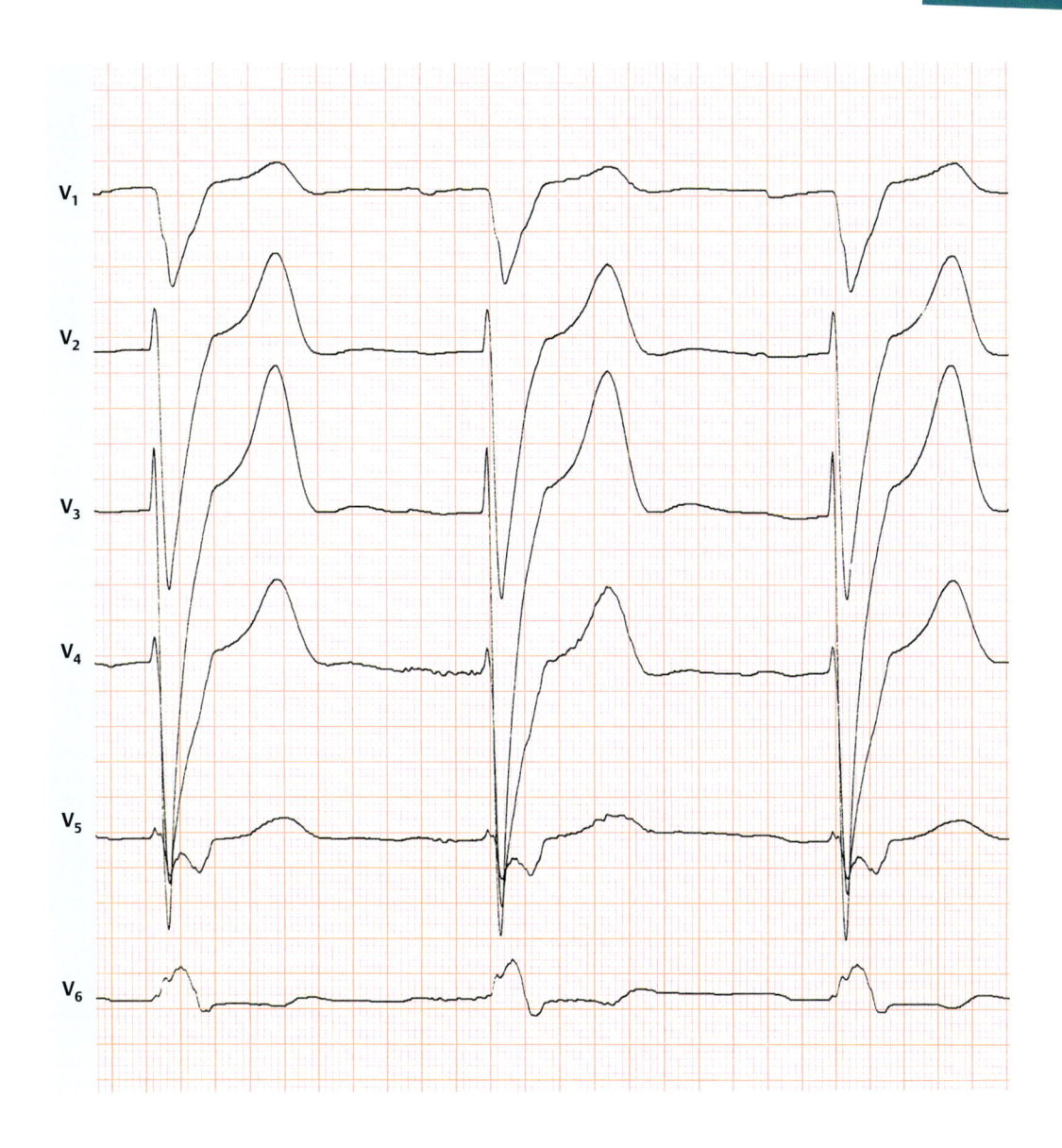

EKG-Quiz

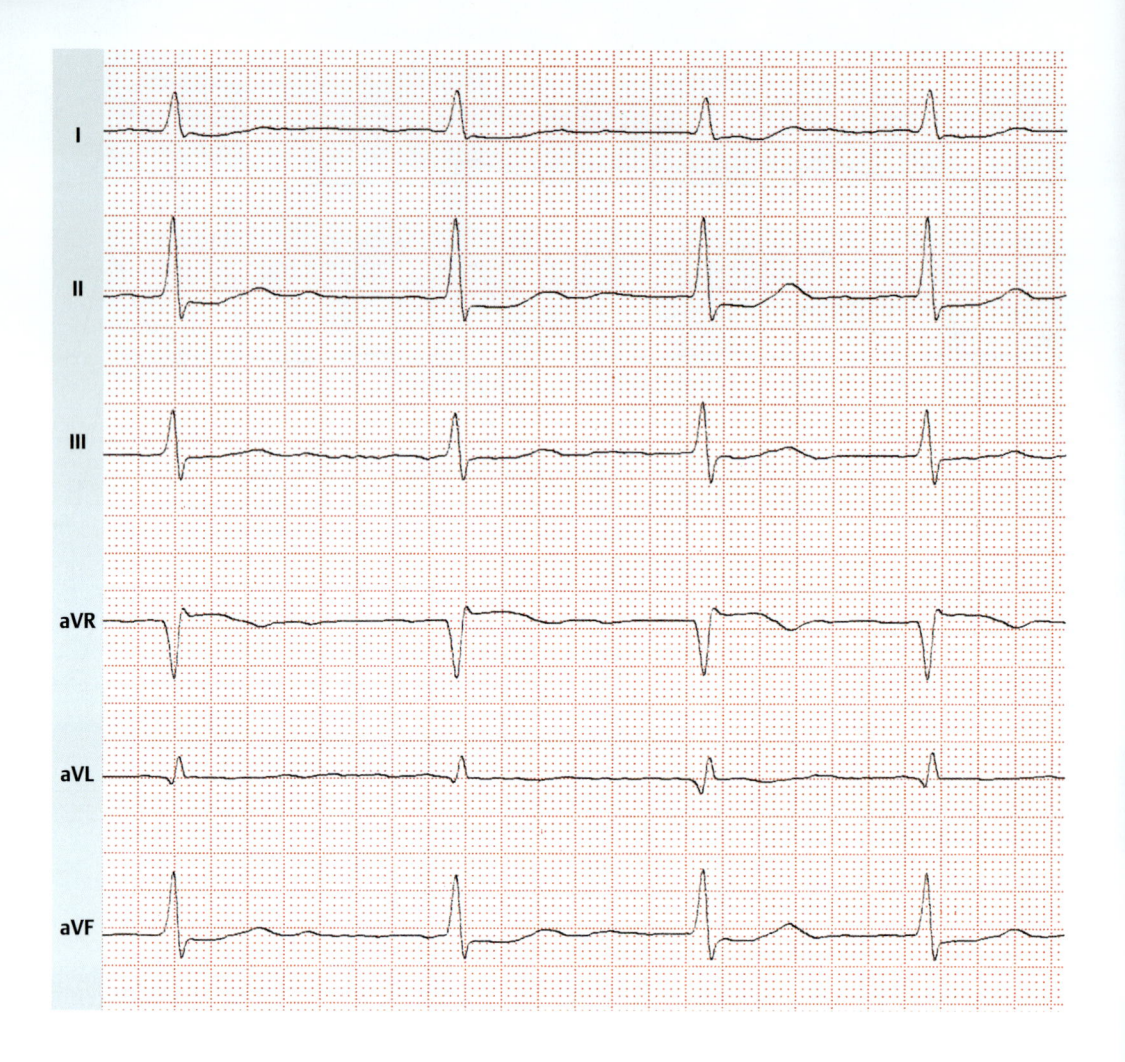

MC 9:

Bei einer 56-jährigen Patientin ist seit mehreren Jahren ein Herzfehler bekannt. Welche Herzklappe betroffen ist, weiß die Patientin nicht – auch nicht, ob eine Stenose oder Insuffizienz vorliegt. Seit etwa 6 Monaten ist eine zunehmende Dyspnoe mit prätibialen Ödemen verbunden. Die Leistungsfähigkeit hat deutlich nachgelassen, es liegt eine Herzinsuffizienz des Schweregrades NYHA III vor.

Welche Befunde können aus dem EKG abgeleitet werden:

1 junktionaler AV-Rhythmus
2 Vorhofflimmern
3 Linkshypertrophie
4 Rechtshypertrophie
5 alter Vorderwandinfarkt

A 1 und 3 sind richtig
B 2 und 3 sind richtig
C 2, 3 und 5 sind richtig
D 2 und 5 sind richtig
E keine Aussage ist richtig

MC 9 EKG-Quiz

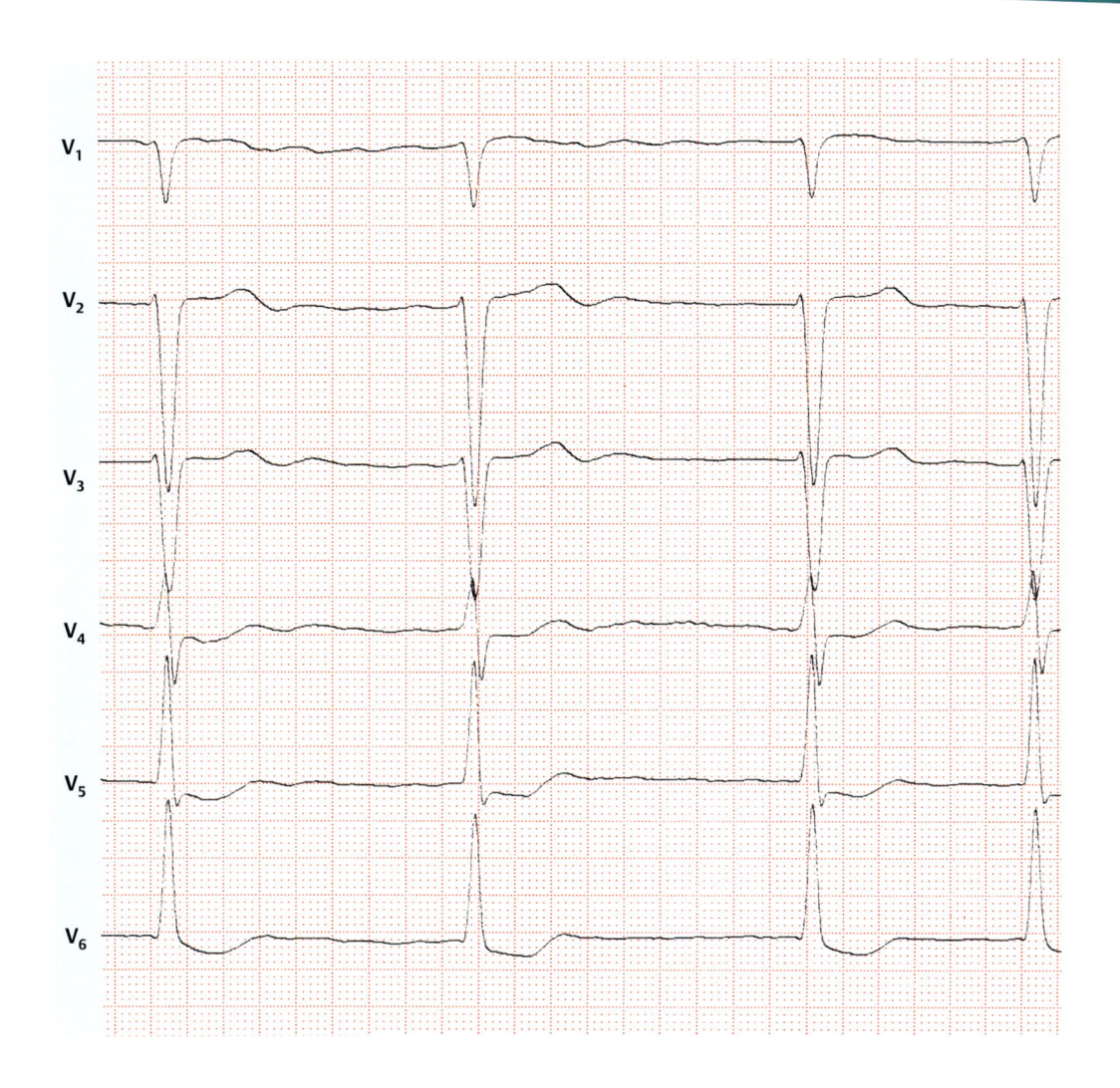

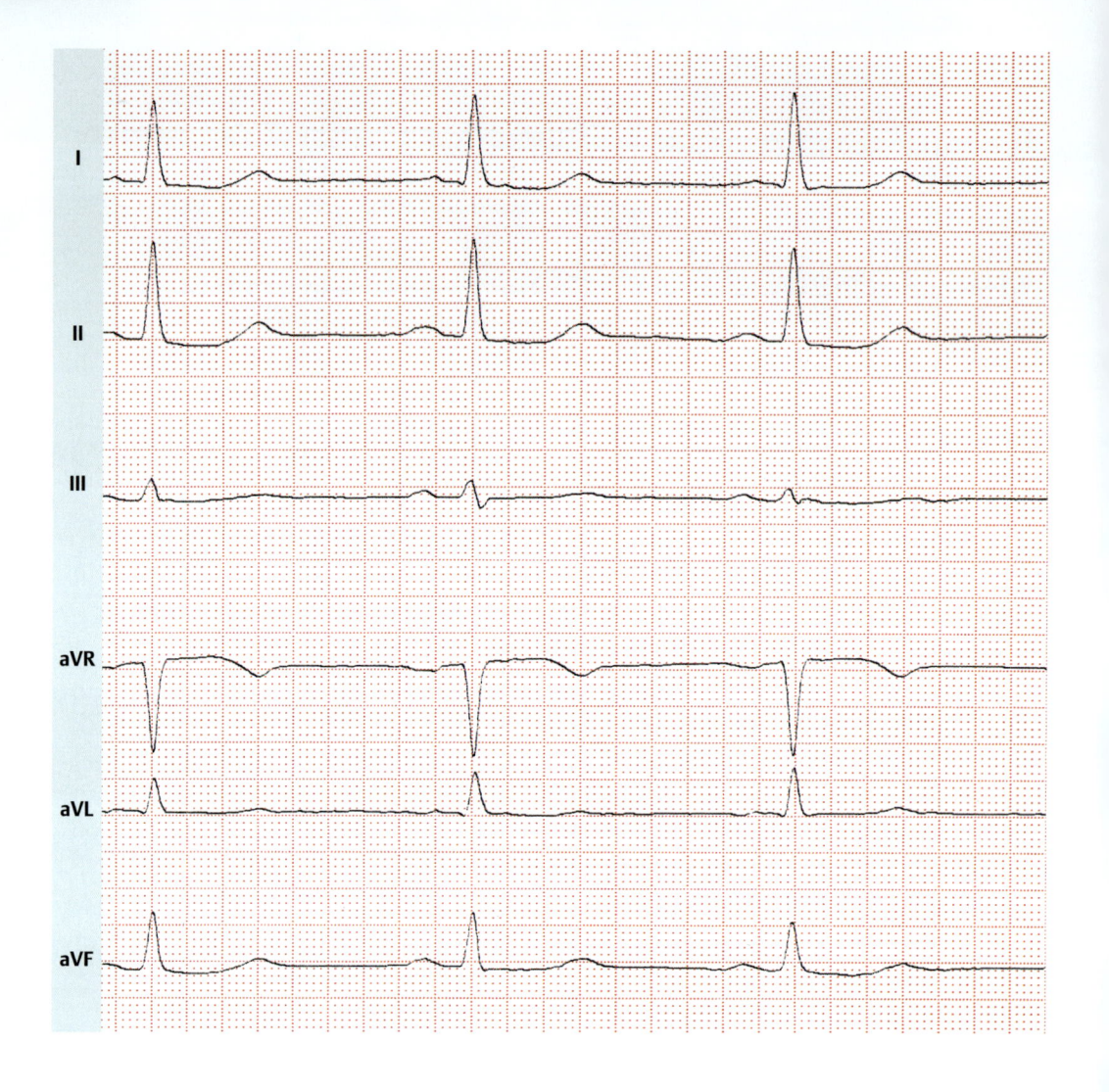

MC 10:

Eine 68-jährige Patientin klagt seit 3 Jahren über Schwindel bei körperlichen Belastungen. Seit etwa 3 Monaten hat sie nun auch Dyspnoe beim Treppensteigen bemerkt. Ihr Hausarzt hat die Diagnose einer „chronischen Bronchitis" gestellt. Nach einer Synkope beim sonntäglichen Kirchgang Einweisung zur weiteren Abklärung.
  Welcher Befund liegt im 12-Kanal-EKG vor:

A kompletter Rechtsschenkelblock
B kompletter Linksschenkelblock
C linksanteriorer Hemiblock
D Rechtshypertrophie
E Linkshypertrophie

MC 10   EKG-Quiz

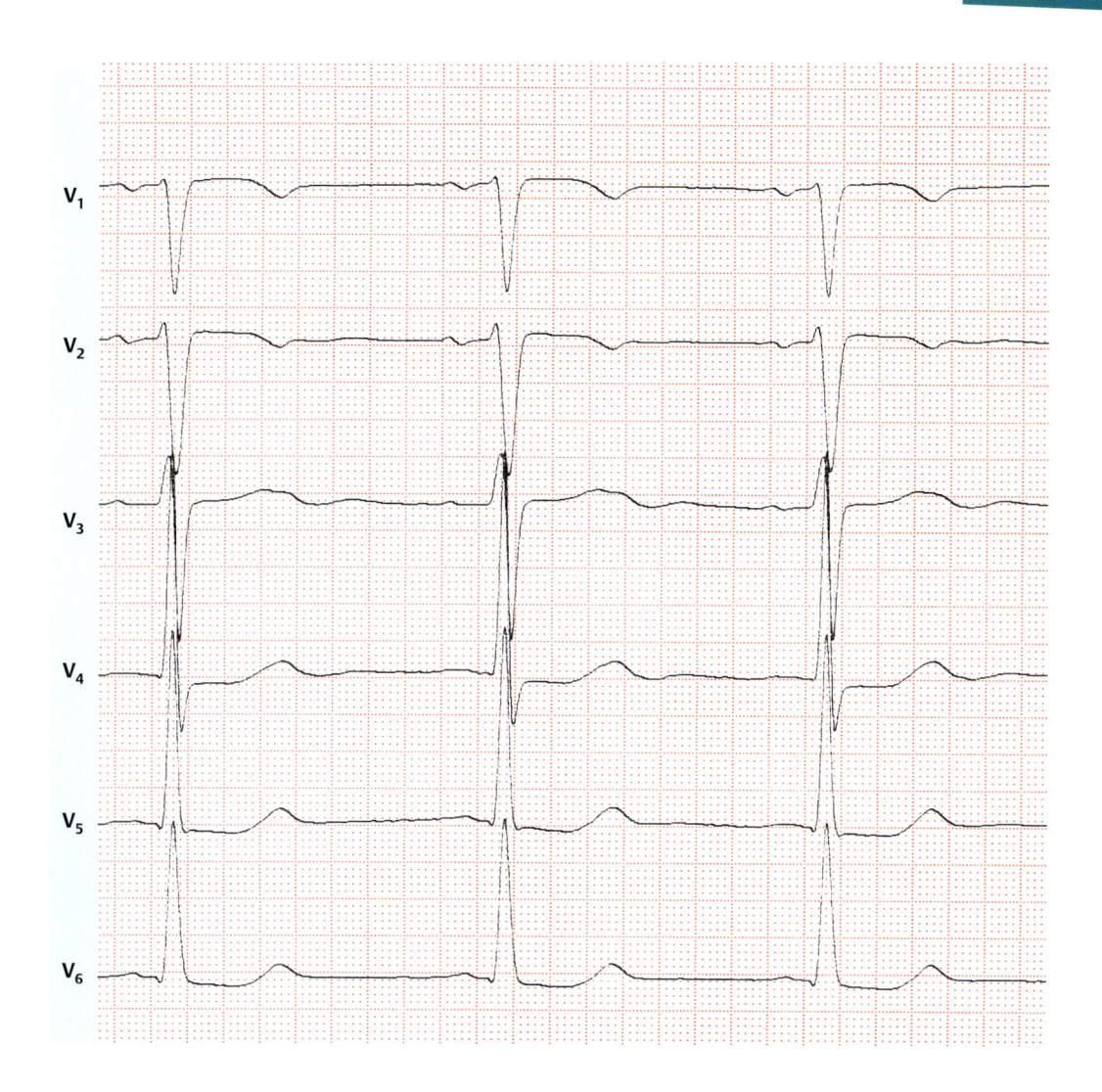

EKG-Quiz

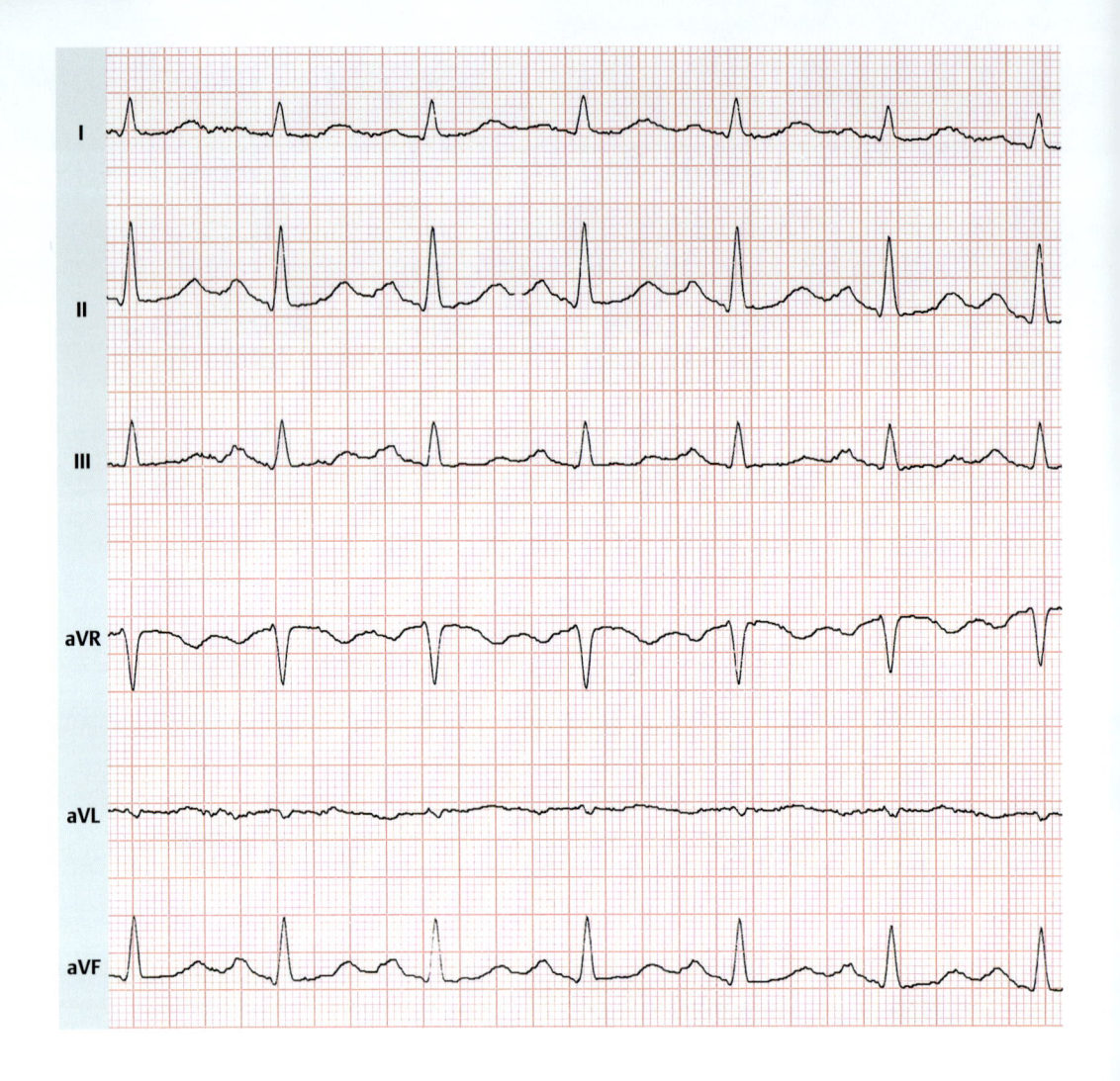

MC 11:

Eine 39-jährige Frau klagt seit Jahren über rezidivierende Phasen von Herzrasen, verbunden mit Müdigkeit und verminderter Leistungsfähigkeit. Die Phasen von Herzrasen seien von körperlichen Belastungen unabhängig und ließen sich nicht provozieren. Ein 12-Kanal-EKG konnte jetzt während einer Tachykardie erstmals aufgezeichnet werden.
   Welche Diagnose kann nach dem EKG gestellt werden?

A ektop atriale Tachykardie
B AV-Knoten-Reentry-Tachykardie
C Circus-movement-Tachykardie bei akzessorischer Leitungsbahn
D Sinustachykardie
E Vorhofflattern

MC 11   EKG-Quiz

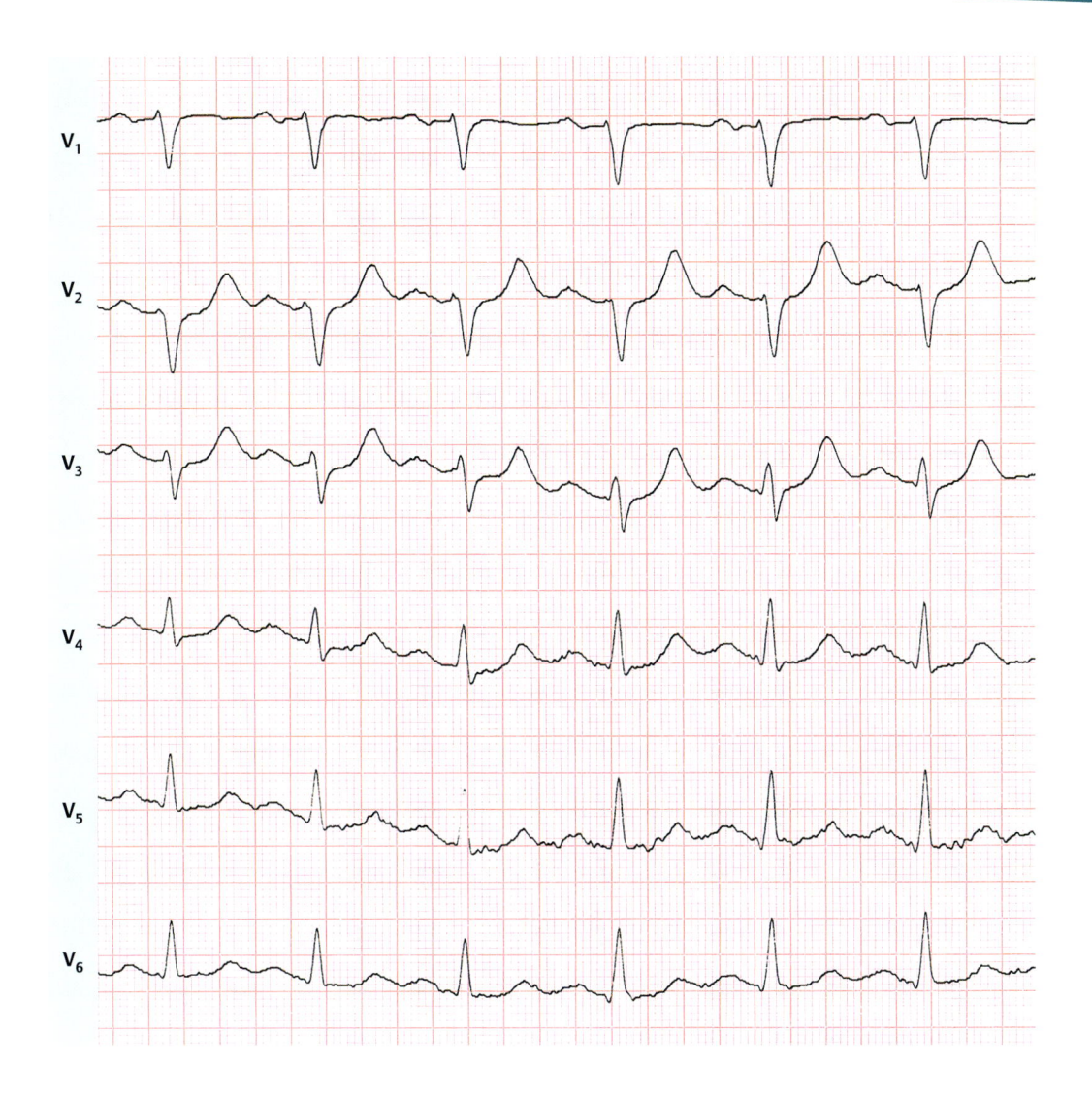

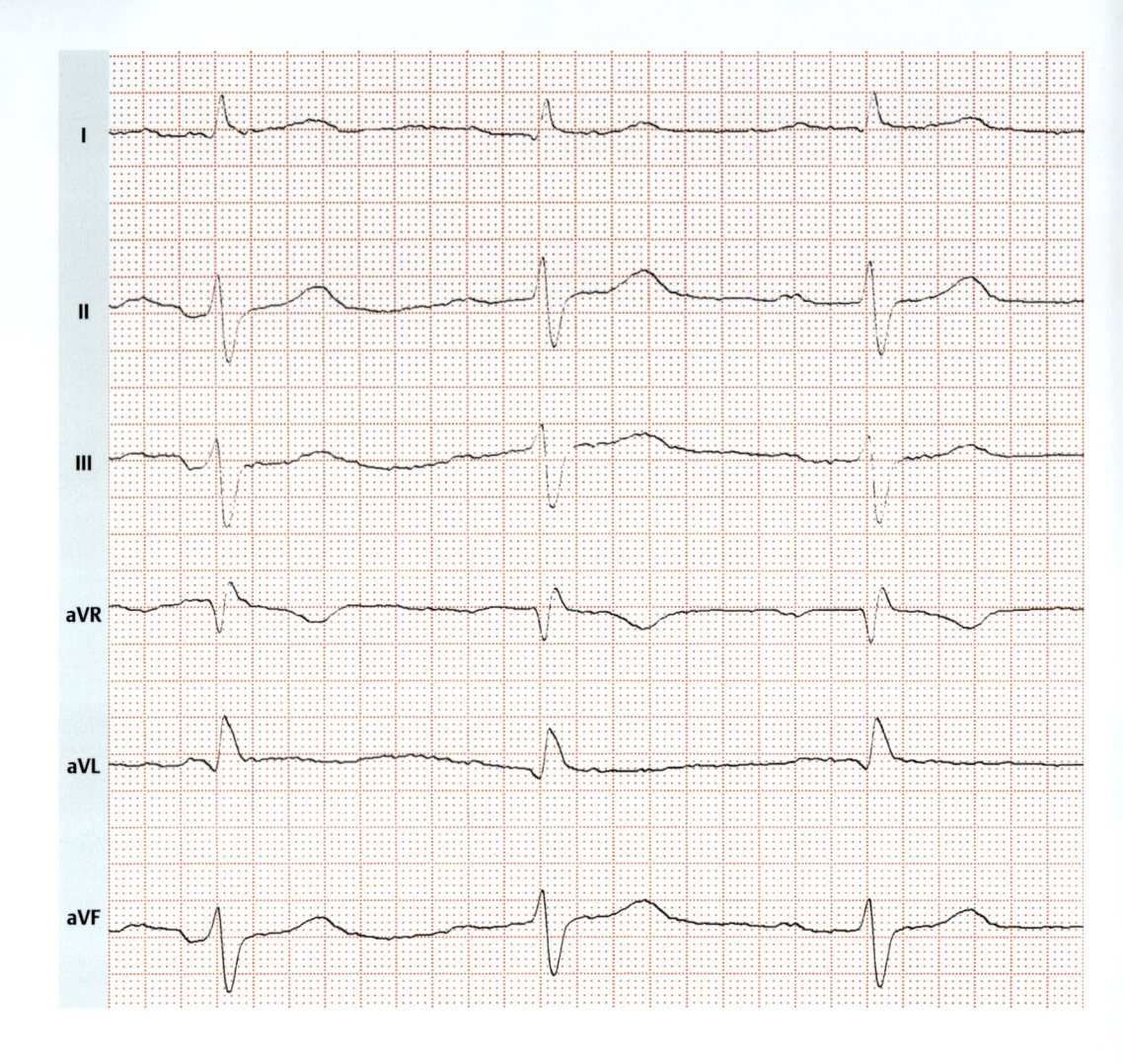

MC 12:

Ein 67-jähriger Patient wird in die Klinik aufgenommen, nachdem es zu mehreren Phasen von Schwindel und Dyspnoe gekommen war. Vor etwa 5 Monaten Synkope während der Predigt eines Gottesdienstes. Vor vielen Jahren Lungenembolie bei tiefer Beinvenenthrombose, als Risikofaktoren sind eine arterielle Hypertonie und eine Hyperlipoproteinämie bekannt.

Welche Befunde liegen in dem bei Aufnahme aufgezeichneten 12-Kanal-EKG vor:

1. überdrehter Linkstyp
2. linksanteriorer Hemiblock
3. P-sinistroatriale
4. inkompletter Rechtsschenkelblock
5. AV-Block I°

A nur 1 und 5 sind richtig
B nur 1 und 4 sind richtig
C nur 2 und 3 sind richtig
D nur 1–4 sind richtig
E 1–5 sind richtig

MC 12 EKG-Quiz

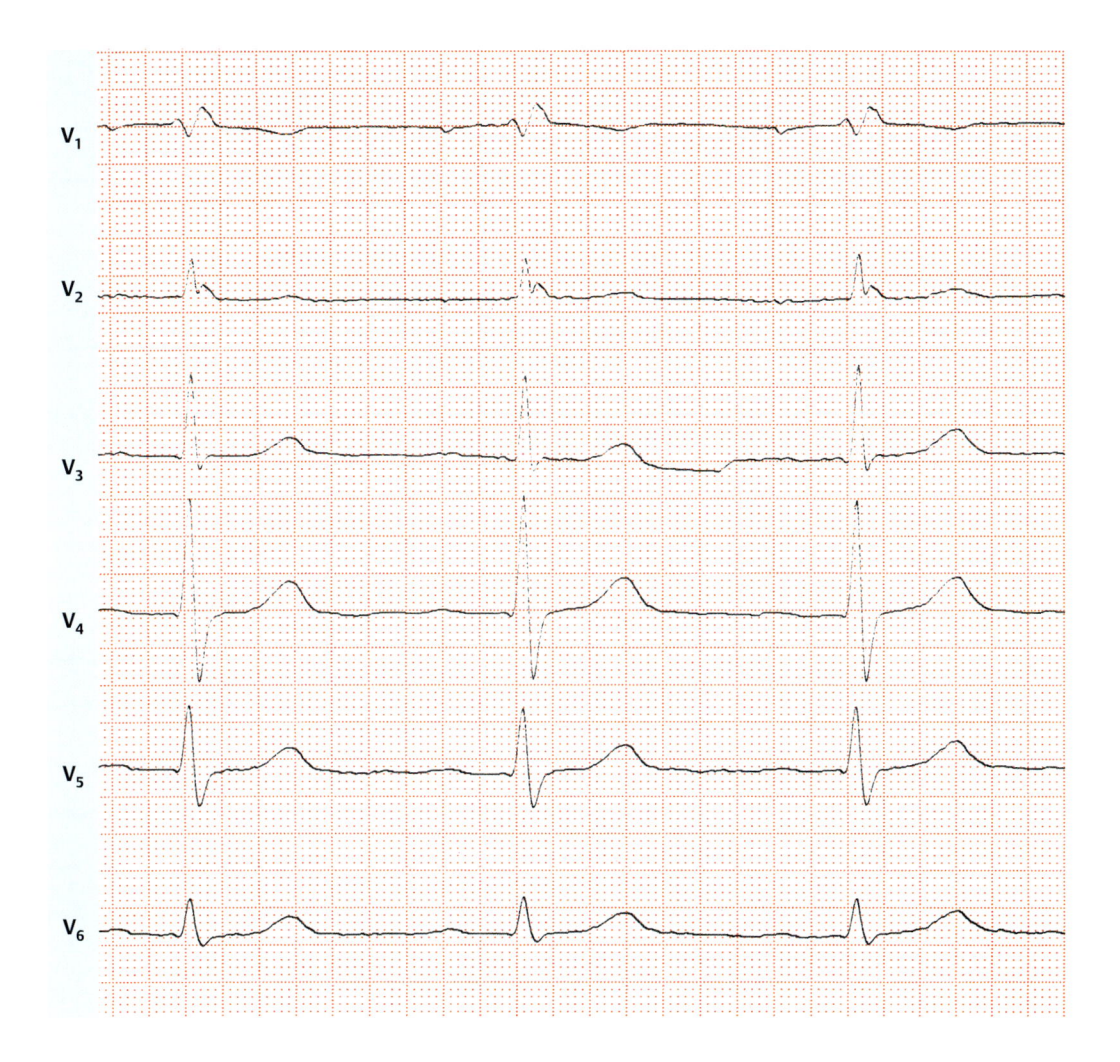

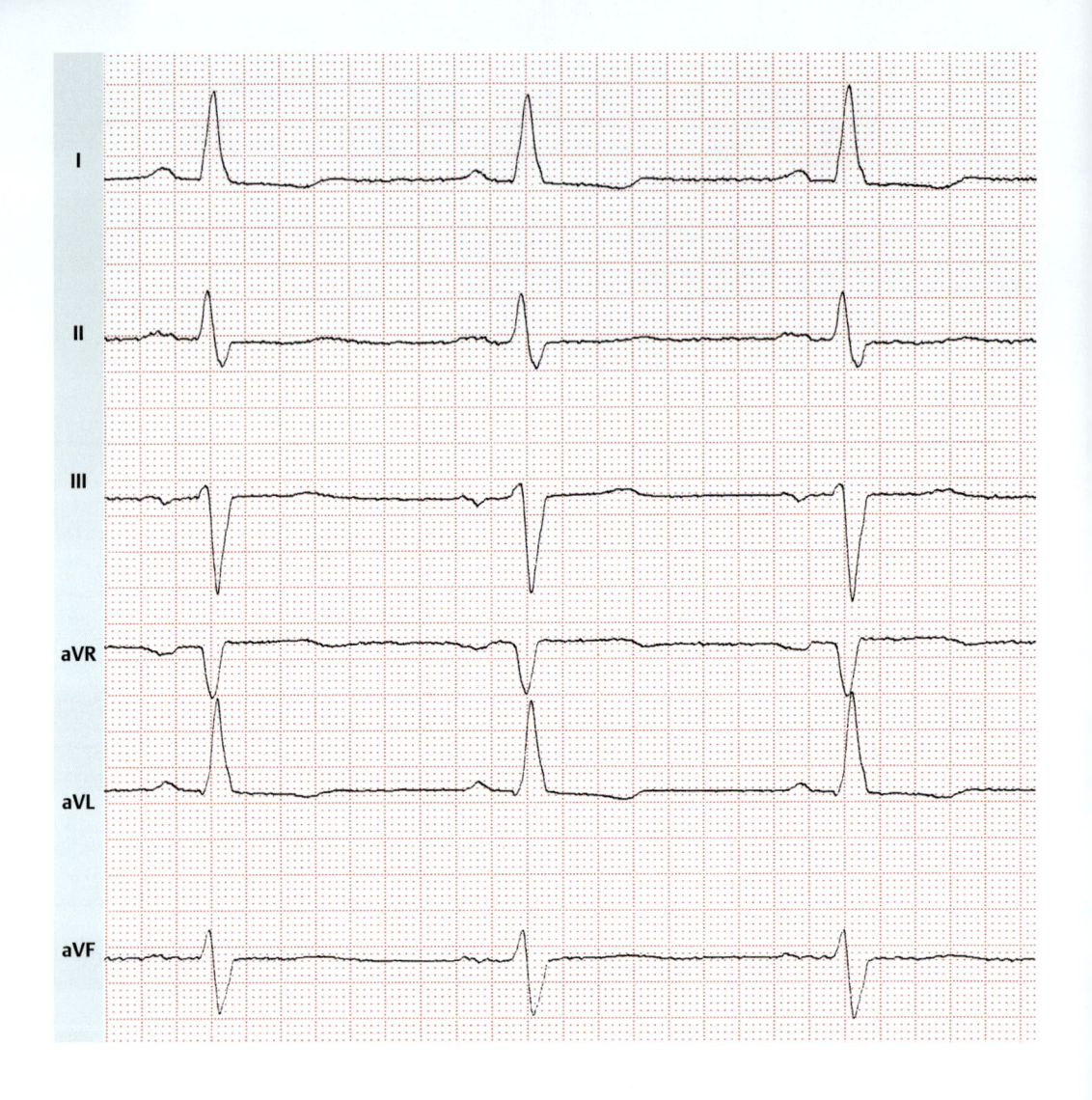

MC 13:

Der 72-jährige Patient mit langjährigem Diabetes mellitus stellt sich zur Abklärung rezidivierender nicht anhaltender ventrikulärer Tachykardien vor, die im Langzeit-EKG aufgezeichnet wurden. Er verspüre manchmal ein Herzstolpern, außerdem käme es zur Dyspnoe bei Belastung. Die Symptomatik sei in den vergangenen 6 Wochen schlimmer geworden.

Ordnen Sie die verschiedenen Befunde (Liste 1) denjenigen Fakten zu (Liste 2), die aus dem 12-Kanal-EKG abzuleiten sind:

	Liste 1	Liste 2
Frage I	Infarktlokalisation	A Vorderwand
Frage II	Infarktstadium	C Hinterwand
		C Seitenwand
		D frisches Stadium
		E Endstadium

MC 13 EKG-Quiz

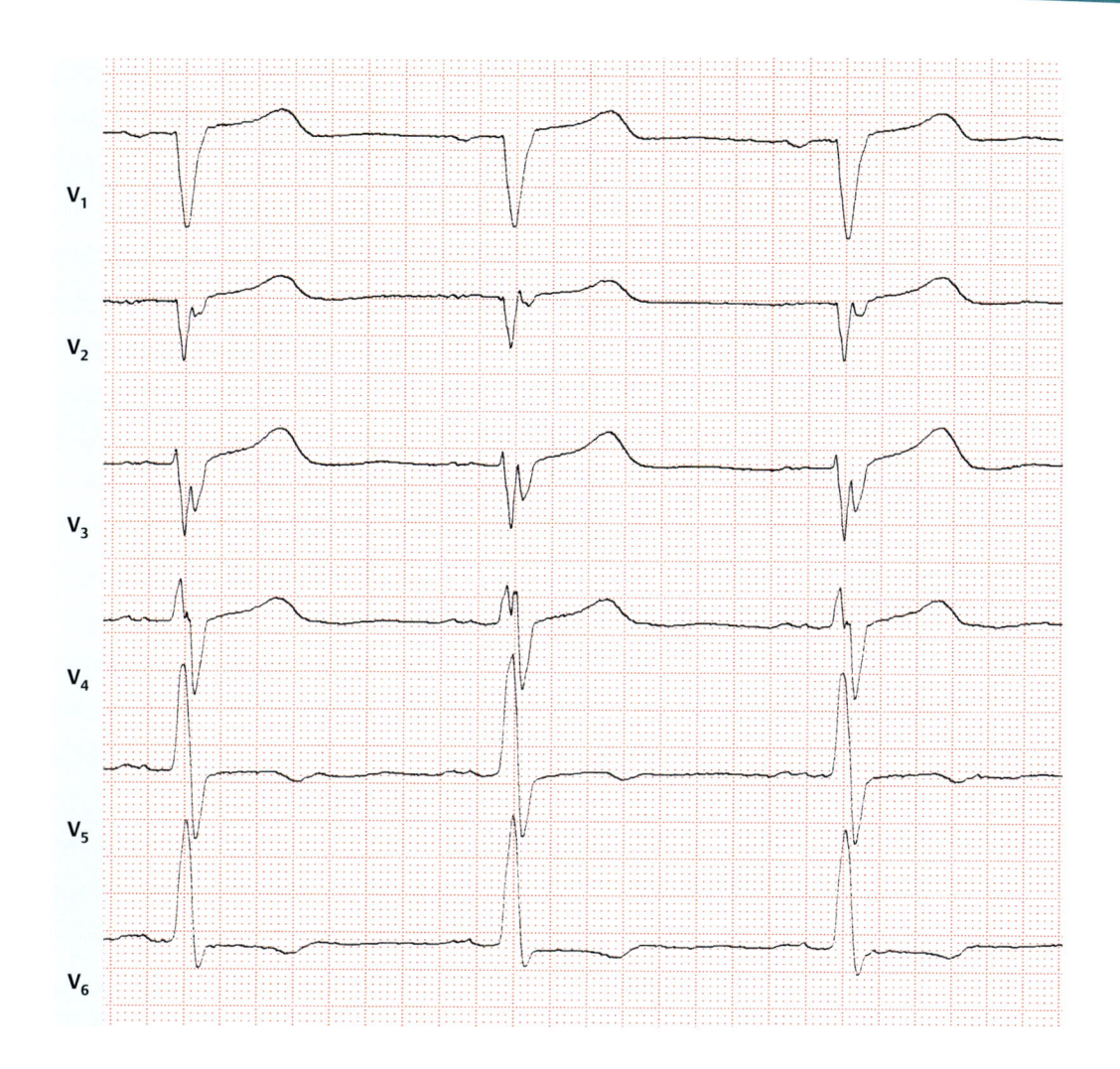

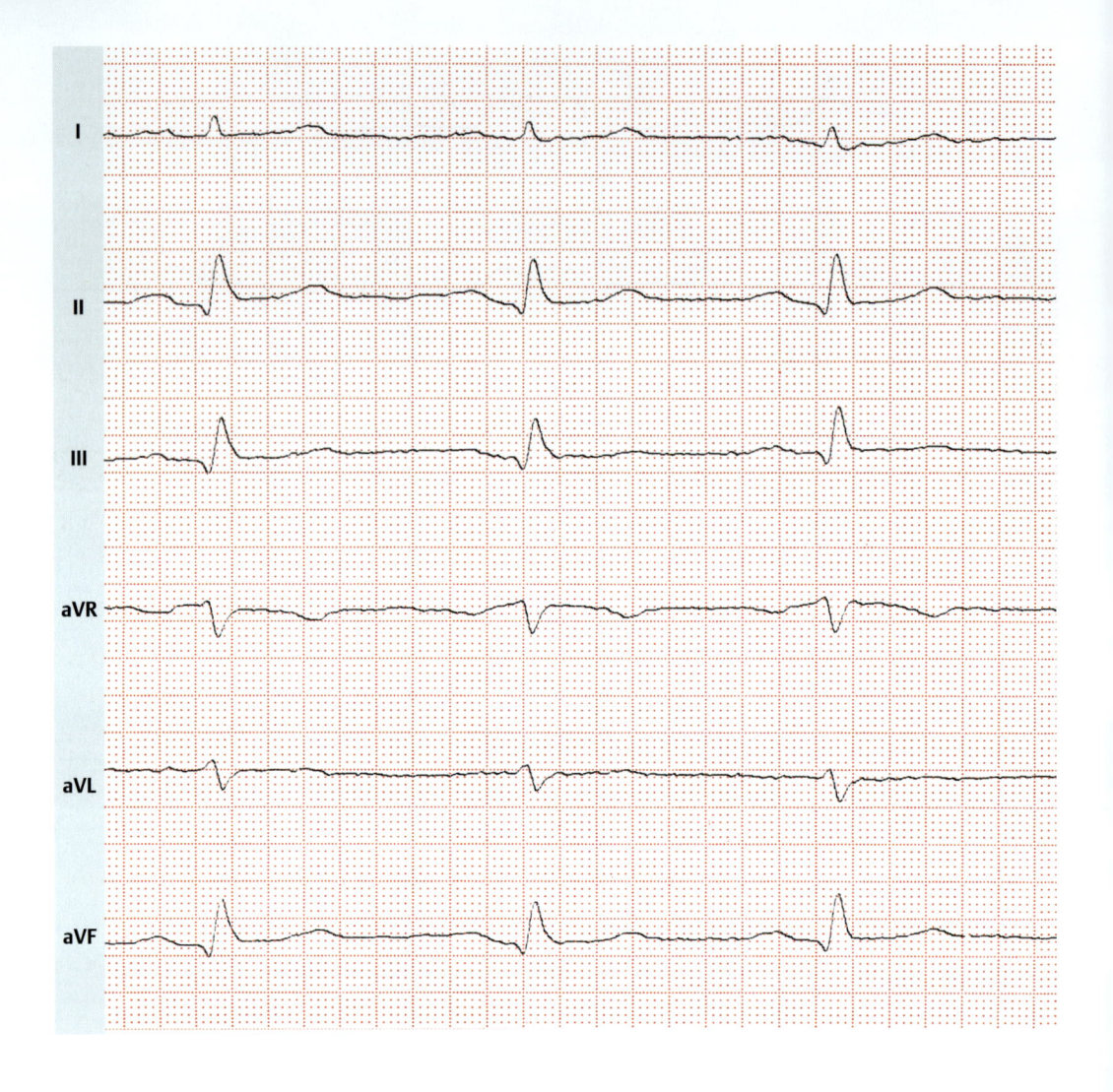

MC 14:

Ein 63-jähriger Patient hat bemerkt, dass er in den Wintermonaten immer dann über ein retrosternales Druckgefühl klagt, wenn er vom warmen Haus in die Kälte geht. Diese Symptomatik ist in diesem Jahr erstmals aufgetreten. Schneeschieben war für ihn nicht möglich, da neben den thorakalen Schmerzen noch ein retrosternales Brennen auftrat. An kardiovaskulären Risikofaktoren ist ein langjähriger Nikotinabusus und eine Hypercholesterinämie bekannt. Beide Eltern verstarben im Alter von 58 bzw. 65 Jahren an einem Myokardinfarkt.
Welche Myokardareale sind in das Infarktgebiet einbezogen?

A inferiore Wand
B inferolaterale Wand
C inferoposterolaterale Wand
D posteriore Wand
E posterolaterale Wand

MC 14 EKG-Quiz

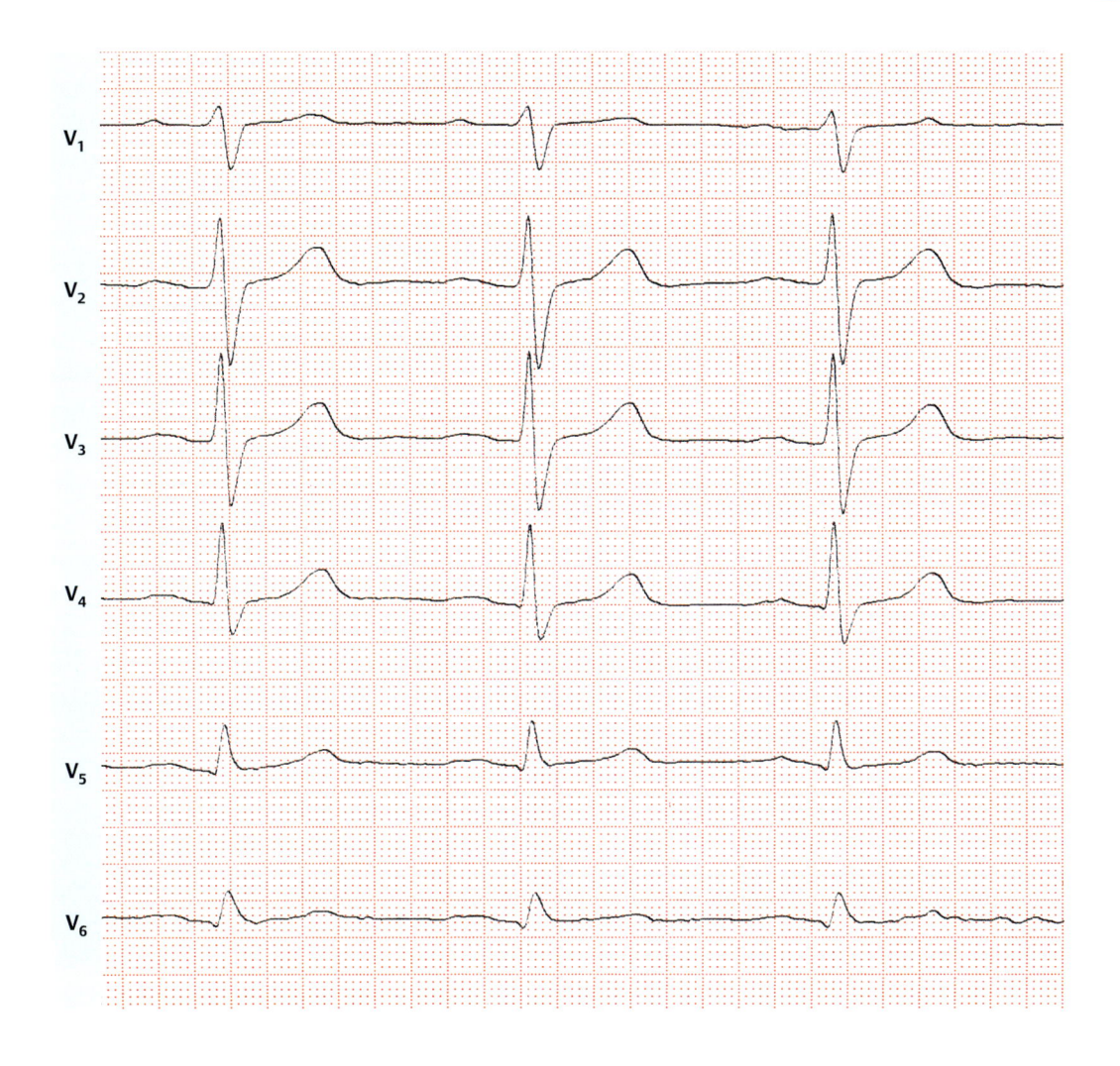

EKG-Quiz

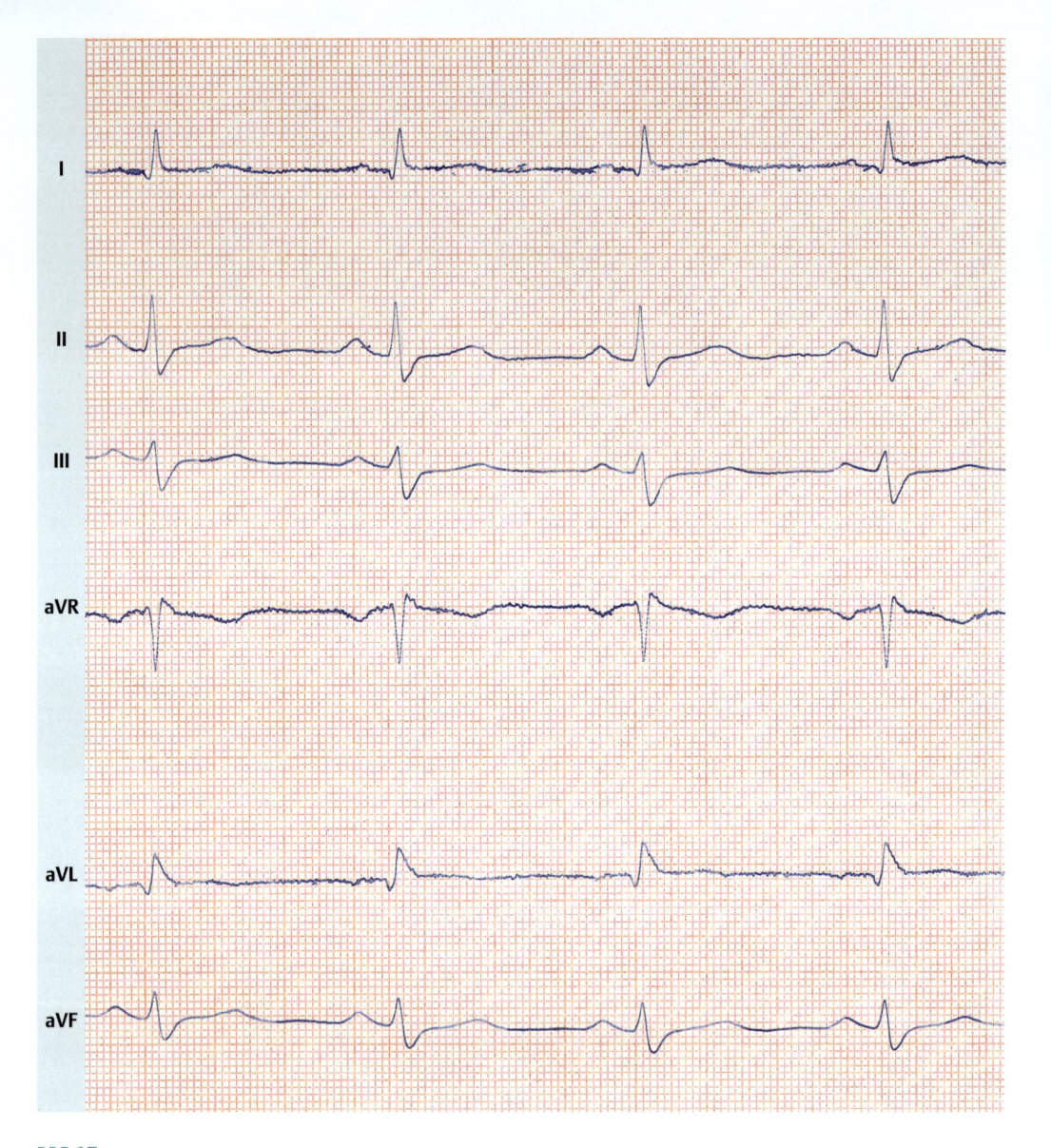

MC 15:

Nach einer Synkope beim Marathonlauf wird ein 32-jähriger Patient in der Notaufnahme eines Krankenhauses vorgestellt. Der Patient berichtet, dass er nie krank gewesen sei und sich immer gesund und leistungsfähig gefühlt habe. Unmittelbar nach der Synkope (Dauer ≈ 1 min) war er wieder vollkommen beschwerdefrei. Die erhobenen klinischen Befunde in der Notaufnahme sind völlig unauffällig.

Welche Diagnose lässt sich nach dem EKG am ehesten vermuten?

A arrhythmogene rechtsventrikuläre Dysplasie/Kardiomyopathie (ARVD/C)
B Brugada-Syndrom
C Jervell-Lange-Nielsen-Syndrom
D Romano-Ward-Syndrom
E akuter Vorderwandinfarkt

MC 15　EKG-Quiz

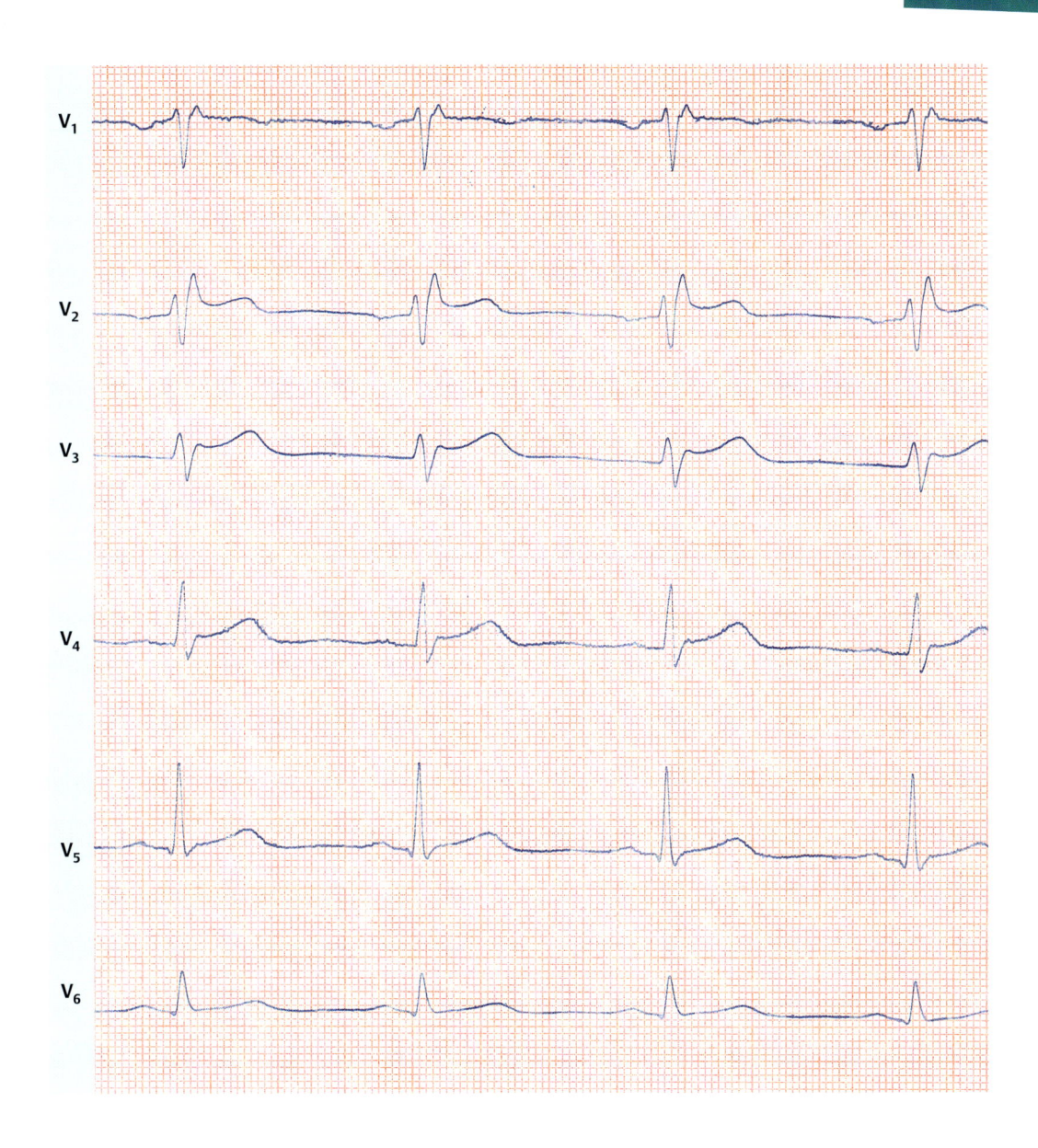

V₁

V₂

V₃

V₄

V₅

V₆

EKG-Quiz

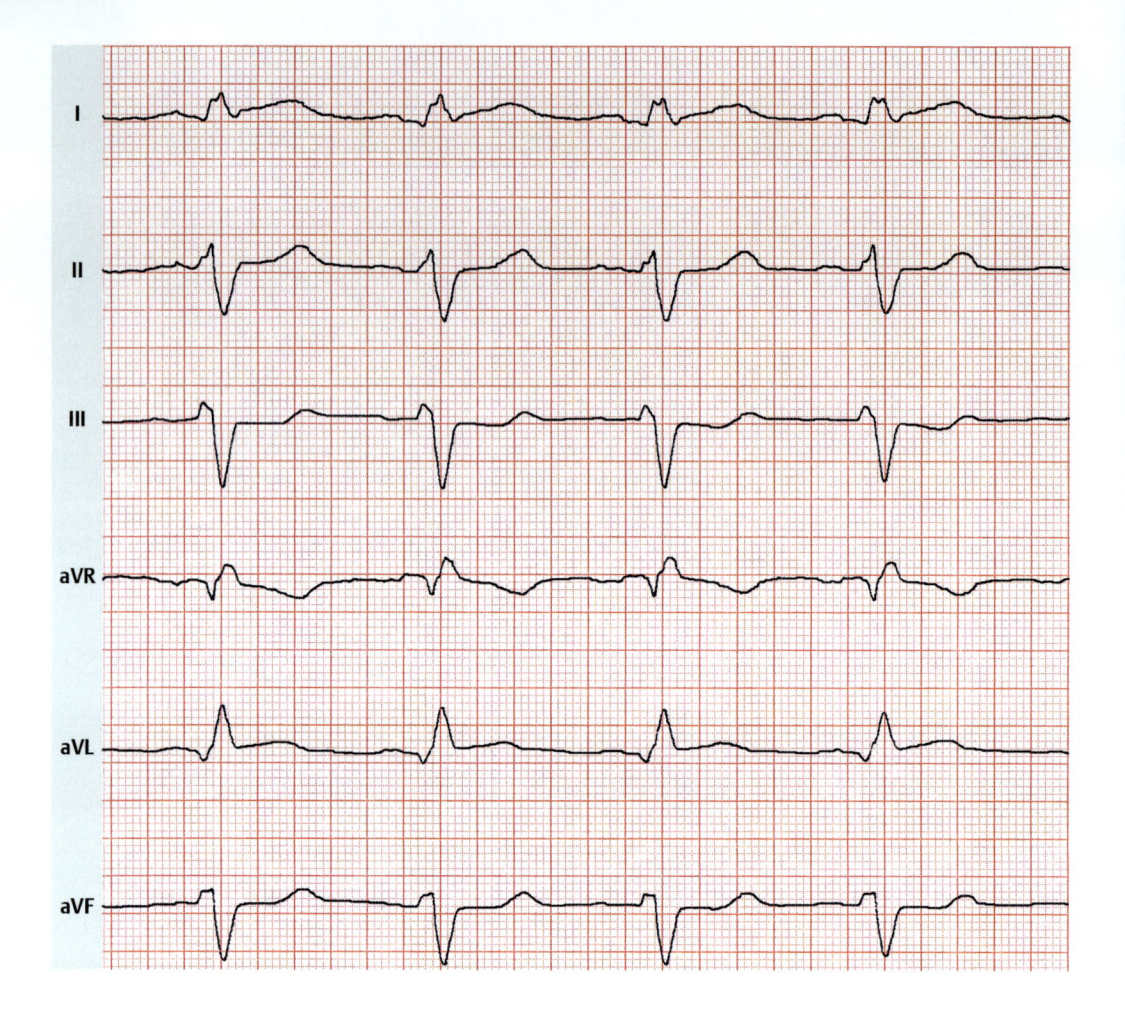

MC 16:

Ein 63-jähriger Patient stellt sich in der Notaufnahme vor und berichtet, dass er vor etwa 1 Woche einen erheblichen Schmerz im Brustkorb hatte. Außerdem habe er erbrochen und sei schweißnass gewesen. Die Symptomatik habe sich erst gebessert, seit heute früh habe er jedoch wieder thorakale Schmerzen mit Schweißausbruch. Deshalb stellt er sich nun in der Klinik vor.
   Welche Diagnose lässt sich nach dem 12-Kanal-EKG vermuten?

A frischer Hinterwandinfarkt
B akute Peri-/Myokarditis
C akuter Vorderwandinfarkt (der schon einige Tage alt ist)
D Perikardtamponade
E Hyperkaliämie

MC 16　EKG-Quiz

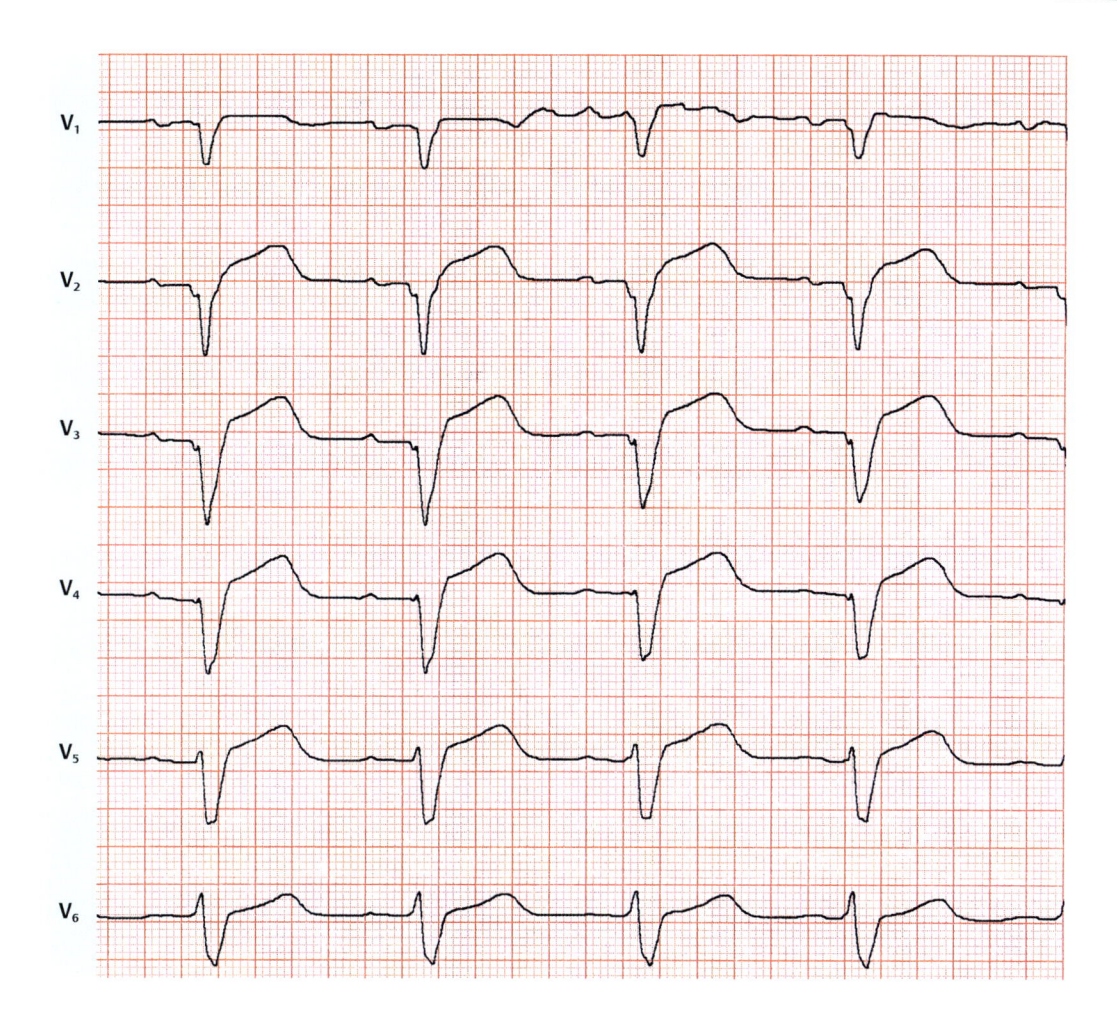

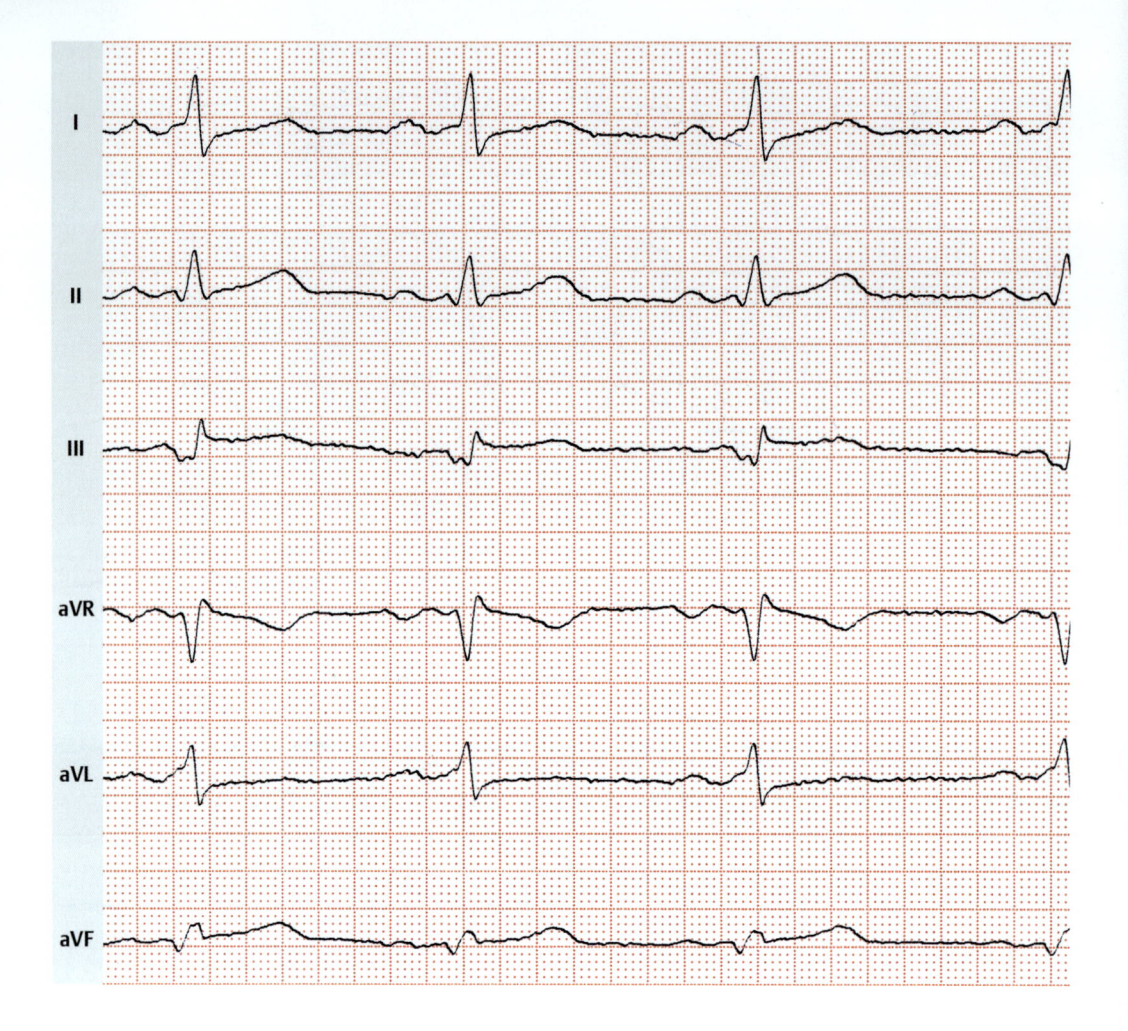

MC 17:

Eine 19-jährige Patientin berichtet, dass sie seit etwa 3 Jahren immer wieder Herzrasen verspüre, das aber nur Minuten lang anhalte. Sie wurde beim Hausarzt sowie beim Betriebsarzt mehrfach untersucht und das Herzrasen wurde nie bestätigt, sodass schließlich eine Vorstellung bei einem Psychologen vorgeschlagen wurde. Bevor es jedoch dazu kam, musste sie sich einer Appendektomie unterziehen. Im Krankenhaus wurde aufgrund der Anamnese ein EKG geschrieben, das „nicht in Ordnung" war.
 Welche Diagnose ist anhand des EKGs zu stellen?

A frischer Vorderwandinfarkt
B Vorhofflimmern
C Vorhofflattern
D alter inferiorer Infarkt
E Präexzitationssyndrom (Typ WPW)

MC 17   EKG-Quiz

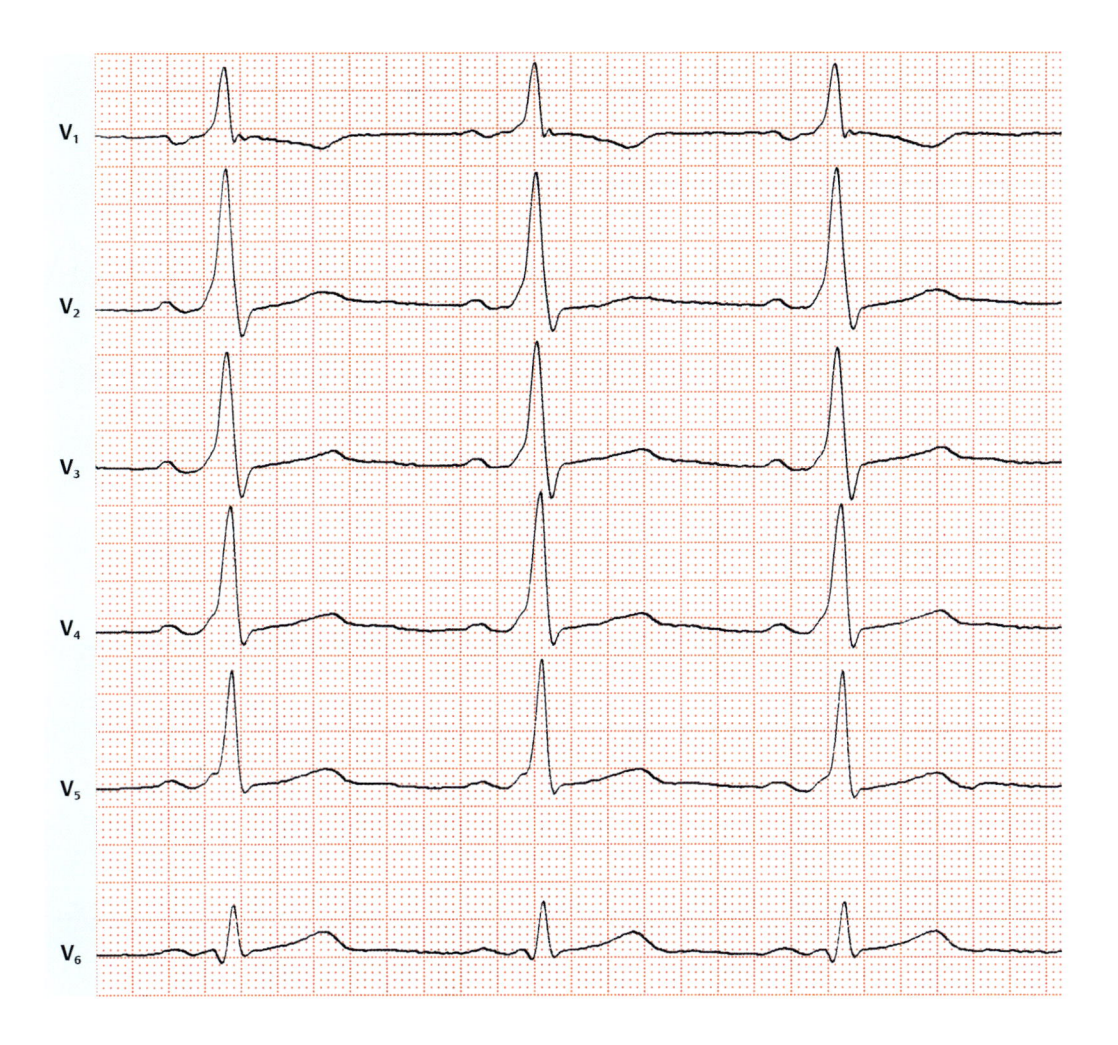

EKG-Quiz

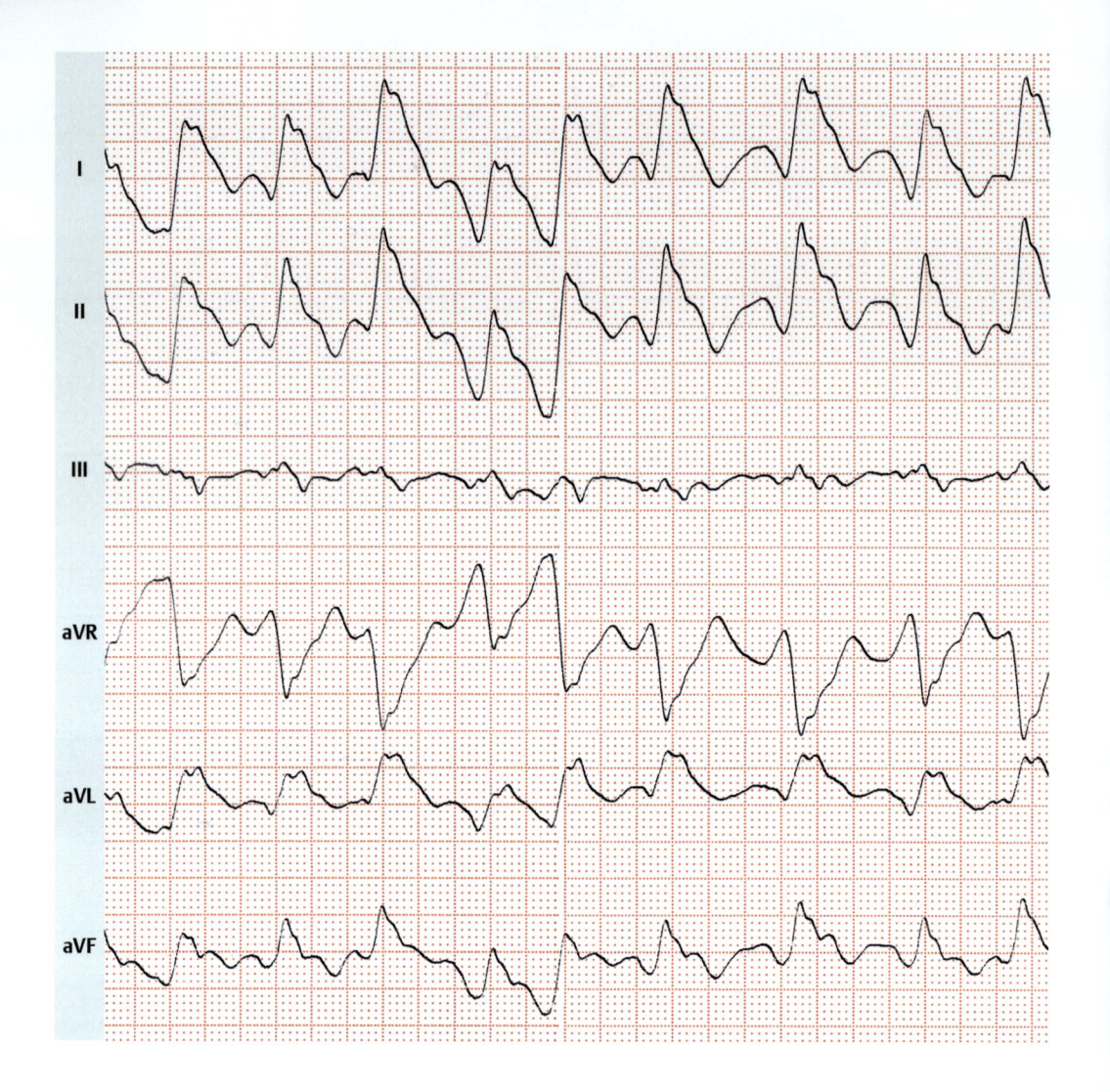

MC 18:

Ein 24-jähriger Patient hatte sich nach bestandenem Examen mit Freunden zu einer „feucht-fröhlichen" Feier getroffen. Nach einigen Stunden und Genuss von etwa 3 l Bier verspürte er plötzlich einen unregelmäßigen, schnellen Herzschlag, der trotz Atemmanöver und Lagewechsel nicht zu beeinflussen war. Daraufhin Vorstellung in der Notaufnahme des nächsten Krankenhauses.

Welche Charakteristika zeigt dieses EKG?

1 Tachykardie
2 Unregelmäßigkeit
3 breite QRS-Komplexe
4 Kammerflimmern
5 Torsade de pointes

A nur 1 ist richtig
B nur 1 und 3 sind richtig
C nur 1 und 4 sind richtig
D nur 1,2 und 3 sind richtig
E alle Aussagen sind richtig

MC 18 EKG-Quiz

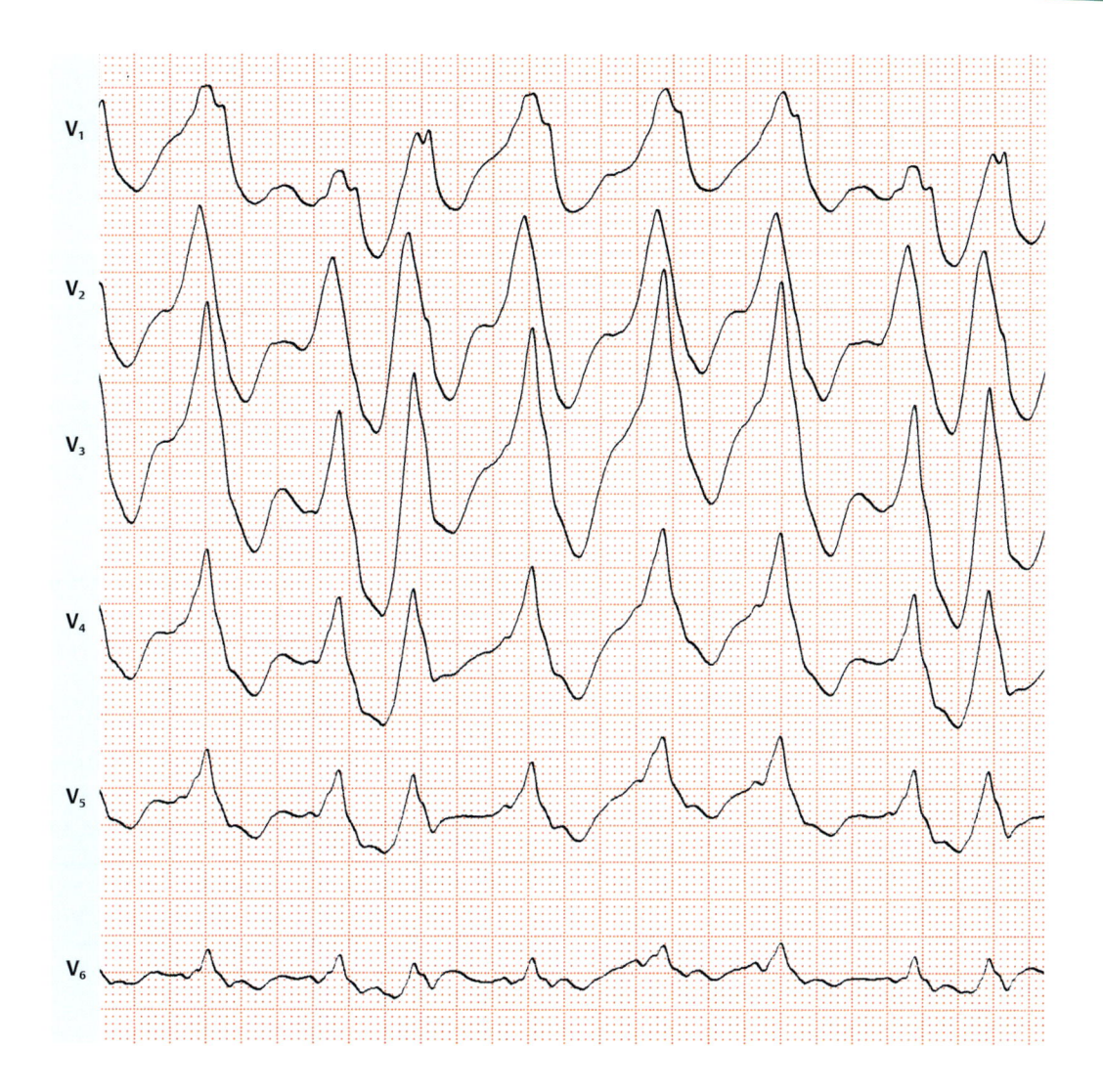

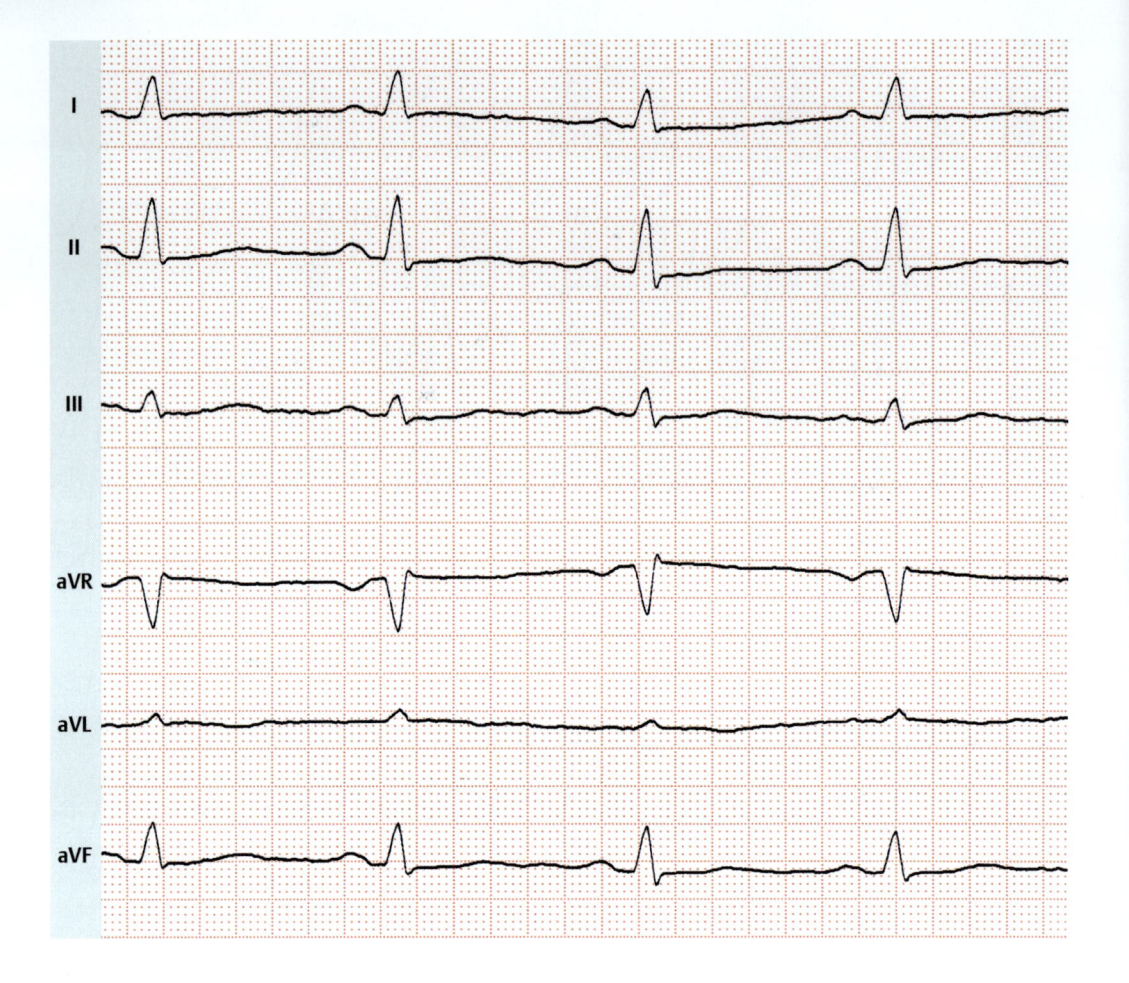

MC 19:

Ein 56-jähriger Patient stellt sich in der Notfallambulanz vor, nachdem er seit dem Vortag Schmerzen im Brustkorb mit Ausstrahlung in den linken Arm und den Unterkiefer hatte. Da die Schmerzen schlimmer wurden, stellte er sich beim Hausarzt vor und kam dann zu Fuß in die Klinik.
Welche Diagnose lässt sich aus dem EKG ableiten?

A STEMI der Vorderwand bei bereits vorliegender Akinesie
B Ischämie der Vorderwand mit Erstickungs-T
C akute Peri-/Myokarditis
D NSTEMI der Lateralwand
E NSTEMI der posterioren Wand

MC 19   EKG-Quiz

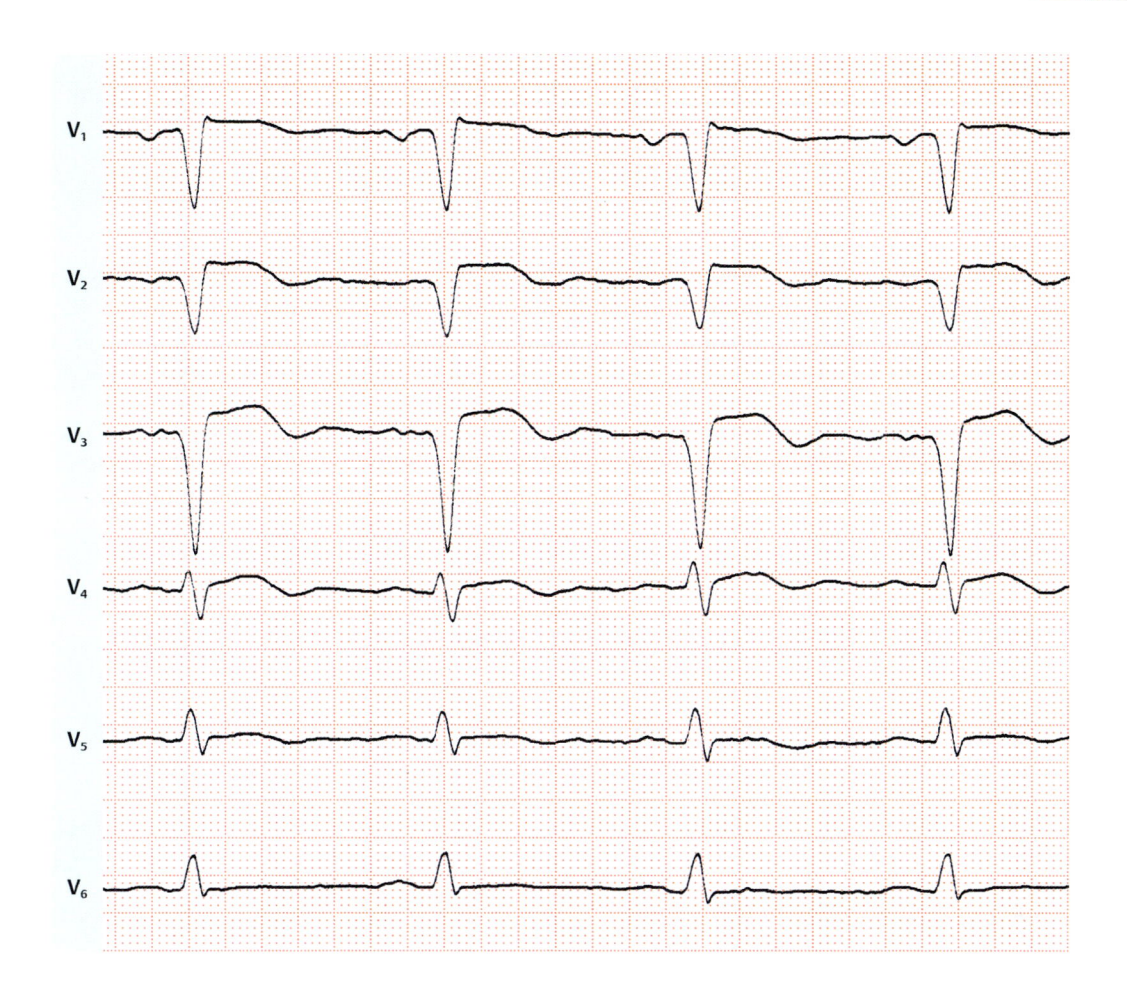

EKG-Quiz

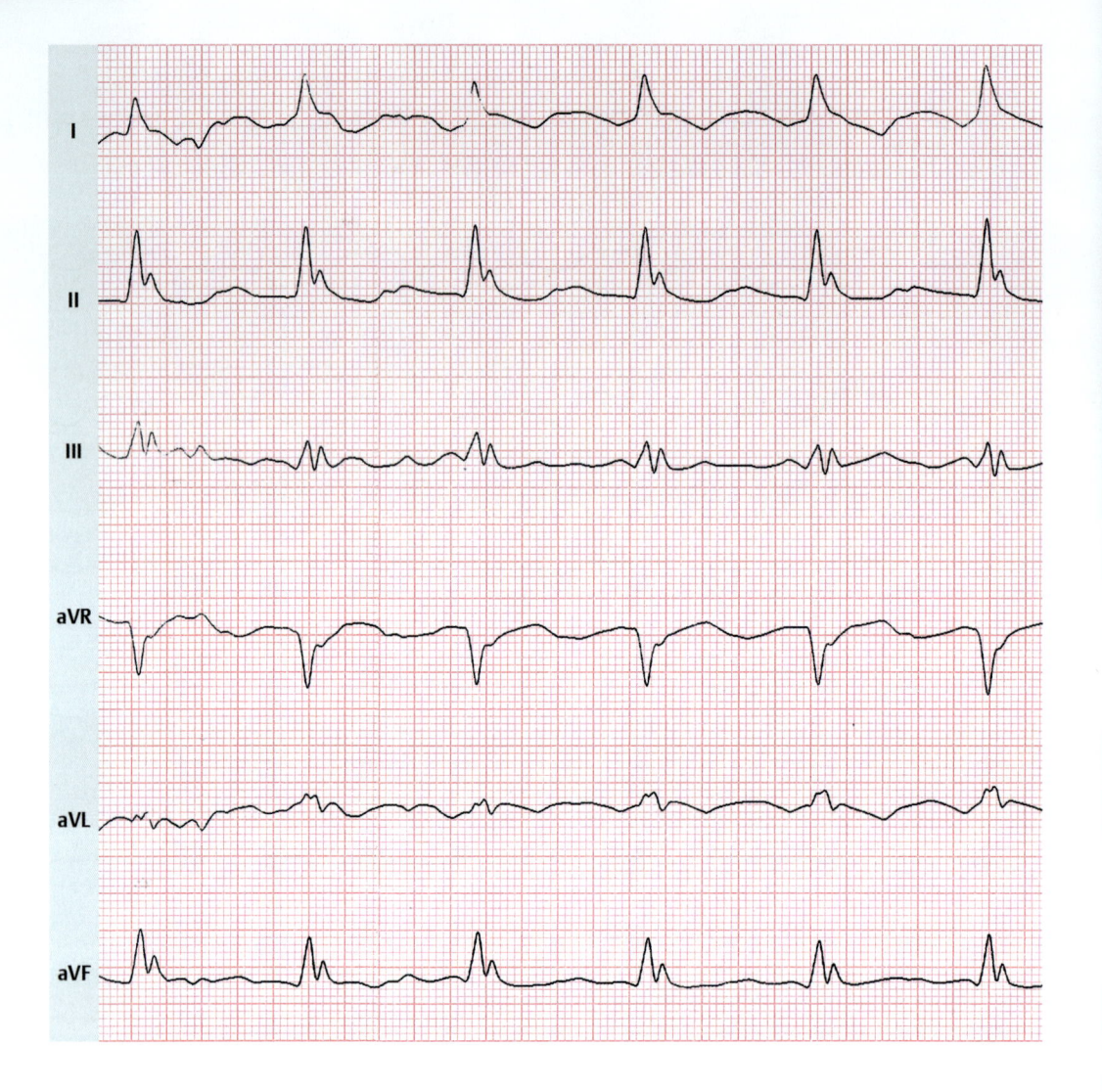

MC 20:

Ein 45-jähriger Patient stellt sich wegen Herzrasens in der Notaufnahme vor. Er berichtet, dass bei ihm im Alter von 8 Jahren ein Loch im Vorhof operativ verschlossen worden sei. Er habe häufiger schon „Aussetzer" im Herzrhythmus bemerkt, aber noch nie Herzrasen. Dieses sei heute früh plötzlich aufgetreten und sei immer noch vorhanden. Er fühle sich innerlich unruhig.
Welcher Befund liegt im EKG nicht vor?

- **A** Tachykardie mit Kammerfrequenz > 100/min
- **B** regelmäßige R-R-Intervalle
- **C** schmale QRS-Komplexe (QRS-Breite < 0,12 sek)
- **D** Vorhofflatterwellen
- **E** breite QRS-Komplexe (QRS-Breite > 0,12 sek)

MC 20 EKG-Quiz

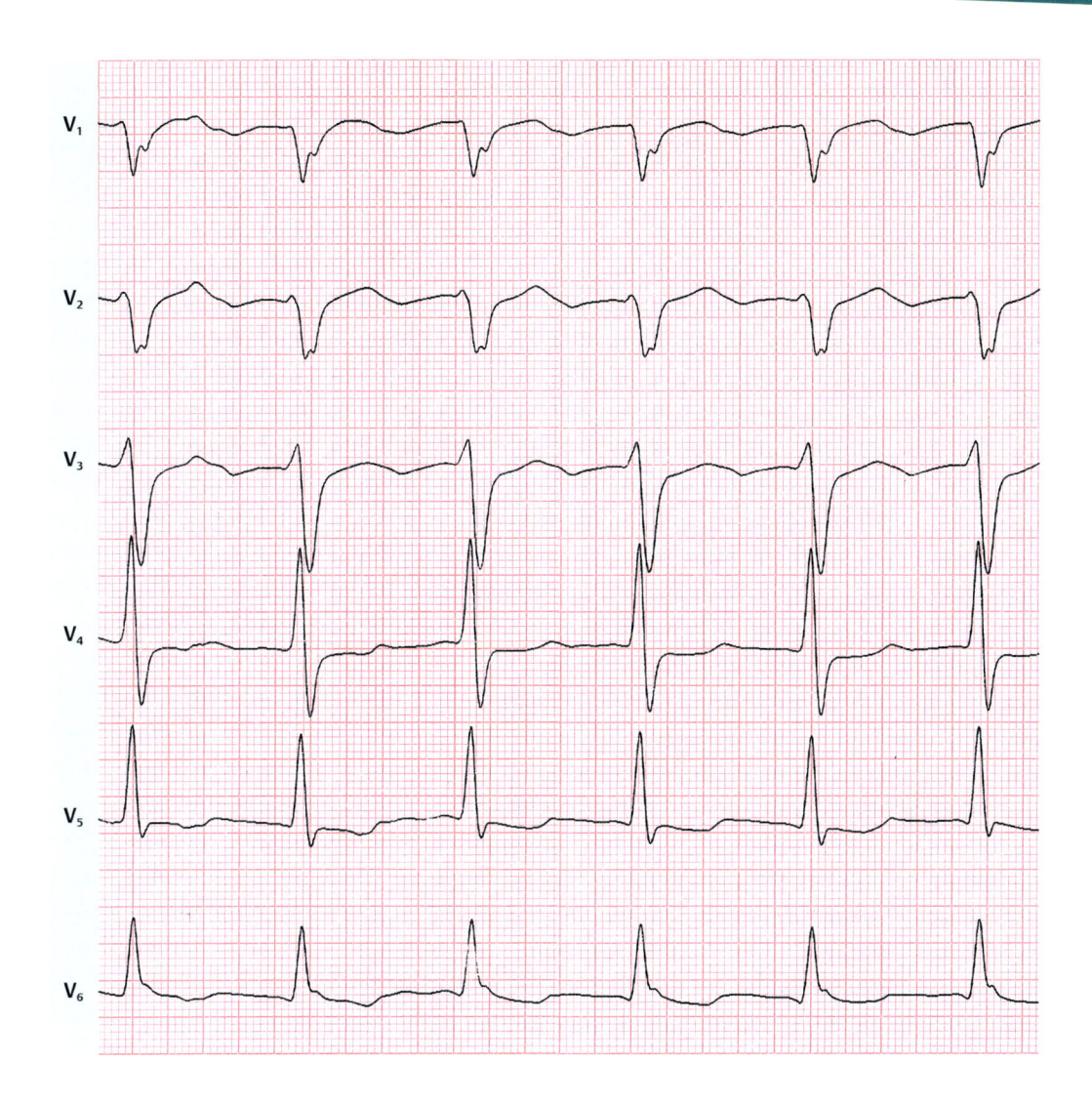

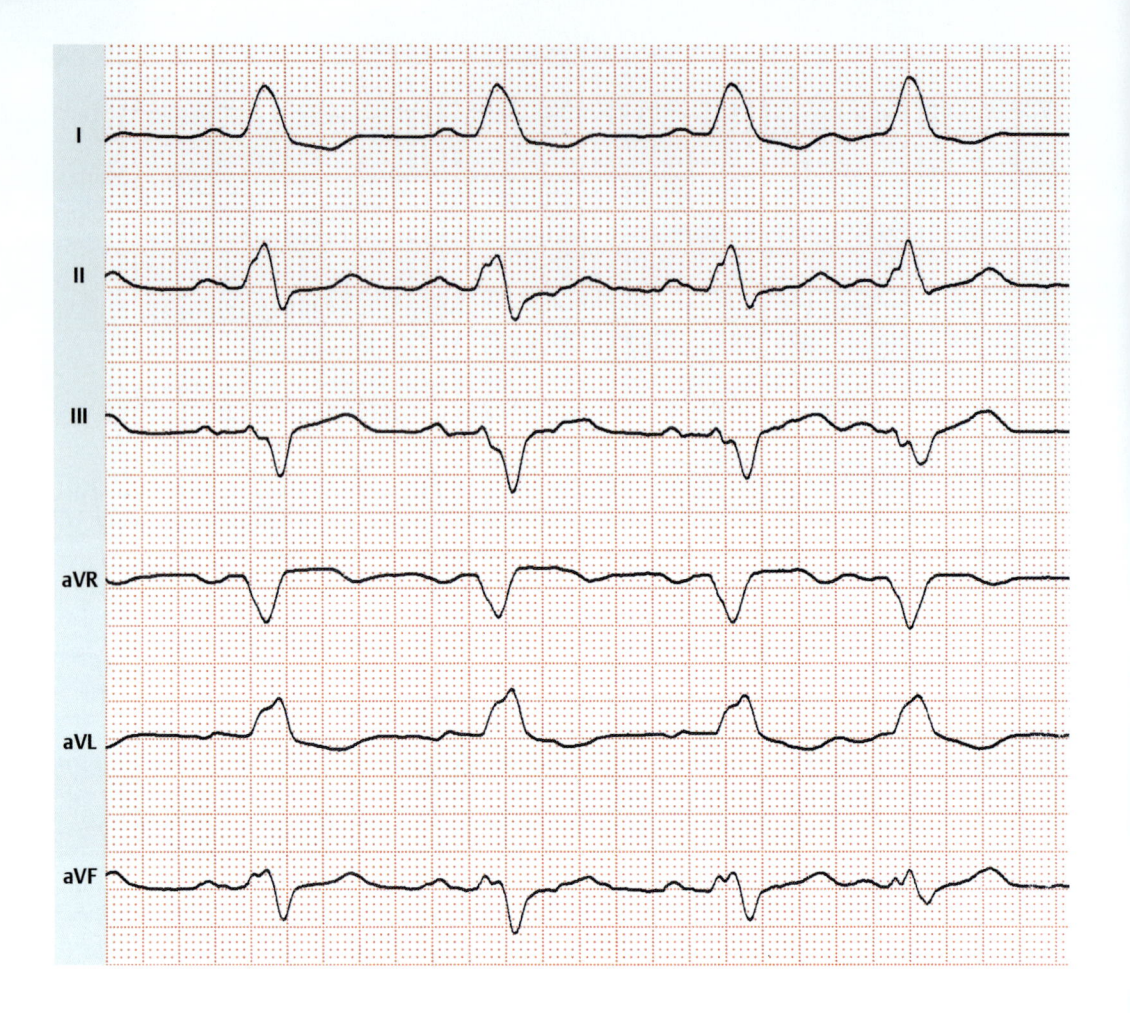

MC 21:

Ein 47-jähriger Patient, der bisher „immer" gesund gewesen ist, stellt sich aufgrund einer Belastungsdyspnoe beim Hausarzt vor. Er habe vor etwa 2 Monaten einen fieberhaften Infekt gehabt und fühle sich seither nicht mehr wohl. Neben einem Leistungsknick störe ihn jetzt die Kurzatmigkeit, die ihn im Alltag belaste.
  Welcher EKG-Befund ist nachweisbar?

A kompletter Linksschenkelblock (LSB)
B linksanteriorer Hemiblock (LAH)
C linksposteriorer Hemiblock (LPH)
D kompletter Rechtsschenkelblock (RSB)
E Mahaim-Faser

MC 21　EKG-Quiz

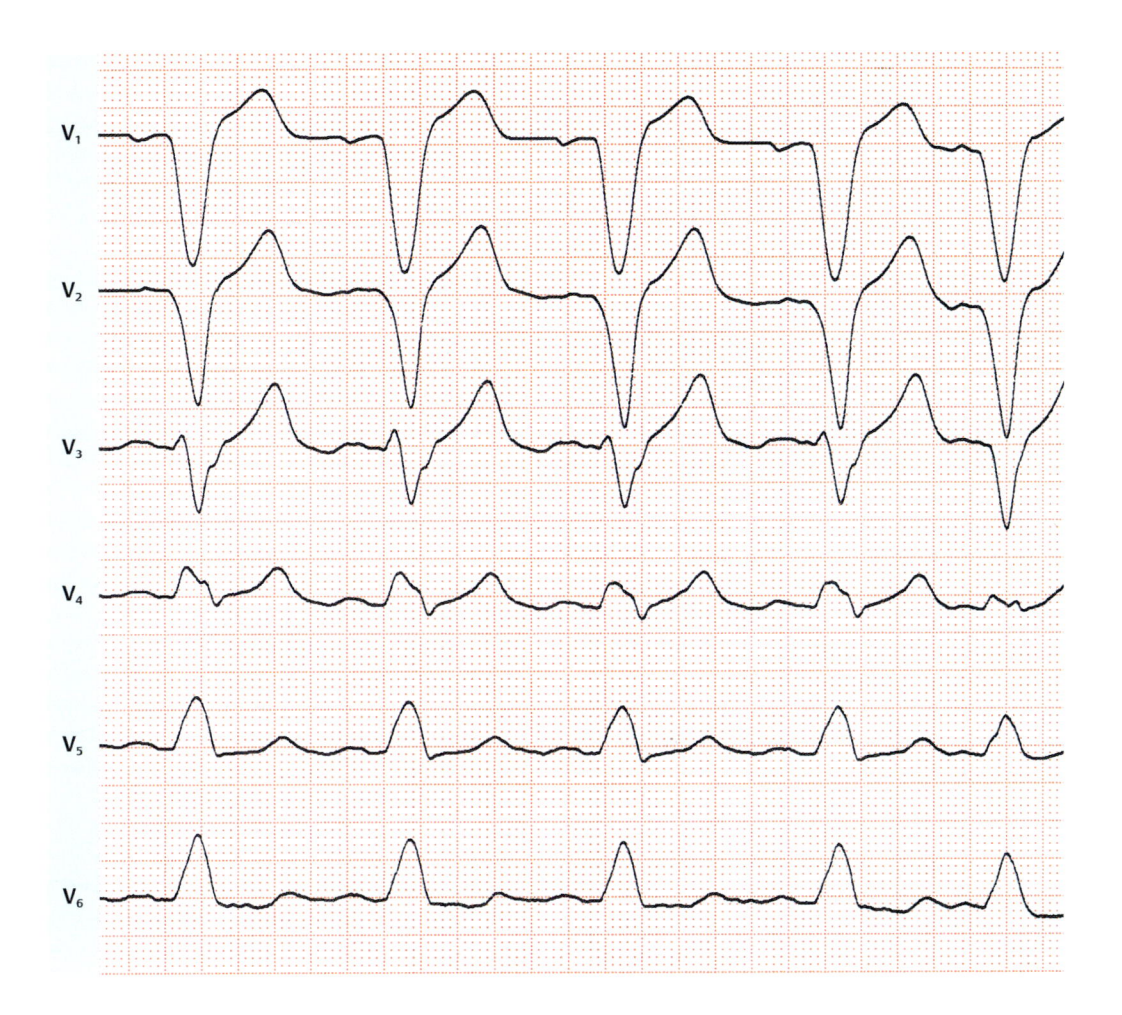

EKG-Quiz

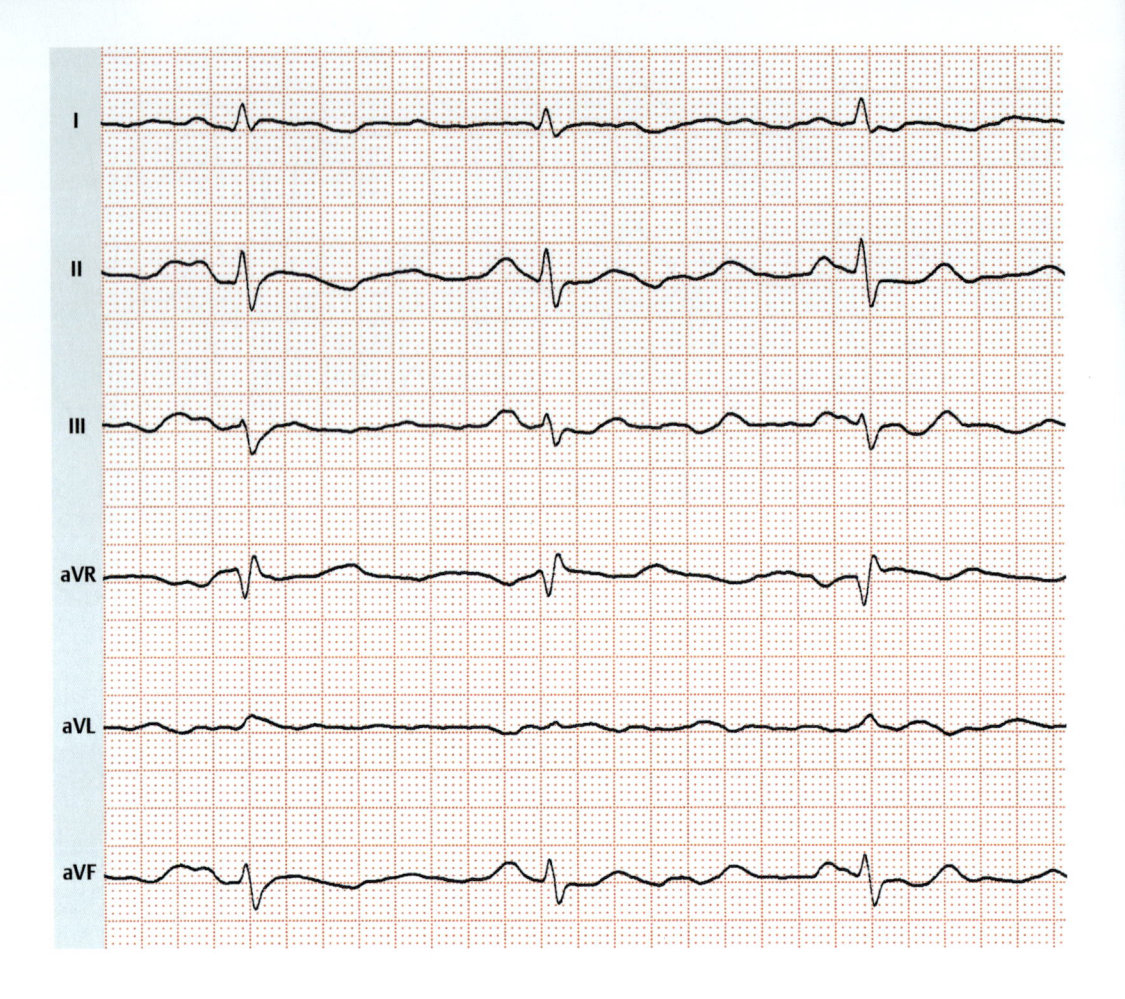

MC 22:

Ein 57-jähriger Patient stellt sich nach einem Stromunfall in der Notaufnahme vor. Er berichtet, dass er versehentlich ein Elektrokabel durchschnitten und einen kurzen Stromstoß verspürt habe. Er fühle sich innerlich unruhig und habe Angst. Bisher sei er herzgesund gewesen.
   Welcher Befund lässt sich im 12-Kanal-EKG diagnostizieren?

A Vorhofflimmern
B Vorhofflattern
C Sinusarrest mit atrialen Ersatzschlägen
D Sinusrhythmus
E sinuatriale Leitungsstörungen

MC 22 EKG-Quiz

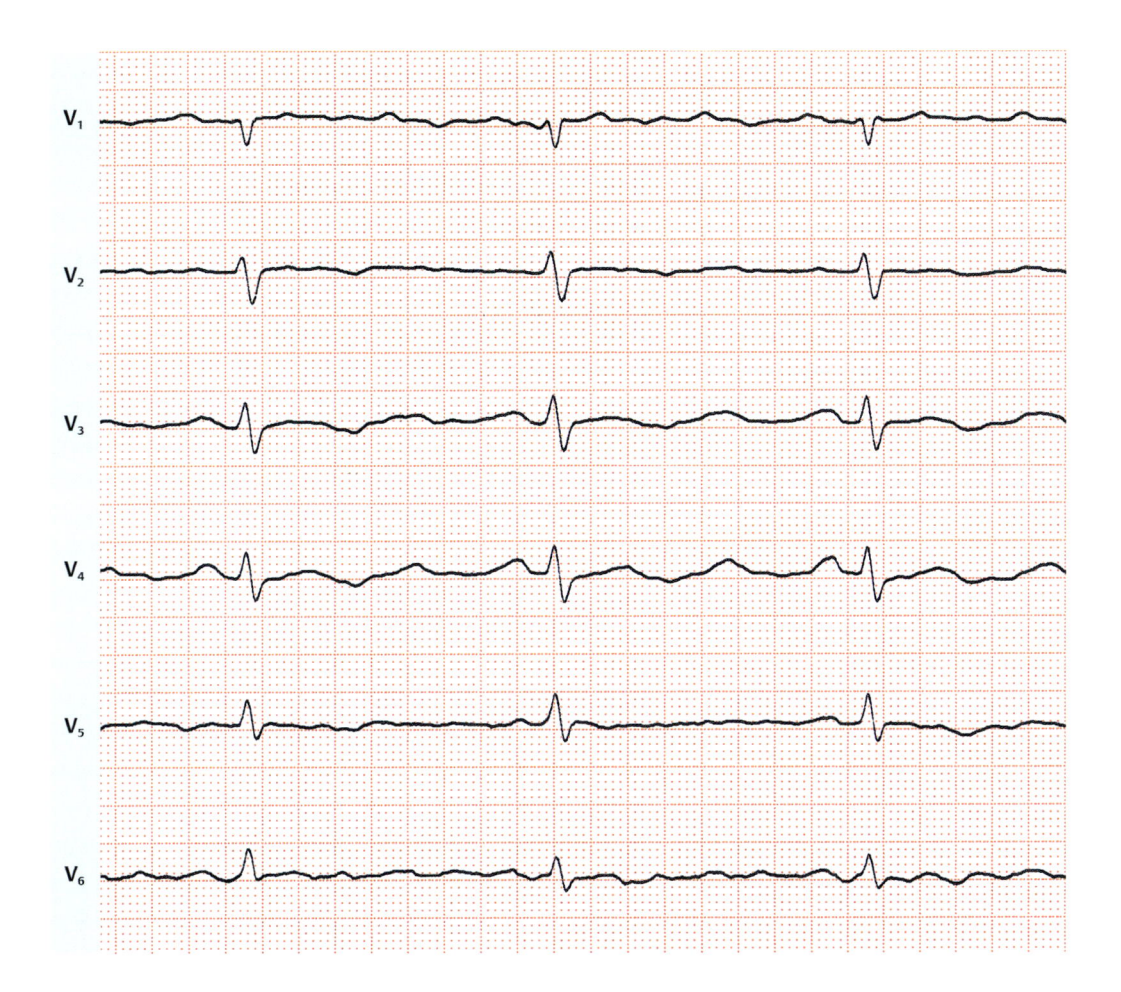

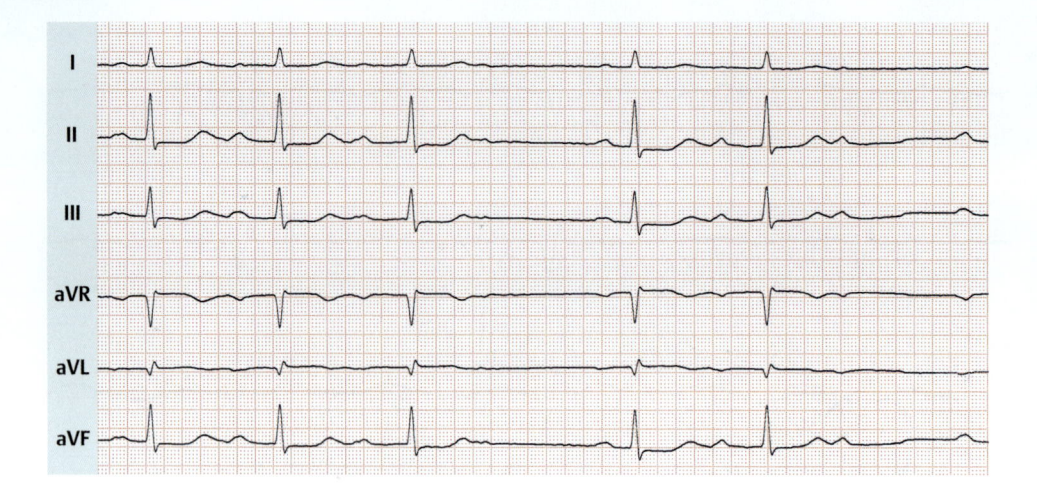

MC 23 (um 50% verkleinerte Abbildung):

Eine 69-jährige Patientin berichtet, dass ihr seit etwa 4 Wochen immer wieder einmal schwindelig sei und sie „wie auf Watte" laufe. Diese Phasen träten plötzlich auf, würden 10–30 Minuten dauern und seien dann plötzlich wieder weg. Ihr sei aufgefallen, dass der Puls dann unregelmäßig sei. Herzkrankheiten seien nicht bekannt.
   Welcher Befund liegt im 12-Kanal-EKG vor?

A Vorhofflimmern
B AV-Block I°
C AV-Block II°, Typ I (Wenckebach)
D AV-Block II°, Typ II (Mobitz)
E AV-Block III°

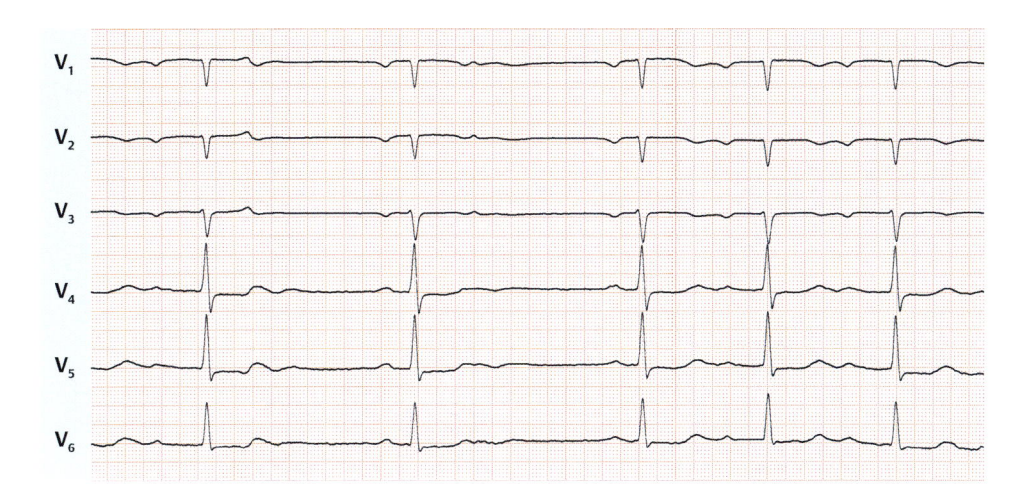

MC 23 (um 50% verkleinerte Abbildung) — EKG-Quiz

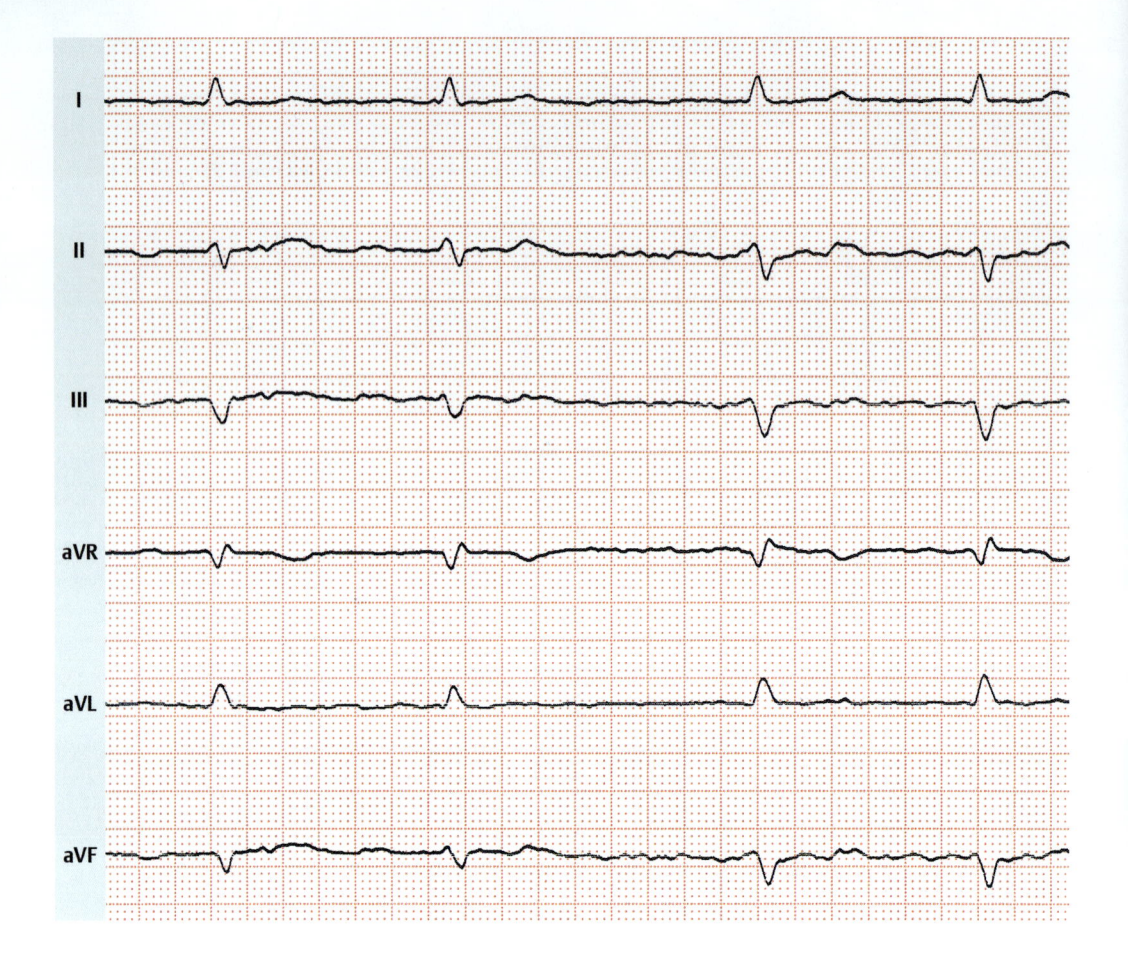

MC 24:

Eine 74-jährige Patientin berichtet, dass sie seit einiger Zeit immer wieder zittere. Besonders betroffen seien die Hände, aber auch der Kopf. Das Laufen sei auch schlechter geworden und seit etwa 2 Wochen sei sie bei Belastung kurzatmig. Da sie nun auch Sprachstörungen habe, stelle sie sich in der Klinik vor.
Welche Diagnose lässt sich anhand des EKGs stellen?

A Artefakt-EKG
B Sinusarrest
C AV-Block II°, Typ I (Wenckebach)
D Vorhofflimmern
E junktionaler Ersatzrhythmus

MC 24 EKG-Quiz

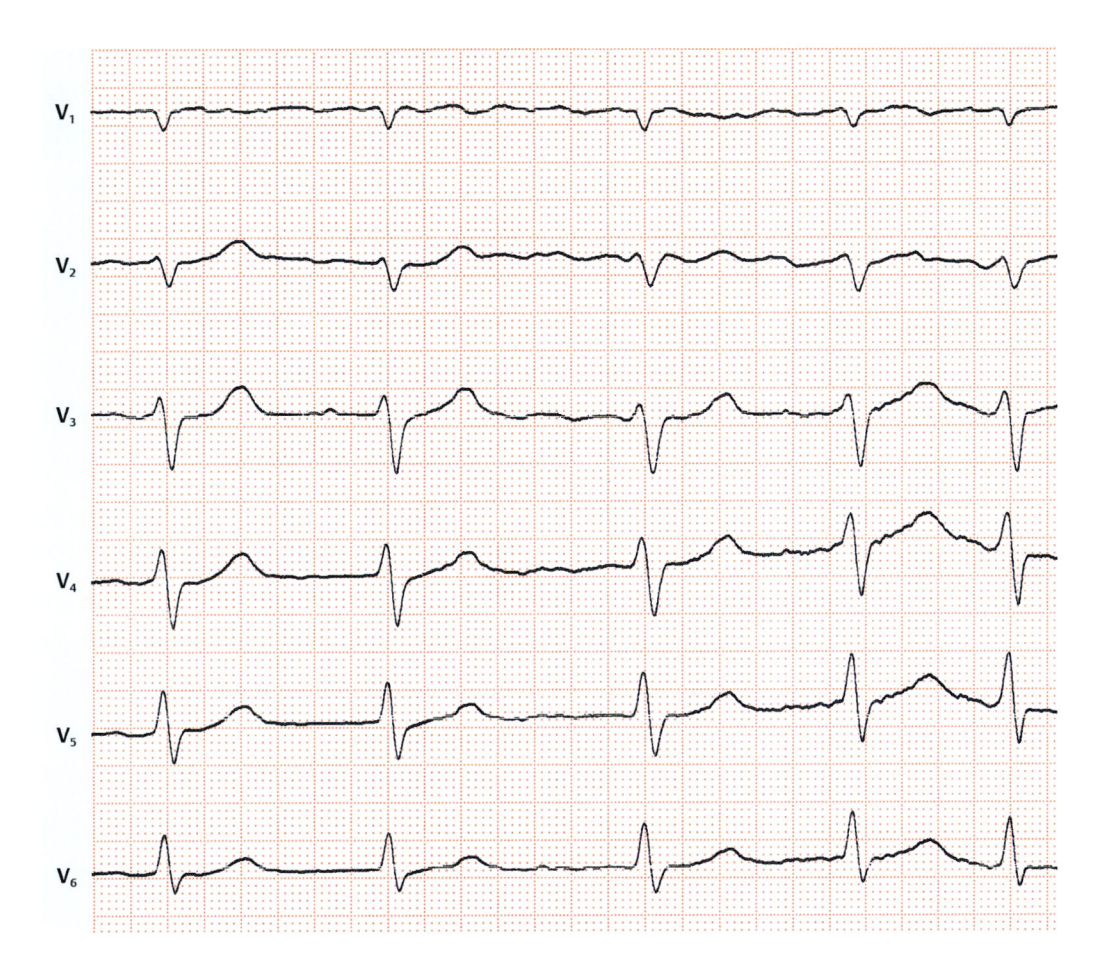

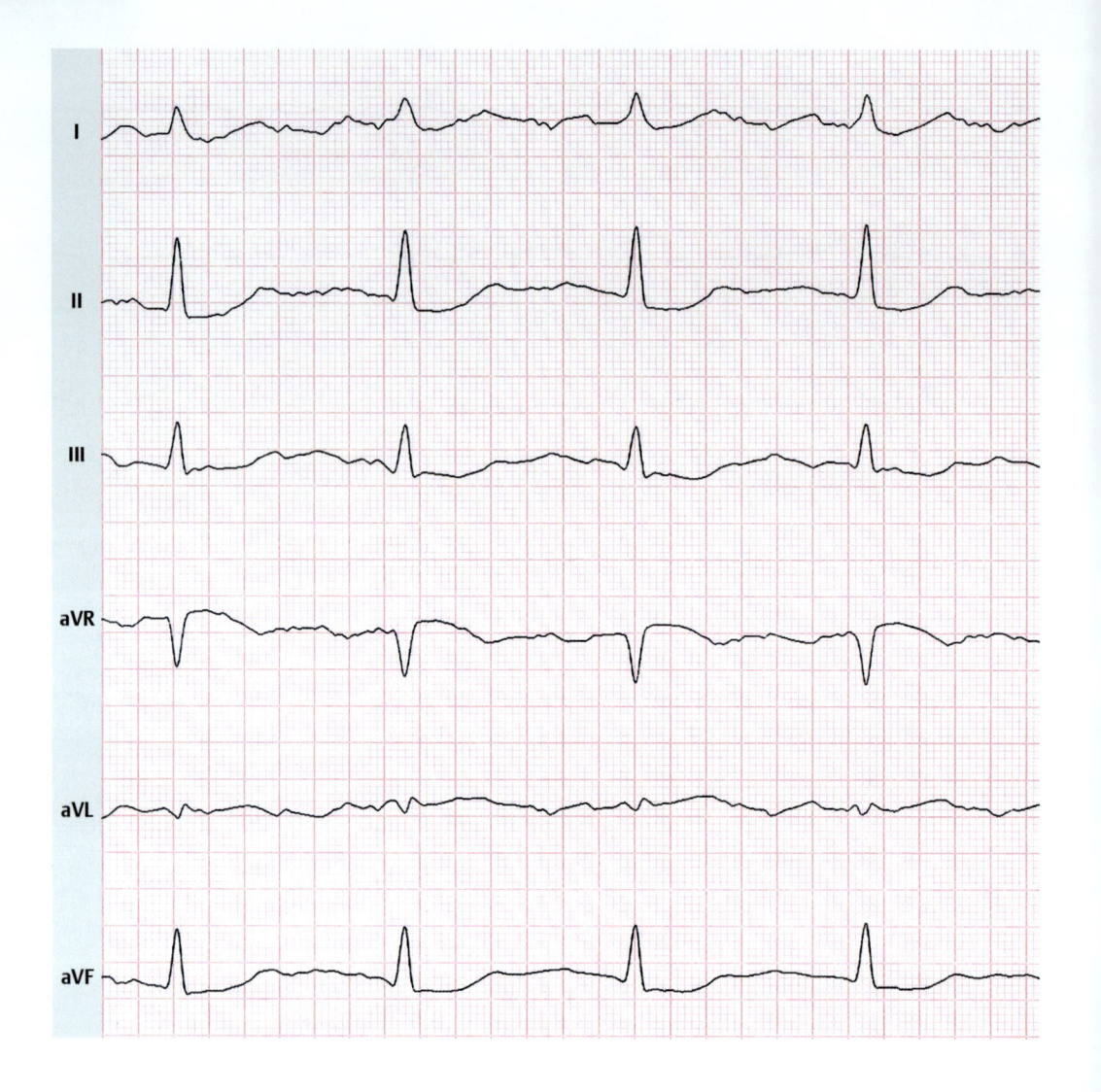

MC 25:

Ein 58-jähriger Patient bekam zum Wochenende hin thorakale Schmerzen, die er zunächst auf Muskelverspannungen zurückführte. Da die Schmerzen immer stärker wurden, stellte er sich in einer Hausarztpraxis vor. Der Hausarzt rief sofort „112" an und der Patient wurde in die Notaufnahme gebracht, wo das 12-Kanal-Oberflächen-EKG deutlich zeigte, was die Symptomatik verursachte.
  Um welche EKG-Diagnose handelt es sich?

A akuter ST-Strecken-Hebungsinfarkt (STEMI) der Vorderwand
B akuter STEMI der Hinterwand
C akuter STEMI der Lateralwand
D akuter STEMI der posterioren Wand
E akute Perikarditis

MC 25 EKG-Quiz

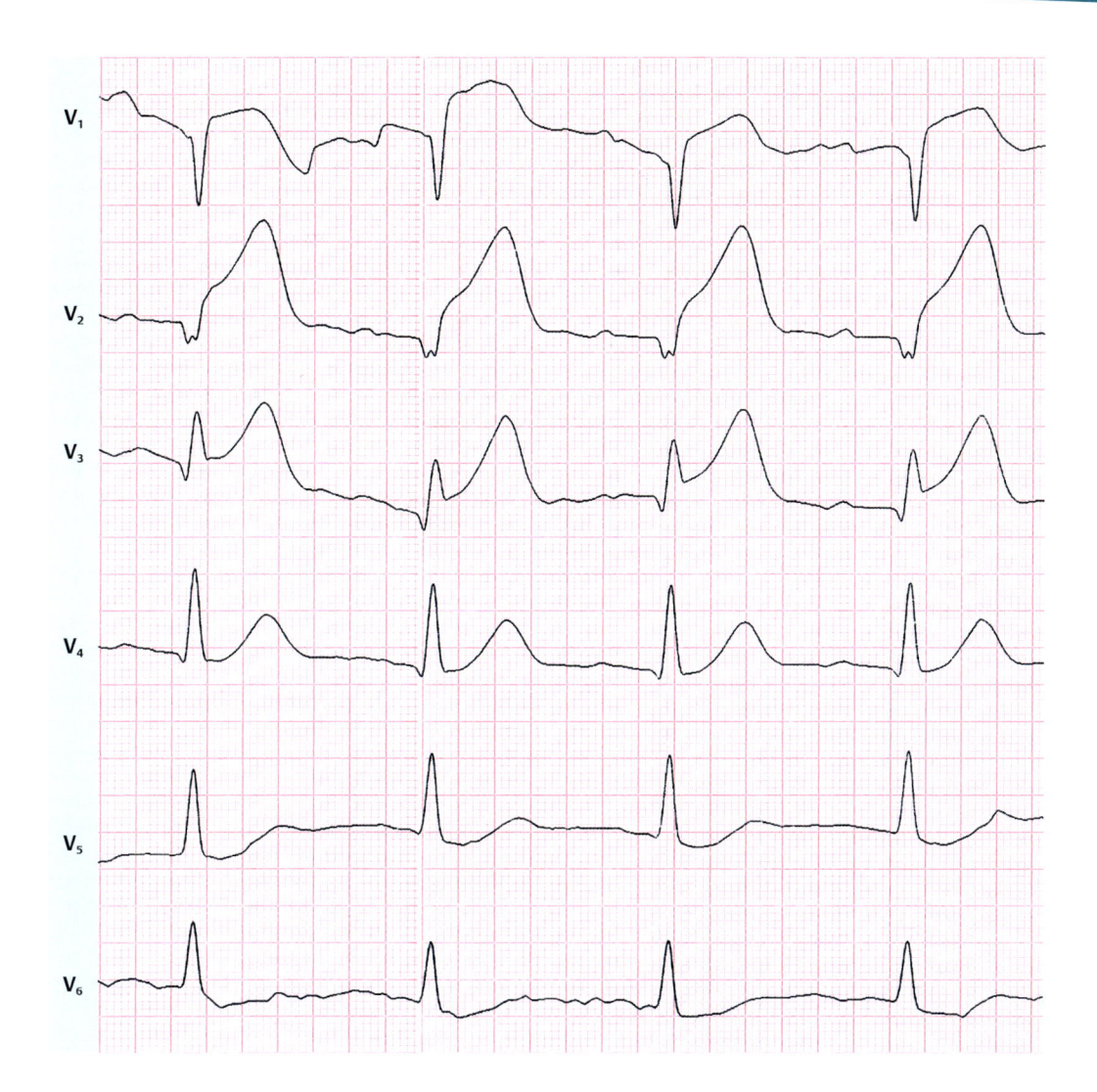

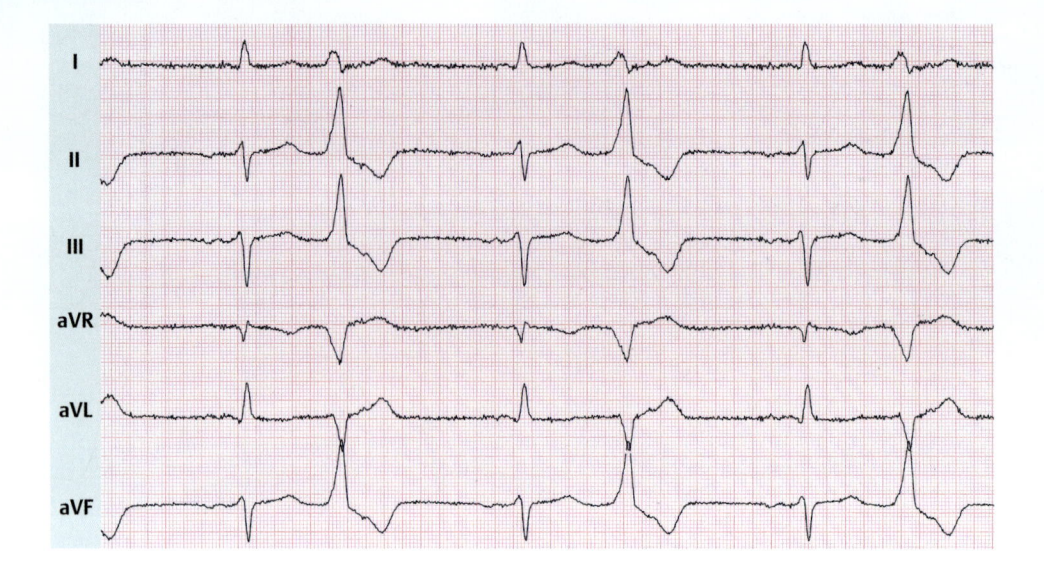

MC 26 (um 50% verkleinerte Abbildung):

Eine 73-jährige Patientin stellt sich wegen Schwindel und Gehstörungen in der Notaufnahme vor. Der Blutdruck ist schwankend: mal 130/80 mmHg, wenige Zeit später dann 80/60 mmHg. Klinisch wechseln sich rosiges Aussehen und plötzliche Blässe ab, die Patientin ist während der gesamten Zeit zittrig. Sie berichtet, dass sie sich zu Hause öfter abstützen müsse, um nicht zu fallen. Dann gäbe es wieder Phasen, wo es ihr sehr gut gehe. Keine Thoraxschmerzen, keine Dyspnoe. Kardiale Vorerkrankungen seien nicht bekannt.
Das EKG zeigt einige auffällige Befunde. Welche Rhythmusstörung liegt vor?

A Präexzitationssyndrom vom Typ des WPW-Syndroms
B Bigeminus
C intermittierende ektop atriale Tachykardie
D atypisches (ungewöhnliches) Vorhofflattern mit 1:1-Überleitung
E Trigeminus

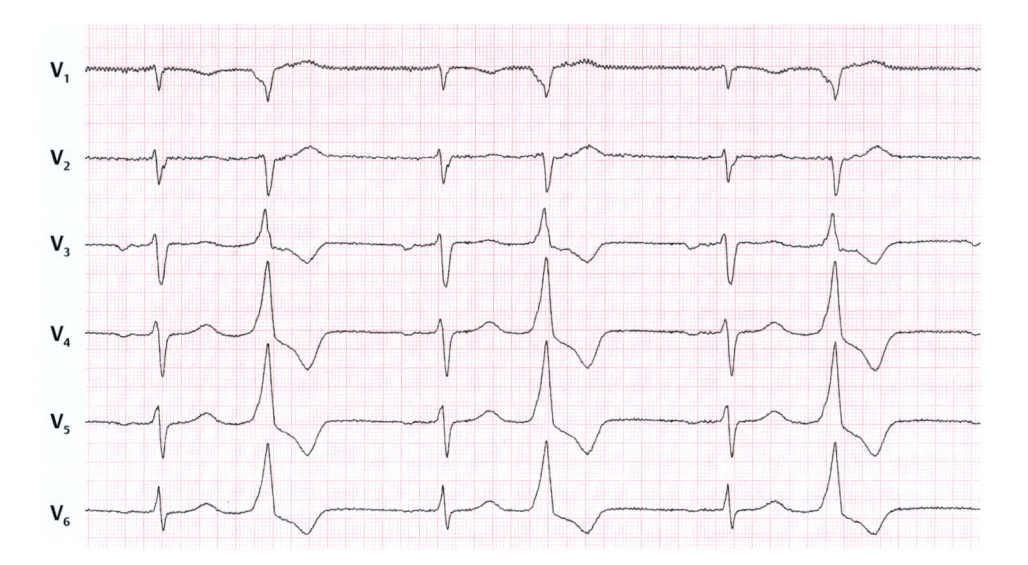

MC 26 (um 50% verkleinerte Abbildung) EKG-Quiz

313

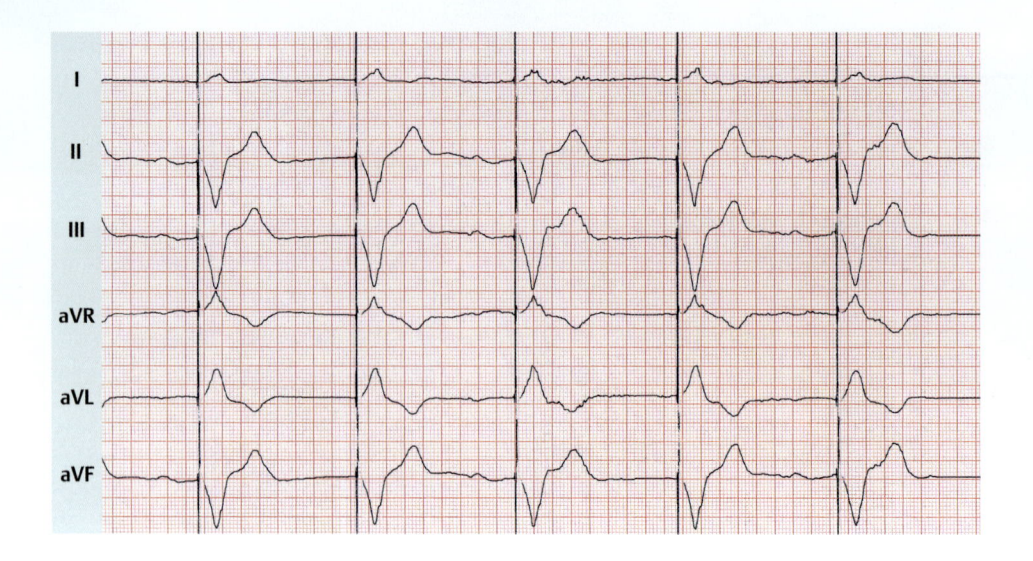

MC 27 (um 50% verkleinerte Abbildung):

Ein 75-jähriger Patient stellt sich im Krankenhaus vor, nachdem er zu Hause synkopal geworden und auf die rechte Hand gestürzt sei. Er berichtet, dass er vor einigen Jahren wegen rezidivierender Schwindel- und Ohnmachtsanfälle einen Herzschrittmacher bekommen habe.
  Um welchen Schrittmachertyp handelt es sich nach dem 12-Kanal-EKG?

A Event-Rekorder
B Einkammer-Schrittmacher
C Zweikammer-Schrittmacher
D Dreikammer-Schrittmacher
E Dreikammer-Defibrillator (CRT-D)

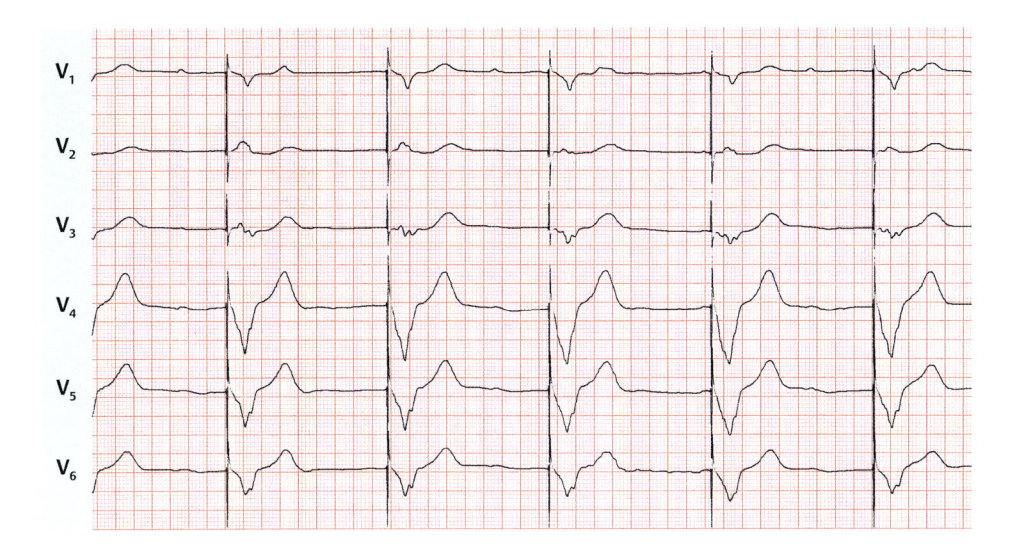

MC 27 (um 50% verkleinerte Abbildung) — EKG-Quiz

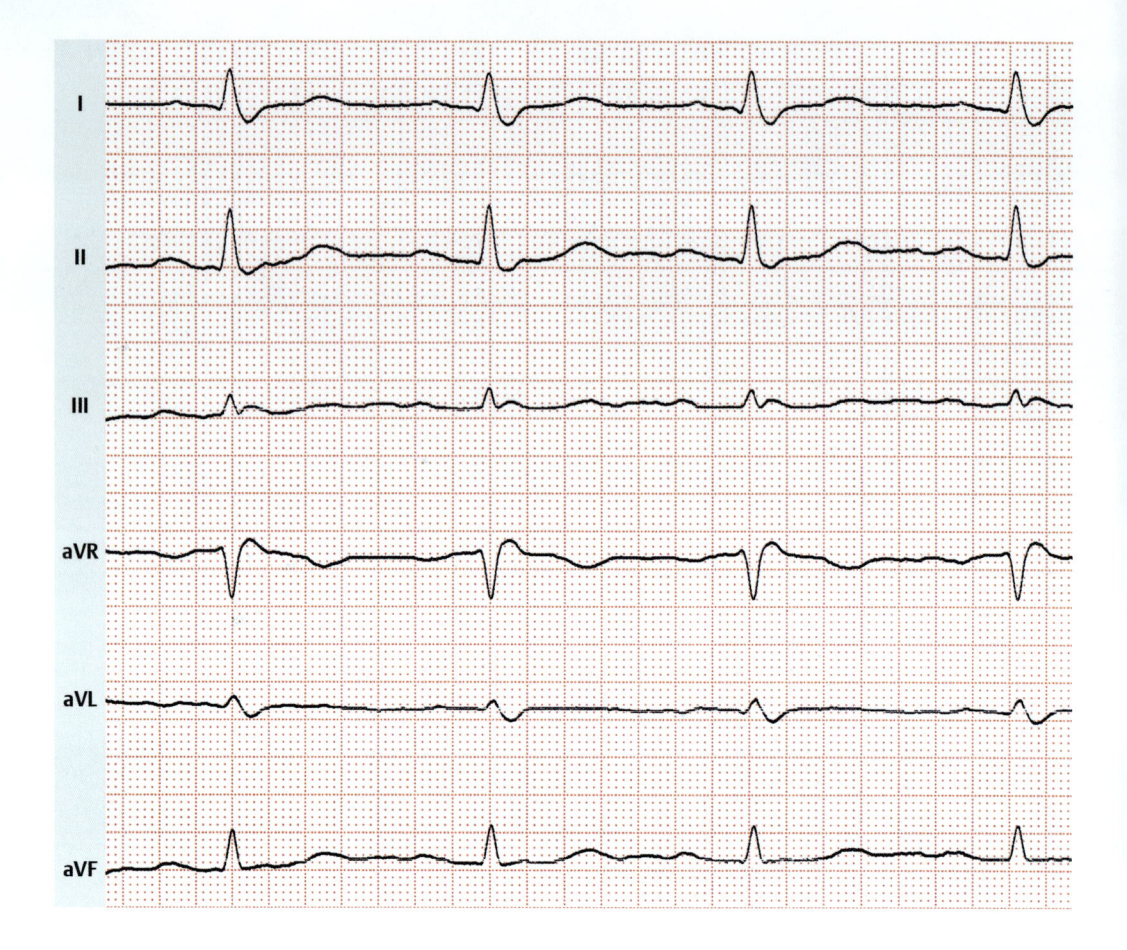

MC 28:

Ein 72-jähriger Patient stellt sich zur Herniotomie in einer chirurgischen Klinik vor. Er berichtet, dass sein EKG seit Jahren nicht in Ordnung sei. Er selbst wisse aber nicht, worum es sich handle. Man habe ihm nur gesagt, dass er auf das pathologische EKG hinweisen müsse, sollte er einmal operiert werden.
Welcher pathologische EKG-Befund liegt im EKG vor?

A linksanteriorer Hemiblock
B linksposteriorer Hemiblock
C kompletter Linksschenkelblock
D inkompletter Rechtsschenkelblock
E kompletter Rechtsschenkelblock

MC 28 **EKG-Quiz**

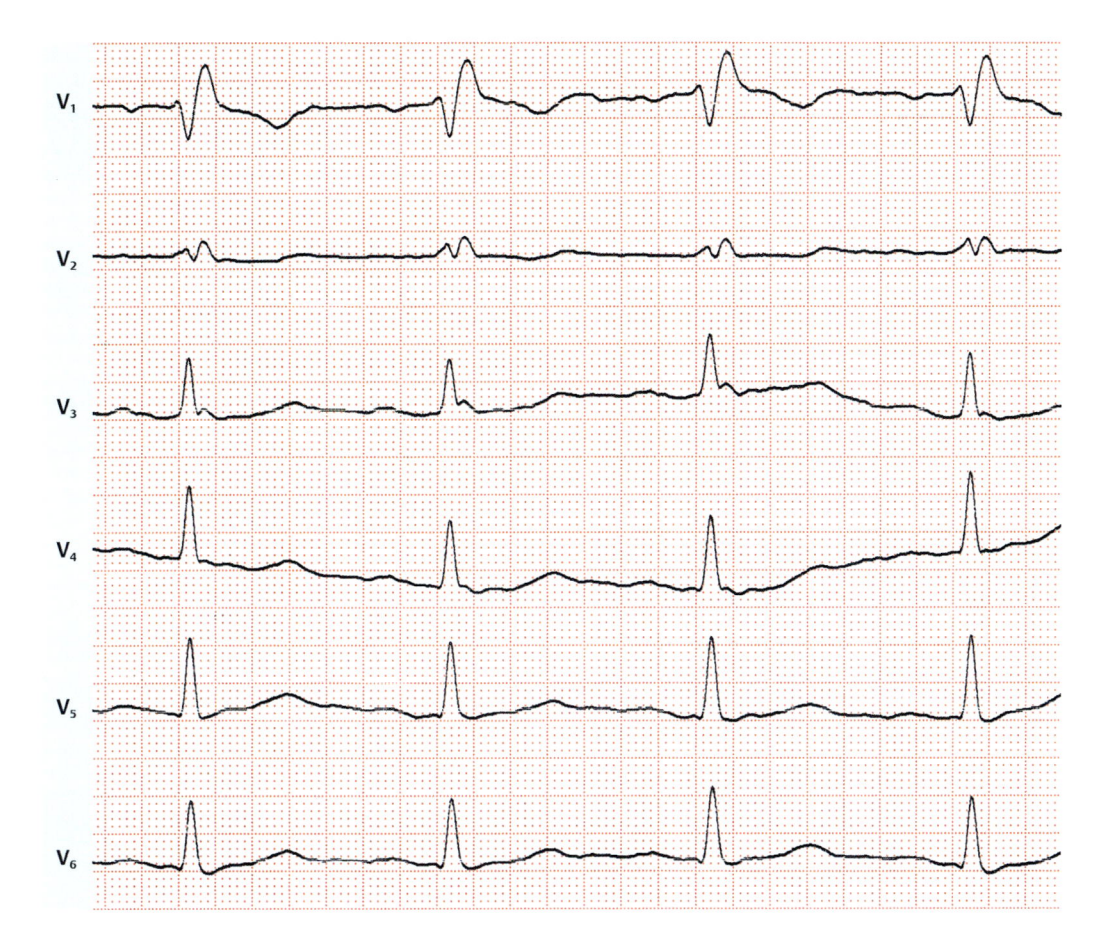

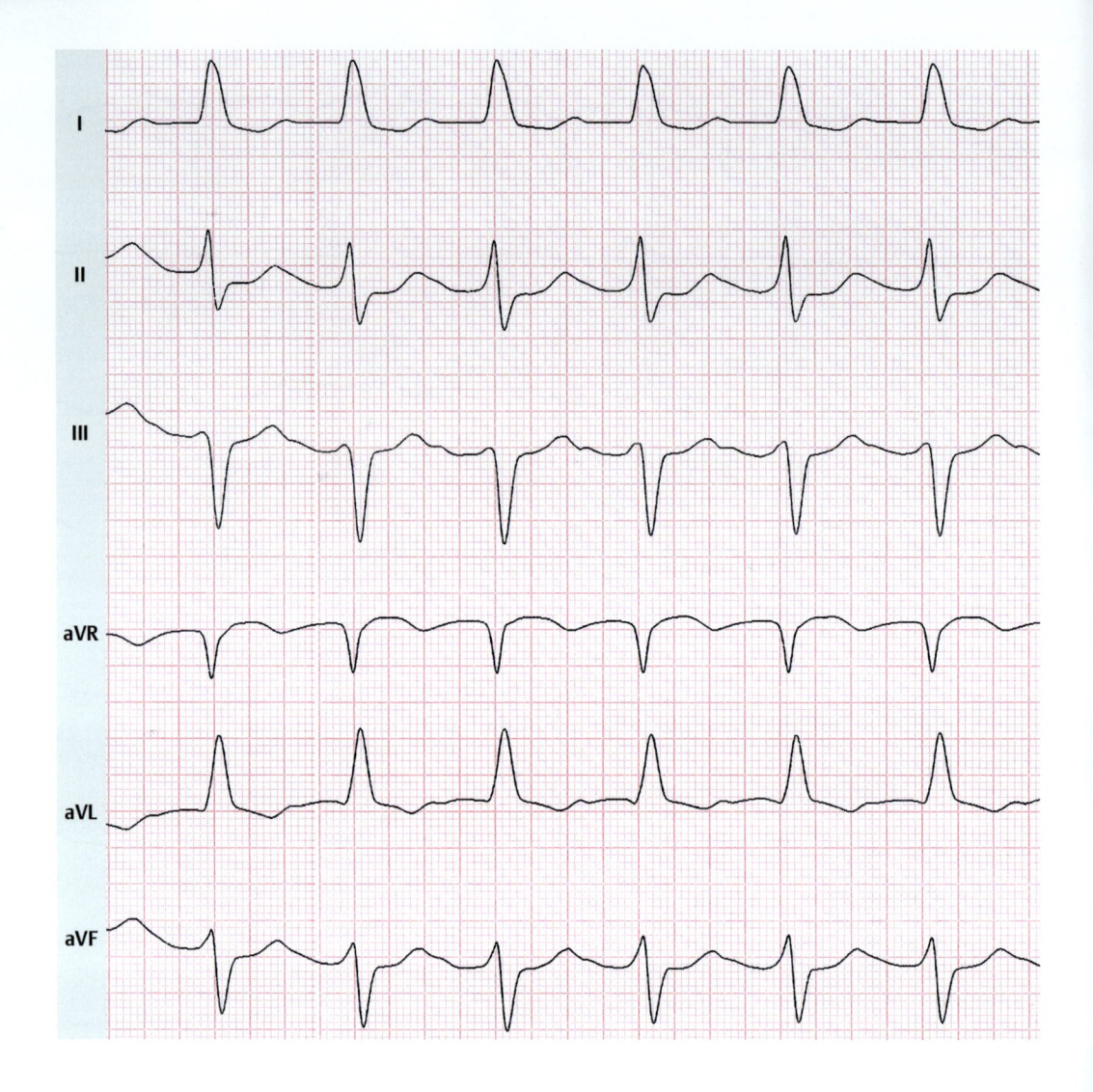

MC 29:

Eine 46-jährige Patientin bemerkte seit mehreren Wochen kurzzeitige Phasen von Herzrasen, die aber nach 1-2 Minuten immer spontan endeten. Nun bemerkte sie bei der Arbeit plötzlich Herzrasen. Es fühlte sich an „wie eine ratternde Nähmaschine", das Herz schlug ihr dabei „bis zum Hals". Trotz Hinlegens hörte das Herzrasen nicht auf, sodass sie sich in der Notaufnahme vorstellte. Bis auf den unangenehmen, hohen Puls hatte sie keinerlei Beschwerden: keine Dyspnoe, keine Thoraxschmerzen.

Welche Diagnose ist anhand des EKGs zu vermuten?

A Sinustachykardie
B ektop atriale Tachykardie
C AV-Knoten-Reentry-Tachykardie
D permanente junktionale Reentry-Tachykardie („PJRT")
E Kammertachykardie

MC 29 **EKG-Quiz**

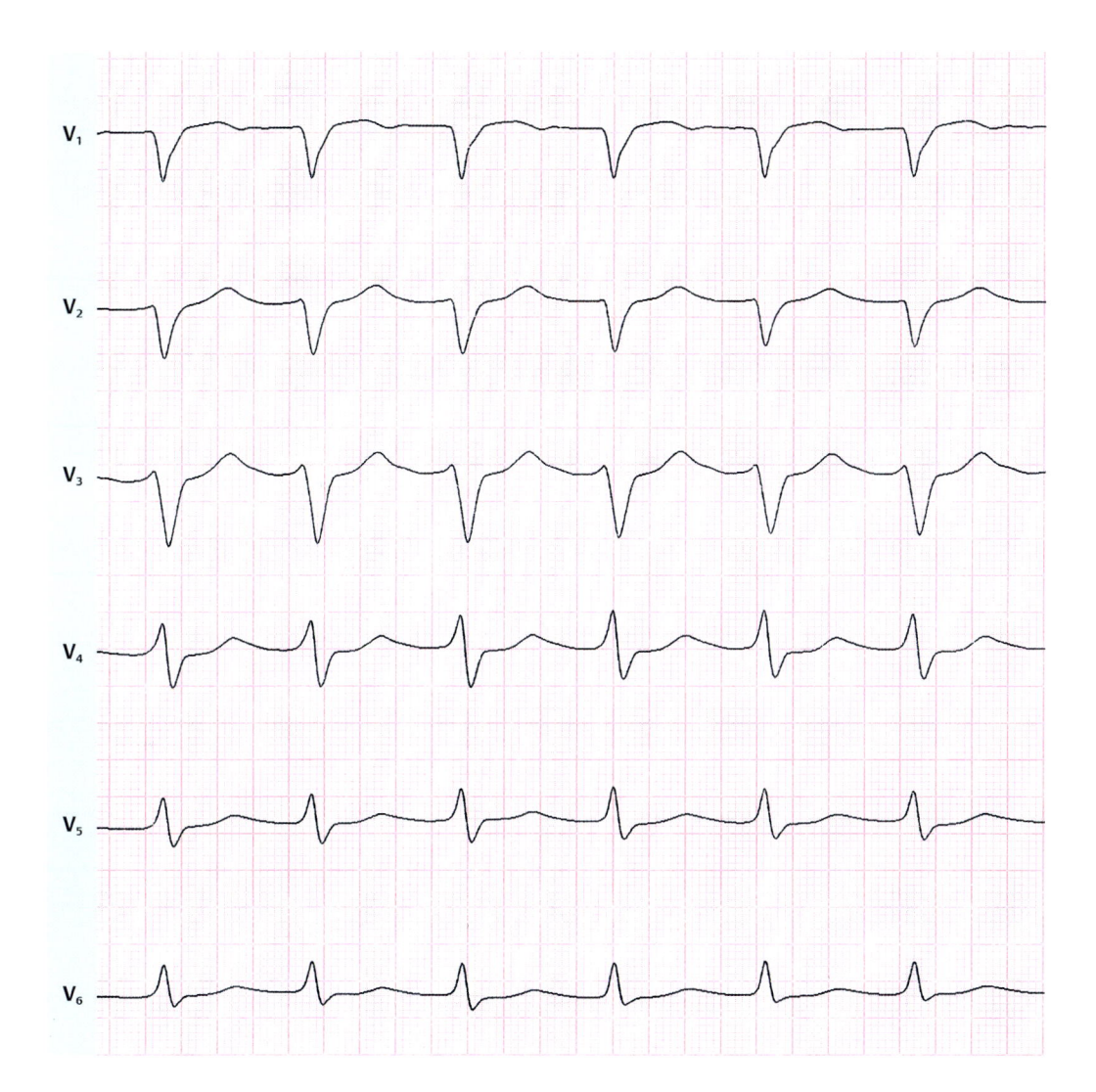

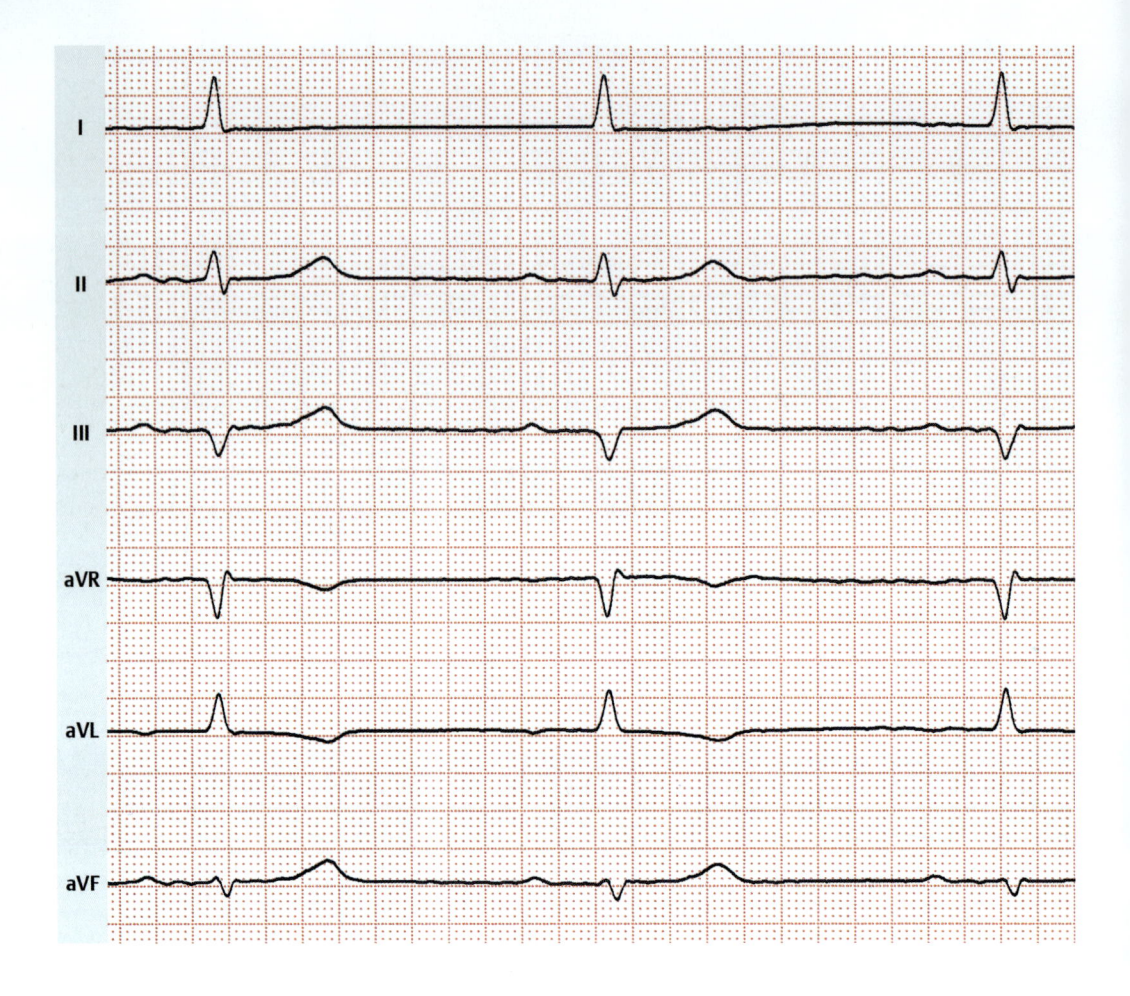

MC 30:

Ein 81-jähriger Patient mit koronarer Herzkrankheit stellte sich in einem Impfzentrum zur COVID-19-Impfung vor. Wenige Tage später bemerkte er, dass sein Herzrhythmus immer wieder „Aussetzer" hatte, die er vorher noch nie bemerkt hatte. Da die Häufigkeit der „Aussetzer" zunahm und er durch die Extrasystolen nachts kaum schlafen konnte, stellte er sich beim Hausarzt vor. Eine arterielle Hypertonie war seit Jahren bekannt, aber gut behandelt worden.
    Welche Diagnose ist im EKG feststellbar?

A Sinusarrest
B sinuatriale Blockierung
C junktionaler Ersatzrhythmus
D supraventrikuläre Extrasystolie
E ventrikuläre Extrasystolie

MC 30　EKG-Quiz

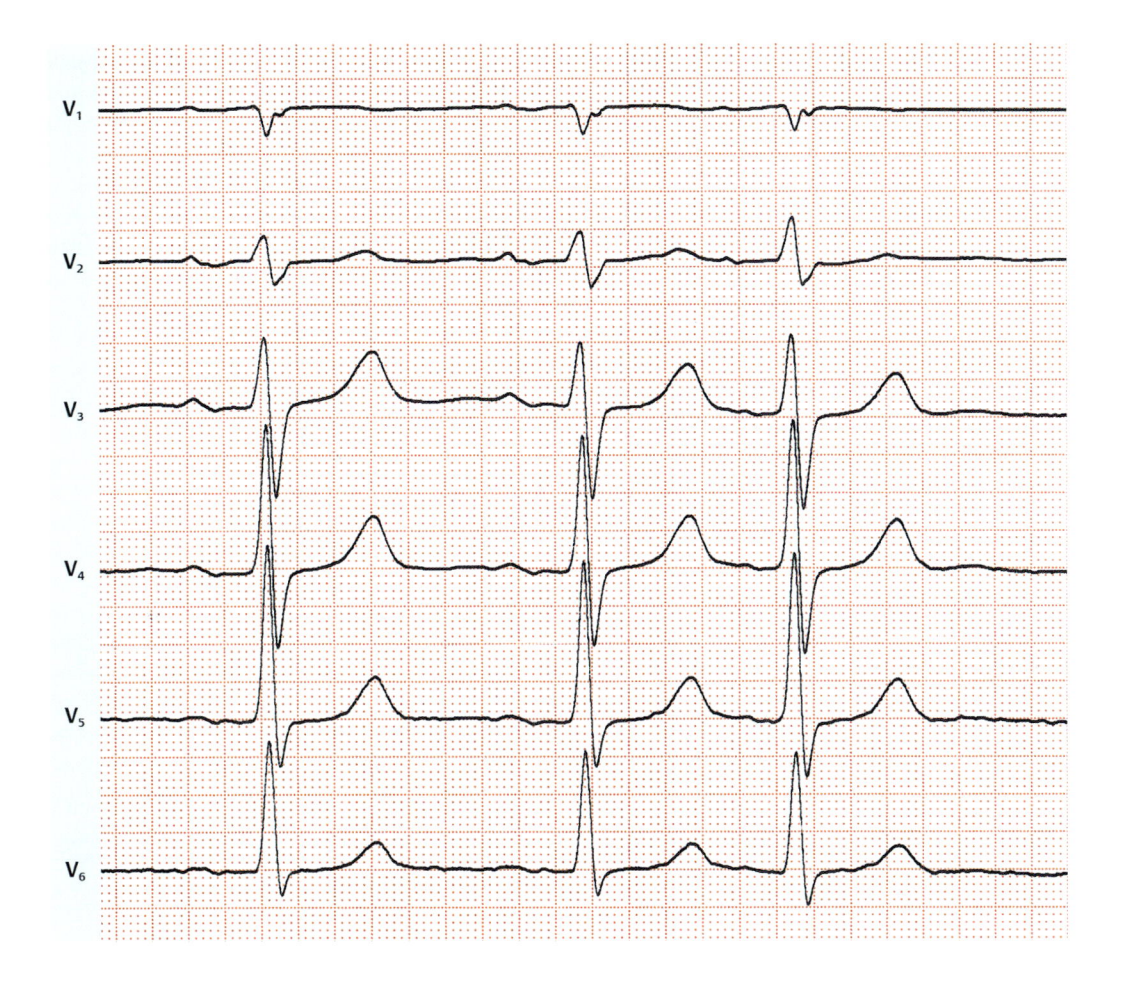

Lösungen und Deutungen der Multiple-Choice (MC)-Fragen

MC 1:

Aufgabentyp B

Richtige Lösung: C

- Vorhofflimmern, mittlere Frequenz 74/min
- Steiltyp
- unauffällige Q-Zacken
- Der QRS-Komplex ist auf 180 msek verbreitert, in den Extremitätenableitungen erkennt man ein breites, plumpes S. In der Ableitung V_1 besteht eine rsR'-Konfiguration, eine Aufsplitterung von QRS ist auch in V_2 und V_3 erkennbar. T-Negativierung in V_1 bei sonst regelrechtem Verlauf von ST und T.

Deutung: Vorhofflimmern, kompletter Rechtsschenkelblock.

Kommentar: Das Vorhofflimmern ist an den unregelmäßigen RR-Intervallen und den feinen Flimmerwellen in den Ableitungen III, aVL und aVF zu erkennen. Der komplette Rechtsschenkelblock ist durch die Verbreiterung des QRS-Komplexes > 0,12 sek definiert mit klassischer rsR'-Konfiguration in V_1 bei begleitenden tiefen, plumpen S-Zacken in den Ableitungen I, II, aVL, aVF und V_5, V_6.

MC 2:

Aufgabentyp A

Richtige Lösung: E

- Sinusrhythmus, Frequenz 80/min, P-Welle 0,10 sek, PQ-Zeit 0,16 sek
- Linkstyp
- unauffällige Q-Zacken
- Verbreiterung des QRS-Komplexes auf 0,14 sek; in den Extremitätenableitungen I, II, aVL und V_6 erkennt man ein breites, plumpes S. In den Ableitungen V_1–V_3 gut sichtbare M-förmige Konfiguration des QRS-Komplexes (rsR'). Präterminale T-Negativierung in V_1–V_5. ST-Strecken-Verlauf unauffällig.

Deutung: kompletter Rechtsschenkelblock.

Kommentar: Der wichtigste pathologische Befund dieses EKGs ist der komplette Rechtsschenkelblock, der an der typischen M-förmigen Konfiguration in V_1–V_3 zu erkennen ist. Auffällig ist ferner eine T-Negativierung von V_1–V_5, sodass bei diesem Patient vermutet werden kann, dass kompletter Rechtsschenkelblock und T-Negativierungen Ausdruck einer früher durchgemachten Herzerkrankung sind.

MC 3:

Aufgabentyp B

Richtige Lösung: C

MC 4:

Aufgabentyp B

Richtige Lösung: A

- Vorhofflimmern, gut sichtbare Flimmerwellen in V_1 und V_2, Tachykardie, Frequenz 142/min
- überdrehter Linkstyp
- kleine Q-Zacken in I, aVL
- unauffällige Breite des QRS-Komplexes mit 0,11 sek; inkompletter Rechtsschenkelblock mit rSr'-Konfiguration in V_1; langsame R-Progression von V_1–V_4; S-Persistenz bis V_6
- ST-Strecken unauffällig, unauffällige T-Wellen.

Deutung: Tachyarrhythmia absoluta, linksanteriorer Hemiblock, inkompletter Rechtsschenkelblock.

Kommentar: Die Diagnose einer tachykarden Rhythmusstörung ist anhand der Herzfrequenz von 142/min einfach zu stellen. Das Vorhofflimmern ist anhand der Flimmerwellen, die gut in den Ableitungen V_1 und V_2 zu sehen sind, eindeutig zu erkennen. Darüber hinaus sind die RR-Intervalle völlig ungleichmäßig, sodass die Diagnose „Tachyarrhythmia absoluta" leicht zu stellen ist. Das Vorliegen eines inkompletten Rechtsschenkelblocks ist durch die Breite des QRS-Komplexes von 0,11 sek und die typische rSr'-Konfiguration in V_1 charakterisiert. Das zusätzliche Vorliegen eines linksanterioren Hemiblocks ist durch die Trias „überdrehter Linkstyp, kleine Q-Zacken in I und aVL sowie die S-Persistenz bis V_6" eindeutig. Das EKG weist darauf hin, dass bei dem Patienten sowohl eine „Problematik" im Bereich der Vorhöfe vorliegt (tachykardes Vorhofflimmern) als auch ein „Leitungsproblem" im rechten Schenkel mit gleichzeitiger Blockade des linksanterioren Faszikels. Als Ursache kommt bei dem Patienten eine vor 5 Monaten durchgemachte Peri-/Myokarditis in Betracht.

MC 5:

Aufgabentyp A

Richtige Lösung: B
Links (erste 6 QRS-Komplexe):
- Tachykardie, Frequenz 141/min, sichtbare P-Wellen in Extremitäten- und Brustwandableitungen
- Indifferenztyp
- QRS unauffällig
- ST-Strecken und T-Wellen unauffällig.

Rechts (letzte 2 QRS-Komplexe):
- Sinusrhythmus, Frequenz 63/min, P-Welle 0,08 sek
- Indifferenztyp
- kleine Q-Zacken
- QRS unauffällig (QRS-Breite 0,07 sek), QT-Zeit 0,34 sek
- ST-Strecke und T-Welle unauffällig.

Deutung: ektop atriale Tachykardie.
Kommentar: Das EKG zeigt links eine Tachykardie mit schmalen QRS-Komplexen (Herzfrequenz 141/min, QRS 0,07 sek). Es ist charakteristisch, dass vor jedem QRS-Komplex P-Wellen nachweisbar sind, die in I positiv sind, sodass ein rechtsatrial ektoper Herd vermutet werden kann. Die Diagnose „ektop atriale Tachykardie" stützt sich auf den Nachweis der P-Wellen vor dem QRS-Komplex. In der Mitte des EKGs ist zu erkennen, dass die Tachykardie spontan sistiert. Das Ruhe-EKG der jungen Patientin ist völlig unauffällig. Man erkennt eindeutig den Unterschied in der Konfiguration von P während der Tachykardie (ektope Vorhoferregung) und Normokardie (vom Sinusknoten ausgehende normale Vorhoferregung).

MC 6:

Aufgabentyp A

Richtige Lösung: A
- Schrittmacher-EKG, Frequenz 60/min. Sichtbare Spikes mit nachfolgender Vorhofdepolarisation, gut sichtbare P-Wellen in den Extremitätenableitungen. Stimulus-QRS-Intervall 0,22 sek
- Linkstyp
- keine pathologischen Q-Zacken

- QRS-Komplex unauffällig (Breite 0,08 sek)
- ST-Strecke unauffällig, T-Abflachung in Ableitung I, aVL, V_5 und V_6.

Deutung: Schrittmacherstimulation im AAI-Modus.
Kommentar: Es sind in allen EKG-Ableitungen Schrittmacherimpulse („Spikes") erkennbar, die deutlich vor dem QRS-Komplex liegen und zu einer Stimulation des Vorhofes führen. Man erkennt besonders in den Extremitätenableitungen (trotz leicht verzitterter Grundlinie), dass jedem Spike eine Vorhofwelle folgt, die normal konfiguriert ist und nach einem Intervall von 0,22 sek zu einem unauffälligen QRS-Komplex führt.

MC 7:

Aufgabentyp B

Richtige Lösung: C
- Sinusrhythmus, Frequenz 55/min, P-Welle 0,13 sek, doppelgipfelige P-Welle, terminal negativer P-Wellenteil in V_1, PQ-Zeit 0,16 sek
- überdrehter Linkstyp
- kleine Q-Zacken in I und aVL
- QRS-Komplex unauffällig (Breite 0,06 sek), Rechtsverspätung mit rSr'-Konfiguration in V_1, QT-Zeit 0,40 sek
- ST-Strecke, T-Welle unauffällig.

Deutung: P-sinistroatriale, linksanteriorer Hemiblock.
Kommentar: Das P-sinistroatriale ist in Ableitung II eindeutig durch die Verbreiterung der P-Welle und die Doppelgipfeligkeit zu erkennen. In V_1 findet sich charakteristisch ein überwiegend negativer Anteil der P-Welle. Der linksanteriore Hemiblock ist an den klassischen Befunden „überdrehter Linkstyp, kleine Q-Zacken in I und aVL, sowie der S-Persistenz bis V_6" gut zu erkennen. Als Grunderkrankung lag bei der Patientin eine arterielle Hypertonie vor.

MC 8:

Aufgabentyp B

Richtige Lösung: C
- Sinusrhythmus, Frequenz 61/min, P 0,12 sek, PQ 0,24 sek, terminal negative P-Welle in V_1
- überdrehter Linkstyp
- verbreiterter QRS-Komplex (Breite 0,18 sek), QT-Zeit 0,48 sek

- ST-Strecken-Senkung in V_6.

Deutung: P-sinistroatriale, AV-Block I°, kompletter Linksschenkelblock.

Kommentar: Die Verbreiterung der P-Welle ist in den Ableitungen II und III gut zu erkennen, eine Doppelgipfeligkeit liegt nicht vor. In der Ableitung V_1 ist der terminale Anteil der P-Welle negativ. Der AV-Block I° ist anhand der PQ-Zeit-Verlängerung eindeutig zu erkennen. Der auffälligste Befund dieses Elektrokardiogramms ist der komplette Linksschenkelblock, definiert als Verbreiterung des QRS-Komplexes (≥ 0,12 sek), Zeichen eines breiten, plumpen Q in V_1 und einer deformierten, annähernd M-förmigen Deformierung in I, aVL und V_6.

MC 9:

Aufgabentyp B

Richtige Lösung: B

- absolute Arrhythmie bei Vorhofflimmern, Frequenz 83–90/min
- Indifferenztyp
- QRS-Breite unauffällig (0,08 sek), QT-Zeit 0,36 sek
- ST-Strecken-Senkung in den Ableitungen I, V_4–V_6; Sokolow-Lyon-Index (S in V_2 + R in V_6) = 4,3 mV.

Deutung: Vorhofflimmern, linksventrikuläre Hypertrophie.

Kommentar: Vorhofflimmern ist durch die unregelmäßigen RR-Intervalle und die Flimmerwellen in V_1 und V_2 (nicht sehr ausgeprägt) zu erkennen: Jedes RR-Intervall ist unterschiedlich! Die linksventrikuläre Hypertrophie ist durch Summation der S-Zacken in V_2 und der R-Zacken in V_6 (oder V_5) eindeutig zu diagnostizieren, da der Sokolow-Lyon-Index > 3,5 mV beträgt. Die ST-Strecken-Senkungen sind Ausdruck der veränderten Repolarisation bei linksventrikulärer Hypertrophie und nicht etwa Zeichen einer myokardialen Ischämie. Auffällig ist bei der Patientin eine Drehung der Herzachse nach rechts als Zeichen einer Rechtsherzbelastung, bedingt durch chronische Lungenstauung bei schwerer Mitralinsuffizienz. Dazu passend sind zunehmende Dyspnoe und periphere Ödeme.

MC 10:

Aufgabentyp A

Richtige Lösung: E

- Sinusrhythmus, Frequenz 67/min, P 0,12 sek, PQ-Zeit 0,16 sek
- Linkstyp
- kleine Q-Zacken in V_5 und V_6, unauffälliger QRS-Komplex (QRS-Breite 0,08 sek), QT-Zeit 0,42 sek
- tiefe S-Zacken in V_2 (1,8 mV), hohe R-Zacken in V_5 (2,6 mV), Sokolow-Lyon-Index 4,4 mV (1,8 mV + 2,6 mV); deszendierende ST-Strecken in V_4–V_6 (angedeutet auch in Ableitung II), unauffällige T-Wellen.

Deutung: P-sinistroatriale, linksventrikuläre Hypertrophie.

Kommentar: Das P-sinistroatriale ist in der Ableitung II zu identifizieren, wenngleich eine Doppelgipfeligkeit nicht eindeutig zu sehen ist. Der terminale Anteil von P ist in der Ableitung V_1 negativ, sodass die Diagnose „P-sinistroatriale" gestellt werden kann. Der entscheidende Befund dieses Elektrokardiogramms ist die linksventrikuläre Hypertrophie mit deszendierenden ST-Strecken-Senkungen in V_4–V_6 als Zeichen einer Linksherzschädigung bei linksventrikulärer Hypertrophie. Der Sokolow-Lyon-Index ist eindeutig pathologisch (> 3,5 mV).

MC 11:

Aufgabentyp A

Richtige Lösung: D

- Sinusrhythmus, Frequenz 148/min, P 0,10 sek, PQ-Zeit 0,16 sek
- Steiltyp
- QRS-Komplex 0,06 sek, QT-Zeit 0,28 sek
- unauffällige ST-Strecken.

Deutung: Sinustachykardie.

Kommentar: Alle in dieser Frage genannten Antwortmöglichkeiten haben in der Regel eines gemeinsam: Es handelt sich um Tachykardien (Kammerfrequenz > 100/min) mit schmalen QRS-Komplexen (< 0,12 sek). Der Clou zur Diagnose liegt in der Analyse der P-Welle und in der Relation PR bzw. RP. Während AV-Knoten-Tachykardien fast immer keine nachweisbaren P-Wellen haben (sind im QRS-Komplex verborgen), finden sich bei Tachykardien aufgrund akzessorischer Leitungsbahnen gut abgegrenzte P-Wellen, die entweder ein Intervall RP < PR (schnelle Leitungseigenschaften der Bypassbahn) oder ein Intervall RP > PR (langsame Leitungseigenschaften der Bypassbahn) haben. Ektop atriale Tachykardien haben eine abnorm konfigurierte P-Welle; beim Vorhofflattern finden sich je nach Typ (I oder II) Flatterwellen mit positiver (Typ II) oder negativer (Typ I) Flatterwellenkonfiguration in EKG-Ableitung II. Im vorliegenden Fall kann es sich nur um eine Sinustachykardie handeln: Kammerfrequenz > 100/min, schmale QRS-Komplexe (QRS-Breite < 0,12 sek) mit unauffällig konfigurierten P-Wellen, die eindeutig jedem QRS-Komplex vorangehen.

MC 12:

Aufgabentyp D

Richtige Lösung: E
- Sinusrhythmus, Frequenz 66/min, P 0,13 sek, PQ 0,24 sek, Doppelgipfeligkeit der P-Welle in II, negativer Anteil der P-Welle in V_1
- überdrehter Linkstyp
- QRS-Breite 0,11 sek, QT-Zeit 0,44 sek, rSr'-Konfiguration in V_1, kleine Q-Zacken in I, aVL, V_4–V_6
- S-Persistenz, ST-Strecken unauffällig.

Deutung: linksanteriorer Hemiblock, AV-Block I°, inkompletter Rechtsschenkelblock, P-sinistroatriale.

Kommentar: Dieses EKG zeigt mehrere abnorme Befunde, die auf eine schwere „Leitungsstörung" des Herzens hinweisen. Zunächst fallen die Leitungsstörungen im Bereich des Vorhofs auf: Es liegt ein P-sinistroatriale vor, dessen Kriterien (Doppelgipfeligkeit in II, terminaler P-Wellen-Anteil in V_1) gut sichtbar sind. Darüber hinaus liegt eine Leitungsverzögerung in Form eines AV-Blocks I° vor, der ebenfalls leicht zu diagnostizieren ist. Störungen der Erregungsausbreitung sind auch im Bereich der Tawara-Schenkel zu beobachten: Der linksanteriore Faszikel ist blockiert – sichtbar an den EKG-Kriterien überdrehter Linkstyp, S-Persistenz bis V_6 und kleine Q-Zacken in I und aVL. Dass der rechte Schenkel ebenfalls eine Leitungsstörung zeigt, ist an der inkompletten Blockierung des rechten Schenkels abzulesen (rSr'-Konfiguration in V_1, QRS-Komplex-Breite 0,11 sek). Da bei diesem Patienten angiografisch eine koronare Herzerkrankung ausgeschlossen wurde, sind die „Probleme" der elektrischen Leitung mit großer Wahrscheinlichkeit auf die arterielle Hypertonie zurückzuführen.

MC 13:

Aufgabentyp B

Richtige Lösungen:
Frage I A
Frage II E
- Sinusrhythmus, Frequenz 67/min, P 0,12 sek, PQ 0,18 sek
- Linkstyp
- QRS-Komplex 0,10 sek, QT-Zeit 0,38 sek, Q-Zacken in den Ableitungen V_1–V_2
- kleine R-Zacken in V_3–V_4
- ST-Strecken-Senkung (präterminal) in den Ableitungen I, aVL, V_5–V_6, negative T-Wellen in V_5–V_6.

Deutung: Vorderwandinfarkt (Anteroseptalinfarkt) im Endstadium, P-sinistroatriale.

Kommentar: Der auffälligste Befund dieses Elektrokardiogramms ist der R-Verlust bzw. die R-Reduktion mit Beteiligung der EKG-Ableitungen V_1–V_4. Es handelt sich deshalb um einen Myokardinfarkt im Vorderwandbereich. Die Lokalisation dieses Infarktes ist anteroseptal, da nicht nur die Brustwandableitungen V_1–V_2 (supraapikaler Infarkt), sondern auch V_3–V_4 (septal) pathologisch sind. Im lateralen Bereich (V_5–V_6) liegen normal hohe R-Zacken vor, sodass dieser Myokardabschnitt nicht in den Infarktbereich einbezogen ist. Das Stadium des Infarktes ist an der ST-Strecke und der T-Welle abzuleiten: Die ST-Strecke geht in den betroffenen Ableitungen von der isoelektrischen Linie aus und zeigt nicht die für einen frischen Infarkt typischen Hebungen, die aus dem absteigenden Schenkel der R-Zacken abgehen würden. Die Tatsache, dass in den Ableitungen V_1–V_4 positive T-Wellen vorliegen, spricht für einen Infarkt im Endstadium. Die klassischen Befunde für einen Infarkt im Zwischenstadium wären R-Verlust und negative T-Wellen in den betroffenen Ableitungen – solche Veränderungen liegen in diesem EKG aber nicht vor.

MC 14:

Aufgabentyp A

Richtige Lösung: C

- Sinusrhythmus, Frequenz 70/min, P 0,12 sek, PQ 0,20 sek
- Steiltyp
- QRS-Komplex 0,10 sek, QT-Zeit 0,42 sek, pathologische Q-Zacken in II, III, aVF, V_5–V_6
- hohe R-Amplituden in V_2–V_3
- ST-Strecken unauffällig, unauffällige T-Wellen.

Deutung: inferoposterolateraler Infarkt im Endstadium, P-sinistroatriale.

Kommentar: In diesem EKG fallen einerseits die Q-Zacken in den Ableitungen II, III, aVF, V_5–V_6 auf und andererseits die hohen R-Zacken in den Ableitungen V_2–V_3, während die R-Zacken in V_5–V_6 eher reduziert erscheinen. Diese Befunde sprechen eindeutig für einen Myokardinfarkt, dessen Areal sich auf die inferiore, die posteriore und die laterale Wand ausdehnt. Relativ einfach zu diagnostizieren sind die Q-Zacken in II, III und aVF, die die inferiore Wand repräsentieren und die Q-Zacken in V_5–V_6, die typisch für die laterale Wand sind. Da die posteriore Wand des Herzens keiner direkten EKG-Ableitung zugänglich ist, müssen für diesen Abschnitt indirekte Zeichen herangezogen werden, die in den hohen R-Amplituden V_2–V_3 zu sehen sind. Da die T-Wellen in den entsprechenden Infarkt-EKG-Ableitungen positiv sind, handelt es sich um einen Infarkt im Endstadium. Angiografisch wurde der proximale Verschluss einer großen Arteria circumflexa nachgewiesen; Ramus interventricularis anterior und (kleine) rechte Koronararterie zeigten keine Stenosen.

MC 15:

Aufgabentyp A

Richtige Lösung: B

- Sinusrhythmus, Frequenz 85/min, P 0,10 sek, PQ 0,14 sek
- Linkstyp
- kleine Q-Zacken in I, aVL, V_5–V_6
- QRS-Komplex 0,11 sek, inkompletter Rechtsschenkelblock, QT-Zeit 0,34 sek
- ST-Strecken-Hebung in den Ableitungen V_1–V_3.

Deutung: Verdacht auf Brugada-Syndrom.

Kommentar: Das Brugada-Syndrom betrifft fast immer Herzgesunde, deren erste Symptome oft lebensgefährliche ventrikuläre Rhythmusstörungen sind. Wegweisend für ein manifestes Brugada-Syndrom sind die EKG-Zeichen inkompletter oder kompletter Rechtsschenkelblock und persistierende ST-Strecken-Hebungen in V_1–V_3. Die ST-Strecken-Hebungen sind morphologisch anders als die klassischen ST-Strecken-Hebungen bei akuter myokardialer Ischämie, Perikarditis oder linksventrikulärem Aneurysma. Beim Brugada-Syndrom findet sich eine ST-Strecken-Hebung eher „konkaver" Form, während beim akuten Myokardinfarkt eher eine „konvexe" ST-Strecken-Hebung aus dem absteigenden Schenkel der R-Zacke des QRS-Komplexes imponiert.

MC 16:

Aufgabentyp A

Richtige Lösung: C

- Sinusrhythmus, Kammerfrequenz 100/min
- überdrehter Linkstyp
- P-Welle 0,12 sek, doppelgipfelig, negativer Anteil von P in der Ableitung V_1
- QRS-Komplex 0,10 sek
- Q-Zacken in V_1–V_4, ST-Strecken-Hebungen in I, aVL, V_2–V_5
- T-Wellen positiv

Deutung: STEMI der Vorderwand, P-sinistroatriale.

Kommentar: Die ST-Strecken-Hebungen dominieren das EKG und sind Zeichen eines akuten Vorderwandinfarktes. Die vorliegenden Q-Zacken in den Ableitungen V_1–V_4 weisen aber darauf hin, dass der Infarkteintritt schon vor einigen Tagen stattgefunden hat. Pathologische Q-Zacken mit ST-Strecken-Hebungen in V_1–V_4 weisen nicht nur auf einen ausgedehnten Infarkt hin, sondern auch auf die mögliche Entwicklung eines Vorderwandaneurysmas. Angiografisch fand man einen proximalen Verschluss des R. interventricularis anterior (RIVA). Das P-sinistroatriale (Verbreiterung von P, Doppelgipfeligkeit von P, betonter negativer Anteil von P in V_1) ist Ausdruck einer langjährigen arteriellen Hypertonie.

MC 17:

Aufgabentyp A

Richtige Lösung: E
- Sinusrhythmus, Kammerfrequenz 70/min
- Linkstyp
- P-Welle 0,10 s, PQ-Zeit 0,10 sek
- QRS-Komplex 0,10 sek, QT-Zeit 0,38 sek
- positive Delta-Wellen in I, aVL, V_1–V_5
- deszendierende ST-Strecken-Senkungen mit positiver Delta-Welle in V_1

Deutung: Präexzitationssyndrom vom Typ des Wolff-Parkinson-White-Syndroms (WPW).

Kommentar: Das WPW-Syndrom weist charakteristische EKG-Veränderungen auf. Dazu gehören eine Verkürzung der PQ-Zeit auf < 0,12 sek und ein träger Anstieg des QRS-Komplexes. Der träge Anstieg führt zu einer leichten Verbreiterung des QRS-Komplexes und wird als Delta-Welle bezeichnet. Die Ausprägung einer Delta-Welle im 12-Kanal-EKG ist inter- und intraindividuell sehr variabel. Sie hängt zum einen von der Lage der akzessorischen Leitungsbahn am atrioventrikulären Ring, zum anderen von den Leitungseigenschaften der Bahn und des AV-Knotens ab. Wenn die Delta-Welle in V_1 positiv ist (R > S), wird auch von einem „Typ-A"-WPW-Syndrom (linksgelegene Bahn), bei überwiegend negativer Ausrichtung (R < S) von einem „Typ-B"-WPW-Syndrom gesprochen. Die Einteilung geht auf *Rosenbaum* zurück (1945). Therapie der Wahl ist die Katheterablation, die bei der jungen Frau erfolgreich durchgeführt wurde (links posterolateral gelegene akzessorische Leitungsbahn).

MC 18:

Aufgabentyp D

Richtige Lösung: D
- Vorhofflimmern, Kammerfrequenz ca. 200/min
- Indifferenztyp
- P-Welle und PQ-Zeit nicht messbar
- QRS-Komplex 0,14–0,22 sek, QT-Zeit 0,26 sek

Deutung: unregelmäßige Tachykardie mit breiten QRS-Komplexen.

Kommentar: Das EKG zeigt eine Kammerfrequenz von ca. 200/min mit unregelmäßigen R-R-Intervallen. Da die QRS-Breite von Schlag zu Schlag wechselt, aber immer > 0,12 sek beträgt, gehört dieses EKG in die Rubrik „Tachykardie mit breiten QRS-Komplexen". Die Kombination der Trias „schnell", „breit" und „unregelmäßig" führt schnell zur Diagnose einer „FBI"-Tachykardie („fast", „broad", „irregular"). Ein „FBI"-EKG ist Ausdruck einer schnellen anterograden Überleitung (Kammerfrequenz oft 180–200/min) von den Vorhöfen auf die Kammern bei Patienten mit akzessorischer Leitungsbahn und Vorhofflimmern. Bei einer „FBI"-Tachykardie finden sich ein völlig unregelmäßiger Rhythmus ohne erkennbare P-Wellen und mit unterschiedlich breiten QRS-Komplexen, gelegentlich sind auch normal konfigurierte QRS-Komplexe zu beobachten. Betablocker, Verapamil, Adenosin, Digitalis sind bei solchen Patienten absolut kontraindiziert!

MC19:

Aufgabentyp A

Richtige Lösung: A
- Sinusrhythmus, Kammerfrequenz 88/min
- Indifferenztyp
- P-Welle 0,14 sek, PQ-Zeit 0,14 sek
- QRS-Komplex 0,10 sek, QT-Zeit 0,38 sek
- Q-Zacken in V_1–V_3
- ST-Strecken-Hebungen in V_1–V_4
- negative T-Welle in V_1–V_5

Deutung: STEMI der Vorderwand bei bereits vorliegender Akinesie, P-sinistroatriale.

Kommentar: Das EKG zeigt drei auffällige Befunde: Zunächst einmal imponiert die ST-Strecken-Hebung in den Ableitungen V_1–V_4 als Zeichen eines ST-Strecken-Hebungsinfarktes im Bereich der Vorderwand. Es handelt sich um einen STEMI der Vorderwand im Bereich der anteroseptalen Region des linken Ventrikels. Daneben fällt auf, dass pathologische Q-Zacken in den Brustwandableitungen V_1–V_3 vorliegen. Dieser Befund spricht dafür, dass bereits eine Narbe im Bereich der Vorderwand vorliegt. Die genaue Erhebung der Anamnese macht deutlich, dass der Infarktbeginn etwa 24 Stunden vor der Klinikvorstellung liegt. Für einen bereits zurückliegenden Infarkt sprechen auch die negativen T-Wellen im Vorderwandbereich. Außerdem misst man eine Verbreiterung der P-Welle auf 0,14 sek (am besten sichtbar in Ableitung II). In V_1 ist eine negative Endschwankung der P-Welle zu sehen. Diese Befunde sind Zeichen eines P-sinistroatriale. Patienten mit einer solchen Symptomatik wie im vorliegenden

Fall dürfen nie zu Fuß in die Klinik gehen, sondern müssen nach „112-Alarmierung" von einem Notarzt in die Klinik begleitet werden!

MC 20:

Aufgabentyp A

Richtige Lösung: E
- Tachykardie, Kammerfrequenz 128/min
- Indifferenztyp
- P-Welle nicht beurteilbar
- QRS-Komplex 0,10 sek, QT-Zeit 0,34 sek
- Flatterwellen in I und aVL, Frequenz der Flatterwellen ca. 250/min
- ST-Strecken-Senkungen in II, aVF, V_4–V_6

Deutung: Vorhofflattern mit 2:1-Überleitung.

Kommentar: Das EKG ist sicher nicht ganz leicht zu befunden. Relativ einfach ist die Diagnose einer Tachykardie (Kammerfrequenz 128/min) mit regelmäßigen R-R-Intervallen. Damit scheidet ein tachykard übergeleitetes Vorhofflimmern aus. Die QRS-Breite ist in den Brustwandableitungen gut bestimmbar (besonders in den Ableitungen V_4–V_6) mit QRS-Breiten von 0,10 sek. Damit liegt eine Tachykardie mit schmalen QRS-Komplexen vor. Im nächsten Schritt kommt der Suche von P-Wellen und/oder Vorhoferregungen eine entscheidende Bedeutung zu. In den Ableitungen I und aVL sind Vorhofflatterwellen zu erkennen, die eine „Sägezahn-Morphologie" zeigen. Ein „Durchzirkeln" kann eine 2:1-Überleitung (2 Flatterwellen, 1 Kammerkomplex) nachweisen, sodass die Diagnose „Vorhofflattern" gestellt werden kann. Das Vorhofflattern wurde in einer elektrophysiologischen Untersuchung gesichert und erfolgreich abladiert.

MC 21:

Aufgabentyp A

Richtige Lösung: A
- Sinusrhythmus, Kammerfrequenz 93/min
- Linkstyp
- P-Welle 0,12 sek, doppelgipfelige P-Welle in II, betont negativer Anteil der P-Welle in V_1
- PQ-Zeit 0,14 sek
- QRS-Komplex 0,14 sek, QT-Zeit 0,40 sek, M-förmiger QRS-Komplex in II, aVL und aVF, QS-Komplexe in V_1–V_2
- ST-Strecken-Senkungen in den Ableitungen I, aVL und V_6
- supraventrikuläre Extrasystole

Deutung: kompletter Linksschenkelblock, P-sinistroatriale, supraventrikuläre Extrasystolie.

Kommentar: Im EKG fällt sofort der verbreiterte QRS-Komplex auf (QRS-Breite > 0,12 sek). Damit liegt ein kompletter Schenkelblock vor. Da in V_1–V_2 eindeutig QS-Komplexe und in V_5–V_6 positive QRS-Komplexe zu sehen sind, handelt es sich um einen kompletten Linksschenkelblock. Die Zeichen eines P-sinistroatriale sind eine verbreiterte P-Welle mit Doppelgipfeligkeit in II und betont negativem Anteil in V_1. Außerdem ist ein vorzeitig einfallender QRS-Komplex in den Extremitäten- und den Brustwandableitungen zu sehen, was Ausdruck einer supraventrikulären Extrasystole ist.

MC 22:

Aufgabentyp A

Richtige Lösung: D
- Sinusrhythmus, Kammerfrequenz 70/min
- Linkstyp
- P-Welle 0,10 sek, PQ-Zeit 0,14 sek
- QRS-Komplex 0,08 sek, QT-Zeit 0,36 sek

Deutung: Sinusrhythmus bei technisch verwackeltem EKG.

Kommentar: Das EKG würde bei einer „oberflächlichen" Befundung möglicherweise zur Diagnose eines Vorhofflimmerns führen, da die isoelektrischen Linien in mehreren EKG-Ableitungen wie Flimmerwellen aussehen. Bei exakter Analyse fällt jedoch auf, dass die R-R-Abständen identisch sind (was gegen Vorhofflimmern spricht) und dass vor allem in den Ableitungen I, II, III, aVF und V_4 P-Wellen, PQ-Zeit, QRS-Komplexe und QT-Zeit gut identifiziert und beurteilt werden können. Dieses EKG ist ein sehr gutes Beispiel, dass nur eine sorgfältige Beurteilung aller 12 Standard-EKG-Ableitungen zur richtigen Diagnose führt, und dass bei einer flüchtigen EKG-Beurteilung falsche Diagnosen (mit nachfolgend fehlerhafter Behandlung) möglich sind.

MC 23:

Aufgabentyp A

Richtige Lösung: C
- Sinusrhythmus, Kammerfrequenz 51–85/min
- Steiltyp
- P-Welle 0,12 sek, doppelgipfelige P-Welle in II, betont negativer Anteil der P-Welle in V_1-V_3
- PQ-Zeit wechselnd
- QRS-Komplex 0,06 sek, QT-Zeit 0,38 sek

Deutung: AV-Block II°, Typ I (Wenckebach), P-sinistroatriale.

Kommentar: Im EKG imponieren unregelmäßige R-R-Abstände und ungleiche PQ-Zeiten (0,18–0,30 sek). Besonders in den Extremitäten-Ableitungen ist deutlich zu sehen, dass es zu einer zunehmenden Verlängerung der PQ-Zeit kommt, bis schließlich nach einer P-Welle kein QRS-Komplex mehr folgt. Es handelt sich um einen AV-Block II°, Typ I (Wenckebach). Außerdem sind Zeichen eines P-sinistroatriale (verbreiterte P-Welle mit Doppelgipfeligkeit in II und betont negativem Anteil der P-Welle in V_1) erkennbar.

MC 24:

Aufgabentyp A

Richtige Lösung: D
- Vorhofflimmern, Kammerfrequenz 75–140/min
- überdrehter Linkstyp
- P-Welle nicht erkennbar
- PQ-Zeit nicht messbar
- QRS-Komplex 0,10 sek, QT-Zeit 0,36 sek

Deutung: Vorhofflimmern.

Kommentar: Im EKG zeigen sich unregelmäßige R-R-Intervalle und Vorhofflimmerwellen, die in den Ableitungen II und V_1–V_2 gut zu sehen sind. Die Diagnose Vorhofflimmern ist damit einfach zu stellen. Bei jedem EKG mit unregelmäßigen R-R-Intervallen sollte immer an das mögliche Vorliegen eines Vorhofflimmerns gedacht werden! Bei dieser Rhythmusstörung ist das Schlaganfallrisiko erhöht!

MC 25:

Aufgabentyp A

Richtige Lösung: A
- Sinusrhythmus, Kammerfrequenz 90/min
- Steiltyp
- P-Welle 0,08 sek, PQ-Zeit 0,18 sek
- QRS-Komplex 0,08 sek, QT-Zeit 0,38 sek
- ST-Strecken-Hebungen in V_1–V_3 und aVR, ST-Strecken-Senkungen in II, III, aVF und V_5–V_6

Deutung: akuter ST-Strecken-Hebungsinfarkt (STEMI) der Vorderwand.

Kommentar: Das EKG ermöglicht sofort die Diagnose eines akuten STEMI der Vorderwand. Charakteristisch sind die ST-Strecken-Hebungen in den Ableitungen V_1–V_3. Ferner finden sich kleine Q-Zacken in V_1–V_4 sowie kontralaterale ST-Strecken-Senkungen in II, III, aVF und V_5–V_6. Diese Befunde sprechen für einen akuten Verschluss des R. interventricularis anterior (RIVA) mit beginnender Narbenbildung (Q-Zacken in V_1–V_4). Bei der sofort durchgeführten Koronarangiografie wurde ein proximaler Verschluss des RIVA nachgewiesen, der erfolgreich rekanalisiert werden konnte. Nach Stent-Implantation im vorher verschlossenen Gefäßabschnitt zeigte sich ein hervorragender Blutfluss im Gefäß. Der Patient war postinterventionell beschwerdefrei.

MC 26:

Aufgabentyp A

Richtige Lösung: B
- Sinusrhythmus, Kammerfrequenz 80/min
- überdrehter Linkstyp
- P-Welle 0,12 sek, PQ-Zeit 0,18 sek
- QRS-Komplex 0,10 sek, QT-Zeit 0,40 sek
- ventrikuläre Extrasystolie
- technisch unzureichende EKG-Registrierung

Deutung: ventrikuläre Extrasystolie (Bigeminus), linksanteriorer Hemiblock (LAH), P-sinistroatriale (?).

Kommentar: Das vorliegende EKG zeigt viele Auffälligkeiten, die aufgrund einer technisch schlechten EKG-Registrierung zum Teil nur bedingt beurteilbar sind. Die P-Wellen sind in den Extremitäten-EKG-Ableitungen nicht beurteilbar, in V_3 kann man eine Verbreiterung der P-Welle nachweisen, sodass ein P-sinistroatriale vorliegen dürfte. Eine exakte Beurteilung der P-Welle in II oder V_1 zur näheren Differenzierung ist leider nicht möglich. Die Kombination von überdrehtem Linkstyp, kleinen Q-Zacken in I und aVL, die verminderte R-Progression über den Brustwandableitungen und die S-Persistenz bis V_6 sprechen für das Vorliegen eines linksanterioren Hemiblocks (LAH). Auffällig ist die Häufigkeit ventrikulärer Extrasystolen mit breiten QRS-Komplexen (QRS-Breite > 0,12 s) und linksschenkelblockartiger Konfiguration, die vorzeitig einfallen und in einer festen Kopplung von 1:1 zum vorausgehenden Sinusschlag auftreten (Bigeminus). Der Extraschlag ist mechanisch etwas schwächer und wird auch nicht als Pulsschlag getastet (sogenanntes peripheres Pulsdefizit). Das Herz kann sich dabei nicht komplett mit Blut füllen. Mögliche Folgen sind sinkende Leistungsfähigkeit, Luftnot, Benommenheit, Herzstolpern sowie eine niedrige periphere Pulsrate. Die technisch unzureichende Qualität des EKGs kann zu einer mangelhaften EKG-Befundung und möglichen Fehldiagnosen führen. Das EKG sollte in solchen Fällen wiederholt werden. Neben einer guten Fixierung der EKG-Elektroden auf der Haut sollte der Patient aufgefordert werden, nicht zu sprechen, flach zu atmen und Bewegungen zu vermeiden. Ein technisch gutes EKG ist eine unabdingbare Voraussetzung für eine richtige Diagnose!

MC 27:

Aufgabentyp A

Richtige Lösung: B
- AV-Block III°, Kammerfrequenz 68/min
- überdrehter Linkstyp
- P-Welle 0,08 sek, PQ-Zeit nicht bestimmbar
- QRS-Komplex 0,16 sek, QT-Zeit 0,44 sek
- hohe Schrittmacher-Spikes mit regelrechter Kammerdepolarisation

Deutung: unipolarer Einkammer-Schrittmacher (VVI) bei AV-Block III°.

Kommentar: Das EKG bei Patienten mit Herzschrittmacher-Spikes sollte wie jedes EKG ohne Herzschrittmacher betrachtet und im Detail analysiert werden. Im vorliegenden EKG ist ein hoher Schrittmacher-Spike zu sehen, der zu einer ventrikulären Stimulation ohne Beziehung zum Vorhofrhythmus (VVI-Modus) führt. In Ableitung II sind einzelne P-Wellen zu sehen, die aber keine Beziehung zur Schrittmacherstimulation haben und Zeichen eines AV-Blocks III° sind. Die unipolare Stimulation dieses Herzschrittmachers führt im EKG zu höheren Spikes als bei einer bipolaren Stimulation. Die linksschenkelblockartige Morphologie des stimulierten QRS-Komplexes mit dominanter S-Zacke in V_1 ist Zeichen einer Stimulation im rechten Ventrikel.

MC 28:

Aufgabentyp A

Richtige Lösung: E
- Sinusrhythmus, Kammerfrequenz 84/min
- Indifferenztyp
- P-Welle 0,12 sek, PQ-Zeit 0,20 sek, betonter negativer Anteil der P-Welle in V_1
- QRS-Komplex 0,14 sek, QT-Zeit 0,38 sek
- Störungen der Repolarisation in V_1 und V_2

Deutung: kompletter Rechtsschenkelblock, P-sinistroatriale.

Kommentar: Im EKG imponiert eine M-förmige Konfiguration des QRS-Komplexes in V_1 und V_2. Der QRS-Komplex ist verbreitert (QRS-Breite > 0,12 sek), wobei das besonders gut in V_1 zu beurteilen ist. Der Befund eines verbreiterten QRS-Komplexes mit M-förmiger Konfiguration des QRS-Komplexes in V_1 und V_2 führt zur Diagnose eines kompletten Rechtsschenkelblocks. Die Verbreiterung der P-Welle in II spricht zusammen mit dem betont negativen Anteil der P-Welle in V_1 für das Vorliegen eines P-sinistroatriale.

MC 29:

Aufgabentyp A

Richtige Lösung: C
- Tachykardie mit schmalen QRS-Komplexen, Kammerfrequenz 148/min
- Linkstyp
- P-Welle und PQ-Zeit nicht messbar
- QRS-Komplex 0,10 sek, QT-Zeit 0,28 sek

Deutung: AV-Knoten-Reentry-Tachykardie.

Kommentar: Das EKG ermöglicht bei systematischer Analyse die richtige Diagnose: Zunächst einmal besteht eine Tachykardie (Kammerfrequenz > 100/min) mit schmalen QRS-Komplexen (QRS-Breite < 0,12 sek). Die R-R-Intervalle sind regelmäßig, sodass Vorhofflimmern ausscheidet. Die Suche nach P-Wellen ist schwierig und nicht mit Sicherheit abzuschließen. In V$_1$ sind jedoch im aufsteigenden Schenkel des QRS-Komplexes Zeichen einer P-Welle zu erkennen, die auf die Diagnose einer AV-Knoten-Reentry-Tachykardie („AVNRT") hinweisen. Bei der gewöhnlichen AVNRT (häufigste Form) erfolgt die antegrade Leitung über den langsamen Leitungsweg, die retrograde Leitung über den schnellen Weg (Slow-fast-AVNRT). Da Vorhöfe und Ventrikel nahezu gleichzeitig erregt werden, sind P-Wellen entweder gar nicht (dies ist am häufigsten der Fall) oder kurz vor bzw. nahe dem Ende des QRS-Komplexes sichtbar. Bei einer nahe dem Ende oder kurz hinter dem QRS-Komplex gelegenen P-Welle kann in den inferioren Ableitungen eine S-Zacke (Pseudo-S-Zacke) und in Ableitung V$_1$ eine r'- oder R-Zacke (Pseudo-R-Zacke) vorgetäuscht werden. Bei der ungewöhnlichen Form der AVNRT werden die Kammern antegrad über die schnelle Bahn und die Vorhöfe retrograd über die langsam leitende Bahn aktiviert (Fast-slow-AVNRT). Die P-Welle folgt dem QRS-Komplex. In der Regel ist der Abstand von der R-Zacke zur nachfolgenden P-Welle größer als der Abstand von der P-Welle zum nachfolgenden QRS-Komplex (RP > PR). Im vorliegenden Fall wurde die Diagnose einer gewöhnlichen AVNRT durch eine elektrophysiologische Untersuchung gesichert, die langsame Bahn wurde erfolgreich abladiert. Die Patientin war nach der Ablation beschwerdefrei und hatte keine Tachykardien mehr!

MC 30:

Aufgabentyp A

Richtige Lösung: D

- Sinusrhythmus, Kammerfrequenz 56–68/min
- Linkstyp
- P-Welle 0,10 sek, PQ-Zeit 0,20 sek
- QRS-Komplex 0,08 sek, QT-Zeit 0,42 sek
- vorzeitig einfallender schmaler QRS-Komplex (QRS-Breite < 0,12 sek) mit andersartiger P-Wellen-Morphologie

Deutung: supraventrikuläre Extrasystolie.

Kommentar: Als auffälligsten Befund zeigt das EKG eine supraventrikuläre Extrasystole in den Brustwand-Ableitungen. Supraventrikuläre Extrasystolen weisen im EKG einen schmalen, nicht deformierten QRS-Komplex auf. Diese atrialen Extrasystolen haben ihren Ursprung oberhalb des His-Bündels. Oft resultiert bei ihnen eine nicht-kompensatorische Pause, d.h., der Abstand zum nächsten Normalschlag ist geringer als das Zweifache des RR-Abstands. Ursache dafür ist ein „Zurücksetzen" des Sinusknotens durch die Extrasystole: Der Sinusknoten wird durch die Extrasystole frühzeitig depolarisiert, die nächste Herzaktion erfolgt in normalem Abstand. Pathognomonisch für eine supraventrikuläre Extrasystole ist ihre Vorzeitigkeit gegenüber dem Grundrhythmus und die sich vom Sinusrhythmus unterscheidende P-Wellen-Morphologie. Bei dem Patienten des vorliegenden EKGs wurde im Kardio-MRT eine akute Myokarditis nachgewiesen.

5 EKG-Übungen

Einführung 335
Übungs-EKGs 336
Befunde zu den Übungs-EKGs 366

Einführung

Im Teil 3 (EKG-Beispiele) haben wir Elektrokardiogramme dargestellt, die soweit möglich das in der Lektion besprochene Hauptproblem der elektrokardiografischen Diagnostik aufzeigen.

Im Teil 4 (EKG-Quiz) haben wir kardiale Befundkonstellationen ausgewählter Elektrokardiogramme mit Multiple-Choice-Fragen diskutiert.

Die folgenden Beispiele des Teil 5 (EKG-Übungen) sind so ausgewählt, dass sie kompliziertere und komplexe Befunde darstellen, die Sie befunden und beurteilen sollen. Es folgt nun also gleichsam die höhere Mathematik der Elektrokardiografie.

Für alle Beispiele – mit Ausnahme der Übung 12 – haben wir die wirklichkeitsgetreue 1:1 Abbildung gewählt, sodass Sie mit üblichen EKG-Linealen arbeiten können. Aus drucktechnischen Gründen sind in manchen dieser Beispiele nur 3-Kammer-Komplexe aufgezeichnet. Bitte benutzen Sie in diesem Fall zum Ausmessen der Herzfrequenz ein EKG-Lineal, welches die Frequenz aus zwei RR-Abständen bestimmen lässt oder aber berechnen Sie die Herzfrequenz aus dem RR-Abstand.

In jedem Übungsbeispiel ist Platz für Ihre eigene Befundung und Deutung vorgesehen. Den Beispielen folgen unsere Befundungen, die Sie zum Vergleich heranziehen können. Die Befundung folgt den vorgeschlagenen fünf Schritten:
1. Rhythmus, Frequenz, P-Welle, PQ-Zeit
2. Lagetyp
3. Q-Zacken
4. RS-Zacken
5. ST-Strecke, T-Welle

Die Deutung ergibt sich aus dem pathologischen Hauptbefund des jeweilgen EKG-Beispiels. Die Begründung des Befundes, eventuelle weitere Besonderheiten, Nebenbefunde oder didaktische Hinweise sind als Kommentar der Deutung angefügt.

In der EKG-Diagnostik hat sich im klinischen Alltag das EKG-Formblatt bewährt (s. links). Auf S. Seite 370 ist es vergrößert dargestellt.

EKG-Übungen

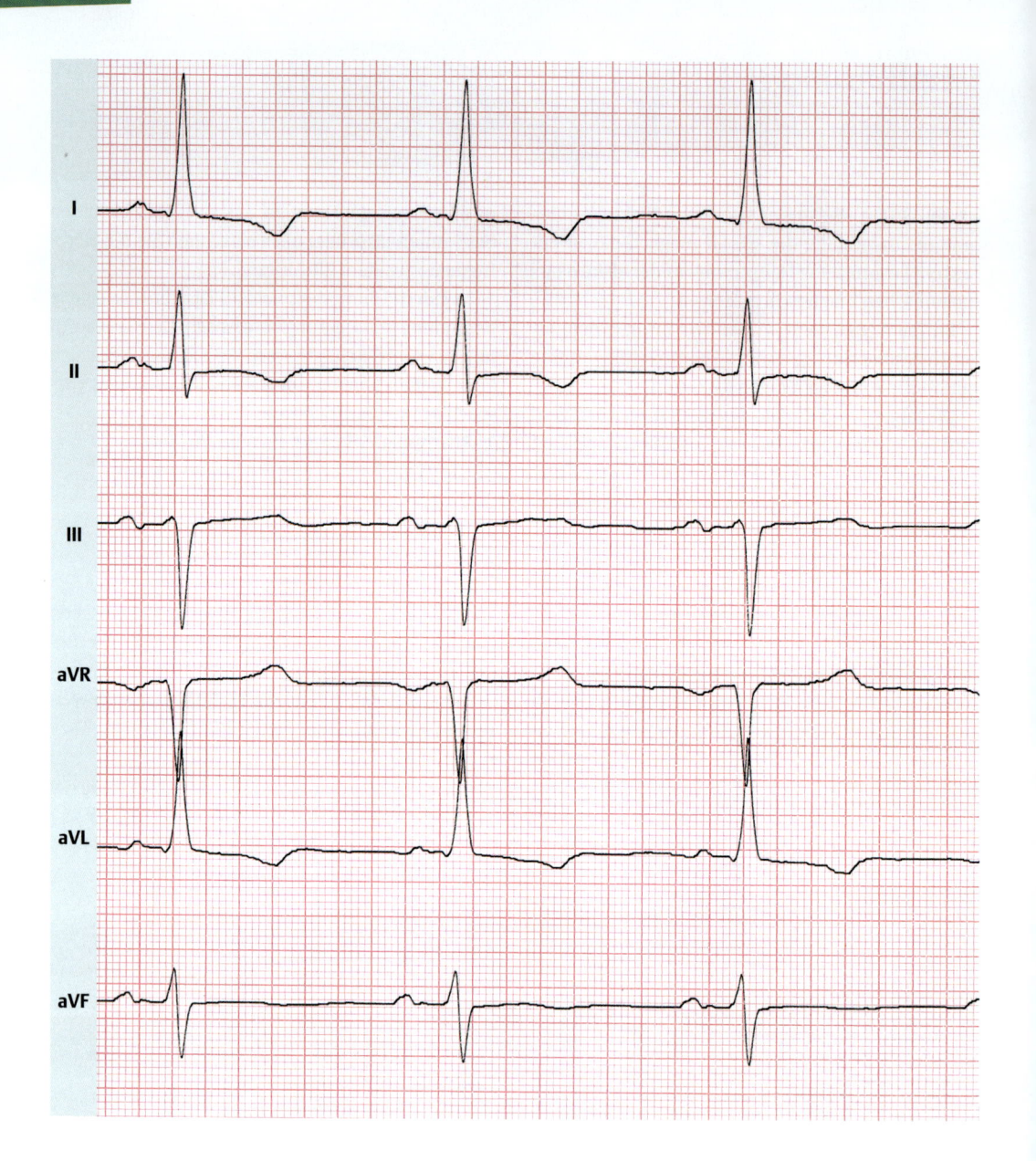

Übungs-EKG 1

Rhythmus, Frequenz, P-Welle, PQ-Zeit: ....
Lagetyp: ....
Q-Zacken: ....
R/S-Zacken: ....
ST-Strecke, T-Welle: ....

Übungs-EKG 1 | EKG-Übungen

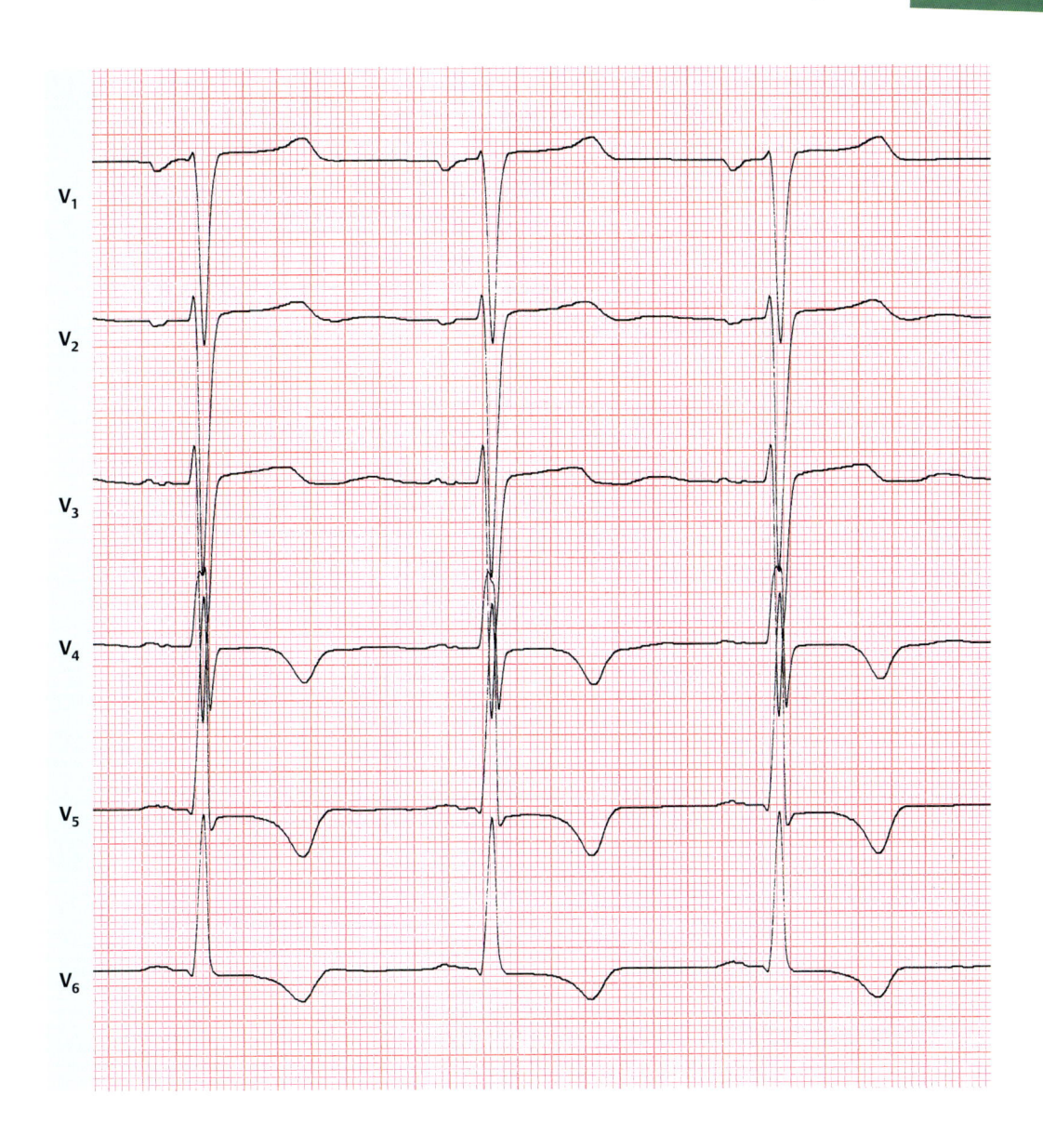

V₁

V₂

V₃

V₄

V₅

V₆

Deutung:

Übungs-EKG 2

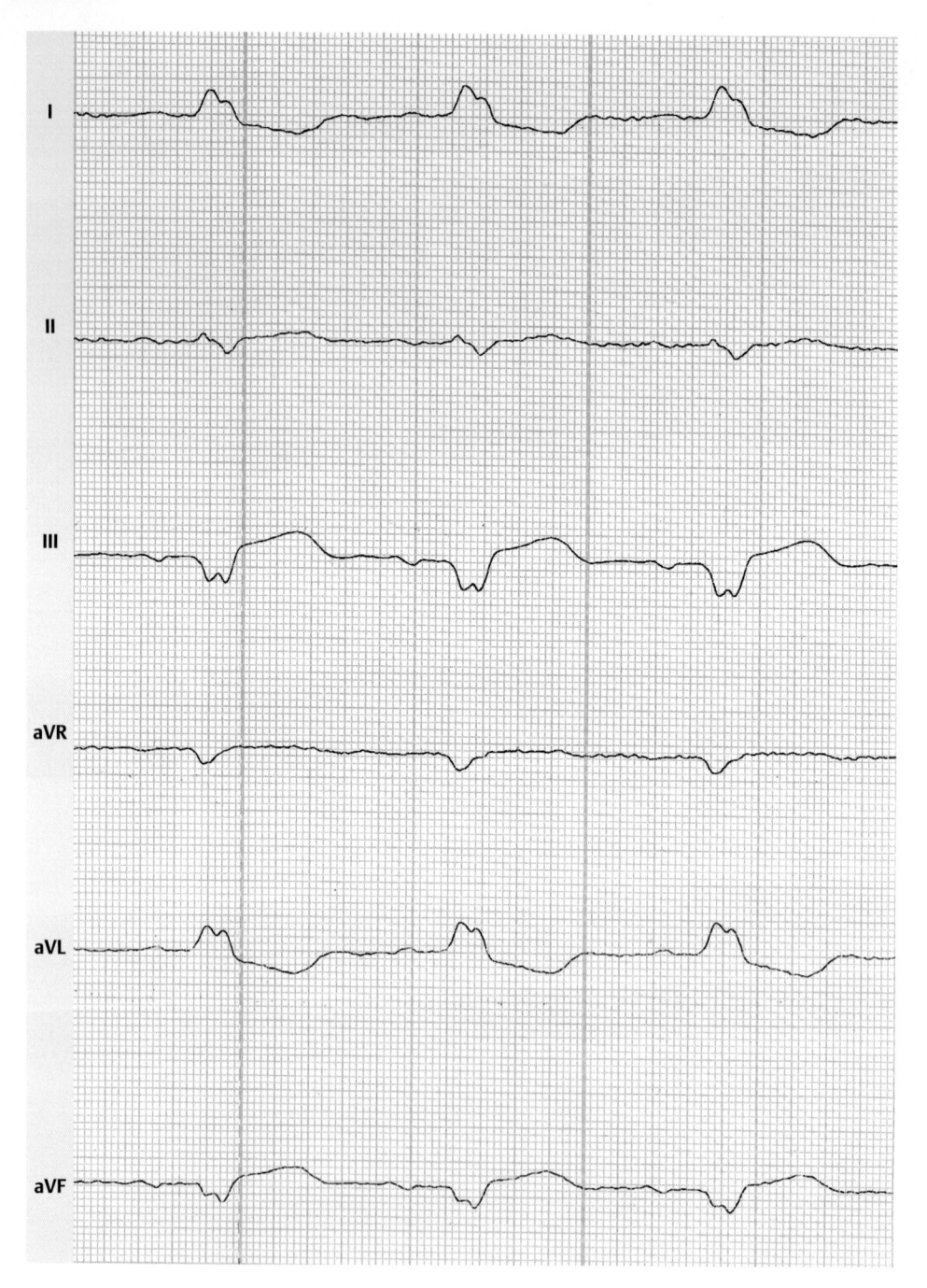

Rhythmus, Frequenz, P-Welle, PQ-Zeit: ....
Lagetyp: ....
Q-Zacken: ....
R/S-Zacken: ....
ST-Strecke, T-Welle: ....

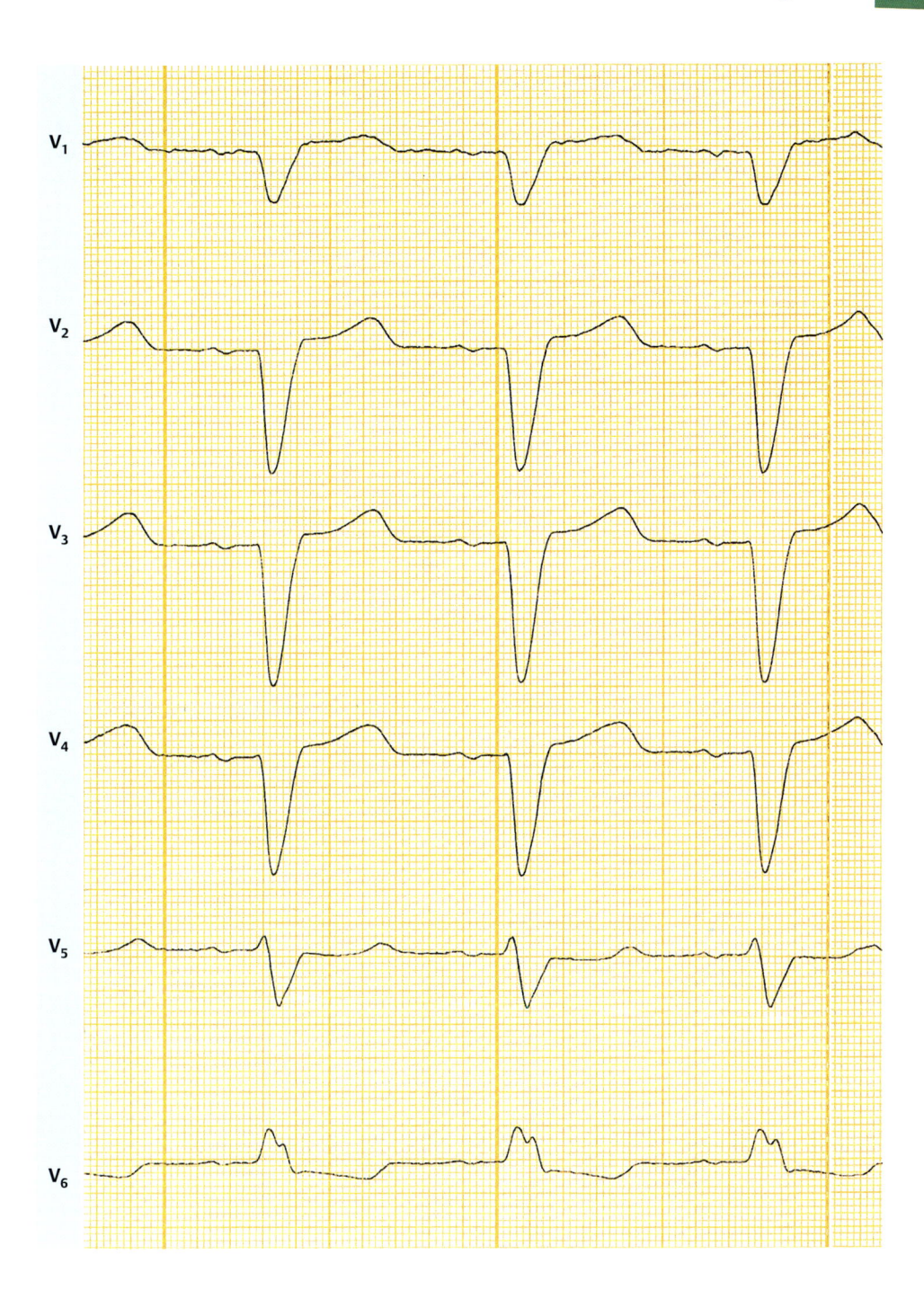

Übungs-EKG 2 — EKG-Übungen

Deutung:

Übungs-EKG 3

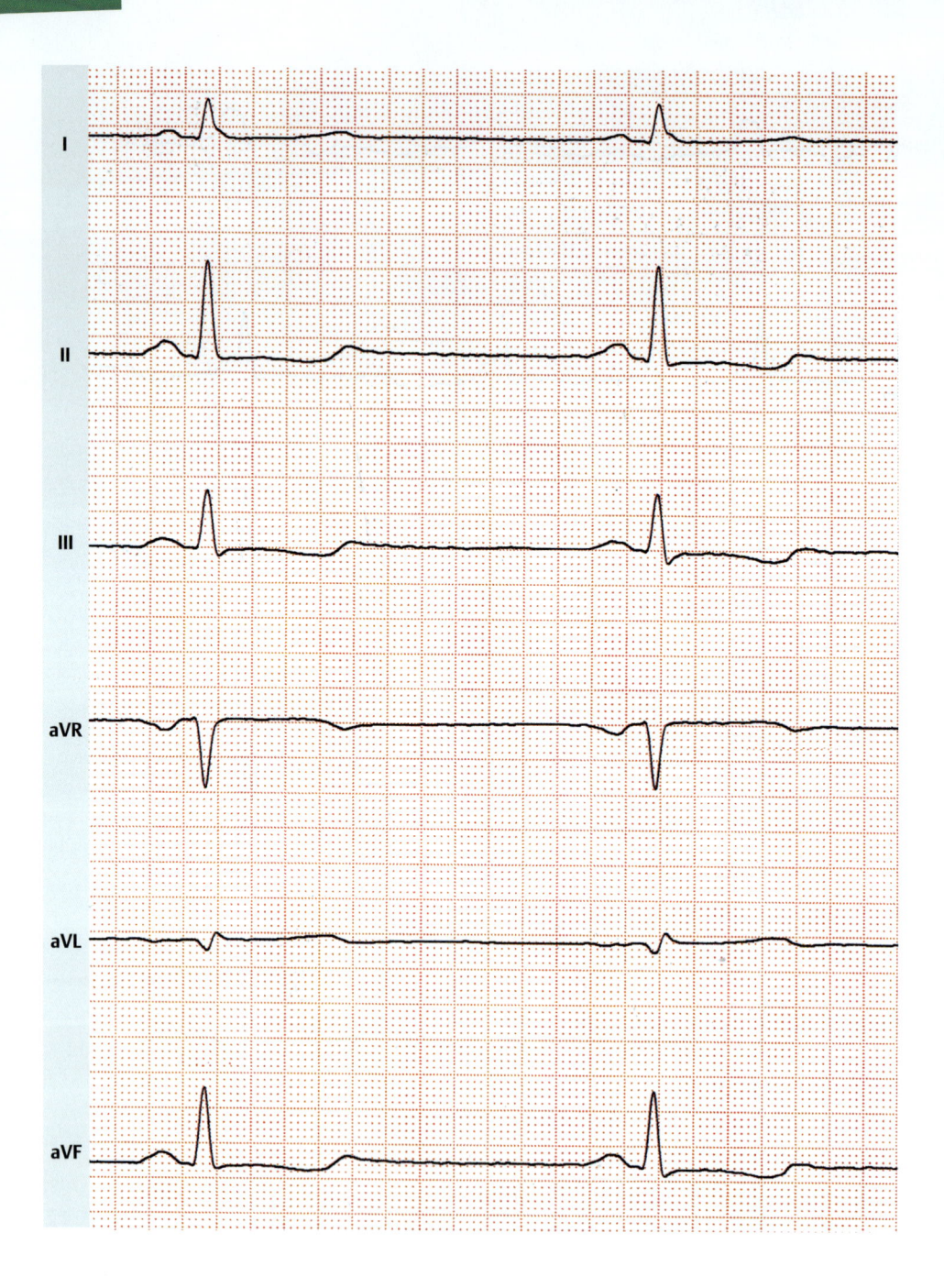

Rhythmus, Frequenz, P-Welle, PQ-Zeit: _____
Lagetyp: _____
Q-Zacken: _____
R/S-Zacken: _____
ST-Strecke, T-Welle: _____

Übungs-EKG 3 **EKG-Übungen**

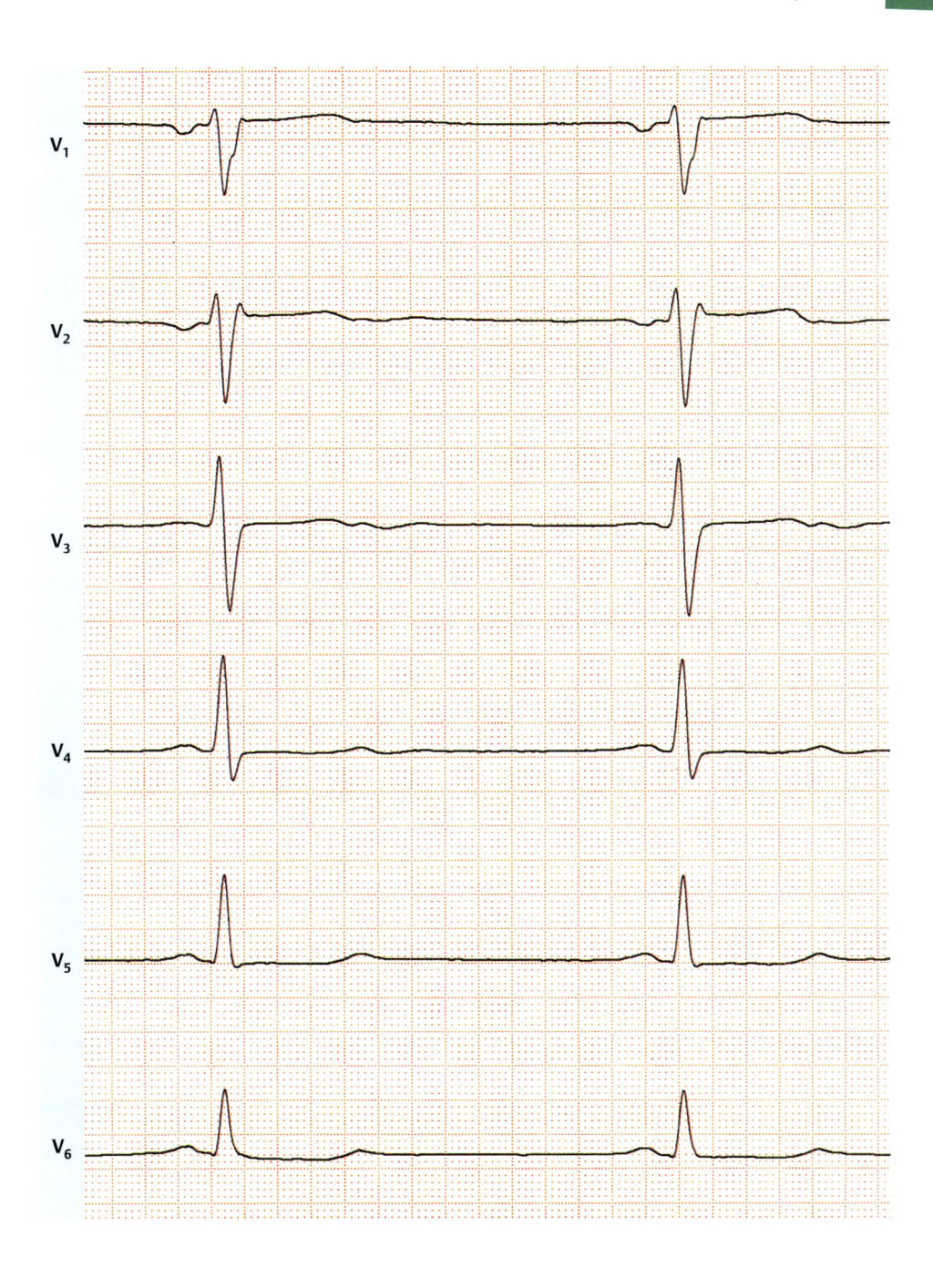

Deutung:

Übungs-EKG 4

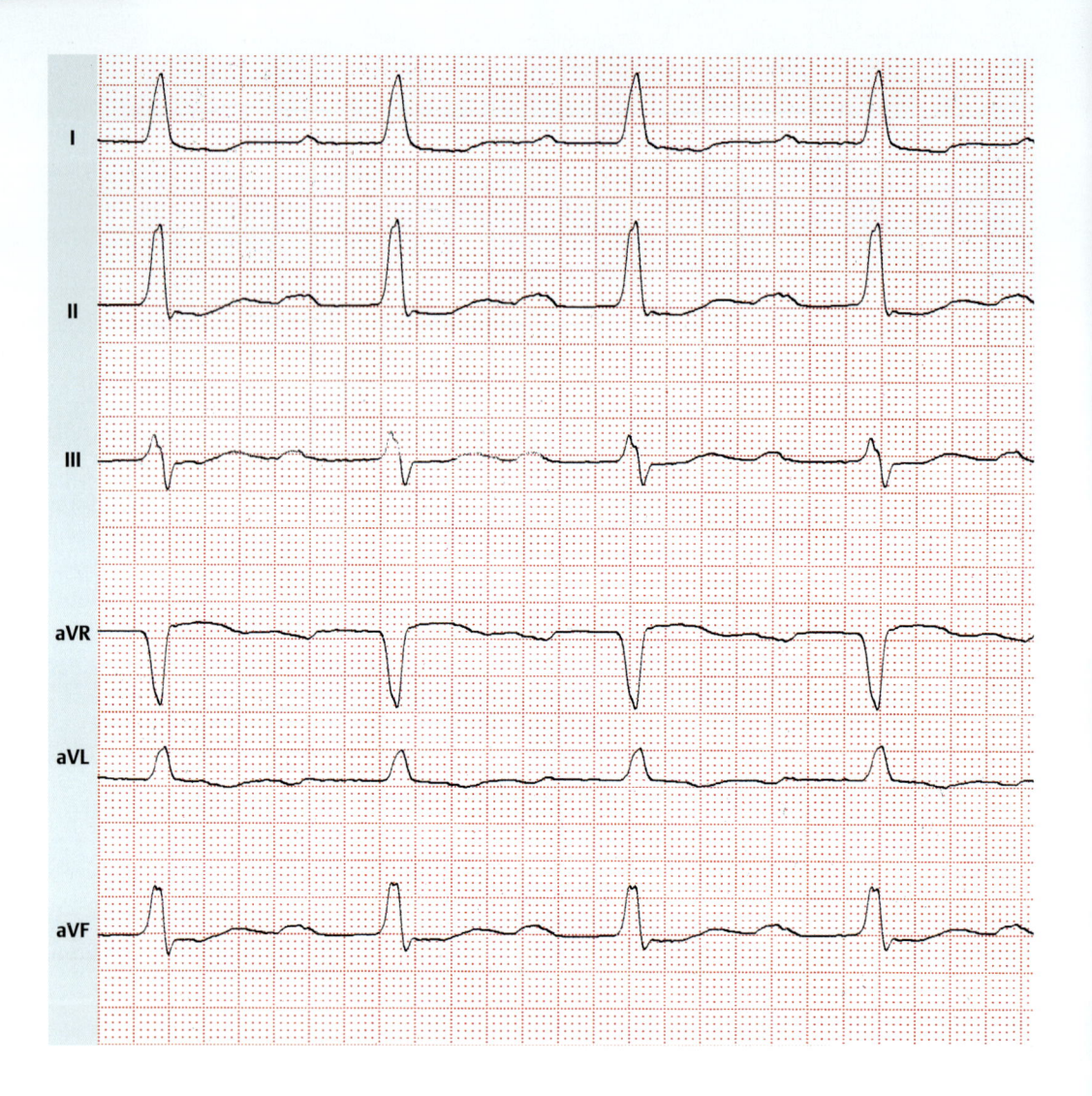

Rhythmus, Frequenz, P-Welle, PQ-Zeit: _____
Lagetyp: _____
Q-Zacken: _____
R/S-Zacken: _____
ST-Strecke, T-Welle: _____

Übungs-EKG 4   EKG-Übungen

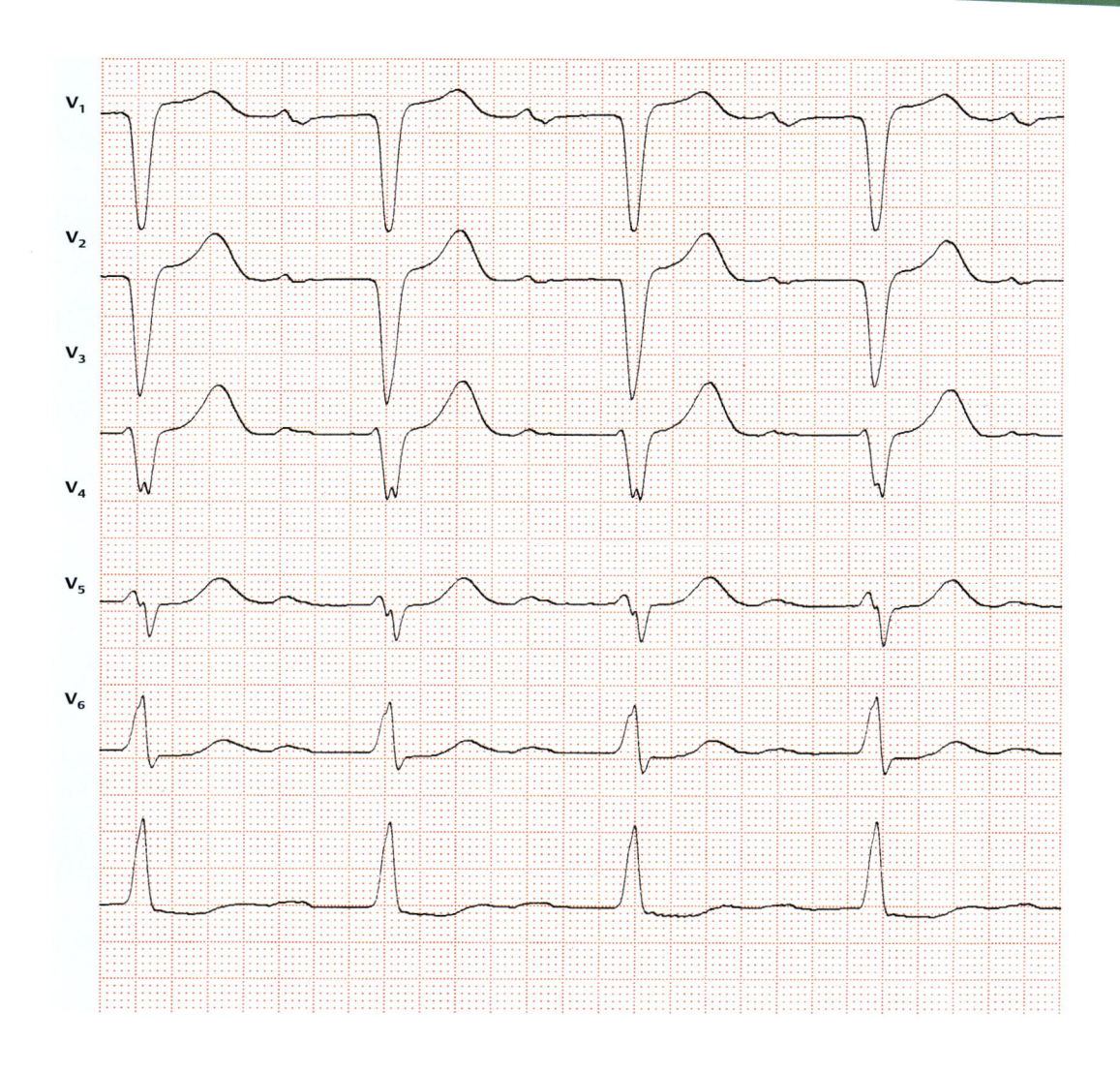

Deutung:

343

Übungs-EKG 5

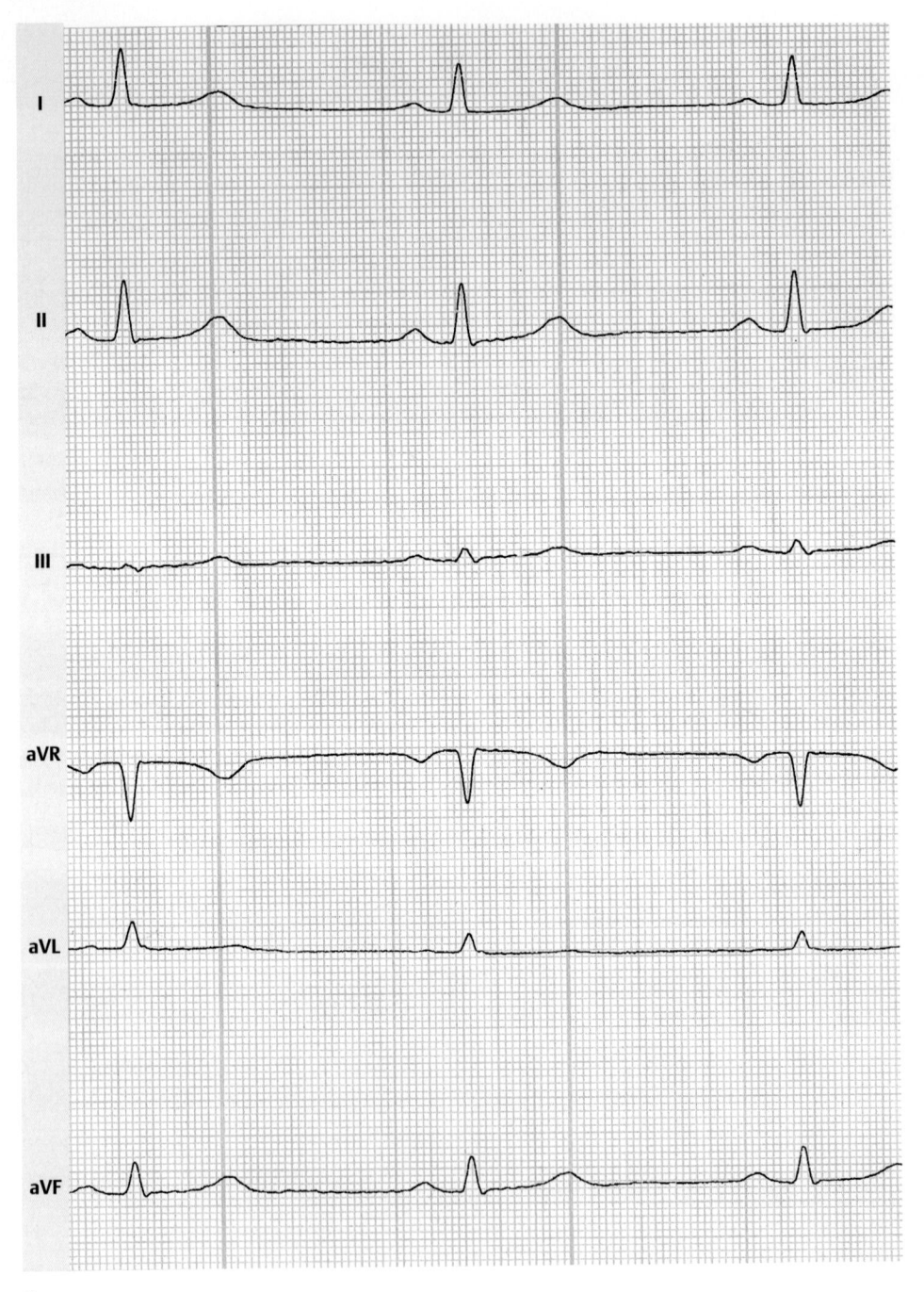

Rhythmus, Frequenz, P-Welle, PQ-Zeit: ....
Lagetyp: ....
Q-Zacken: ....
R/S-Zacken: ....
ST-Strecke, T-Welle: ....

Übungs-EKG 5 — EKG-Übungen

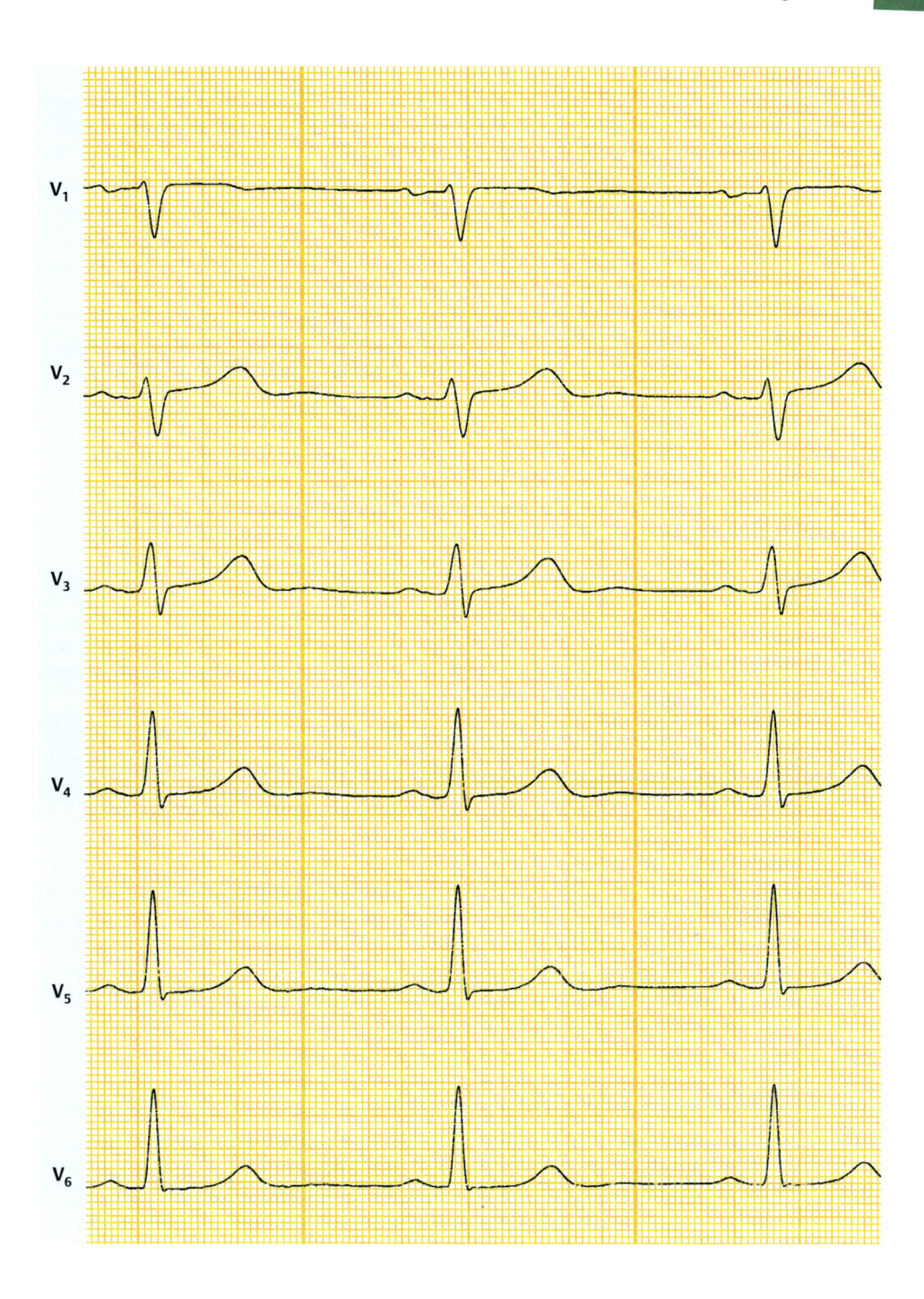

Deutung:

345

EKG-Übungen

Übungs-EKG 6

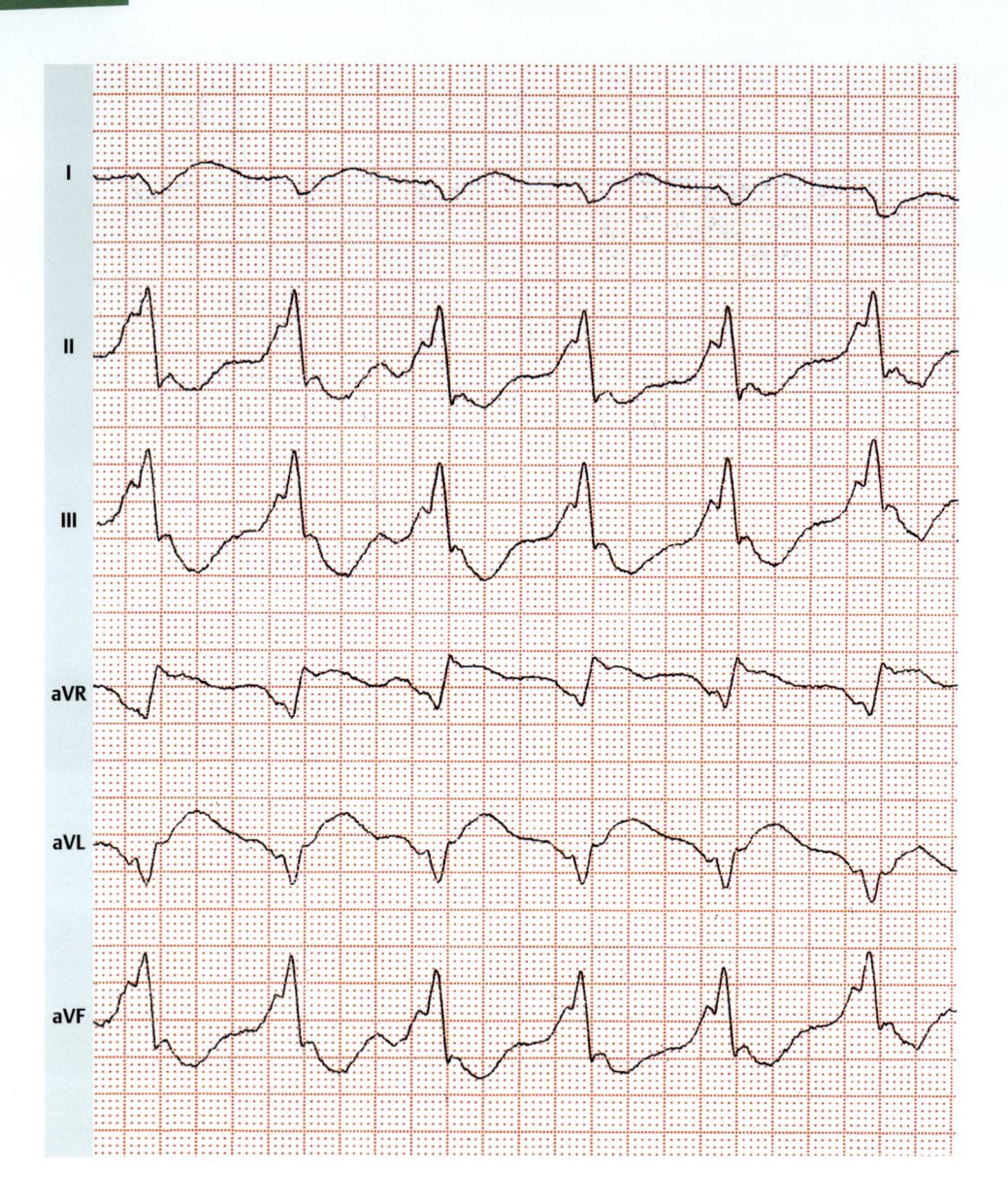

Rhythmus, Frequenz, P-Welle, PQ-Zeit: _____
Lagetyp: _____
Q-Zacken: _____
R/S-Zacken: _____
ST-Strecke, T-Welle: _____

Übungs-EKG 6 — EKG-Übungen

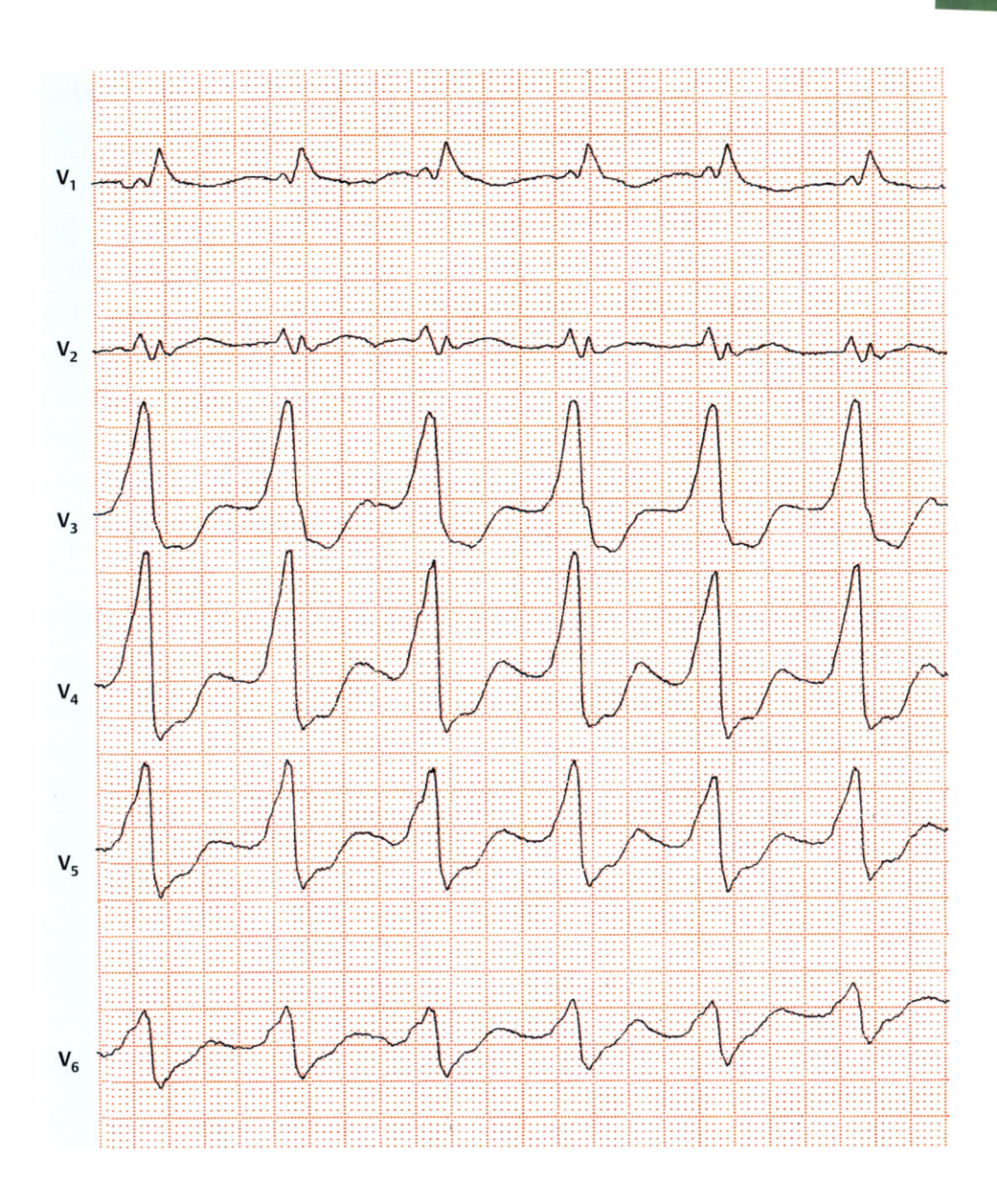

Deutung:

Übungs-EKG 7

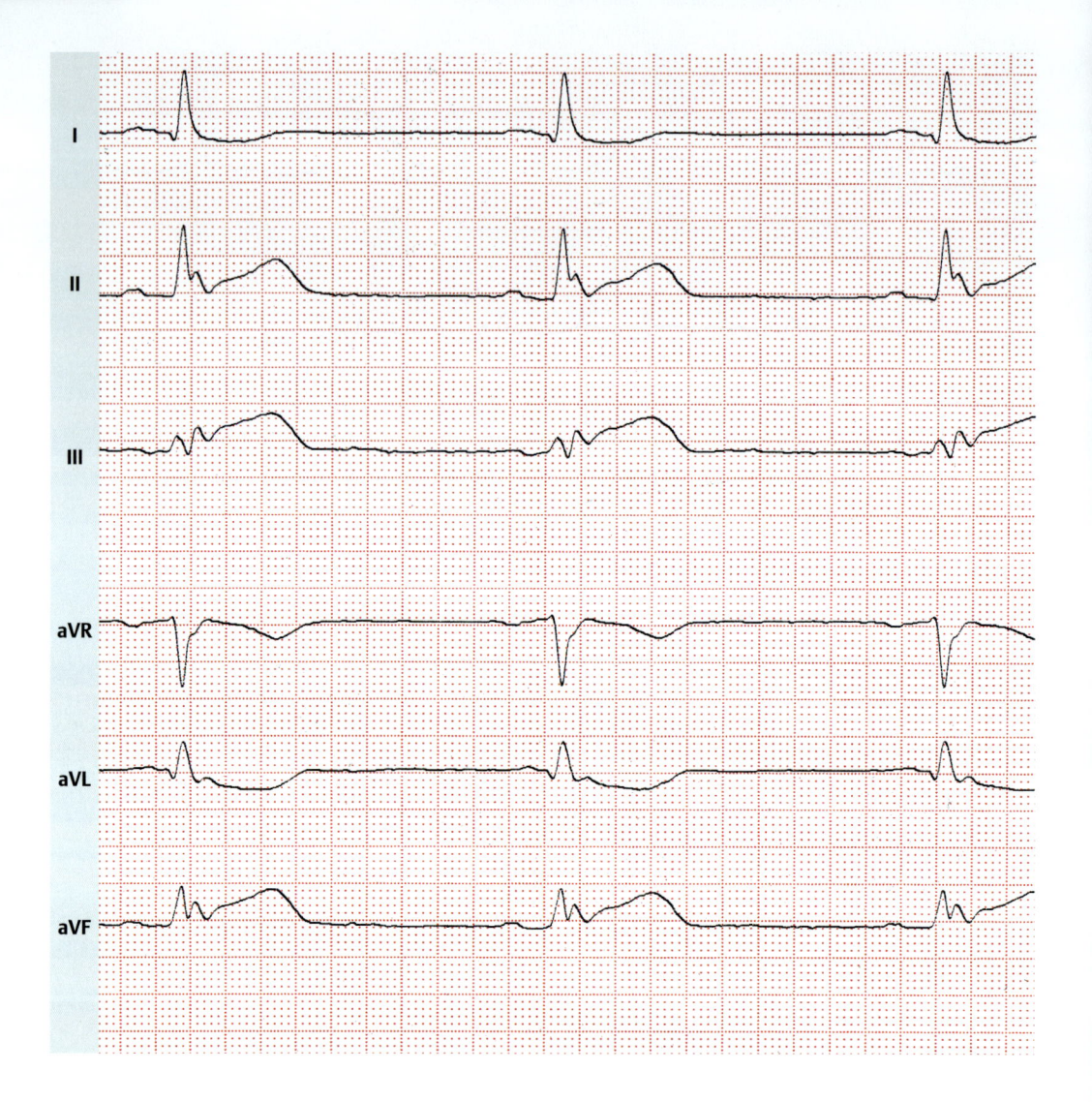

Rhythmus, Frequenz, P-Welle, PQ-Zeit: ....
Lagetyp: ....
Q-Zacken: ....
R/S-Zacken: ....
ST-Strecke, T-Welle: ....

Übungs-EKG 7 — EKG-Übungen

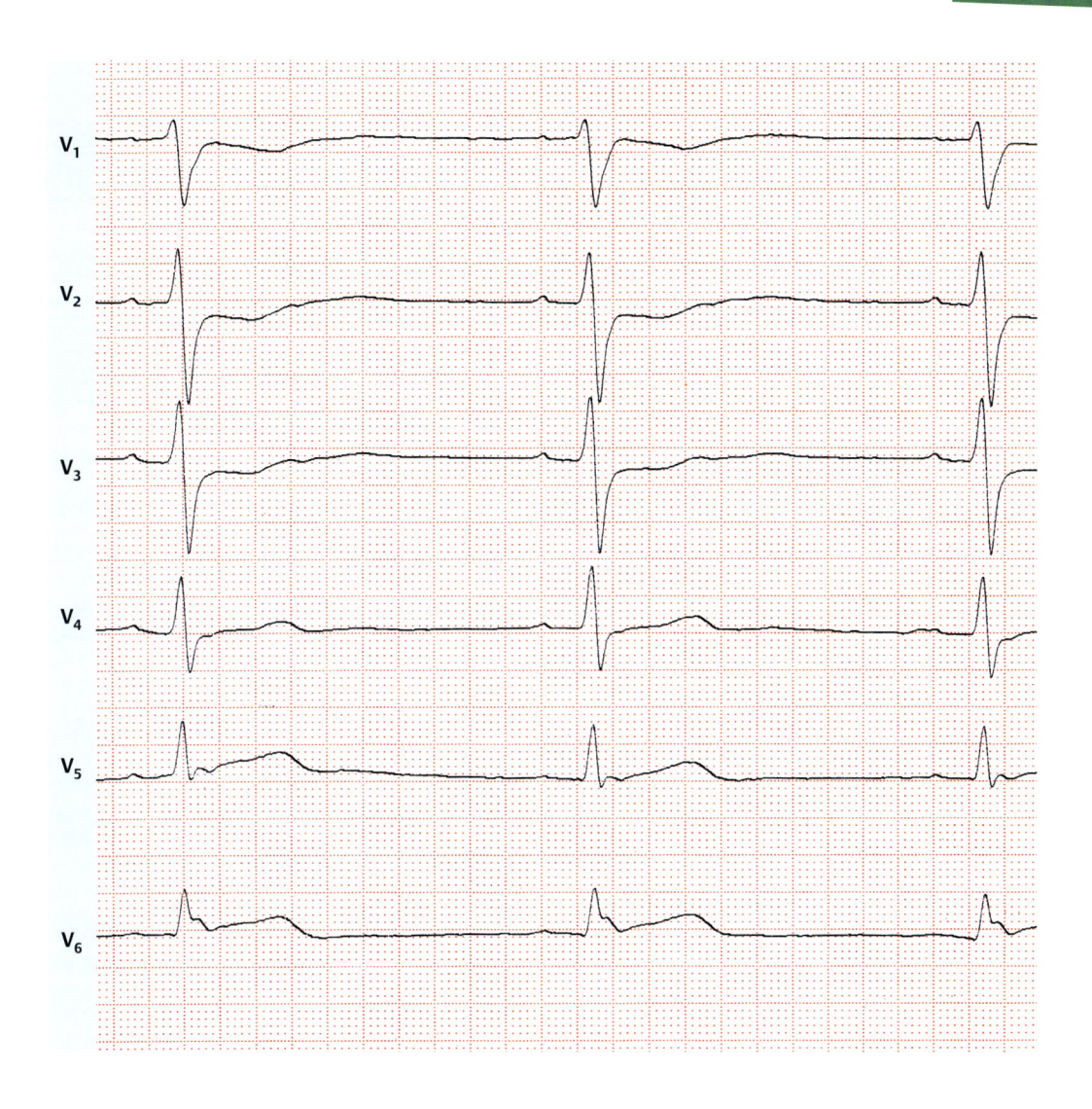

Deutung:

349

EKG-Übungen

Übungs-EKG 8

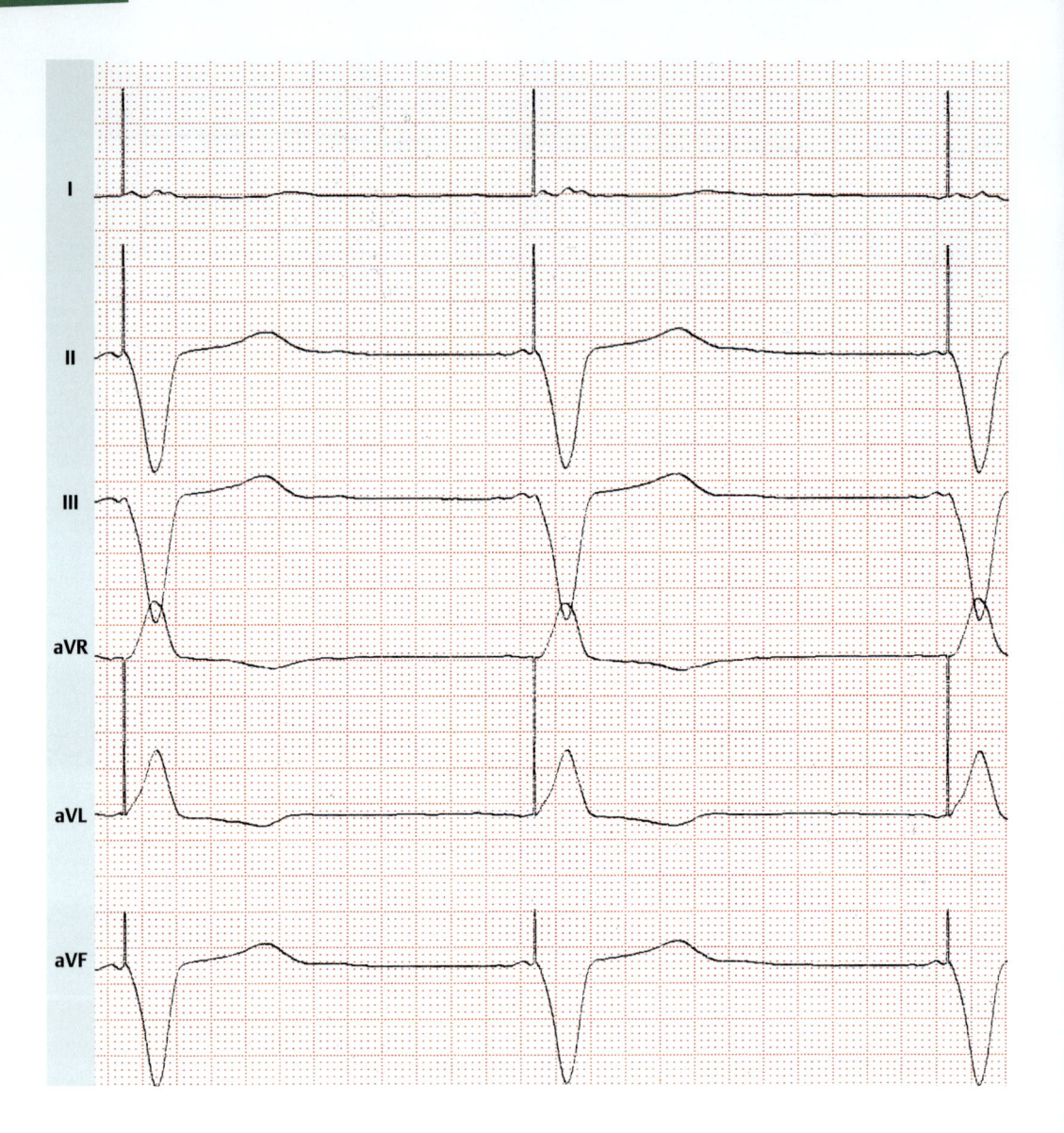

Rhythmus, Frequenz, P-Welle, PQ-Zeit: ....
Lagetyp: ....
Q-Zacken: ....
R/S-Zacken: ....
ST-Strecke, T-Welle: ....

Übungs-EKG 8 EKG-Übungen

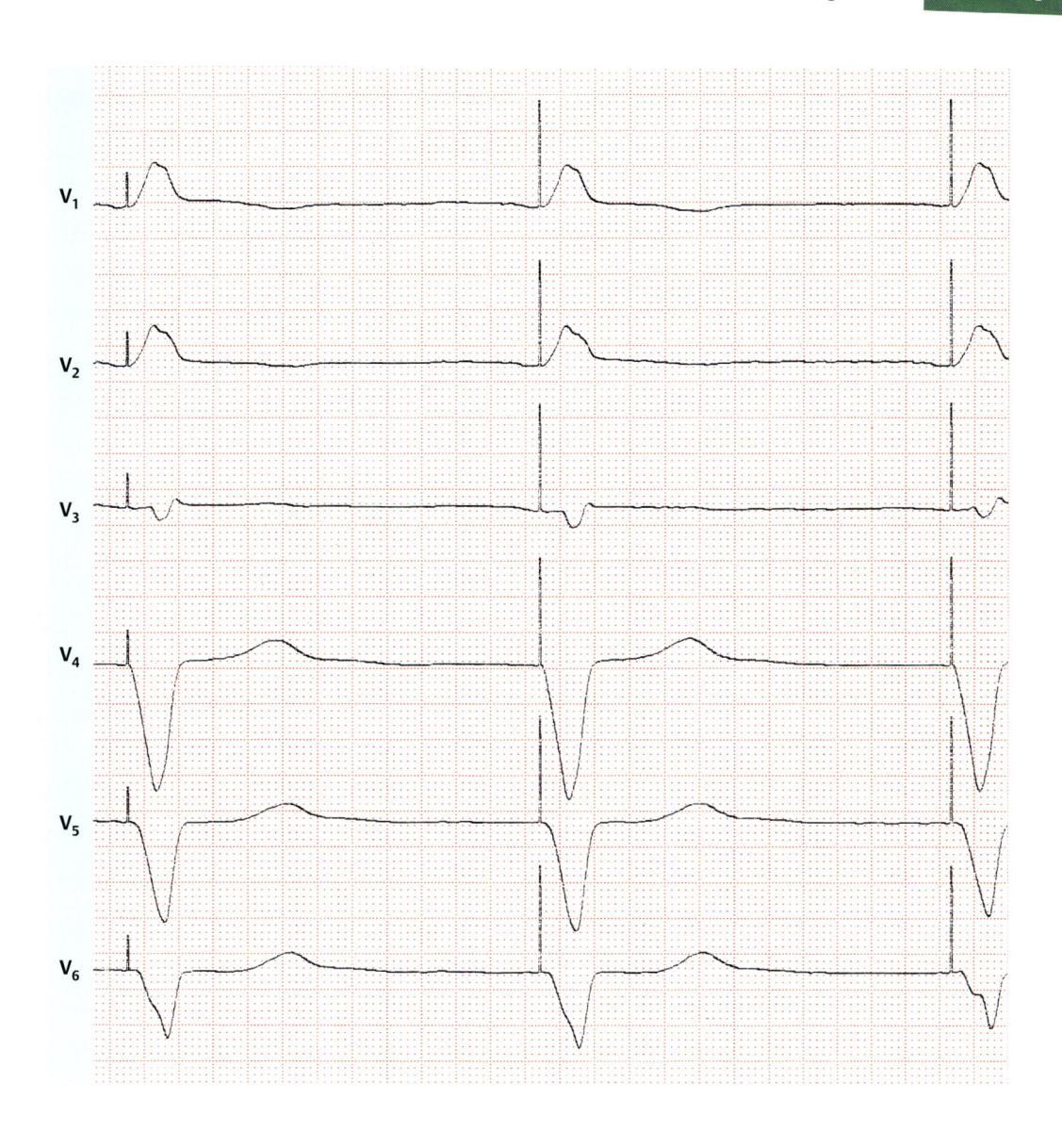

Deutung:

Übungs-EKG 9

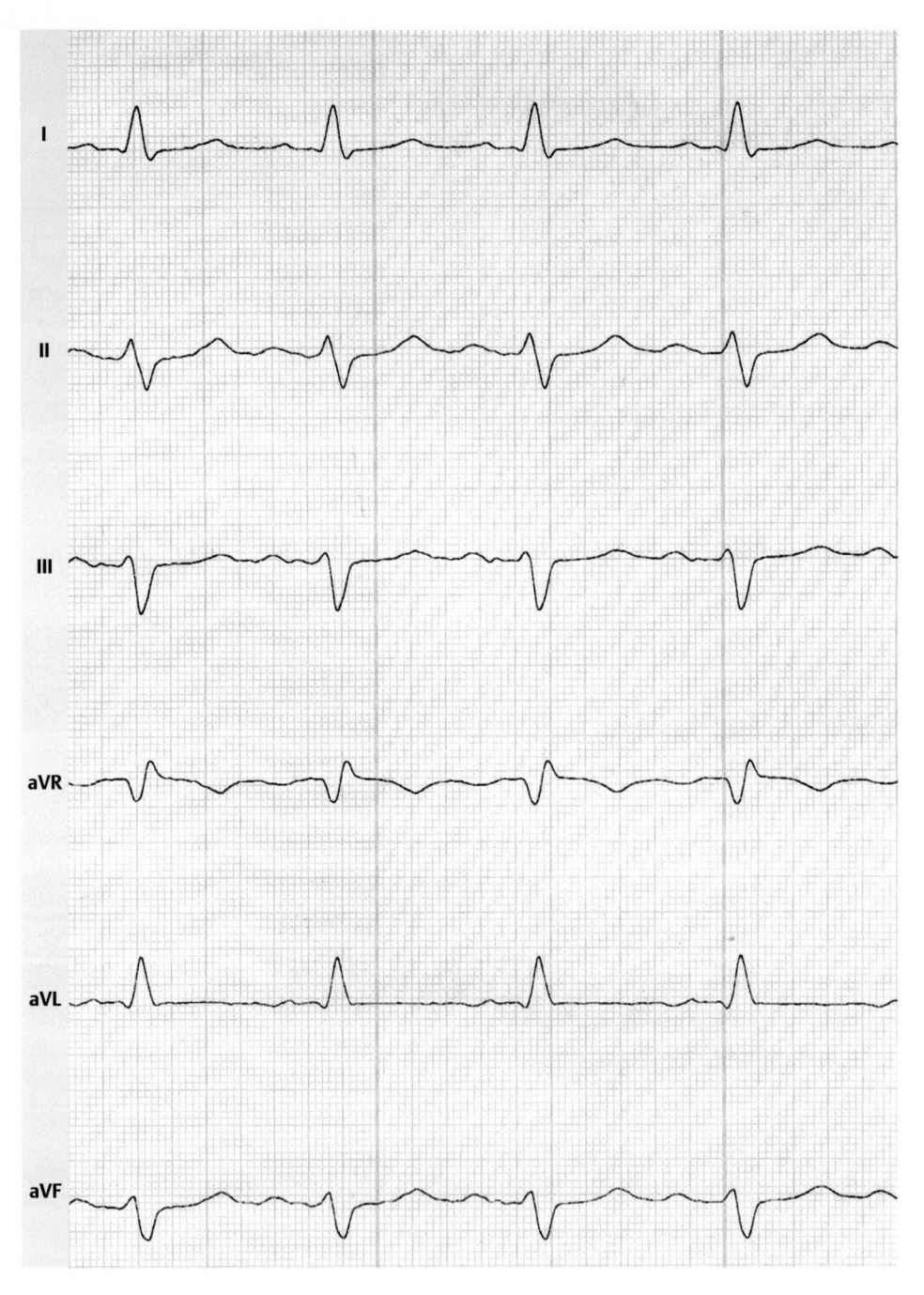

Rhythmus, Frequenz, P-Welle, PQ-Zeit: ....
Lagetyp: ....
Q-Zacken: ....
R/S-Zacken: ....
ST-Strecke, T-Welle: ....

Übungs-EKG 9   EKG-Übungen

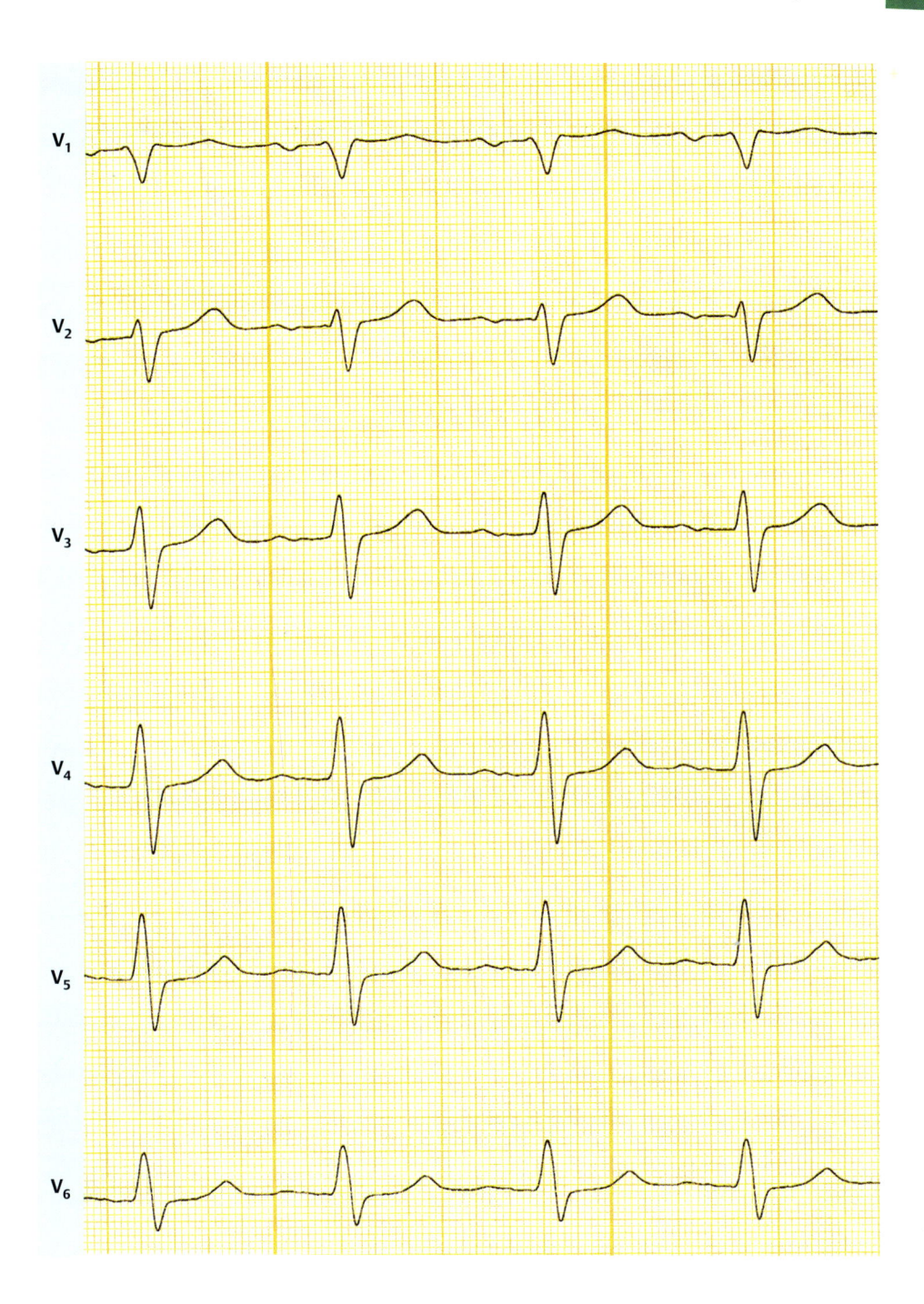

Deutung:

353

EKG-Übungen

Übungs-EKG 10

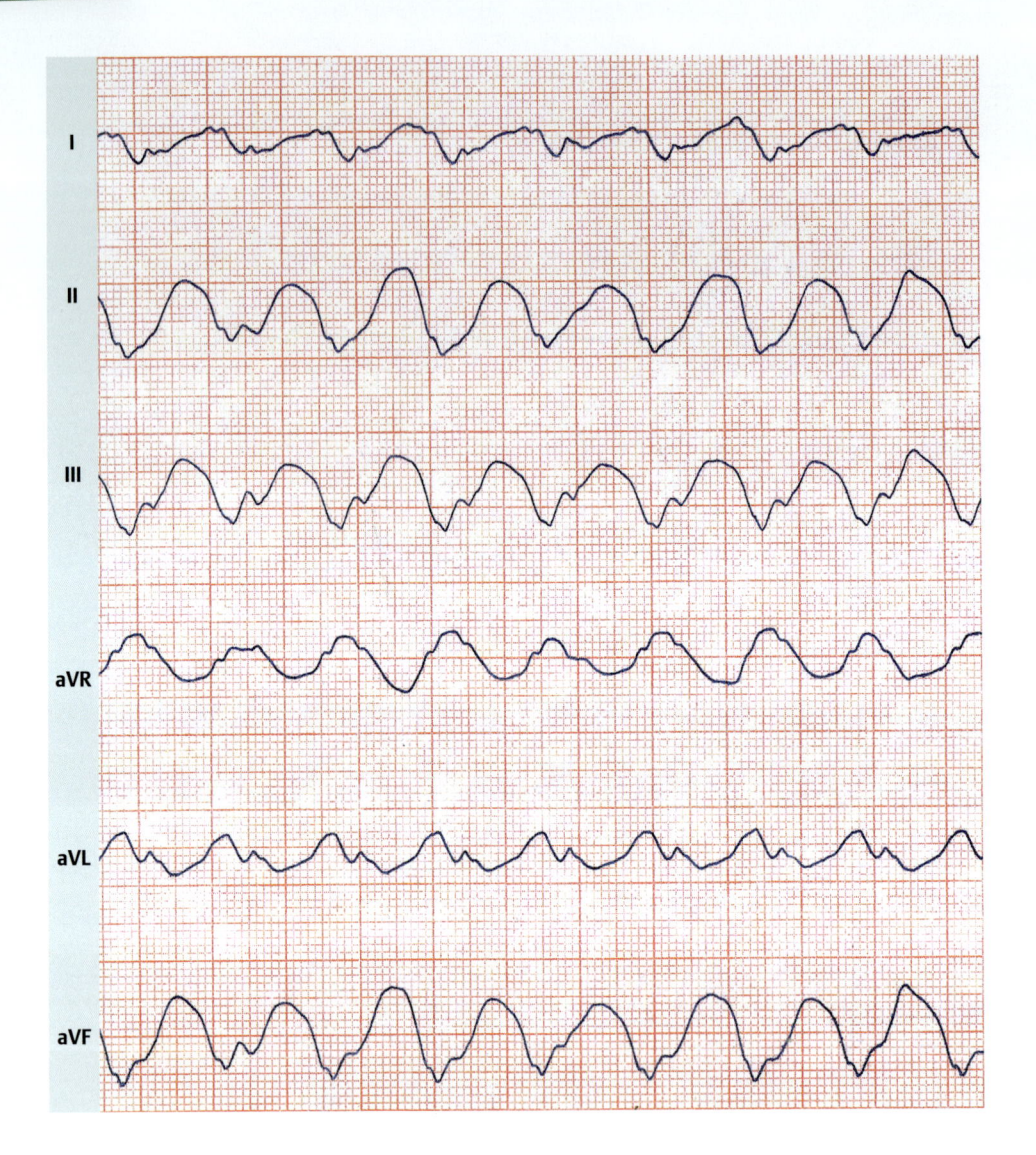

Rhythmus, Frequenz, P-Welle, PQ-Zeit: ....
Lagetyp: ....
Q-Zacken: ....
R/S-Zacken: ....
ST-Strecke, T-Welle: ....

Übungs-EKG 10 — EKG-Übungen

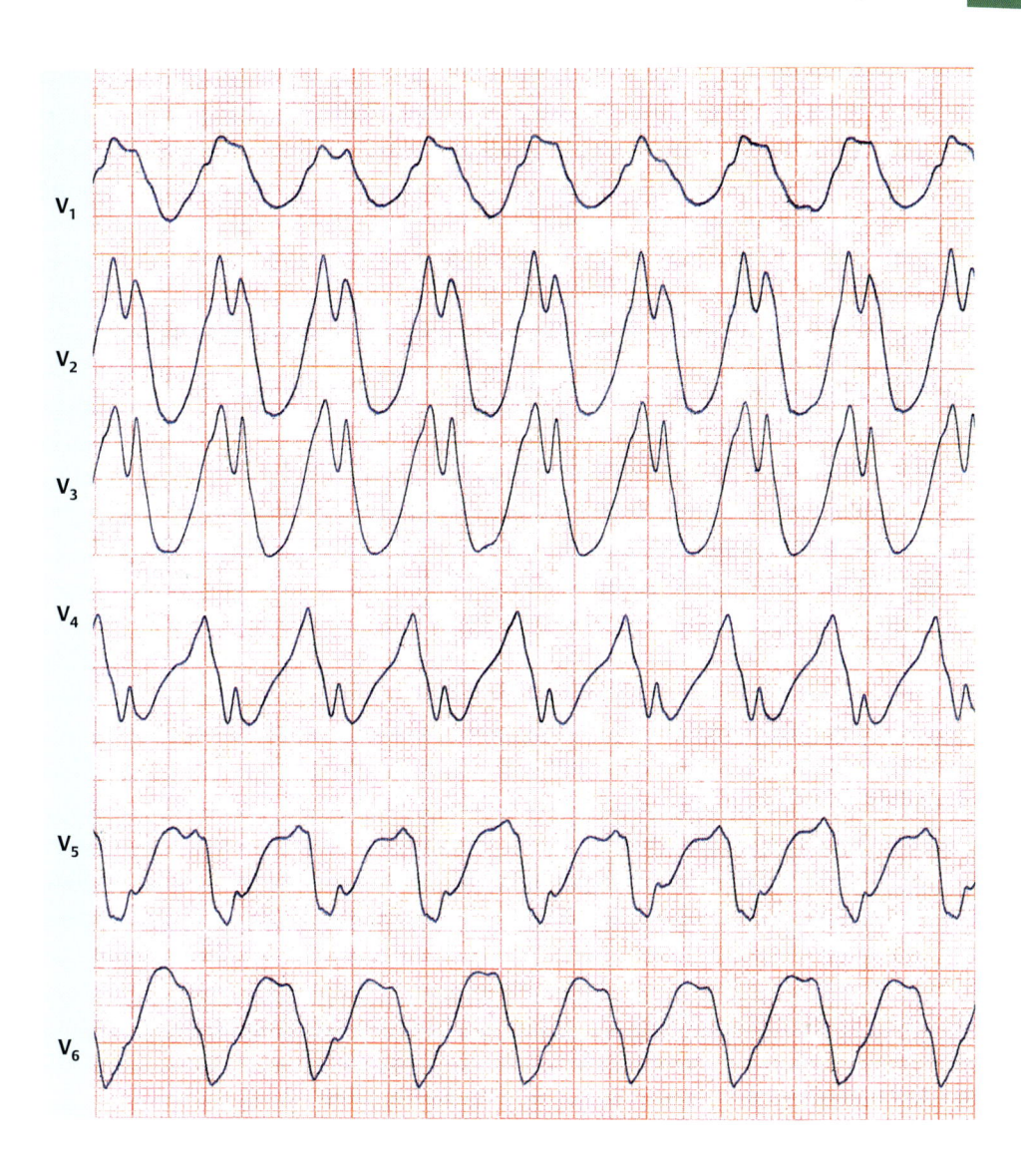

V₁
V₂
V₃
V₄
V₅
V₆

Deutung:

355

Übungs-EKG 11

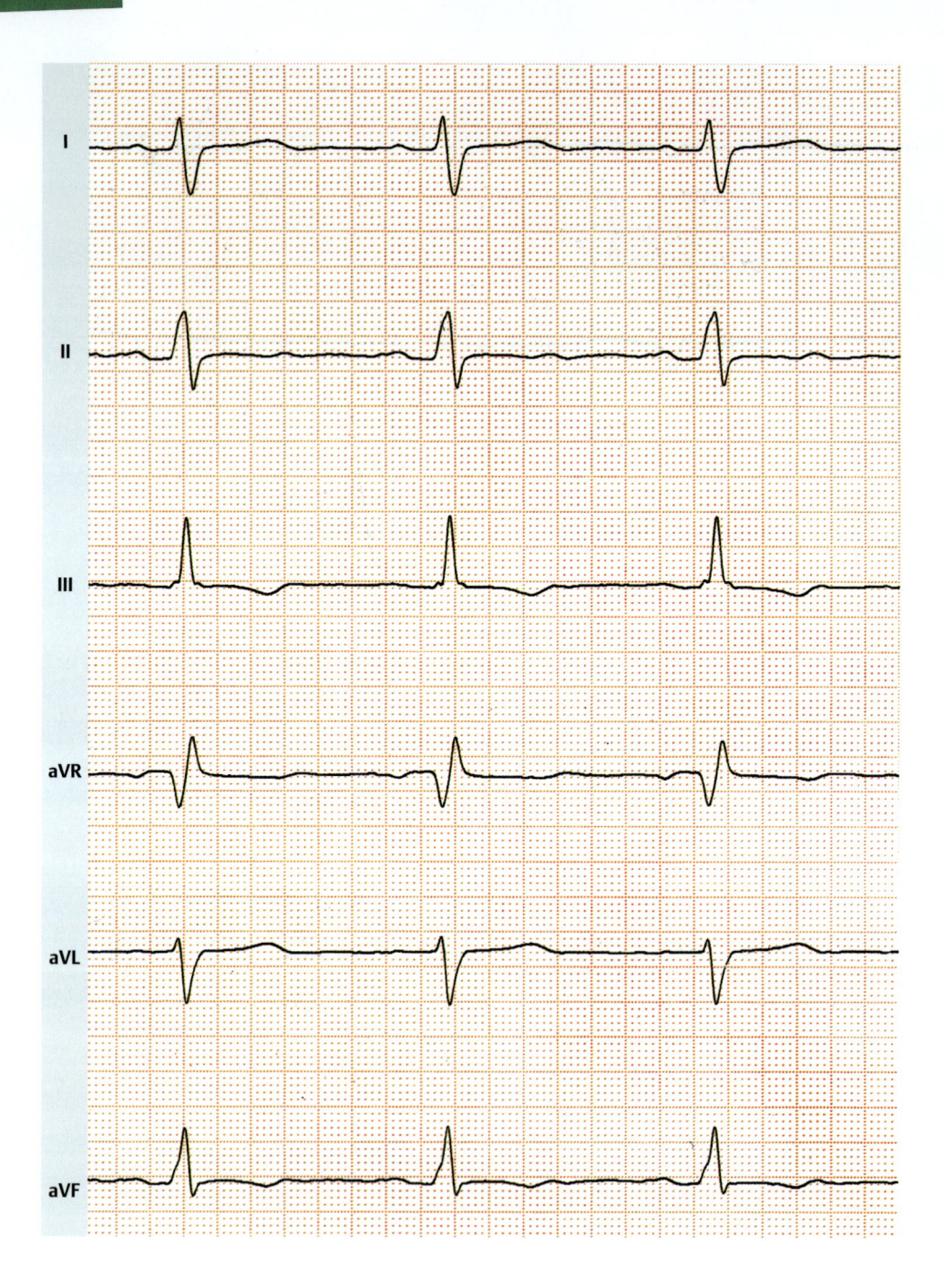

Rhythmus, Frequenz, P-Welle, PQ-Zeit: ....
Lagetyp: ....
Q-Zacken: ....
R/S-Zacken: ....
ST-Strecke, T-Welle: ....

Übungs-EKG 11 — EKG-Übungen

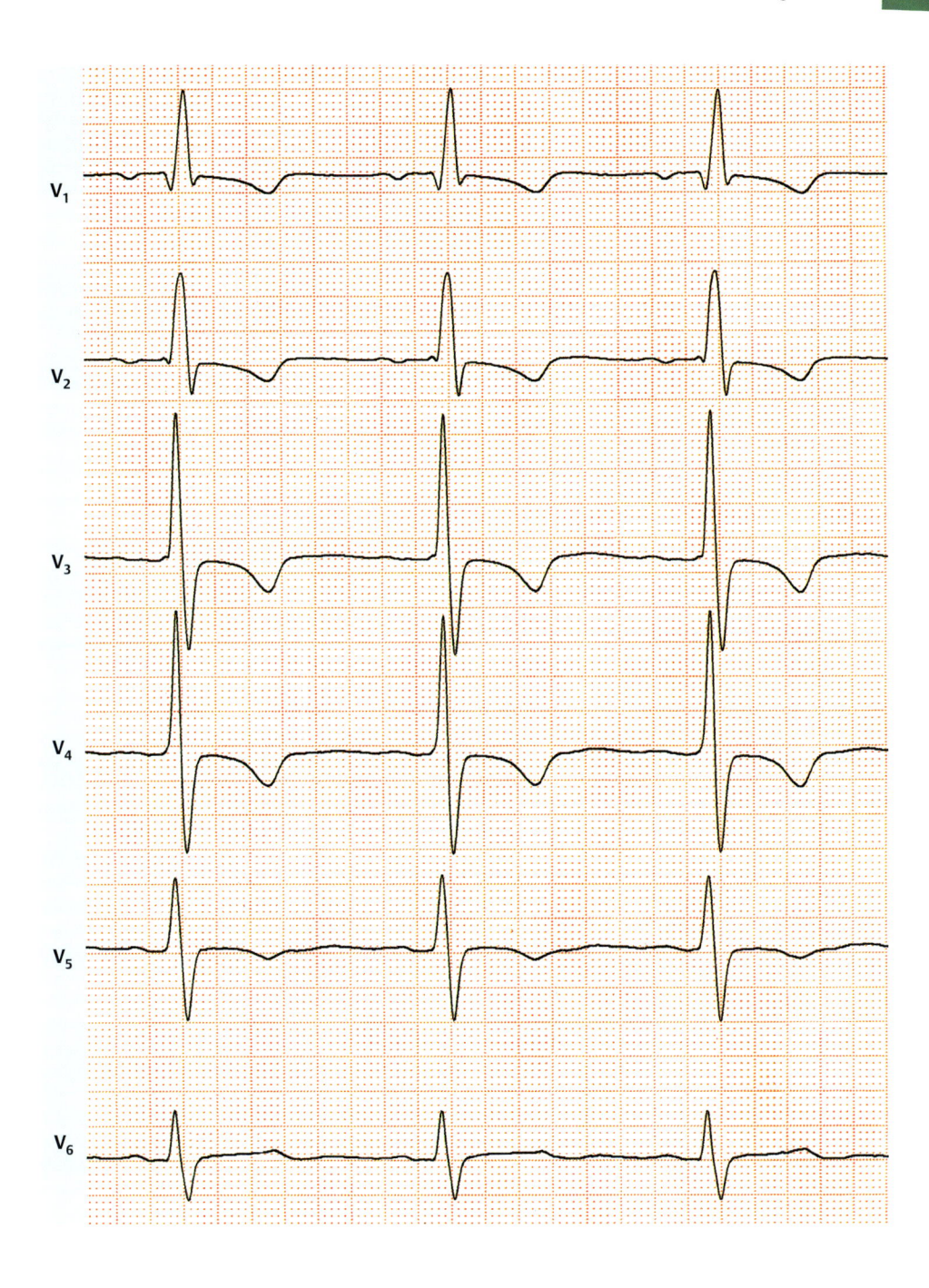

Deutung:

357

EKG-Übungen

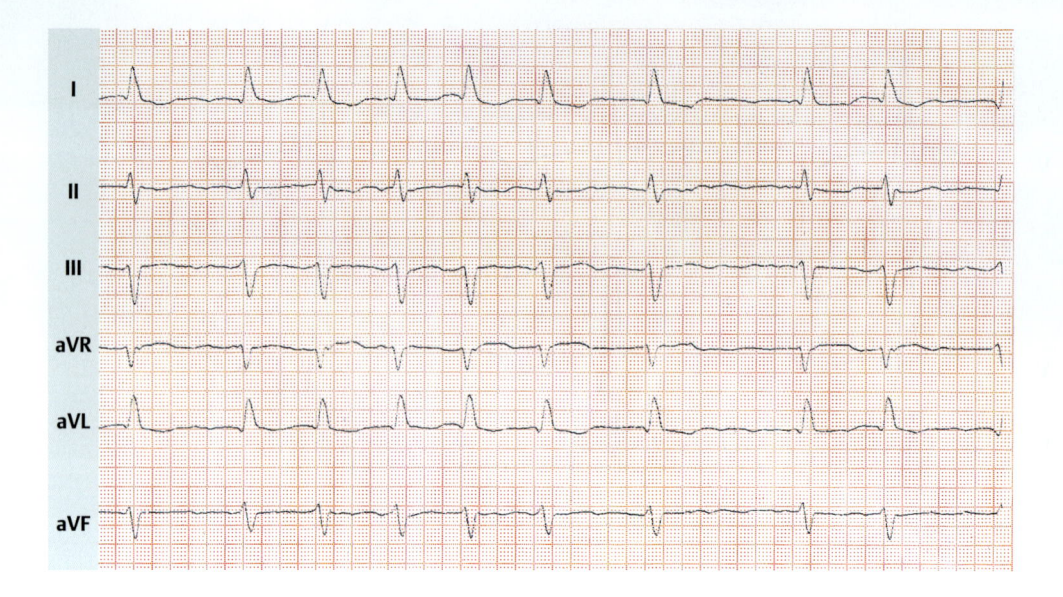

Übungs-EKG 12 (um 50 % verkleinerte Abbildungen)

Rhythmus, Frequenz, P-Welle, PQ-Zeit: ....
Lagetyp: ....
Q-Zacken: ....
R/S-Zacken: ....
ST-Strecke, T-Welle: ....

Übungs-EKG 12 (um 50% verkleinerte Abbildungen) — EKG-Übungen

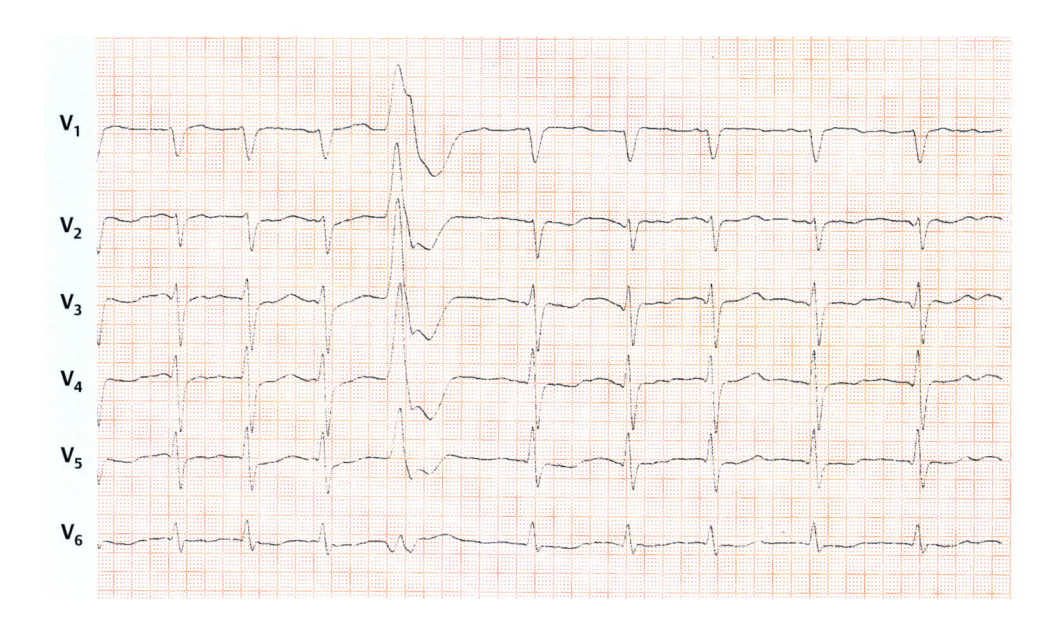

Deutung:

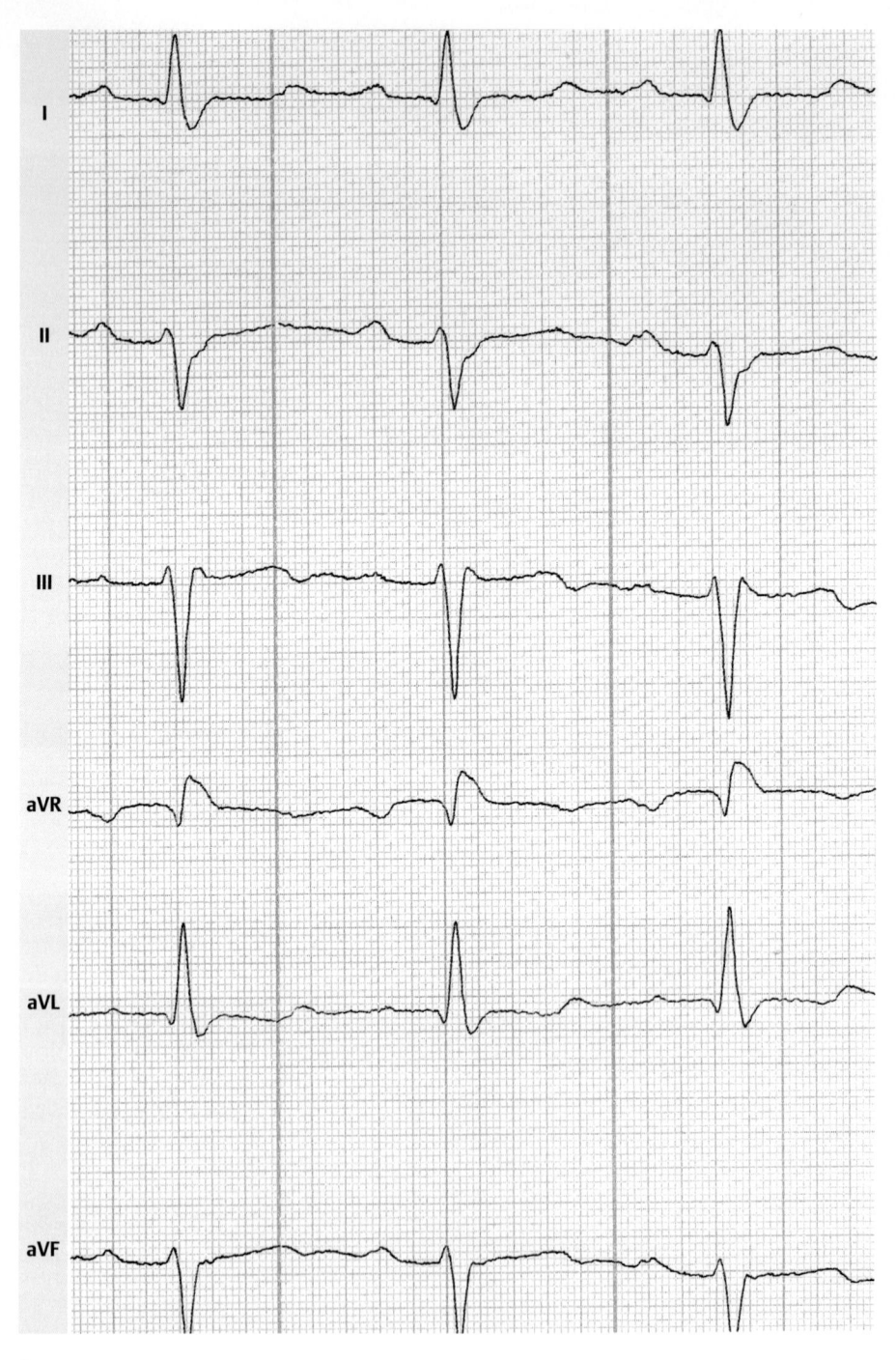

Übungs-EKG 13

Rhythmus, Frequenz, P-Welle, PQ-Zeit: ....
Lagetyp: ....
Q-Zacken: ....
R/S-Zacken: ....
ST-Strecke, T-Welle: ....

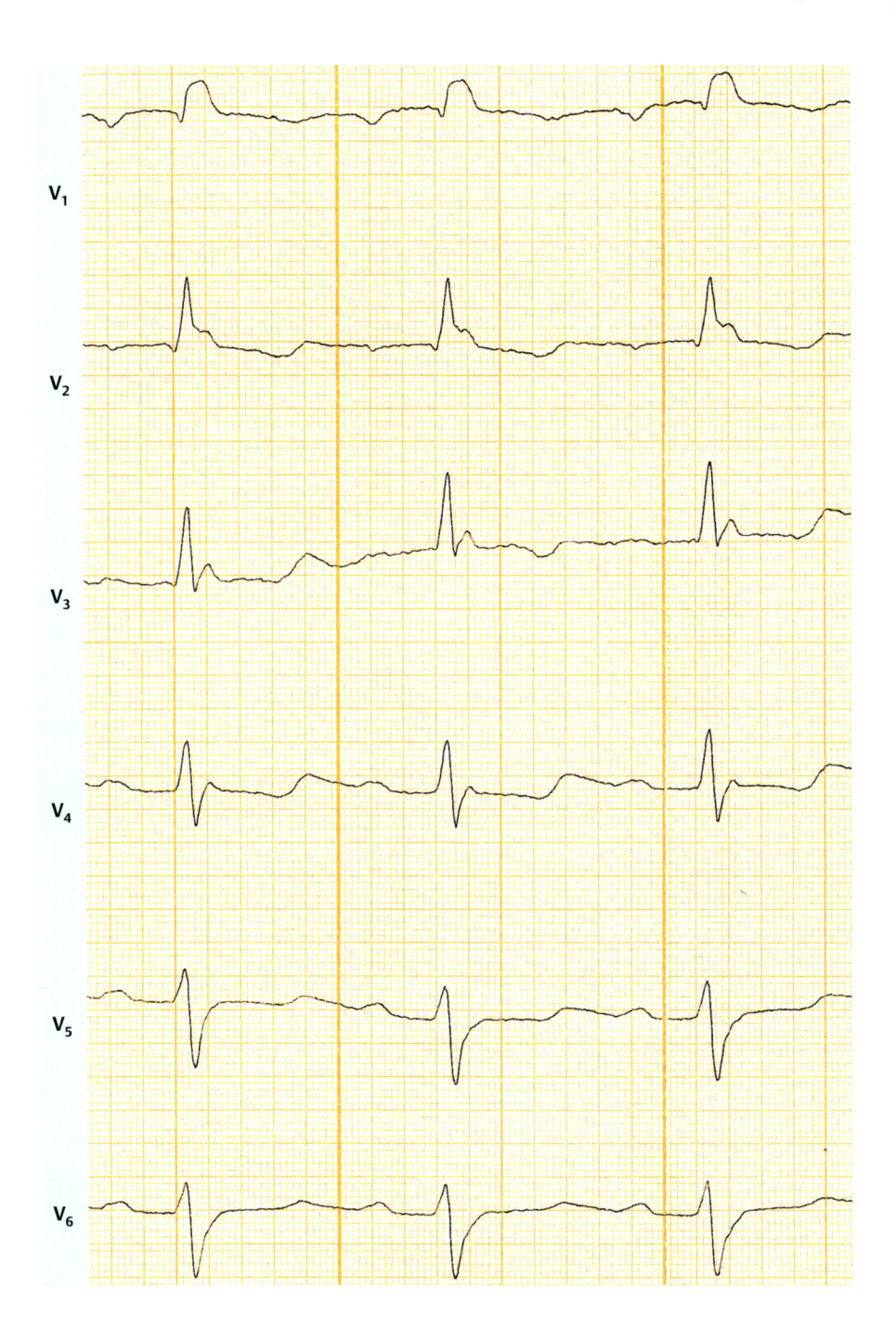

Übungs-EKG 13 — EKG-Übungen

V₁

V₂

V₃

V₄

V₅

V₆

Deutung:

Übungs-EKG 14

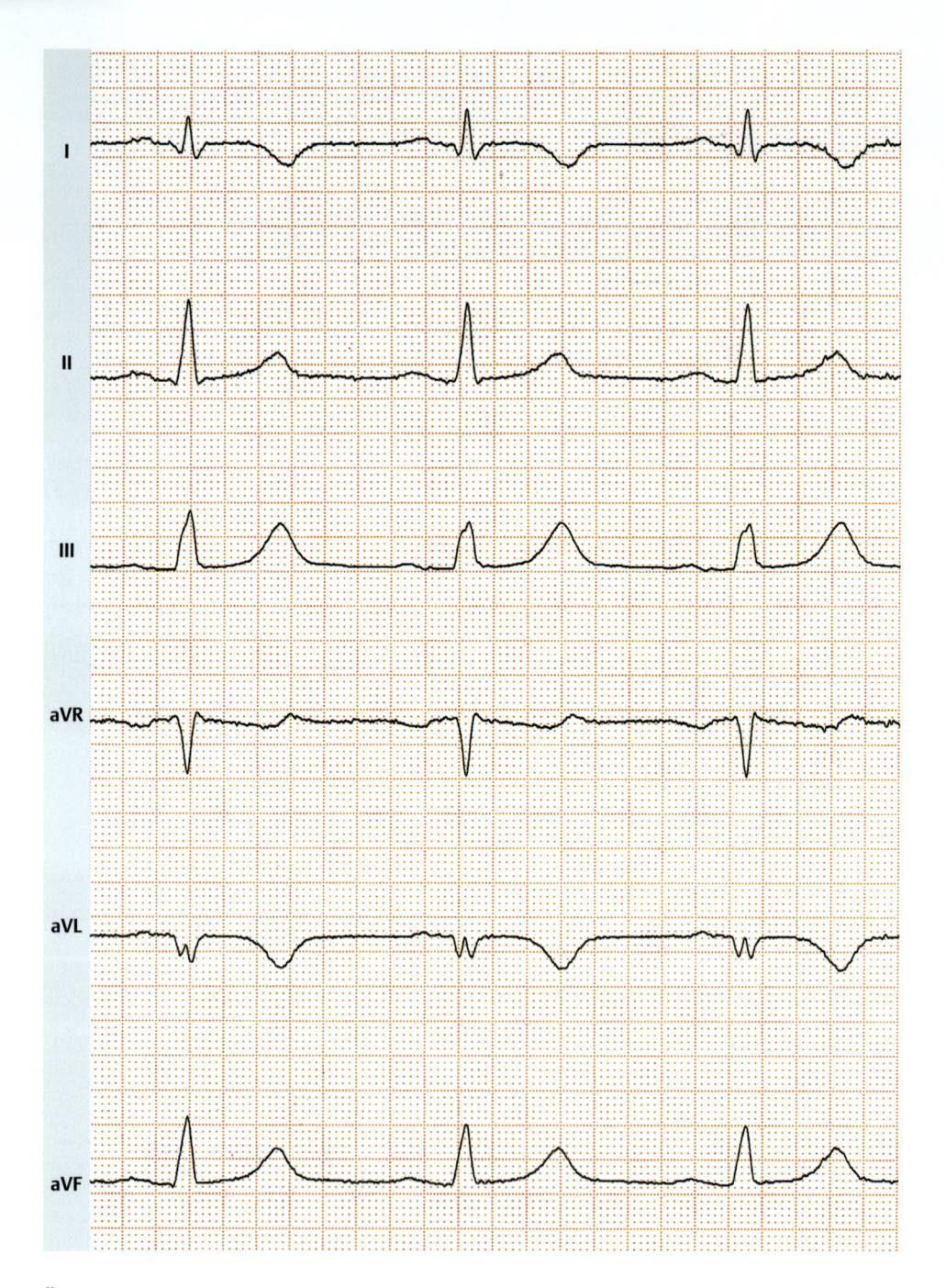

Rhythmus, Frequenz, P-Welle, PQ-Zeit: ....
Lagetyp: ....
Q-Zacken: ....
R/S-Zacken: ....
ST-Strecke, T-Welle: ....

Übungs-EKG 14 EKG-Übungen

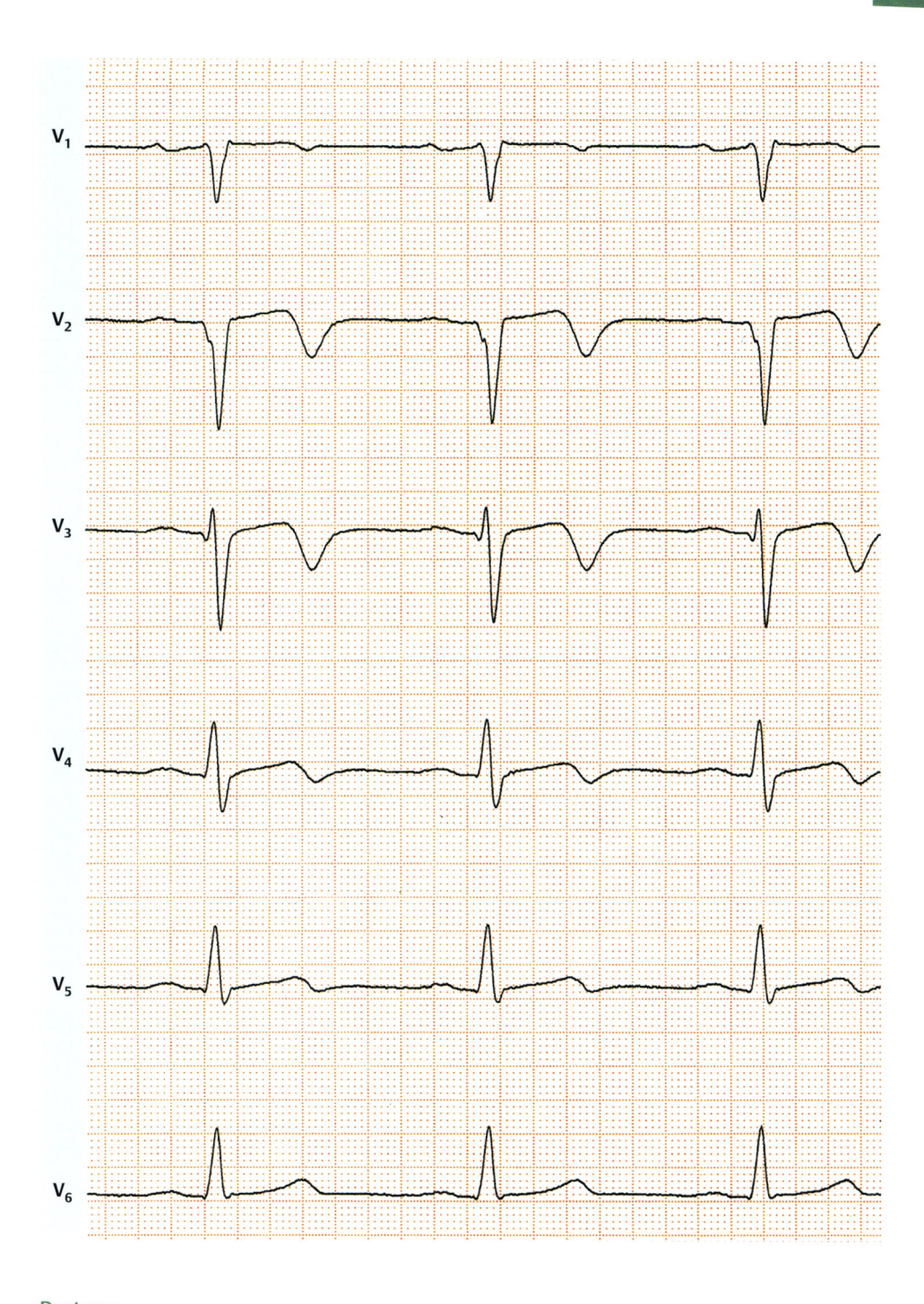

V₁

V₂

V₃

V₄

V₅

V₆

Deutung:

EKG-Übungen

Übungs-EKG 15

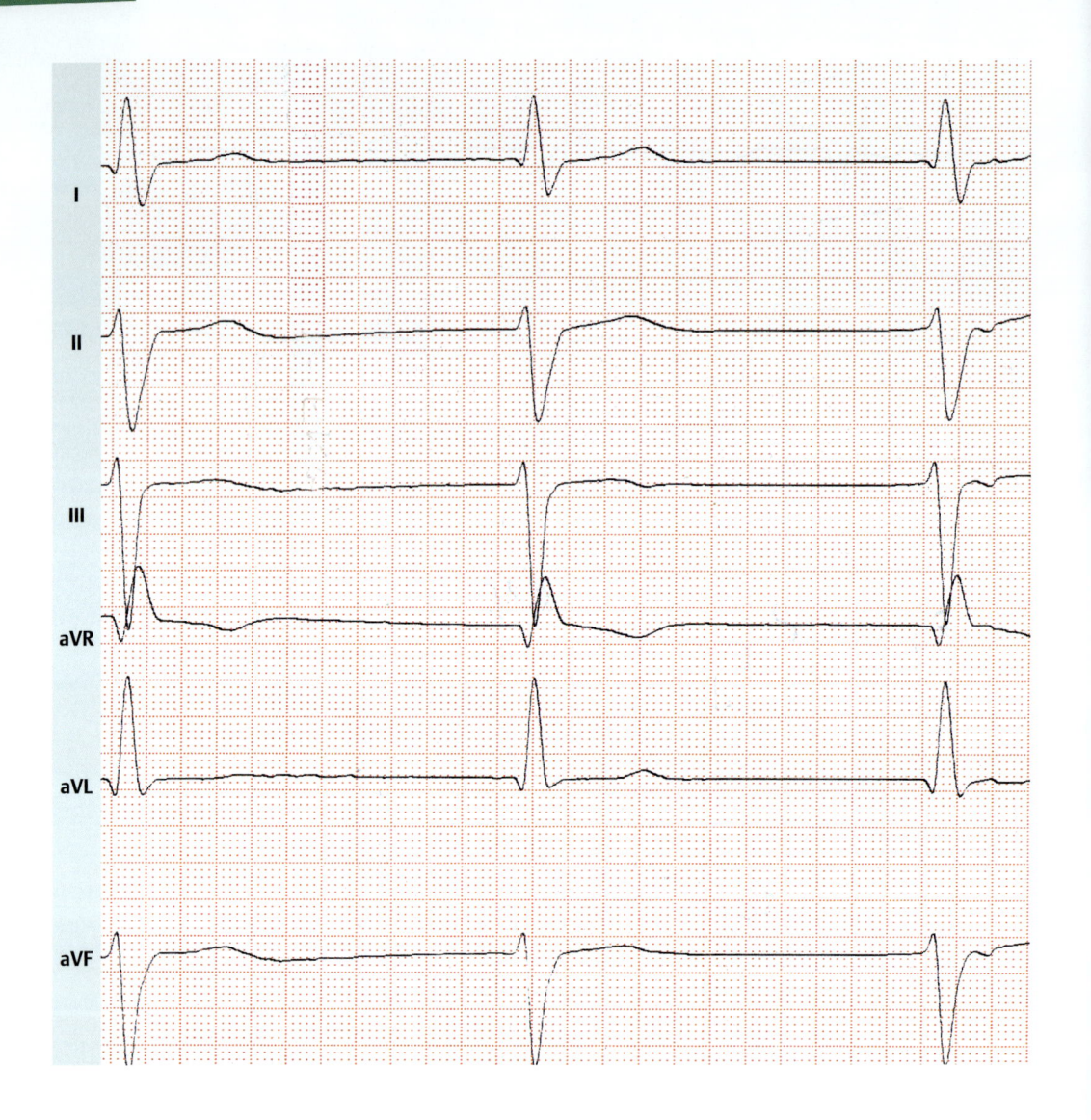

Rhythmus, Frequenz, P-Welle, PQ-Zeit: _____
Lagetyp: _____
Q-Zacken: _____
R/S-Zacken: _____
ST-Strecke, T-Welle: _____

Übungs-EKG 15 EKG-Übungen

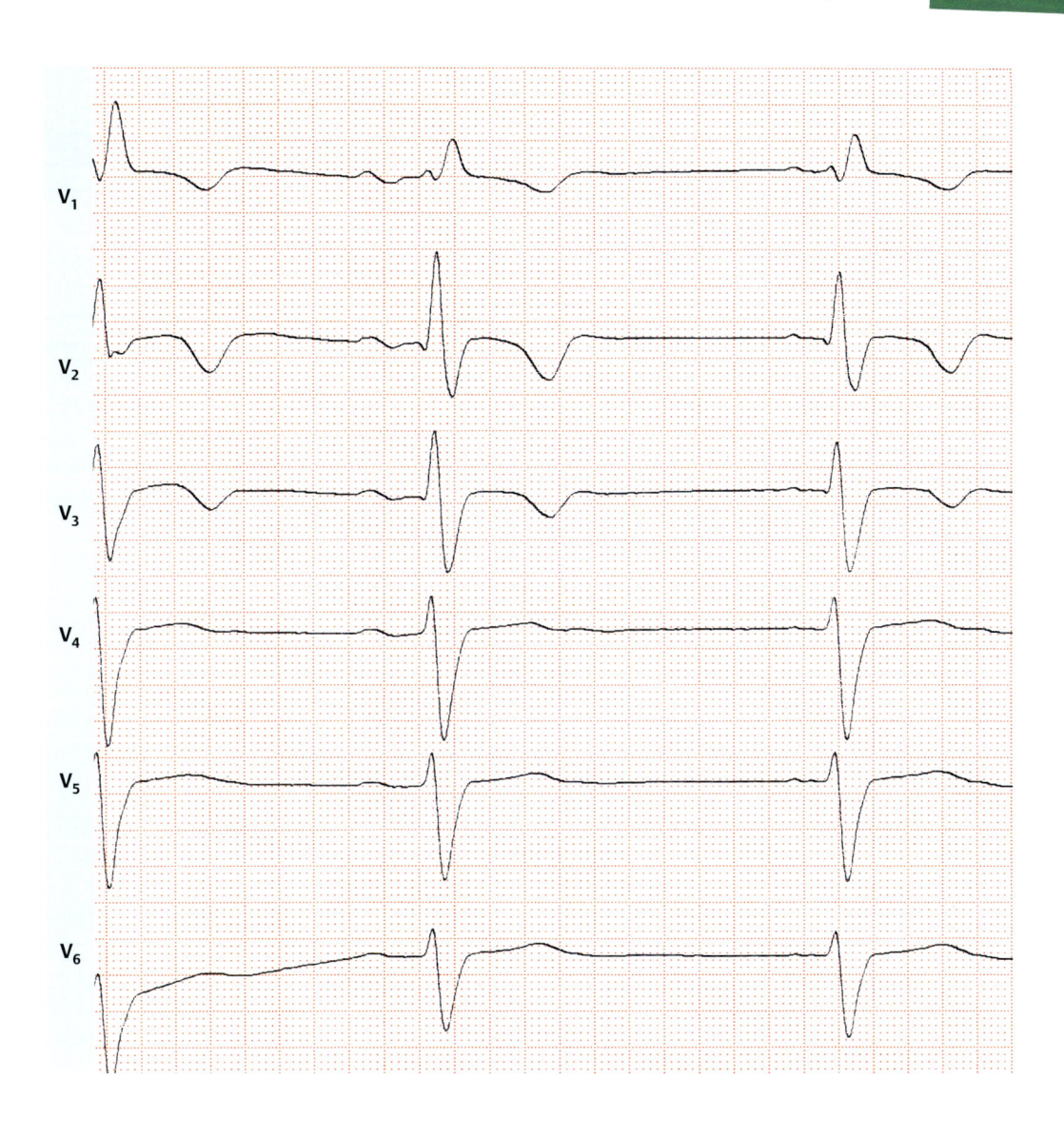

Deutung:

Befunde zu den Übungs-EKGs

Übungs-EKG 1

- Sinusrhythmus, Frequenz 71/min, P-Dauer 0,12 sek, doppelgipfelige P-Welle in Ableitung II und V_2, terminal negativer Anteil der P-Welle in V_1, PQ-Zeit 0,16 sek
- Linkstyp
- QRS-Dauer 0,10 sek, tiefe S-Zacken in V_1–V_3, hohe R-Amplituden in V_5–V_6, Sokolow-Lyon-Index > 3,5 mV; QT-Zeit, 0,40 sek
- deszendierende ST-Strecken-Senkungen in I, II aVL, V_4-V_6.

Deutung: P-sinistroatriale, linksventrikuläre Hypertrophie.

Kommentar: Dieses ist das EKG eines Patienten mit schwerer Aortenstenose. Charakteristisch sind die klassischen Zeichen des P-sinistroatriale (Verlängerung der P-Dauer, Doppelgipfeligkeit der P-Welle in II, terminal negativer Anteil der P-Welle in V_1). Auffällig sind in diesem EKG die tiefen S-Zacken in V_1–V_2 und die hohen R-Amplituden in V_5–V_6, die eindeutig Zeichen einer linksventrikulären Hypertrophie sind. Der Sokolow-Lyon-Index liegt deutlich > 3,5 mV. Als zusätzliche Zeichen der linksventrikulären Hypertrophie finden sich deszendierende ST-Strecken-Senkungen. Der Druckgradient über der Aortenklappe betrug bei diesem Patienten 146 mmHg, die Klappenöffnungsfläche betrug 0,4 cm².

Übungs-EKG 2

- Regelmäßiger Sinusrhythmus, Frequenz 80/min. Die P-Welle ist auf 120 msek verbreitert; der terminale Anteil ist von dem initialen Anteil durch eine Kerbung abgesetzt und erscheint in V_2 und V_3 negativ. PQ-Dauer 0,18 sek.
- keine Darstellung von Q-Zacken
- Der RS-Komplex ist auf 140 msek pathologisch verbreitert und M-förmig deformiert (am deutlichsten erkennbar in aVL und V_6). In den zugehörigen linkspräkordialen Ableitungen I, aVL und V_6 finden sich deszendierende ST-Strecken-Senkungen von maximal 0,2 mV mit Übergang in ein abgeflachtes, präterminal negatives T.

Deutung: kompletter Linksschenkelblock, P-sinistroatriale.

Kommentar: Der Befund eines kompletten Linksschenkelblocks ergibt sich aus der pathologischen Verbreiterung und der spezifischen Deformierung des RS-Komplexes bei fehlendem Q in den dem linken Ventrikel zuzuordnenden Ableitungen I, aVL, V_6. Ein kompletter Linksschenkelblock als Hinweis auf eine linksventrikuläre Erkrankung wird häufig von einem P-sinistroatriale als Ausdruck auch einer linksatrialen Schädigung begleitet.

Übungs-EKG 3

- Sinusbradykardie, Frequenz 45/min, P-Dauer 0,12 sek, PQ-Zeit 0,16 sek, Deformierung der P-Welle mit terminaler T-Negativität in V_1
- Steiltyp
- kleine Q-Zacken in II, III, aVF, V_5–V_6
- QRS-Breite 0,11 sek, rSr'-Konfiguration in V_1 und V_2
- deszendierende ST-Strecken-Senkung in II, III, aVF (0,2 mV), horizontale ST-Strecken-Senkung in V_4–V_6 (0,1 mV), U-Wellen in den Ableitungen V_1–V_4 (besonders gut zu sehen in V_2–V_3).

Deutung: Sinusbradykardie, inkompletter Rechtsschenkelblock, ST-Strecken-Senkungen in den inferolateralen Ableitungen.

Kommentar: Der auffälligste Befund dieses EKGs ist neben der Sinusbradykardie die ST-Strecken-Senkung, sowohl in den inferioren als auch in den lateralen Ableitungen. In diesem Zusammenhang ist am ehesten an eine koronare Herzkrankheit zu denken, wobei die Ischämie wahrscheinlich dem Versorgungsgebiet der rechten Koronararterie oder der Arteria circumflexa zuzuordnen ist. Eine U-Welle ist nicht immer zu erkennen, in diesem Beispiel aber sehr schön in V_2–V_3 nachzuweisen. Die Polarität der U-Welle entspricht der Polarität von T. Je höher die R-Zacke, desto höher die U-Welle. Eine U-Welle wird relativ häufig bei Hypokaliämie, linksventrikulärer Hypertrophie und myokardialer Ischämie nachgewiesen. Entsprechende Abklärung ist indiziert.

Übungs-EKG 4

- Sinusrhythmus, Frequenz 89/min, P-Dauer 0,12 sek, PQ-Zeit 0,28 sek
- Indifferenztyp
- QRS-Breite 0,08 sek, R-Verlust V_1–V_3, langsame R-Progression V_3–V_4; QT-Zeit 0,34 sek
- ST-Strecken-Senkung vom Innenschichttyp in V_5–V_6.

Deutung: P-sinistroatriale, AV-Block I°, alter supraapikaler Vorderwandinfarkt.

Kommentar: Dieses Elektrokardiogramm weist mehrere Besonderheiten auf: Zunächst einmal ein P-sinistroatriale mit einer Verbreiterung der P-Welle, die in Ableitung II doppelgipfelig ist und in V_1 einen terminal negativen Teil zeigt. Zudem eine Leitungsstörung im AV-Knoten mit einer Verlängerung der PQ-Zeit auf 0,28 sek. Wie bei AV-Block I° charakteristisch, wird jede P-Welle von einem QRS-Komplex gefolgt. Auffällig auch der QRS-Komplex, der in V_1–V_4 pathologische Befunde zeigt: In V_1–V_2 ist keine R-Zacke zu sehen, sodass dieses Ausdruck eines supraapikalen Vorderwandinfarktes ist. Die R-Amplituden in V_3–V_4 sind reduziert, sodass dieses als Randbereich des Infarktes anzusehen ist. Als Zeichen einer myokardialen Ischämie sind die ST-Strecken-Senkungen vom Innenschichttyp in V_5–V_6 zu interpretieren.

Übungs-EKG 5

- regelrechter Sinusrhythmus, Frequenz 62/min, regelrechtes Verhalten der P-Wellen, PQ-Zeit 0,16 sek
- Indifferenztyp
- unauffällige Q-Zacken
- regelrechtes Verhalten der R- und S-Zacken
- normgerechte Darstellung der ST-Strecken und T-Wellen.

Deutung: normales EKG, Indifferenztyp.

Übungs-EKG 6

- Tachykardie mit breitem QRS-Komplex, Frequenz 144/min, P-Dauer und PQ-Zeit nicht bestimmbar, Zeichen der AV-Dissoziation (gut sichtbar in V_3!)
- Rechtstyp
- Verbreiterung des QRS-Komplexes (Breite 0,18 sek), rechtsschenkelblockartige Konfiguration des QRS-Komplexes mit biphasischer QRS-Konfiguration in V_1 und R/S-Relation < 1 in V_6.

Deutung: ventrikuläre Tachykardie.

Kommentar: Das charakteristische EKG-Bild der ventrikulären Tachykardie ist neben der Herzfrequenz die Breite des QRS-Komplexes. Da Zeichen der AV-Dissoziation vorhanden und auch andere Kriterien bei Rechtsschenkelblockform der Tachykardie typisch sind (biphasischer QRS-Komplex in V_1, R/S-Relation < 1 in V_6), kann die Diagnose nur ventrikuläre Tachykardie heißen.

Übungs-EKG 7

- Sinusrhythmus, Frequenz 56/min, P-Dauer 0,08 sek, PQ-Zeit 0,16 sek
- Linkstyp
- QRS-Breite 0,10 sek, Splitterung von QRS im II, III, aVF, V_5–V_6; QT-Zeit 0,42 sek
- ST-Strecken-Hebung in den Ableitungen II, III aVF, V_5–V_6, ST-Strecken-Senkungen in I, aVL, V_1–V_3.

Deutung: frischer inferolateraler Myokardinfarkt.

Kommentar: Typisches EKG eines frischen inferolateralen Myokardinfarktes mit ST-Strecken-Hebungen in den inferioren (II, III, aVF) und lateralen (V_5, V_6) EKG-Ableitungen. „Kontralaterale" ST-Strecken-Senkungen in I, aVL, V_1–V_3. Häufig sind bei diesen Infarktlokalisationen Bradykardien und/oder sinuatriale/atrioventrikuläre Leitungsstörungen.

Übungs-EKG 8

- Schrittmacher-EKG, Frequenz 50/min, P-Dauer und PQ-Zeit nicht bestimmbar
- überdrehter Linkstyp
- QRS-Komplexe bei Schrittmacherstimulation schenkelblockartig deformiert, QRS-Breite 0,16 sek, Schrittmacherspikes vor dem QRS-Komplex. In den Extremitätenableitungen erkennt man vor den Schrittmacherspikes kleine Wellen, die P-Wellen entsprechen könnten.

Deutung: VVI-Schrittmacher.

Kommentar: Dieses EKG ist das klassische EKG eines VVI-Schrittmachers. Man erkennt in Extremitäten- und Brustwandableitungen Schrittmacherspikes, auf die jeweils unmittelbar ein QRS-Komplex folgt. Alle modernen Schrittmacher sind vielfach programmierbar. Im vorliegenden Fall wurde eine Frequenz von 50/min ausgewählt.

Übungs-EKG 9

- Sinustachykardie mit einer Frequenz von 104/min, unspezifische Störung der intraatrialen Erregungsausbreitung in Form biphasischer P-Wellen in mehreren Ableitungen (II, III, aVL, aVF), PQ-Dauer mit 0,18 sek (gemessen in Ableitung II) noch im Bereich der Norm
- überdrehter Linkstyp
- Q-Zacken in I, aVL
- schmale, schlanke R- und S-Zacken mit Nachweis einer deutlichen S-Zacke auch in V_6, angedeutetes r' in V_1 bei einer QRS-Dauer von 110 msec
- isoelektrisches T in aVL.

Deutung: linksanteriorer Hemiblock.

Kommentar: Bitte beachten Sie, dass ein überdrehter Linkstyp nicht unbedingt einem linksanterioren Hemiblock entspricht. Für die Diagnose LAH müssen gleichzeitig Q-Zacken in I und aVL sowie ein S in V_6 nachweisbar sein. Der inkomplette Rechtsschenkelblock ist ein Nebenbefund. Die nur in aVL nachweisbare Erregungsrückbildungsstörung ist unspezifisch und erlaubt keine weiteren Rückschlüsse. Eine intraatriale Erregungsausbreitungsstörung (Vorhofleitungsstörung) ist in dieser Situation nicht ungewöhnlich; es handelt sich wiederum um eine Erkrankung der Erregungsleitung.

Übungs-EKG 10

- Tachykardie mit breitem QRS-Komplex, Frequenz 220/min, Zeichen der AV-Dissoziation (gut sichtbar in Ableitung II), P-Dauer und PQ-Zeit nicht bestimmbar
- undefinierbare elektrische Achse
- breiter QRS-Komplex (QRS-Breite 0,24 sek), rechtsschenkelblockartige Konfiguration R/S-Relation in V_6 < 1.

Deutung: ventrikuläre Tachykardie.

Kommentar: Dies ist das klassische EKG, das in der Notaufnahme oft Panik auslöst. Die richtige Analyse und Interpretation führt aber schnell zur richtigen Diagnose: Während die Tachykardie-Frequenz nicht zur Diagnosesicherung beiträgt, weist die AV-Dissoziation bereits auf das Vorliegen einer ventrikulären Tachykardie hin. Typisch ist auch die Tatsache, dass eine Bestimmung der elektrischen Achse unmöglich ist. Die Breite des QRS-Komplexes (mit 0,24 sek sehr breit) und die morphologischen Kriterien in V_6 (R/S-Relation < 1) sind weitere Hinweise auf eine ventrikuläre Tachykardie.

Übungs-EKG 11

- regelrechter Sinusrhythmus, Frequenz 75/min, P-Dauer 0,10 sek, PQ-Zeit 0,16 sek
- Rechtstyp
- keine Q-Zacken, QRS-Breite 0,11 sek, hohe R-Amplituden in V_1 und V_2, Sokolow-Lyon-Index (R in V_1/V_2 plus S in V_5/V_6) = 2,2 mV
- deszendierende ST-Strecken-Senkungen in V_1–V_5.

Deutung: Rechtshypertrophie mit Rechtsherzschädigungszeichen.

Kommentar: Die Rechtsherzhypertrophie ist durch hohe R-Amplituden in V_1 und V_2 belegt, verbunden mit S-Zacken in V_5 und V_6. Der Sokolow-Lyon-Index ist entsprechend eindeutig. Die Rechtsherzschädigung ist an den deszendierenden ST-Strecken-Senkungen ableitbar. Auffällig ist in diesem EKG auch der pathologische Lagetyp (Rechtstyp), der jedoch gut zu den Rechtshypertrophiezeichen passt. Die Ursachen von Rechtstyp und Rechtshypertrophie sind aus dem EKG nicht ableitbar. In V_1 und V_2 sind nach einer kleinen R-Zacke ebenfalls kleine S-Zacken zu sehen; sie sind Ausdruck einer beginnenden Leitungsstörung im rechten Schenkel.

Übungs-EKG 12

- absolute Arrhythmie bei Vorhofflimmern, mittlere Kammerfrequenz 115/min
- QRS-Breite 0,10 sek, langsame R-Progression V_1–V_3, rechtsschenkelblockartig konfigurierte Kammererregung in den Brustwandableitungen (Leitungsaberranz)
- ST-Strecken-Senkungen vom Innenschichttyp I, aVL, V_2–V_6.

Deutung: Vorhofflimmern mit tachykarder Überleitung, Leitungsaberranz, unspezifische Erregungsrückbildungsstörungen.

Kommentar: Die Diagnose des tachykarden Vorhofflimmerns ist relativ einfach zu stellen, da besonders in II, V_2–V_3 Flimmerwellen gut sichtbar sind, die RR-Abstände völlig unregelmäßig sind und die Frequenz der Kammerkomplexe eindeutig tachykard ist (115/min). Dieses EKG zeigt noch zwei weitere wichtige Befunde: (1) Die Leitungsaberranz, die meistens beim Vorhofflimmern, aber auch beim Vorhofflattern zu beobachten ist. Aberrant heißt, dass trotz supraventrikulären Erregungsursprungs einzelne QRS-Komplexe verbreitert und abnorm konfiguriert sind, wie in diesem Beispiel sehr schön zu sehen ist.

(2) Unspezifische Erregungsrückbildungsstörungen finden sich bei Vorhofflimmern häufig und sind in dieser Situation keinesfalls als Nachweis einer koronaren Herzkrankheit zu werten. Sie sind vieldeutig– auch an einen möglichen Pharmaeffekt oder Elektrolytstörungen ist zu denken.

Übungs-EKG 13

- regelrechter Sinusrhythmus, Frequenz 78/min, P-Welle 0,12 sek, doppelgipfelige P-Welle in II, biphasische Konfiguration der P-Welle in V_1, PQ-Zeit 0,24 sek
- überdrehter Linkstyp
- kleine Q-Zacken in I, aVL
- QRS-Komplex verbreitert (QRS-Breite 0,14 sek), rSr'-Konfiguration in V_1 und V_2, S-Persistenz bis V_6; QT-Zeit unauffällig
- deszendierende ST-Strecken-Senkungen von V_2–V_6.

Deutung: P-sinistroatriale, AV-Block I°, linksanteriorer Hemiblock, kompletter Rechtsschenkelblock.

Kommentar: Das P-sinistroatriale ist leicht in den Ableitungen II und V_1 zu erkennen (Verbreiterung, Doppelgipfeligkeit, biphasisches P), der linksanteriore Hemiblock anhand der klassischen Kriterien überdrehter Linkstyp, kleine Q-Zacken in I und aVL und an der S-Persistenz. Das Besondere dieses EKGs ist die vorhandene komplexe Leitungsstörung: Der rechte Schenkel ist komplett blockiert, ebenso wie der linksanteriore Schenkel. Die Leitung des Sinusknotens ist intakt; die Erregung der Ventrikel erfolgt aber nur über den linksposterioren Schenkel und auch nur verlangsamt, da zusätzlich eine Leitungsstörung im AV-Knoten (AV-Block I°) vorliegt.

Übungs-EKG 14

- regelmäßiger Sinusrhythmus, Frequenz 72/min, PQ-Zeit 0,16 sek
- Steiltyp
- pathologisches Q in I, ein im QS-Komplex versenktes, rudimentäres R in aVL, R-Verlust in V_2 mit Stufenbildung im absteigenden Schenkel des QRS-Komplexes, pathologisches Q mit reduziertem R in V_3.
- Bei einer noch dezenten angehobenen ST-Strecke in V_2 und V_3 erkennt man ein terminal negatives T in I, aVL, V_2–V_4.

Deutung: abgelaufener Anterolateralinfarkt im Zwischenstadium.

Kommentar: Die Infarktdiagnose ergibt sich aus den Kriterien pathologisches Q, R-Reduktion beziehungsweise R-Verlust und T-Negativierung in den zugehörigen Ableitungen. Die Infarktlokalisation ergibt sich aus der Verteilung auf die Ableitungen V_2–V_4 (Vorderwand) sowie I und aVL (hohe Seitenwand). Die Angabe als Zwischenstadium ergibt sich aus den noch dezent angehobenen ST-Strecken mit Übergang in negative T-Wellen in den Infarktableitungen.

Übungs-EKG 15

- wechselnder Rhythmus, Frequenz 53/min, P-Dauer 0,12 sek, PQ-Zeit nicht bestimmbar, wechselnde AV-Überleitungszeiten
- überdrehter Linkstyp
- kleine Q-Zacken in I, aVL
- QRS-Dauer 0,16 sek, rechtsschenkelblockartige Deformierung des QRS-Komplexes mit rsR'-Konfiguration in V_1, S-Persistenz bis V_6 mit tiefen S-Zacken, QT-Zeit 0,46 sek
- T-Negativität in V_1–V_3.

Deutung: wechselnde AV-Überleitungen, linksanteriorer Hemiblock, kompletter Rechtsschenkelblock, unspezifische T-Negativität.

Kommentar: Sicherlich ein komplexes und schwieriges EKG. Auffällig ist zunächst einmal der wechselnde Rhythmus: In den Extremitätenableitungen ist eine P-Welle nicht zu identifizieren, teilweise scheint sie im QRS-Komplex verborgen oder am Ende des QRS-Komplexes sichtbar zu sein. In den Brustwandableitungen ist die AV-Überleitung unterschiedlich, die PQ-Zeit völlig verschieden, sodass von einem Ersatzrhythmus auszugehen ist. Andere auffällige Befunde dieses EKGs sind der linksanteriore Hemiblock, der an den Befunden überdrehter Linkstyp, kleine Q-Zacken in I und aVL, sowie an der S-Persistenz bis V_6 zu erkennen ist, sowie der komplette Rechtsschenkelblock. Die Kombination dieser Befunde weist darauf hin, dass bei dem Patienten schwere Leitungsstörungen vorliegen und nur noch der linksposteriore Faszikel in Ordnung ist (da linksanteriorer und rechter Schenkel blockiert sind). Die T-Negativität lässt viele Schlüsse zu, aus diesem Befund sind keine richtungsweisenden Diagnosen abzuleiten.

Formblatt EKG-Diagnostik

Patientenetikett	Datum: _____ anfordernde Stelle: _____ (Druckschrift) anmeldende/r Arzt/Ärztin: _____ Telefonnummer: _____ Symptomatik/Medikamente: _____ _____

Rhythmus
☐ Sinusrhythmus ☐ VH-Flimmern ☐ VH-Flattern ☐ SM/Defi ☐ Frequenz _____

Lagetyp
☐ überdrehter LT ☐ LT ☐ IT ☐ ST ☐ RT ☐ überdrehter RT ☐ STQIII

Leitungszeiten
P_____ sek _____ mV   PQ_____ sek   QRS_____ sek   QT_____ sek

Q-Zacken (pathologisch)
☐ nein   ☐ ja   ☐ betroffene Ableitungen _____

Hypertrophiezeichen
☐ nein   ☐ ja   ☐ Linkshypertrophie   ☐ Rechtshypertrophie

ST-Strecken-Senkungen
☐ keine   ☐ aszendierend   ☐ horizontal   ☐ deszendierend
☐ betroffene Ableitungen _____

ST-Strecken-Hebungen
☐ keine   ☐ aszendierend   ☐ horizontal   ☐ deszendierend
☐ betroffene Ableitungen _____

T-Wellen-Veränderungen
☐ unauffällig   ☐ prätermin. neg.   ☐ terminal negativ   ☐ abgeflacht
☐ betroffene Ableitungen _____

Blockbilder
☐ inkompletter RSB   ☐ RSB   ☐ inkompletter LSB   ☐ LSB   ☐ linksanteriorer HB
☐ AV-Block I°   ☐ AV-Block II°   ☐ AV-Block III°

EKG-Befund, weitere Maßnahmen:

Datum: _____   befundende/r Arzt/Ärztin: _____

Sachverzeichnis

A

A = Vorhof
AAI-Stimulation 122, 244
Aberranz; *siehe* Leitungsabberanz
Ableitung
– bipolare 14
– Brustwand- 14
– Extremitäten- 14
– unipolare 14
Acquired long QT-syndrome; *siehe* QT-Syndrom, langes
ACS = akutes Koronarsyndrom 75, 81
Ajmalin, Demaskierung eines verborgenen Brugada-Syndroms 115
ALB = akzessorische Leitungsbahn 141
Aneurysma, linksventrikuläres 80
Angina pectoris, instabile 81
Anteroseptalinfarkt, im Endstadium 325
Aortenklappenfehler 50
Aortenklappeninsuffizienz, Hypertrophie 69
Aortenstenose 366
Arrest, sinuatrialer 170
Arrhythmie
– absolute 103
– respiratorische 38, 158
– respiratorische bei Kindern und Jugendlichen 132
Arrhythmie, respiratorische 132
Arrhythmogene rechtsventrikuläre Dysplasie/Kardiomyopathie (ARVD/C) 118, 119
Artefakte 147, 148
Arteria circumflexa, Ischämie 366
ARVD/C = Arrhythmogene rechtsventrikuläre Dysplasie/Kardiomyopathie 118, 119
Atrioventrikuläre Überleitung (AV-Überleitung) 12
– wechselnde 369
Automatiezentrum
– primäres 42
– sekundäres 41, 44, 104
– tertiäres 41, 45, 104
– tief gelegenes 42
AV = atrioventrikulär
AV-Block 43
– partieller; *siehe* AV-Block II°
– totaler; *siehe* AV-Block III°
AV-Block I° 20, 43, 164, 197, 324, 325, 367, 369
– Dauer 43
AV-Block II° 43, 101
– fortgeschrittener 44
– Typ II (Mobitz) 43, 166
– Typ I (Wenckebach) 43
– Typ Mobitz, bei Kindern und Jugendlichen 132
AV-Block III° 44, 168
– distaler 44
– Ersatzzentrum 44
– prognostische Bedeutung 45
– proximaler 44
AV-Dissoziation 109
– komplette 168
AV-Ersatzrhythmus; *siehe* Ersatzrhythmus, AV-junktionaler
AV-Intervall; *siehe* PQ-Zeit
AV-junktionale Region 46
AV-junktionaler Rhythmus; *siehe* Ersatzrhythmus, AV-junktionaler
AVK = AV-Knoten
AV-Knoten 14
– schnell leitender 20
AV-Knoten-(Reentry-)Tachykardie 98, 224
– bei Kindern und Jugendlichen 135
– fast pathway 98
– slow pathway 98
AV-Überleitung 12
– wechselnde 369

B

Bazett-Formel 66
Bedarfsschrittmacher 121
Befundung EKG, Systematik 137
Bewegungsartefakte 148
Bigeminus 109
Block
– atrioventrikulärer; *siehe* AV-Block
– bifasikulärer 55, 186
– faszikulärer 23
– sinuatrialer; *siehe* SA-Block
– trifaszikulärer 44, 55
Bradykardie, bei Kindern und Jugendlichen 132
Bradykardie-Tachykardie-Syndrom 42
Brugada-Syndrom 113, 326
– manifestes 113
– verborgenes 114
Brustwandableitungen 14
– anteriore 17
– anteroseptale 17
– bei Situs inversus cordis 130
– dorsale 15
– Horizontalebene 17
– laterale 16, 17
– mittlere 15
– nach Nehb 14
– nach Wilson 15
– rechtspräkordiale 17
– rechtsthorakale 15

C

Cabrera-Kreis 26
CMT = Circus-movement-Tachykardie 100, 141
Congenital long QT-syndrome; *siehe* QT-Syndrom, langes
Cor pulmonale, akutes 90
CRT = Resynchronisationstherapie, kardiale 126
CS = Sinus coronarius 126

D

DDD-Stimulation 122
Delta-Welle 20, 99
Depolarisation
– abnorme 19
– ektope atriale 19
– vorzeitige 99
Dextrokardie 129
Dextroposition 129
Digitalis-Therapie
– Erregungsrückbildungsstörungen 197
– ST-Strecken-Senkung 63
– ST-Strecken-Senkung bei Kindern und Jugendlichen 134
Dreieck der Dysplasie 119
Dreikammerschrittmacher 126
Dystonie, vegetative 39

E

Eichung 144
Eichzacke 144
Einkammerschrittmacher 121
Einkanalmonitor-EKG-Ableitung 128
Einthoven-Ableitungen 14
Einthoven-Dreieck 14
EKG
– bei Situs inversus cordis 129
– kontinuierliches; *siehe* Monitor-EKG
– normales 156, 367

Sachverzeichnis

EKG-Ableitung
- Fehlermöglichkeiten 147
- Kinder und Jugendliche 131

EKG-Artefakte 147, 148

EKG-Befundung
- Fehler 148
- Systematik 137

EKG-Beispiele 154
EKG-Geräte 145
EKG-Lineal 145
EKG-Papier 15, 144
EKG-Übungen 335

EKG-Veränderungen
- pathologische 134

Elektrodenanlegepunkte 14
Elektrolytstörungen 95
Epsilon-Potenzial 119

Erregungsausbreitung
- intraatriale 12
- intraventrikuläre 12, 23, 25

Erregungsausbreitungsstörung
- intraatriale 19, 49
- intraventrikuläre 23, 51

Erregungsbildung 12

Erregungsleitungsbündel, abnormes 20

Erregungsleitungsstörung 20
- intraatriale 19, 49
- intraventrikuläre 23, 51

Erregungsrückbildung
- intraatriale 12
- intraventrikuläre 12, 23

Erregungsrückbildungsstörung
- bei Digitalis-Therapie 197
- bei Hypertrophie 63
- bei Präexzitationssyndrom 64
- bei Schenkelblock 64
- in anterolateralen Ableitungen 170
- intraventrikuläre 59
- unspezifische 368

Ersatzrhythmus, AV-junktionaler 42, 46, 47, 170

Erstickungs-T 76
Exitblock 122

Extrasystole
- linksventrikuläre 108
- monomorphe 109
- monotope 109
- polymorphe 109
- polytope 109
- rechtsventrikuläre 108
- supraventrikuläre 97, 222
- ventrikuläre 108

Extremitätenableitungen 14
- bei Situs inversus cordis 129
- bipolare 14
- diaphragmale 15
- inferiore 15
- Lagetypbestimmung 26
- laterale 16
- nach Einthoven 14
- nach Goldberger 14

F

F = Herzfrequenz
Fast pathway 98

Faszikel
- linksanteriorer 12, 54
- linksposteriorer 12, 54

Fehler
- EKG-Befundung 148

Filter 144
Flatterwellen 104
Flimmerwellen 103
Frequenzdissoziation 47
Frequenzfilter 144
Fusionsschlag 197
FW = Flimmerwellen 268

G

Gen-Mutationen bei ARVD/C 118
Goldberger-Ableitungen 14

H

Halbseiteneffekt, Digitalis-Therapie 63

Hauptvektor 25, 26

Hemiblock
- linksanteriorer (LAH) 29, 31, 52, 56, 184, 229, 322, 323, 325, 368, 369
- linksposteriorer (LPH) 29, 31, 52, 56

Herzachse, elektrische 25
- Abweichung nach links 29
- Abweichung nach rechts 29
- Bestimmung 27

Herzerkrankungen, entzündliche
- Myokarditis 91
- Perikarditis 91

Herzfehler, angeborene 132

Herzfrequenz
- bei Kindern und Jugendlichen 131, 135
- Bestimmung 34
- normale 38

Herzfrequenzstarre 38
Herzfrequenzvariabilität, physiologische 38

Herzinfarkt; siehe Myokardinfarkt

Herzinsuffizienz
- nicht beeinflussbare 126
- NYHA III-IV 126

Herzkrankheit
- ischämische 50
- koronare 81, 366, 369

Herzrasen 118
Herzrhythmus, Bestimmung 34

Herzrhythmusstörungen 38
- bradykarde 121, 127
- häufigste 107
- im Monitor-EKG 128
- lebensbedrohliche 95
- supraventrikuläre 97
- tachykarde 128
- Tipps zur EKG-Befundung 139
- ventrikuläre 91, 108

Herzschrittmacher; siehe Schrittmacher

HF = Herzfrequenz; siehe Herzfrequenz

Hinterwand
- inferiore, Repräsentation 16
- posteriore, Repräsentation 16, 17

Hinterwandinfarkt
- diaphragmaler 30
- im Folgestadium 212
- inferiorer 30, 205, 208
- Q-Zacke 22

His-Bündel 14
His-Bündel-EKG 45
Horizontalebene 15
Hyperkaliämie 95, 220
Hyperkalzämie 96
Hypermagnesiämie 96
Hypernatriämie 96

Hypertrophie
- bei Aortenklappeninsuffizienz 69
- bei Mitralklappeninsuffizienz 69
- biventrikuläre 72
- Erregungsrückbildungsstörungen 63
- linksventrikuläre 69, 70, 71, 324, 366
- rechtsventrikuläre 31, 71, 74
- Ursachen 69
- Zeichen 69

Hypokaliämie 95
Hypokalzämie 96
Hypomagnesiämie 96
Hyponatriämie 96

I

Impuls, elektrischer 12
Indifferenztyp 26, 367
Infarkt; siehe Myokardinfarkt
Inkompetenz, chronotrope 42

Ischämie
– Innenschicht 62
– Koronararterie, rechte 366
– ST-Strecken-Hebung 62

J

James-Bündel 20
Jervell-Lange-Nielsen-Syndrom 66
J-Punkt 23
J-Welle 23

K

Kalibrierung 16
Kalium-Stoffwechsel 95
Kalzium-Stoffwechsel 96
Kammererregung, initiale 22
Kammerflattern 110
Kammerflimmern 110
Kammerkomplex, gespaltener 13
Kammerleitungsschenkel; *siehe* Tawara-Schenkel
Kammerrepolarisation 23
Kammertachykardie; *siehe* Tachykardie ventrikuläre
Kardiometer; *siehe* EKG-Lineal
Kardiomyopathie, dilatative 50
Kartagener-Syndrom 129
Kent-Bündel 20
Kerbe 109
Knotenersatzrhythmus; *siehe* Ersatzrhythmus, AV-junktionaler
Kontraktionsstörung, rechtsventrikuläre 119
Koronararterie
– rechte 366
– Verschluss 81
Koronarsyndrom, akutes (ACS) 81
Kreislaufstillstand, akuter 66

L

LA = linker Vorhof
Lagetyp
– Bedeutung 29
– bei Hypertrophie 30
– bei Infarktnarbe 30
– bei Kindern und Jugendlichen 131
– bei linksanteriorem Hemiblock 31
– bei linksposteriorem Hemiblock 31
– Bestimmung 25
– Darstellung 26
– Einflussfaktoren 30
– pathologischer 29
– physiologischer 29
– Sonderformen 27

LAH = linksanteriorer Hemiblock; *siehe* Hemiblock, linksanteriorer
Lateralinfarkt, isolierter 87
Leitungsaberranz 368
– bei Vorhofflattern 106
– bei Vorhofflimmern 106, 232
– QRS-Deformation 106
– QRS-Verbreiterung 106
Leitungsbahn
– akzessorische 21
– atrio-noduläre 21
– atrio-ventrikuläre 21
Leitungsbündel
– abnormes 20
– muskuläres akzessorisches 20
Leitungsfaszikel 12, 54
Lewis-Index 70
Linie, isoelektrische 23
Linksherzhypertrophie 70
– mit Linksherzschädigung 201
Linksschenkelblock (LSB) 108
– bei Kindern und Jugendlichen 133
– bifaszikulärer 52
– kompletter 51, 53, 180, 324, 366
Linkstyp 26
– überdrehter 26, 29, 32
– Ursachen 29
LPH = linksposteriorer Hemiblock; *siehe* Hemiblock linksposteriorer
LSB = Linksschenkelblock; *siehe* Linksschenkelblock (LSB)
LT = Linkstyp; *siehe* Lagetyp, Sonderformen
Lungenarterien-Embolie 90, 216
LV = linker Ventrikel 30, 54

M

m = milli
Magnesium-Stoffwechsel 96
Millimeterpapier; *siehe* EKG-Papier
Mitralklappeninsuffizienz, Hypertrophie 69
mm = Millimeter
Monitor-EKG 127
Muskelpotenziale 147
Myokardinfarkt
– akuter 62, 76, 80
– akuter inferiorer 208
– alter 78
– anterolateraler 87, 369
– Ätiologie 81
– Befundlokalisation 88
– Definition 81
– Diagnose 75
– diaphragmaler 30, 85

– Einteilung, elektrokardiografische 81
– Endstadium 78
– Folgestadium 78
– frischer inferolateraler 367
– Infarktlokalisation 82
– Infarkt-Q 79
– inferiorer 32, 85
– inferolateraler 77, 87
– inferoposterolateraler 326
– Initialstadium 76
– intramuraler 76
– Lagetyp 30
– lateraler 87
– Narbe 30
– Non-ST-Strecken-Elevations-Myokardinfarkt (NSTEMI) 63, 75
– posteriorer 86
– posterolateraler 87
– rechtsventrikulärer 88
– spiegelbildliche Infarktzeichen 86
– ST-Strecken-Elevations-Myokardinfarkt (STEMI) 62, 75
– subendokardialer 78
– transmuraler 76
– Zwischenstadium 78
Myokarditis 91, 93

N

Natrium-Kanal-Blockade, bei Brugada-Syndrom 114
Natrium-Stoffwechsel 96
Nehb-Ableitungen 14
Nicht-ST-Strecken-Hebungs-Infarkt (NSTEMI) 63, 75
Niedervoltage, Perikarderguss 92
Non-Q-Infarkt 76
Notch 109
NSTEMI = Non-ST-Strecken-Elevations-Myokardinfarkt 63, 75

O

Oberflächen-EKG 12, 119
Oversensing 122

P

P = intraatriale Erregungsausbreitung; *siehe* Erregungsausbreitung intraatriale
Pacemaker tachycardia; *siehe* Schrittmachertachykardie
Palpitationen 67, 118
Papiergeschwindigkeit 143
Parasystolie 108
Pardee-Q 22, 79

PAT = paroxysmale atriale Tachykardie
Pause, kompensatorische 108
P-biatriale 50, 174
P-dextroatriale 49
– bei Kindern und Jugendlichen 132
– bei Lungenarterien-Embolie 91
Perikarderguss, Niedervoltage 92
Perikarditis
– akute 62, 91, 218
– chronische 93
Perikardtamponade 92
Perimyokarditis 94
Phase, präautomatische 44
P-mitrale; siehe P-sinistroatriale
PP-Intervalle
– konstante 38
– zunehmend verkürzte 40
P-pulmonale; siehe P-dextroatriale
PQ = PQ-Zeit 13, 19
Präexzitationssyndrom 20, 99
– Erregungsrückbildungsstörungen 64
Präsynkopen 66
progr. = progredient
Projektionsebene, frontale 25
P-sinistroatriale 50, 172, 323, 324, 325, 326, 366, 367, 369
– bei Kindern und Jugendlichen 132
Purkinje-Faser-System 14
P-Welle 18
– biphasische 50
– doppelgipfelige 50
– negative 18
– Normalbefunde 49
– pathologische 19
– positive 18
– überhöhte Amplitude 49
– Vektor 25
– verbreiterte 50

Q

QRS = intraventrikuläre Erregungsausbreitung; siehe QRS-Komplex
QRS-Komplex
– aberrant geleiteter 106
– bei Kindern und Jugendlichen 133
– bei Myokardinfarkt, Endstadium 79
– Dauer 22
– deformierter 23, 51
– gespaltener 13
– Hauptvektor 25
– normaler 22
– verbreiterter 51, 100

– verlängerter 22
QS-Komplex 79
QT = QT-Zeit 13
QTc = frequenzkorrigierte QT-Zeit 66
QT-Syndrom
– kurzes, bei Kindern und Jugendlichen 134
– kurzes (SQTS) 117
– langes 66, 198
QT-Zeit
– absolute 66
– frequenzkorrigierte (QTc) 66
– Normwerte 69
– relative 66
– verkürzte 96
– verlängerte 96, 199
Q-Wellen-Infarkt 76
Q-Zacke 13, 22
– normale 22
– pathologische 22

R

RA = rechter Vorhof
Ramus interventricularis anterior 82
Rechtsherzbelastung
– bei Lungenarterien-Embolie 217
– S-Persistenz 59
Rechtsherzhypertrophie 71
– mit Rechtsherzschädigung 203, 368
– Repräsentation in Brustwandableitungen 17
Rechtsschenkelblock (RSB) 108
– bei Kindern und Jugendlichen 133
– bei Lungenarterien-Embolie 90
– inkompletter 176, 223, 322, 325, 366
– kompletter 52, 53, 178, 322, 369
Rechtstyp 26
– überdrehter 26
– Ursachen 29
Reentry-Tachykardie; siehe AV-Knoten-Tachykardie
Reizbildung 12
Repolarisation
– intraatriale 12
– intraventrikuläre 12, 23
Repolarisationssyndrom, frühes 134
Resynchronisationstherapie, kardiale (CRT) 126
Rhythmusstörungen; siehe Herzrhythmusstörungen
Romano-Ward-Syndrom 66
R-Progression 22

– gestörte 22, 57, 58, 188
RR-Intervalle, zunehmend verkürzte 40
RSB = Rechtsschenkelblock; siehe Rechtsschenkelblock (RSB)
Ruhe-EKG, Befunde 119
RV = rechter Ventrikel 30
R-Verlust 23
– in Brustwandableitungen 57
R-Zacke 13, 22
– Knotung 51
– plumpe 51
– schematische Darstellung 22
R-Zacken-Aufbau; siehe R-Progression
R-Zacken-Verlust; siehe R-Verlust

S

SA = sinuatrial
SA-Block 39
– fortgeschrittenener 41
SA-Block I° 40
SA-Block II° 40, 41
– Typ II (Mobitz) 40
– Typ I (Wenckebach) 40
SA-Block III° 41
Sägezahnmuster 104
Sagittaltyp
– pathologischer 29
– physiologischer 29
– Vorkommen 27
SA-Überleitung 12
SA-Überleitungsstörung; siehe SA-Block
Schädigung, myokardiale 182
Schenkelblock 23, 52
– Erregungsrückbildungsstörungen 64
– faszikulärer 55
– kompletter 52, 55
– ST-Strecken-Senkung 64
Schrittmacherdefekte 122
Schrittmacher-EKG 121
– mit AAI-Stimulation 323
– mit VVI-Stimulation 367
Schrittmacher-Spike 121
Schrittmachertachykardie 124
Schwindel 66, 67
SCN5A-Gen-Mutation 113
Seitenwandinfarkt
– Herzachsendrehung 33
– Q-Zacke 22
Seitenwand, linksventrikuläre 17
s(ek) = Sekunde
Sick-Sinus-Syndrom (SSS) 42
Sinuatriale Überleitung (SA-Überleitung) 12
Sinusarrest 42

Sinusarrhythmie 34, 38
- normofrequente 38
Sinusbradyarrhythmie 34, 38, 162
Sinusbradykardie 34, 38, 366
- bei langem QT-Syndrom 198
- pathologische 42
- physiologische 42
Sinus coronarius (CS) 126
Sinusknoten 12
Sinusknotenarrest 42
Sinusknotenfunktionsstörungen 42
Sinusknotensyndrom 42
Sinusrhythmus
- Bestimmung 34, 38
- normaler 38, 156
Sinustachyarrhythmie 38
Sinustachykardie 38, 160, 207, 211, 324
SI-QIII-Typ
- bei Lungenarterien-Embolie 90
- Vorkommen 28
SI, SII, SIII-Typ 27
Situs inversus cordis 129
SK = Sinusknoten; siehe Sinusknoten
Slow pathway 98
SM = Schrittmacher; siehe Schrittmacher
Sokolow-Lyon-Index 70
S-Persistenz 57, 190
- in Brustwandableitungen 190
- Ursachen 57
Spitzenumkehr-Tachykardien; siehe Torsade-de-pointes-Tachykardie (TdP)
SQTS = Short QT-Syndrome; siehe QT-Syndrom
SSS = Sick-Sinus-Syndrom 42
ST = ST-Strecke; siehe ST-Strecke
Steiltyp 26
- Ursachen 29
STEMI = ST-Strecken-Elevations-Myokardinfarkt 62, 75
ST-Hebung; siehe ST-Strecken-Hebung
Stimulation
- AV-sequenzielle 122
- künstliche atriale 121
ST-Senkung; siehe ST-Strecken-Senkung
ST-Strecke 23
- Beurteilungskriterien 60
- isoelektrische 23
- schulterförmig angehobene 119
ST-Strecken-Elevations-Myokardinfarkt (STEMI) 62, 75
ST-Strecken-Hebung 59

- aus dem absteigenden R 24
- aus dem aufsteigenden S 24
- bei akutem Myokardinfarkt 62, 75
- bei akuter Perikarditis 62
- bei Perikarditis 24
- reziproke 17
ST-Strecken-Senkung
- aszendierende 24
- bei Digitalis-Therapie 63
- bei Hypokaliämie 95
- bei Innenschichtischämie 62
- bei Schenkelblock 64
- deszendierende 24
- Formen 24
- horizontale 24
- in inferolateralen Ableitungen 366
- reziproke 17
ST-Strecken-Veränderungen
- bei Erregungsrückbildungsstörungen 61, 62
- bei Kindern und Jugendlichen 133
- bei Myokardinfarkt, Endstadium 79
- Verteilungsmuster in Ableitungen 61
ST-T 13
SVES = supraventrikuläre Extrasystolen; siehe Extrasystole, supraventrikuläre
Synkope 66, 118
S-Zacke 13
- Knotung 51
- persistierende 22
- plumpe 51
- schematische Darstellung 22

T

T = T-Welle; siehe T-Wellen
Tachyarrhythmia absoluta 322
Tachykardie
- anhaltende 109
- antidrome 100
- AV-junktionale 47
- AV-Knoten-(Reentry-) 98, 99, 224
- bei akzessorischen Leitungsbahnen 98
- bei Kindern und Jugendlichen 132
- Circus-movement- 100, 141
- ektop atriale 101, 228, 323
- multifokale atriale 102
- orthodrome 100
- paroxysmale 135
- supraventrikuläre 97, 135

- ventrikuläre 109, 119, 367, 368
Tawara-Schenkel 19
- Unterbrechung 51
TdP = Torsade-de-pointes-Tachykardie 67
T-Negativierung
- bei Kindern und Jugendlichen 134
- präterminale 24, 60, 192
- terminale 24, 60, 93, 194
Torsade-de-pointes-Tachykardie (TdP) 67, 134
Triangle of dysplasia 119
Trigeminus 109
Troponin 75
T/U-Verschmelzungswelle 96
T-Welle 23
- abgeflachte 59, 184
- Amplitude 60
- Beurteilungskriterien 61
- Gipfel 61
- hohe, spitze 25
- isoelektrische 60
- konkordant negative 24
- Morphologie 60
- normale 24
- präterminal negative 25, 60, 192
- terminal negative 25, 60, 93, 194
- Tiefpunkt 61
- überhöhte 25, 60
- vegetative 25, 65
- Vektor 25
- Veränderungen 65, 79
- zeltförmige 25, 65, 95
T-Wellen-Abflachung 24, 60
T-Wellen-Negativierung; siehe T-Negativierung
T-Wellen-Überhöhung 25, 60
T-Wellen-Veränderungen
- Ursachen 65
- Verteilungsmuster in Ableitungen 61

U

Überleitung
- atrioventrikuläre (AV-Überleitung) 12
- sinuatriale (SA-Überleitung) 12
Überleitungsstörung
- atrioventrikuläre; siehe AV-Block
- sinuatriale; siehe SA-Block
üLT = überdrehter Linkstyp; siehe Lagetyp, Sonderformen
Umschlagzone 22
Undersensing 122
- atriales 124

U-Welle
- bei Hypokaliämie 95
- bei Kindern und Jugendlichen 134

V

V = Volt
Vagotonie, bei Kindern und Jugendlichen 134
VDD-Stimulation 123
Vektoren, Lagetypbestimmung 25
Vektorrichtungen 14
Ventrikelhypertrophie
- ST-Strecken-Veränderungen 63
VES = ventrikuläre Extrasystolen 108, 237
VH = Vorhof
Vorderwand
- Repräsentation 16
Vorderwandinfarkt 82
- alter supraapikaler 367
- anterolateraler 83
- anteroseptaler 83
- ausgedehnter 82, 207
- im Endstadium 79, 214, 229, 325
- im Zwischenstadium 210
- Q-Zacke 22
- R-Progression, gestörte 58
- supraapikaler 82, 215
Vorderwandspitzeninfarkt 82
Vorhof, Druck 50
Vorhoferregung 12, 18
- retrograde 19
Vorhofflattern 103
- Leitungsaberranz 106
- Typ I 104, 234
- Typ II 104
Vorhofflatterwelle 104
Vorhofflimmern 103, 322
- Leitungsaberranz 106
- mit absoluter Arrhythmie 103, 231, 324
- mit tachykarder Überleitung 368
- normofrequentes 230
Vorhofflimmerwellen 103
Vorhofleitungsstörungen; *siehe* Leitungsstörungen, intraatriale
VVI-Stimulation 121, 367

W

Wechselstromüberlagerungen 147
Wilson-Brustwandableitung 15
Winkelgrade, Lagetypen 26
WPW-Syndrom = Wolff-Parkinson-White-Syndrom 99, 135, 226

Z

Zirkel 145
Zweikammerschrittmacher 122